Yeomans ■ Clarkin ■ Kernberg

Übertragungsfokussierte Psychotherapie für Borderline-Patienten

Videos zum Buch finden Sie unter
https://www.klett-cotta.de/OM43160

Frank E. Yeomans ▪ John F. Clarkin ▪ Otto F. Kernberg

Übertragungsfokussierte Psychotherapie für Borderline-Patienten

Das TFP-Praxismanual

Übersetzung von Elisabeth Vorspohl

Mit 13 Abbildungen und 11 Tabellen

Schattauer

Bibliografische Information der Deutschen Nationalbibliothek
Die Deutsche Nationalbibliothek verzeichnet diese Publikation in der Deutschen Nationalbibliografie; detaillierte bibliografische Daten sind im Internet über http://dnb.d-nb.de abrufbar.

Besonderer Hinweis:
Die Medizin unterliegt einem fortwährenden Entwicklungsprozess, sodass alle Angaben, insbesondere zu diagnostischen und therapeutischen Verfahren, immer nur dem Wissensstand zum Zeitpunkt der Drucklegung des Buches entsprechen können. Hinsichtlich der angegebenen Empfehlungen zur Therapie und der Auswahl sowie Dosierung von Medikamenten wurde die größtmögliche Sorgfalt beachtet. Gleichwohl werden die Benutzer aufgefordert, die Beipackzettel und Fachinformationen der Hersteller zur Kontrolle heranzuziehen und im Zweifelsfall einen Spezialisten zu konsultieren. Fragliche Unstimmigkeiten sollten bitte im allgemeinen Interesse dem Verlag mitgeteilt werden. Der Benutzer selbst bleibt verantwortlich für jede diagnostische oder therapeutische Applikation, Medikation und Dosierung.
In diesem Buch sind eingetragene Warenzeichen (geschützte Warennamen) nicht besonders kenntlich gemacht. Es kann also aus dem Fehlen eines entsprechenden Hinweises nicht geschlossen werden, dass es sich um einen freien Warennamen handelt.

Titel der amerikanischen Originalausgabe: Transference-Focused Psychotherapy for Borderline Personality Disorder. A Clinical Guide. First Edition.
Yeomans FE, Clarkin JF, Kernberg OF
First published in the United States by American Psychiatric Association Publishing, Arlington, Virginia and London, UK.

Schattauer
www.schattauer.de
J. G. Cotta'sche Buchhandlung Nachfolger GmbH
Rotebühlstraße 77, 70178 Stuttgart
Fragen zur Produktsicherheit: produktsicherheit@klett-cotta.de

Projektmanagement: Dr. Nadja Urbani
Umschlagabbildung: photocase.de Gleich – Gewicht 2 © P:M
Gesetzt von abavo GmbH, Buchloe / Eberl & Koesel Studio, Kempten
Gedruckt und gebunden von CPI – Clausen & Bosse, Leck

ISBN 978-3-608-43160-5

MIX
Papier | Fördert gute Waldnutzung
FSC® C083411

1. Nachdruck, 2026

Vorwort

Die Entwicklung einer Behandlungsmethode ist ein langwieriger, hochtechnischer Prozess. Er umfasst eine ganze Reihe aufeinanderfolgender Schritte, in denen die Pathologie der Patienten mit dem Ziel untersucht wird, Behandlungsprinzipien und -richtlinien für die empirische Erforschung der Effektivität einer Therapie unter verschiedenen Bedingungen zu formulieren. Das Personality Disorders Institute (PDI) des New Yorker Presbyterian Hospital/Weill Cornell Medical Center führt unter der Leitung von Otto Kernberg (Director), John Clarkin (Codirector) und Frank Yeomans (Director of Training) seit 1980 die Untersuchung und Behandlung schwerer Persönlichkeitsstörungen durch. Als wir unser Projekt in Angriff nahmen, konnten wir uns auf die Unterstützung der klinischen Experten Drs. Ann Appelbaum, Steven Bauer, Arthur Carr, Paulina Kernberg, Harold Koenigsberg, John Oldham und Michael Selzer verlassen. Im Laufe der Jahre hat sich unsere Gruppe um Kliniker (Monica Carsky, Jill Delaney und Kay Haran) sowie Kliniker und Psychopathologie- und Psychotherapieforscher (Nicole Cain, Eve Caligor, Diana Diamond, Karin Ensink, Mark Lenzenweger, Kenneth Levy, Kevin Meehan, Lina Normandin, Mallay Occhiogrosso und Barry Stern) erweitert. Zudem konnten wir mit den Neurowissenschaftlern BJ Casey, Michael Posner und David Silbersweig zusammenarbeiten.

Unser erstes Behandlungsmanual für Patienten mit Borderline-Persönlichkeitsstörung erschien 1999 (Clarkin et al. 1999), aber das von uns beschriebene Behandlungsverfahren, die Übertragungsfokussierte Psychotherapie (TFP), ist nicht statisch, sondern wurde im Laufe der Jahrzehnte erweitert und präzisier definiert, je mehr Behandlungserfahrung wir mit einer großen Bandbreite von Patientinnen und Patienten mit Borderline-Pathologie sammelten und je gründlicher wir die Störung auch dank theoretischer Weiterentwicklungen und neuer entwicklungspsychologischer und neurokognitionswissenschaftlicher Erkenntnisse verstanden. Weiterhin verfolgen wir das Ziel, ein Verfahren zur Behandlung der Persönlichkeitsstörung an sich und nicht nur der aus der pathologischen Persönlichkeitsstruktur resultierenden Symptome zu entwickeln. Unser langfristiges, ehrgeiziges Ziel ist die Modifizierung der grundlegenden Persönlichkeitsorganisation und -struktur des Menschen in Behandlung. Darüber hinaus ermöglicht es der technische Fortschritt, dem schriftlichen Text Videoaufzeichnungen verschiedener Behandlungsaspekte zur Seite zu stellen (www.schattauer.de/3160), um den pädagogischen Nutzen dieses Buches zu erhöhen. Wir danken Fatih Ozbay und Alexander Lau für ihre Hilfe bei der Herstellung der Videos sowie Victor Yalom und Psychotherapy.net für die Genehmigung, Teile aus Video 1, Dr. Kernbergs strukturellem Interview, zu reproduzieren. Wir danken auch Michele Athena Morgen und Hendrik Grashuis, die als Schauspieler in unseren Demonstrationsvideos mitgewirkt haben, und Liam Ó Broin für die Genehmigung, seine Zeichnung eines jungen Mädchens auf dem Buchcover abzudrucken. Mr. Ó Broin hat auch Dr. Kernberg porträtiert und darüber hinaus ein Buch illustriert, das für seine Arbeit von zentralem Rang ist.

Die Behandlung von Borderline-Persönlichkeitsstörungen hat sich im Laufe der vergangenen 25 Jahre geradezu phänomenal entwickelt. Am PDI hatten wir das Glück, mit zwei anderen Gruppen von Wissenschaftlern kooperieren zu können, die gleichfalls auf diesem Gebiet forschen. In den Anfangsjahren unserer Arbeit lernten wir Dr. Marsha Linehan kennen, von deren Beratung wir profitierten, als wir für unser Projekt erstmals Fördergelder beim National Institute of Mental Health beantragten. Der Kontakt zu ihr setzte sich fort, als sie einen Teil ihres Sabbatjahres an unserer Universität verbrachte und wir gemeinsam Gelegenheit fanden, unseren Ansatz mit den Konzepten der dialektischen Verhaltenstherapie zu vergleichen, die sie damals ausarbeitete.

Ein großes Glück ist für uns auch der kollegiale Kontakt zu Dr. Peter Fonagy und Dr. Anthony Bateman, den Designern und Entwicklern der mentalisierungsbasierten Therapie (MBT) für Borderline-Patienten. Als Präsident der Internationalen Psychoanalytischen Vereinigung (IPV) trug Dr. Kernberg maßgeblich dazu bei, die empirische Untersuchung psychoanalytisch orientierter Behandlungsverfahren zu fördern. Er setzte sich erfolgreich für das Research Training Program (RTP) ein, das an den wissenschaftlichen Nachwuchs adressiert ist und von der IPV und dem University College London gemeinsam aufgebaut wurde. Seit den Anfängen des RTP, d.h. seit fast 20 Jahren, arbeiten Peter Fonagy und John Clarkin nun zusammen, entwickeln Ideen und PowerPoint-Präsentationen und verbringen viele Stunden im gedeihlichen Austausch über die Pathologie und Behandlung von Borderline-Patienten.

Wenn alles gut geht, gehen klinischer und wissenschaftlicher Fortschritt Hand in Hand. Während wir die TFP in den USA entwickelten und dort auch ihre Effekte testeten, knüpften wir gleichzeitig kollegiale Kontakte zu Klinikern und Wissenschaftlern in Deutschland, Österreich, Kanada, den Niederlanden, Italien, Spanien, der Schweiz, in Chile, in Großbritannien, Mexiko, Brasilien, Dänemark, in der Türkei, in Polen, Schweden, Argentinien und Australien (ungefähr in dieser Reihenfolge). Dank der Visionskraft und der besonderen Anstrengungen von Dr. Peter Buchheim konnten wir eine randomisierte klinische TFP-Studie in München und in Wien durchführen (Doering et al. 2010), deren Ergebnisse uns in unserer Überzeugung bestätigten, dass sich die Behandlung auch in anderen westlichen Kulturen als effektiv erweist.

Auf der Grundlage unserer Arbeit mit der Übertragungsfokussierten Psychotherapie für erwachsene Patienten mit Borderline-Persönlichkeitsorganisation haben wir auch Behandlungsleitlinien zur Anwendung der TFP für Patienten mit höher organisierter Persönlichkeitsorganisation verfasst, und zwar in Zusammenarbeit mit unserer Kollegin Dr. Eve Caligor (Caligor et al. 2010 [2007]). Um auch Jugendliche mit Borderline-Persönlichkeitsorganisation zu erreichen, haben wir zusammen mit unseren Kolleginnen Dr. Lina Normandin und Dr. Karin Ensink eine TFP für diese Altersgruppe entwickelt.

In New York wurde die Übertragungsfokussierte Psychotherapie (TFP) als beliebtes optionales Ausbildungsprogramm für Postgraduierte am Center for Psychoanalytic Training and Research der Columbia University eingeführt. Online-Seminare und -Supervisionsgruppen erweitern die Ausbildungsmöglichkeiten. Ein

TFP-Modul wird immer häufiger auch in der psychiatrischen Facharztausbildung angeboten, z.B. am Weill Cornell Medical College, am NYU Langone Medical Center und am Mount Sinai Hospital. Klinische Psychologen im Graduierten- und Doktorandenstudium können die TFP an der City University of New York, der Pennsylvania State University und der Université Laval (Kanada) erlernen.

Diese aktuelle Version unseres Behandlungsverfahrens ist daher ein Gemeinschaftsprodukt, dem unsere Arbeit am Personality Disorders Institute in New York sowie die Arbeit unserer Kollegen in den Vereinigten Staaten und unserer internationalen Kollegen zugrunde liegt, die sich der Optimierung der Behandlung von Patienten mit schweren Persönlichkeitsstörungen widmen. Diese Zusammenarbeit macht nicht nur Freude, sondern verbessert auch die Anwendbarkeit der TFP-Prinzipien in ganz unterschiedlichen kulturellen Kontexten. Dafür sind wir dankbar.

Dieses Buch richtet sich an alle Menschen, die im Bereich der psychischen Gesundheitsversorgung mit Menschen arbeiten, die moderate bis schwere Formen einer Persönlichkeitsstörung aufweisen. Unsere wissenschaftliche Forschung galt Patienten, auf welche die DSM-IV-Diagnose der Borderline-Persönlichkeitsstörung (BPO) zutraf (American Psychiatric Association 1996 [1994]), doch in diesem Buch konzentrieren wir uns auf die breitere Gruppe der Patienten mit Borderline-Persönlichkeitsorganisation (BPO). Die Begriffe *Borderline* und *Borderline-Pathologie* beziehen sich hier auf die Borderline-Persönlichkeitsorganisation, eine Kategorie, welche die enger definierte Borderline-Persönlichkeitsstörung mit einschließt. Wir erörtern die Grundlagen der Borderline-Pathologie (Kapitel 1 und 2) und beschreiben die diagnostische Begutachtung sowie die Strategien, Taktiken und Techniken der TFP (Kapitel 3 bis 7). Die Kapitel 8 bis 10 sind der frühen, mittleren und späten Behandlungsphase der auf Symptom- und Persönlichkeitsveränderung zielenden Langzeitbehandlung gewidmet. In Kapitel 11 erläutern wir, wie die Veränderungsverläufe von Borderline-Patienten in der TFP verstanden werden können.

In der Anfangszeit unserer Arbeit riet uns Dr. Gerald Klerman, in unserem Behandlungsmanual Interventionsprinzipien mit klinischen Fällen zu kombinieren, um die Anwendung der Prinzipien in unterschiedlichen Situationen zu illustrieren. Wir haben uns seinen Rat zu Herzen genommen und stellen der eingehenden Diskussion einzelner Fälle die Erörterung der Behandlungsprinzipien zur Seite. Aufgrund der Diversität schwerer Persönlichkeitsstörungen ist jede Therapie ebenso einmalig und unverwechselbar wie jede Patientin und jeder Patient. Deshalb zeigen wir, wie wir die Behandlungsprinzipien in der individuellen Situation anwenden. Die Gefahr eines jeden Behandlungsmanuals besteht darin, dass es als Anleitung ähnlich den Vorlagen für das Malen nach Zahlen benutzt wird. Eine wortwörtliche Umsetzung dieses Manuals wäre aber ein seelenloses Unterfangen. Stattdessen versuchen wir, die Vorbereitung der Leinwand zu beschreiben, auf der sich dann nach und nach die innere Welt der Patienten in der lebendigen, oft intensiven Interaktion mit dem Therapeuten entfaltet. An dieser Stelle möchten wir auch den Patienten, die wir behandeln durften, für alles danken, was sie uns gelehrt haben. Es ist leider nach wie vor so, dass die Borderline-Persönlichkeitsstörung und die Menschen, die mit ihr durchs Leben gehen, missverstanden und stigmatisiert werden. Zudem fehlt es an adäquaten Behandlungsmöglichkeiten. Wir danken Bea und Michael Tusiani,

Paul Tusiani-Eng, Dr. Winifred Christ und dem Borderline Personality Disorders Resource Center, die sich unermüdlich dafür einsetzen, diesen Problemen Abhilfe zu schaffen.

In diesem Buch informieren wir über die Strategien, Taktiken und Techniken der TFP in der Behandlung von Patienten mit Borderline-Persönlichkeitsstörung und Borderline-Persönlichkeitsorganisation. Aus diesem Grund erläutern wir die Behandlungsprinzipien und erklären ihre Anwendung auf die Therapie individueller Patienten und ihre Situation. Dies ist der Prozess, den jeder Kliniker wird durchlaufen müssen: Es gilt, die TFP-Prinzipien auf die Besonderheiten des individuellen Patienten anzuwenden. Diese Methode trägt der dynamischen Langzeittherapie Rechnung, die sich auf eine vorab geplante und uniforme Weise nicht erfolgreich durchführen lässt, und erkennt die Individualität unserer Patientinnen und Patienten an.

Unseren besonderen Dank möchten wir den beiden Direktoren der Abteilung für Psychiatrie des Weill Cornell Medical College aussprechen, unter deren Leitung und mit deren Unterstützung wir unsere Arbeit durchführen konnten. Dr. Robert Michels und Dr. Jack Barchas haben unsere Bemühungen anerkannt, uns zum Durchhalten ermutigt und unsere Fehler toleriert.

Frank E. Yeomans
John F. Clarkin
Otto F. Kernberg

Video-Guide

Eine wichtige Ergänzung dieser aktuellen Darstellung der Übertragungsfokussierten Psychotherapie (TFP) ist die Einbeziehung von Videoaufzeichnungen der Behandlung. Der für jede Patient-Therapeut-Dyade individuelle Charakter der Psychotherapie macht es erforderlich, die Arbeit mit den Video-Beispielen, die dieses Buch begleiten, zu erörtern. Ebenso wie jede reale Therapiesitzung zeigen sie unverwechselbare Interaktionen, die keiner anderen Sitzung aufs Haar gleichen. Dennoch haben wir Beispiele zusammengestellt, welche die Prinzipien und Techniken der Therapie relativ klar illustrieren. Jede Sitzung geht mit einem Kommentar einher, der den Dialog und die Interaktion der Stunde zu dem in den Kapiteln über Strategien, Taktiken und Techniken erläuterten Material in Beziehung setzt. Weil Therapiesitzungen die Schnittstelle zwischen einem Ideenkomplex und einer gemeinsamen Erfahrung bilden, wollen wir mit den Videos auch zeigen, dass der Therapeut prompt und blitzschnell klären muss, was zwischen ihm und dem Patienten gerade geschieht und wie die Interaktion mit den Themen des Patienten und seinem eigenen inneren Erleben zusammenhängt.

Wir empfehlen, Video 1-1 »Selbstbeschreibung und Beschreibung eines wichtigen anderen Menschen« im Anschluss an Kapitel 4 »Diagnosephase« zu betrachten. Das Video gibt einen kurzen Einblick in den Teil des strukturellen Interviews, in dem der Therapeut den Patienten bittet, sich selbst und daran anschließend eine andere Person zu beschreiben. Der Ausschnitt demonstriert, wie schwierig solch scheinbar einfache Fragen sein können und wie jemand, dessen innere Struktur von einer Identitätsdiffusion geprägt ist, darauf reagieren kann. Die weiteren Video-Ausschnitte zeigen Beispiele für die Verwendung der Taktiken und Techniken der TFP. Video 1-2 und 1-3 (»Technische Neutralität und taktvolle Konfrontation«) sind ebenso wie Video 1-1 Ausschnitte aus einem Demonstrationsvideo, das vollständig unter http://www.psychotherapy.net/video/psychoanalytic-psychotherapy-otto-kernberg aufgerufen werden kann. Diese Ausschnitte demonstrieren den Moment in der Therapie, in dem der Therapeut durch den Klärungsprozess genügend Informationen gesammelt hat, um zu taktvollen Konfrontationen und frühen Deutungen überzugehen. Diese Video-Ausschnitte sollten im Anschluss an Kapitel 6 »Behandlungstechniken« angesehen werden.

Die Videos 3-1, 3-2 und 3-3, »Affektsturm«, sollten im Anschluss an Kapitel 7 »Behandlungstaktiken und klinische Herausforderungen« betrachtet werden. Wenngleich sich die einzelnen Elemente der Therapie miteinander verflechten, illustriert diese Sitzung ebenso wie die übrigen Videos, dass der Therapeut, Dr. Hamilton, sowohl das Risiko eines Behandlungsabbruchs seitens seiner Patientin Carolyn als auch einen Affektsturm handhaben muss. Er hilft ihr, sich über ihre Selbst- und Fremdwahrnehmung, die den Problemen zugrunde liegt, klarer zu werden und bewussten Zugang zu weiteren Anteilen ihrer inneren Welt zu finden, die abgespalten sind und über andere Kommunikationskanäle vermittelt werden.

Wir weisen darauf hin, dass die Videos auf realen Behandlungsfällen beruhen, aber erstens in hohem Maß anonymisiert und zweitens zu Sitzungsmontagen kombiniert wurden, um die Privatsphäre der Patienten zu schützen. In den Videos werden alle Patientinnen und Patienten von Schauspielern dargestellt. Jede Ähnlichkeit mit realen Personen wäre reiner Zufall. Der Leser sollte auch beachten, dass in den Videos »Sitzung vor den Ferien« und »Affektsturm« zwar dieselben Darsteller (Michele Athena und Frank Yeomans) agieren, es sich aber um zwei verschiedene Therapien handelt.

Die Videos finden Sie unter https://www.klett-cotta.de/OM43160.

Video-Vignetten

Wir weisen darauf hin, dass die Videos 1-2 und 1-3 (»Technische Neutralität und taktvolle Konfrontation«), die Videos 2-1 und 2-2 (»Sitzung vor den Ferien«) und die Videos 3-1, 3-2 und 3-3 (»Affektsturm«) jeweils eine kontinuierliche Sitzung zeigen.

Inhalt

1 Normale und anomale Persönlichkeitsorganisation

Dem in diesem Buch beschriebenen Modell der Persönlichkeitsstörungen und ihrer Behandlung liegt die moderne psychoanalytische Objektbeziehungstheorie zugrunde, die von Kernberg (1988 [1984], 1997 [1992]) entwickelt und um die heutige phänomenologische und neurobiologische Forschung erweitert wurde (Clarkin und De Panfilis 2013; Clarkin und Posner 2005; Depue und Lenzenweger 2001). Ein Grundsatz des psychodynamischen Verständnisses von Patienten mit Persönlichkeitsstörungen und ihrer Behandlung besagt, dass die beobachtbaren Verhaltensweisen und subjektiven Beeinträchtigungen pathologische Aspekte der psychischen Strukturen widerspiegeln, aber auch die Art und Weise zu erkennen geben, wie diese Strukturen zu einer zufriedenstellenden Balance zwischen den inneren und äußeren Anforderungen, mit denen jedes Individuum konfrontiert wird, beitragen. Dieser Sichtweise entsprechend erläutern wir zunächst die beobachtbaren Verhaltensweisen und Symptome von Patienten mit Borderline-Persönlichkeitsstörung (BPS). Im Anschluss an diese Übersicht der in der empirischen Literatur beschriebenen Verhaltensweisen untersuchen wir unter objektbeziehungstheoretischem Blickwinkel die Persönlichkeit und die psychischen Strukturen, die dem beobachtbaren Verhalten zugrunde liegen. Sowohl diese Verhaltensweisen als auch die sie fundierenden Strukturen sind für unsere diagnostische Nosologie der Persönlichkeitspathologie, für Fragen der Begutachtung und für die Ansatzpunkte der therapeutischen Intervention maßgeblich.

Wir verzichten hier auf eine detaillierte Beschreibung der Borderline-Pathologie und verweisen stattdessen auf die einschlägige Literatur (Clarkin et al. 2015). Unser wichtigstes Ziel besteht in diesem Kapitel darin, dem Kliniker ein Modell der Borderline-Pathologie an die Hand zu geben, das der Beurteilung der Persönlichkeit und der Therapieplanung als Grundlage dient. Für den Kliniker ist es hilfreich, sowohl ein allgemeines Bild von der Borderline-Pathologie, so wie sie phänomenologisch beobachtet wird, zu besitzen als auch ein Modell der mentalen Repräsentationen des Selbst und anderer Menschen, die diese Patienten vor dem Hintergrund ihrer Entwicklungserfahrungen gebildet haben. Die verfügbaren Modelle der Borderline-Pathologie sind zwar nach wie vor unvollständig (Lenzenweger und Clarkin 2005), aber der Kliniker ist auf ein erfahrungsnahes Arbeitsmodell der Störung angewiesen, an dem er seine Interventionen in jedem Augenblick der therapeutischen Interaktion orientieren kann. Deshalb stellen wir die Borderline-Pathologie in diesem Kapitel zunächst unter dem phänomenologischen und dann unter einem strukturellen Blickwinkel dar.

1.1 Zwei Sichtweisen der Borderline-Pathologie

Otto Kernberg und John Gunderson haben die für das DSM-III (American Psychiatric Association 1980) definierte Beschreibung der Borderline-Pathologie sowie des Syndroms, das heute als *Borderline-Persönlichkeitsstörung* (BPS) bezeichnet wird, durch ihre Arbeit entscheidend beeinflusst. Die Konzepte der prä-schizophrenen Persönlichkeitsstruktur, der Borderline-Zustände, psychotischen Charaktere und der Borderline-Persönlichkeit gingen aus der therapeutischen Erfahrung mit Patienten hervor, die schwere, multisymptomatische Störungen aufwiesen (Kernberg 1983 [1975]). So beschrieb Knight (1954) die Ich-Schwäche, die zu einer tiefen Regression in der Übertragung führt und eine Modifizierung des psychotherapeutischen Vorgehens erfordert. Kernberg (1983 [1975]) beschrieb auf der Grundlage seiner Erfahrungen mit Patienten mit schwerer Persönlichkeitsstörung, die er im Rahmen des Psychotherapy Research Project of the Menninger Foundation erforschte, eine spezifische, stabile psychopathologische Struktur, die sich von der Struktur sowohl neurotischer Patienten als auch solcher des psychotischen Spektrums unterscheidet. Er bezeichnete sie als Borderline-Persönlichkeitsorganisation (BPO). In einer klassischen psychoanalytischen Behandlung neigten die betroffenen Patienten dazu, ihre Fähigkeit zur Realitätsprüfung zu verlieren und im Kontext der Übertragung Wahnvorstellungen zu entwickeln. Mithilfe von Konzepten der defensiven Spaltung (Fairbairn 2000 [1963]; Jacobson 1954, 1957, 1978 [1964]; Klein 2000 [1946]) erläuterte Kernberg sowohl die deskriptive Pathologie dieser Patienten als auch ihr strukturelles Organisationsniveau einschließlich der mangelnden Angsttoleranz, der unzulänglichen Impulskontrolle, der fehlenden Sublimierungsfähigkeiten (Ich-Schwäche) sowie der pathologischen inneren Objektbeziehungen.

In den Jahren, in denen Kernberg (1983 [1975], 1988 [1984]) die deskriptive Pathologie und die strukturellen Besonderheiten dieser Patienten beschrieb, arbeiteten andere Forscher (Grinker et al. 1968; Gunderson und Kolb 1978) mit einem rein deskriptiven Verfahren, um Patienten mit starkem Affekt, insbesondere Wut und Depression, zu identifizieren und sie Untergruppen zuzuordnen. Zahlreiche dieser deskriptiven Eigenschaften fanden Berücksichtigung, als die BPS-Diagnose erstmals im Diagnosesystem (American Psychiatric Assoication 1980) formuliert wurde.

Im weiteren Verlauf dieses Kapitels beschreiben wir die Borderline-Pathologie unter einem strukturellen, objektbeziehungstheoretischen Blickwinkel. In Kapitel 2 »Empirische Entwicklung der Übertragungsfokussierten Psychotherapie (TFP)« erörtern wir das strukturelle Verständnis im Zusammenhang mit der expandierenden Erforschung des behavioralen und neurokognitiven Funktionierens von Patienten mit Borderline-Pathologie.

1.2 Borderline-Pathologie: Strukturelle Organisation

Die psychodynamische Konzeptualisierung und Therapie von Patienten mit Persönlichkeitsstörungen beruht auf der Annahme, dass die beobachtbaren Verhaltensweisen und subjektiven Beeinträchtigungen dieser Patienten pathologische Aspekte der zugrunde liegenden psychischen Strukturen zu erkennen geben. Als psychische Struktur bezeichnen wir ein stabiles, beständiges Muster jener mentalen

Abb. 1-1 Theoretische Grundlagen der übertragungsfokussierten Psychotherapie: Objektbeziehungstheorie.

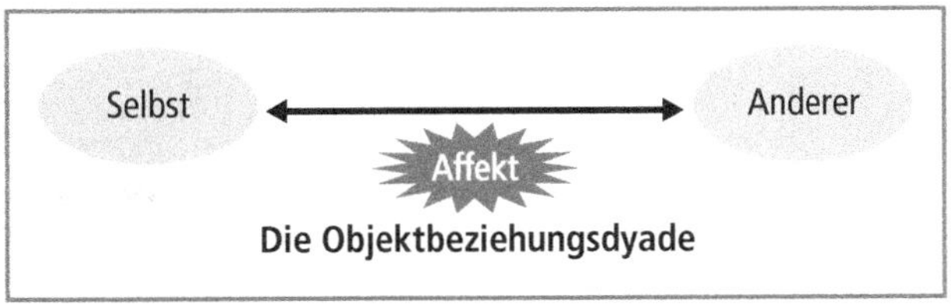

Funktionen, die unser Verhalten, unsere Wahrnehmungen und unsere subjektive Erlebensweise organisieren. Ein wichtiges Charakteristikum der psychischen Struktur von Patienten mit schweren Persönlichkeitsstörungen ist neben der Art und Weise, wie Selbst- und Fremdwahrnehmung integriert sind, auch der Grad dieser Integration. Das Niveau der Persönlichkeitsorganisation hängt, was den Schweregrad der Persönlichkeitsstörungen betrifft – normal über neurotisch über Borderline bis zu psychotisch – weitgehend vom Integrationsgrad ab.

Die Objektbeziehungstheorie (Jacobson 1978 [1964]; Kernberg 1997 [1980]; Klein 2000 [1957]; Mahler 1992 [1971]) betont, dass die von Sigmund Freud beschriebenen Triebe – Libido und Aggression – grundsätzlich in der Beziehung zu einem spezifischen Objekt, dem Objekt des Triebes, erlebt werden. Internalisierte Objektbeziehungen sind die Bausteine der psychischen Strukturen und dienen als Organisatoren der Motivation und des Verhaltens. Diese Bausteine bilden Einheiten, die sich aus einer Repräsentation des Selbst und einer Repräsentation des Anderen zusammensetzen; verbunden werden beide durch einen Affekt, der mit einem Trieb zusammenhängt oder einen Trieb repräsentiert (Abb. 1-1). Diese aus dem Selbst, dem Anderem und dem verbindenden Affekt konstituierten Einheiten werden als Objektbeziehungsdyaden bezeichnet. Wichtig ist hier, dass das Selbst ebenso wie das Objekt in dieser Dyade weder exakte innere Repräsentationen des gesamten Selbst oder des gesamten Anderen sind noch exakte Repräsentationen von Interaktionen, die in der Vergangenheit stattgefunden haben. Es handelt sich vielmehr um Repräsentationen des Selbst und des Anderen, so wie diese in spezifischen, affektintensiven Augenblicken der frühen Entwicklung wahrgenommen und internalisiert und sodann von inneren Kräften – den primären Affekten und Phantasien – verarbeitet wurden.

1.2.1 Normale Persönlichkeitsentwicklung und ihre Abweichungen

Persönlichkeitspathologien sind besonders augenfällig, wenn man sie mit dem Funktionieren der normalen Persönlichkeit vergleicht. Sowohl in der Beurteilungsphase (Kap. 4) als auch im Laufe der gesamten Behandlung stellen Therapeuten in der Übertragungsfokussierten Psychotherapie (TFP) ständig Vergleiche zwischen dem Funktionieren des Patienten, den sie vor sich haben, und dem Funktionieren eines Menschen mit normalem Niveau der Persönlichkeitsorganisation an. Die Behandlungsziele werden durch die aufeinanderfolgenden Schritte repräsentiert, die dem Patienten die Weiterentwicklung von einem anomalen zu einem normalen Funktionieren seiner Persönlichkeit ermöglichen (Tab. 1-1).

Tab. 1-1 Aspekte der Ebenen der Persönlichkeitsorganisation

	Borderline-Organisation	Neurotische Organisation	Normale Organisation
Identität	Inkohärentes Erleben des Selbst und Anderer; unzulängliche Besetzung von Arbeit, Beziehungen, Freizeit	Kohärentes Erleben des Selbst und Anderer, aber ein Element des psychischen Lebens ist nicht umfänglich integriert; Besetzung von Arbeit, Beziehungen, Freizeit	Integriertes Erleben des Selbst und Anderer; Besetzung von Arbeit, Beziehungen, Freizeit
Abwehrmechanismen	Einsatz primitiver Abwehrmechanismen	Einsatz reiferer Abwehrmechanismen; Rigidität	Einsatz reiferer Abwehrmechanismen; Flexibilität
Realitätsprüfung	Schwankende Fähigkeit zur Einfühlung in soziale Realitätskriterien; gewisses Maß an Konfusion von Selbst vs. Nicht-Selbst, Innen vs. Außen	Zutreffende Wahrnehmung von Selbst vs. Nicht-Selbst, Innen vs. Außen; Empathie mit sozialen Realitätskriterien	Zutreffende Wahrnehmung von Selbst vs. Nicht-Selbst, Innen vs. Außen; Empathie mit sozialen Realitätskriterien

Unter *Persönlichkeit* verstehen wir die Integration von Verhaltensmustern mit ihren Grundlagen im Temperament, in kognitiven Fähigkeiten, im Charakter und in den internalisierten Wertesystemen (Kernberg und Caligor 2005). *Temperament* bezeichnet die konstitutionelle Disposition für ein individuelles Muster der Reaktionen auf innere Stimuli und Umweltreize; Teil dieses Musters sind die Intensität, der Rhythmus und die Schwellen affektiver Reaktionen. Konstitutionell bedingte Schwellen für die Aktivierung positiver, lustvoller, belohnender Affekte sowie negativer, unlustvoller Affekte bilden die wichtigste Verbindung zwischen den biologischen und den psychischen Anteilen der Persönlichkeit (Kernberg 1994). Die Intensität, Art und Bandbreite der von Kindern in einer Entwicklungssequenz gezeigten Affekte sind für das Verständnis der BPO von Bedeutung. Dass der Affekt mit der Umwelt zusammenhängt, in der und von der das Kind betreut wird, ist nicht überraschend (Kochanska 2001). Die Muster der Bindung zwischen Müttern und ihren 14 Monate alten Kleinkindern hängen nachweislich mit dem Affekt zusammen, der in Laborsettings beobachtet wird. In diesen Settings werden sicher gebundene Kinder weniger wütend, während unsicher gebundene Kinder einen intensiveren negativen Affekt entwickeln.

Kognitive Prozesse spielen eine entscheidende Rolle für die Realitätswahrnehmung und für die auf klar definierte Ziele gerichtete Verhaltensorganisation. Sie sind zudem maßgeblich an der Entwicklung und Modulation der affektiven Reaktionen beteiligt, da die kognitiven Repräsentationen des Affekts die Schwellen der Affektaktivierung beeinflussen. Diese kognitiven Prozesse sind für die Umwandlung von primitiven Affektzuständen in komplexere emotionale Erfahrungen ausschlaggebend. In Verbindung mit den individuellen Besonderheiten des Temperaments führt das Lernen am Vorbild der Bezugspersonen zur Entwicklung der kognitiven Fähigkeiten, die der Aufmerksamkeitssteuerung und der Selbstkontrolle zugrunde liegen.

Als *Charakter* – in dem die Identität auf der Verhaltensebene Ausdruck findet – bezeichnen wir die dynamische Organisation von Verhaltensmustern, die für das Individuum typisch sind. Unter den Begriff fallen das Organisationsniveau und der Organisationsgrad der Verhaltensmuster sowie der Grad an Flexibilität oder Rigidität des Verhaltens in Umweltsituationen. Im Charakter findet die Integration der unzähligen internalisierten Beziehungen zwischen dem Selbst und anderen Menschen Ausdruck, die zum Aufbau der inneren Verhaltensmodelle beitragen. Subjektiv manifestiert sich der Charakter als Identitätsstruktur, d. h. in der Integration sämtlicher Selbstrepräsentationen dieser dyadischen Einheiten zu einem stabilen und komplexen Selbstkonzept und der Integration entsprechender Objektrepräsentationen zu integrierten Konzepten wichtiger Anderer. Charakter und Identität verhalten sich wechselseitig komplementär zueinander. Die Identität, bestehend aus dem Konzept oder den Konzepten des Selbst und wichtiger Anderer, bildet die psychische Struktur, die für die dynamische Organisation des Charakters bestimmend ist.

Die Internalisierung wichtiger Objektbeziehungen lässt eine weitere überaus wichtige subjektive Struktur entstehen, nämlich ein integriertes System ethischer Werte, das in der psychoanalytischen Theorie als *Über-Ich* bezeichnet wird. Störungen dieser Struktur haben, was die Entwicklung der Borderline-Pathologie betrifft, bedeutsame klinische, therapeutische und prognostische Implikationen.

1.2.2 Normale Persönlichkeitsorganisation

Menschen mit normaler Persönlichkeitsorganisation verfügen über ein integriertes und kohärentes Konzept des Selbst und wichtiger Anderer, das als Identität bezeichnet wird. Zur Identität zählen sowohl ein kohärentes Selbstgewahrsein als auch Verhaltensweisen, in denen sich die Selbstkohärenz widerspiegelt. Das kohärente Selbstgewahrsein liegt dem Selbstwertgefühl, der Fähigkeit, sich an Beziehungen zu anderen Menschen sowie an der Arbeit zu erfreuen, und dem Gewahrsein der zeitlichen Kontinuität des Selbst zugrunde. Ein kohärentes und integriertes Selbstgefühl ermöglicht es dem Individuum, seine Fähigkeiten zu entfalten, sich Wünsche zu erfüllen und langfristige Ziele zu erreichen. In ähnlicher Weise unterstützt ein kohärentes und integriertes Konzept anderer Menschen deren realistische, mit Empathie und sozialem Taktgefühl erfolgende Beurteilung; das heißt, es kommt der Fähigkeit zu gelungenen Interaktionen und erfolgreichem sozialem Umgang zugute. Eine integrierte Selbst- und Fremdwahrnehmung stärkt die Fähigkeit zu reifer wechselseitiger Abhängigkeit, zu der auch die Fähigkeit zählt, sich anderen Menschen emotional verpflichtet zu fühlen, ohne an Selbstkohärenz und Autonomie einzubüßen. Die Fähigkeit, intime und stabile Liebesbeziehungen aufzubauen und Erotik und Zärtlichkeit in solche Beziehungen zu integrieren, ist ebenfalls Ausdruck einer kohärenten Identität.

Ein zweites strukturelles Merkmal der normalen Persönlichkeitsorganisation ist das breite Affektspektrum. Menschen mit normaler Persönlichkeitsorganisation können eine Bandbreite komplexer, subtil modulierter Affekte empfinden, ohne die Impulskontrolle zu verlieren. Diese Fähigkeit hängt sowohl mit ihrer Identität als auch mit der Ebene ihrer Abwehrmechanismen zusammen. Abwehrmechanismen sind Anteile des psychischen Apparates und helfen uns, die Angst zu bewältigen, die im Zusammenhang mit Konflikten im Selbst (z. B. Konflikten zwischen Liebes- und Hassgefühlen oder zwischen Triebstrebungen und dem inneren Verbot ebendieser Strebungen) entsteht oder im Zusammenhang mit Konflikten zwischen inneren Triebstrebungen und den Gegebenheiten der äußeren Realität. In Verbindung mit zufriedenstellend funktionierenden psychischen Abwehrmechanismen ermöglicht die kohärente Identität es dem Individuum, intensive Affekte im Kontext einer zuverlässigen, stabilen Erfahrungsgrundlage zu erleben, die ihm hilft, den Affekt sowohl zu verstehen als auch zu absorbieren. Die Therapie von Menschen mit Persönlichkeitsstörungen setzt den Aufbau eines Settings voraus, in dem der Therapeut die intensiven Affekte containt, die der Patient selbst nicht verarbeiten und sprachlich symbolisieren kann, weil er von ihnen überwältigt wird.

Ein drittes Charakteristikum der normalen Persönlichkeitsorganisation ist ein integriertes System internalisierter Werte. Ihm liegen zwar die verinnerlichten Werte und Verbote der Eltern zugrunde, aber es ist nicht starr an die elterlichen Verbote gebunden, sondern funktioniert stabil, individualisiert und unabhängig von äußeren Objektbeziehungen. Diese innere Wertestruktur findet Ausdruck in dem Bewusstsein persönlicher Verantwortung, in der Fähigkeit zu realistischer Selbsteinschätzung und Selbstkritik sowie in der Fähigkeit, Entscheidungen flexibel und orientiert an Standards, Werten und Idealen zu treffen.

1.2.3 Entwicklungsfaktoren

Innere Objektbeziehungsdyaden bilden die Bausteine unserer psychischen Struktur. Im Laufe der frühen Entwicklung gehen aus unseren affektintensiven Erfahrungen zahlreiche innere Dyaden hervor, die zu den Prototypen unserer Selbst- und Fremdwahrnehmung werden. Abbildung 1-2 illustriert einige der bedeutsamsten Dyaden, die genauso wie zahlreiche andere von jedem Individuum im Laufe seiner Entwicklung internalisiert werden (Abb. 1-2).

Die Objektbeziehungstheorie postuliert, dass das Temperament eines Säuglings in seiner Wechselwirkung mit affektintensiven frühen Interaktionserfahrungen die Entwicklung maßgeblich beeinflusst. Die frühen Interaktionen zwischen Baby und Bezugsperson sind die operativen Elemente, die es dem Säugling ermöglichen, nach und nach eine innere Repräsentation der äußeren Welt aufzubauen. Die Art und Weise, wie er diese Interaktionen internalisiert, wird durch sein Temperament mitbeeinflusst, also z. B. durch sein Affektarousal sowie durch kognitiv-perzeptuelle Elemente. Eine optimale Interaktion zwischen Baby und Bezugsperson schafft für

Abb. 1-2 Die innere Welt des Säuglings.
A = Affekt;
O = Objektrepräsentation;
S = Selbstrepräsentation
S1 = hungriges, depriviertes Selbst
O1 = sadistischer, deprivierender Anderer
A1 = Angst
S2 = hungriges, dann zufreidenes Selbst
O1 = idealer, responsiver Anderer
A2 = Liebe
S3 = mächtiges, kontrollierendes Selbst
O2 = schwacher, sklavenähnlicher Anderer
A3 = Zorm

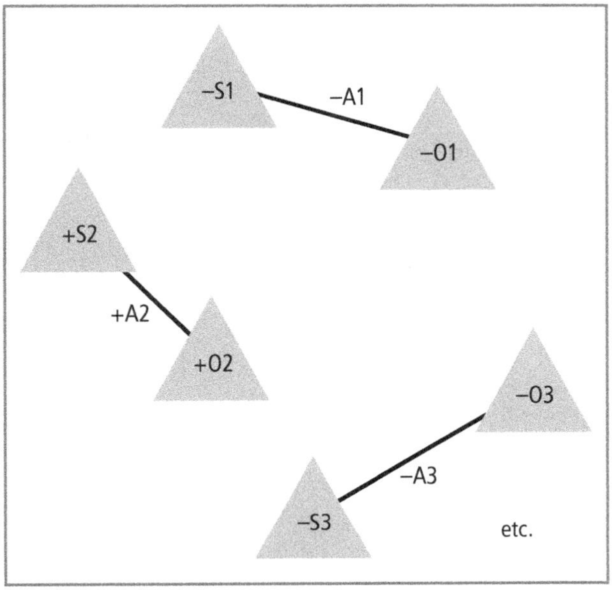

den Säugling eine warme, fürsorgliche Atmosphäre, in der er spüren kann, dass die Betreuungsperson ihn liebt, seine Bedürfnisse genau versteht und sie in einem befriedigenden rhythmischen Austausch zu stillen vermag (siehe Gergely und Watson 2004 [1996]). In diesem Kontext entwickelt er eine sichere Bindung an die Bezugsperson und beginnt, ein kohärentes inneres Narrativ über sein Selbst und Andere zu konstruieren, dem seine zuversichtliche, freudige Erwartung, behütet zu sein und umsorgt zu werden, zugrunde liegt. Diese sichere Bindung hilft dem Kind, auch negative Erfahrungen zu bewältigen – Momente des Unbehagens, der Unlust, des Schmerzes –, die ein unausweichlicher Bestandteil eines jeden Entwicklungsweges sind.

In relativ ruhigen Phasen mit niedriger Affektintensität nimmt das Baby seine Umwelt in sich auf – ein seinem Alter und seiner neuropsychologischen Entwicklung entsprechender kognitiver Lernvorgang. Es erlebt aber auch das Gegenteil, nämlich Phasen einer hohen Affektintensität, die zumeist mit Bedürfnissen einhergehen, etwa mit dem Wunsch nach lustvollen Erfahrungen (»Ich brauche Hilfe«, »Ich will mehr«), mit Ängsten oder mit dem Drang, der Unlust/dem Schmerz zu entkommen (»Bring mich hier weg!«). Die Affekte des Säuglings sind intensiv, weil Affekte die biologische Funktion erfüllen, unreifen Säugetieren das Überleben zu ermöglichen, indem sie das Junge veranlassen, Lust und Geborgenheit zu suchen, Gefahren zu meiden und der Mutter durch den Affektausdruck Bedürftigkeit zu signalisieren. Eine typische lustvolle oder befriedigende Erfahrung wird dem Säugling zuteil, wenn er Hunger verspürt und die Mutter darauf entsprechend reagiert; eine typische unlustvolle, schmerzhafte oder frustrierende Erfahrung macht er hingegen, wenn die Bezugsperson seine Bedürfnisse aus welchen Gründen auch immer nicht befriedigt. Zu Beginn des Lebens wird die Intensität dieser Momente noch nicht durch einen breiten internalisierten Erfahrungskontext abgefedert.

Diese Phasen extrem hoher Affektintensität, in denen sich das Selbst in einer Beziehung zur Anderen erlebt, werden zusammen mit *affektbesetzten Erinnerungsstrukturen* in der sich entwickelnden Psyche *gespeichert* (Abb. 1-2). So schreibt Kernberg (1997 [1992], S. 26): »Mit starken Affekten verbundene Erfahrungen erleichtern das Verinnerlichen primitiver Objektbeziehungen, die sich in befriedigende oder nur-gute auf der einen und aversive oder nur-schlechte auf der anderen Seite gruppieren. Mit anderen Worten, das Anlegen affektiver Erinnerungsstrukturen geht leichter vor sich, wenn das Kind Selbst und Objekt erlebt, während es sich in einem Affektzustand hoher Intensität befindet«. Diese affektbesetzten Erinnerungsstrukturen beeinflussen das heranreifende Motivationssystem des Kindes, weil der Säugling in affektintensiven Zuständen wahrscheinlich das internalisiert, was er als überlebenswichtig wahrnimmt – er muss bekommen, was er braucht, und vermeiden, was ihn schmerzt oder bedroht.

Die Objektbeziehungsdyade, welche die frühen Befriedigungserfahrungen repräsentiert, besteht aus dem Idealbild einer perfekten, nährenden Anderen sowie eines zufriedenen, befriedigten Selbst; die Frustrationserfahrungen hingegen werden durch das vollständig negative Bild einer versagenden oder sogar sadistischen Anderen und eines bedürftigen, hilflosen, verängstigten Selbst repräsentiert. Wenngleich diese Bilder spezifische Augenblicke und nicht die Gesamtheit oder Kontinuität des Objekts repräsentieren, werden sie im Gedächtnissystem als Niederschrift einer umfassenderen Realität enkodiert. Dieses System ist so beschaffen, dass ein Säugling, dessen Bezugsperson sich im Großen und Ganzen aufmerksam und fürsorglich verhält, gleichwohl innere Bilder eines sadistischen, versagenden Objekts aufbaut, weil er vorübergehende Frustrations- oder Entbehrungserfahrungen gemacht hat. In ähnlicher Weise kann ein Säugling mit einer Bezugsperson, von der er weitgehend vernachlässigt oder gar misshandelt wird, hin und wieder befriedigende Erfahrungen machen, die in Kombination mit seiner Sehnsucht nach Befriedigung das innere Bild eines liebenden, fürsorglichen Objekts entstehen lassen.

Beeinträchtigungen der Mutter-Säugling-Interaktion führen zu Abweichungen von diesem optimalen Entwicklungspfad, so dass in der heranreifenden Psyche u. U. negative Erfahrungen gegenüber den positiven in den Vordergrund treten. Das innere Bild vom Selbst wie auch die Repräsentationen anderer Menschen bilden sich schon früh heraus, und zwar auf der Grundlage des allmählichen Spracherwerbs und der Enkodierung von Erinnerungen sowohl semantischer Art (objektive Information über die Welt) als auch episodischer (wiederholtes Erleben von Vorgängen und Ereignissen). Das autobiographische Gedächtnis ist jene Form des episodischen Gedächtnisses, die aus persönlichen und dauerhaften Konzeptionen der eigenen Lebensgeschichte besteht (Nelson und Fivush 2004). Die Entwicklung der Selbstrepräsentationen erfolgt in einer Sequenz, die von unrealistisch positiven und negativen Einschätzungen, dem Alles-oder-nichts-Denken der Kindheit, bis zu positiven und negativen Einschätzungen reicht, in denen die Fähigkeit der mittleren bis späten Kindheit Ausdruck findet, gegensätzliche Eigenschaften zu integrieren (Harter 1999).

Störungen der Beziehung zwischen dem Kind und seinen Bezugspersonen und/oder frühe Traumatisierungen üben auf die sich entwickelnden Selbst- und Fremdkonzepte einen tiefgreifenden Einfluss aus (Harter 1999). Manche Borderline-Patienten wurden als Kinder sexuell missbraucht; Vernachlässigung, Gleichgültigkeit und fehlende Einfühlsamkeit haben ebenfalls extrem abträgliche Folgen (Cicchetti et al. 1990; Westen 1993). Kinder, die in einer solcherart gestörten Umwelt heranwachsen, entwickeln unsichere Bindungen an ihre primären Bezugspersonen (Cicchetti et al. 1990; Westen 1993), die die Entwicklung der Fähigkeit zur Selbstkontrolle und Selbstregulation beeinträchtigen. Die inneren Selbst- und Fremdkonzepte sind durch extrem negative Affekte und durch Abwehroperationen in Mitleidenschaft gezogen, die der Vermeidung von Schmerz und Unlust dienen und das Informationssystem verzerren.

1.2.4 Motivationsaspekte: Affekte und innere Objektbeziehungen

Affekte sind angeborene Dispositionen, die in den frühen Phasen der menschlichen Entwicklung auftauchen. Das konstitutionell und genetisch determinierte positive und negative Affekterleben wird nach und nach zu allgemeineren Trieben, die auch die Motivation miteinschließen, organisiert, während die mit spezifischen Beziehungsdyaden assoziierten Affekte sich zu breiteren positiven und negativen Segmenten ausdifferenzieren. Gratifizierende, lustvolle Affekte werden als Libido organisiert, unlustvolle, aversive, negative Affekte hingegen als Aggression. Positive ebenso wie negative Affekte prägen das Repertoire an inneren Objektbeziehungen, das jeder Mensch auf der Basis seiner real erlebten und in unbewussten Phantasieprozessen ausgestalteten Interaktionen anlegt und im Gedächtnis speichert. Das heißt, die Welt der inneren Objektbeziehungen besteht aus den Selbst- und den Objektrepräsentationen mitsamt ihrer jeweiligen affektiven Besetzung. Affekte sind also die Bausteine der Triebe, deren Aktivierung sie im Kontext spezifischer internalisierter Objektbeziehungen signalisieren.

Im Laufe der Entwicklung des Säuglings werden mannigfaltige affektiv besetzte Erfahrungen so organisiert, dass ein Segment der Psyche auf der Grundlage befriedigender Erfahrungen aus idealisierten Bildern aufgebaut wird und ein weiteres auf der Grundlage erlebter Versagung aus negativen, aversiven, feindseligen Bildern. In der frühen Entwicklung erfolgt eine aktive intrapsychische Trennung zwischen diesen Segmenten (Abb. 1-3).

Wenn sich das Kind normal entwickelt, findet im Laufe der ersten Lebensjahre eine allmähliche Integration dieser extrem guten und extrem bösen Selbst- und Fremdrepräsentationen statt. So bilden sich komplexere und realistischere innere Repräsentationen des Selbst und des Objekts[1] heraus: Sie tragen der Realität Rech-

---

1 Der Begriff Andere/Anderer bezeichnet die Menschen, die im Leben des Individuums eine Rolle spielen. Der Begriff *Objektrepräsentation* bezeichnet die psychische Repräsentation des Objekts der Affekte und Triebe. Die Objektrepräsentation leitet sich aus Erfahrungen mit anderen her, ohne jedoch exakt deren objektiver Realität zu entsprechen.

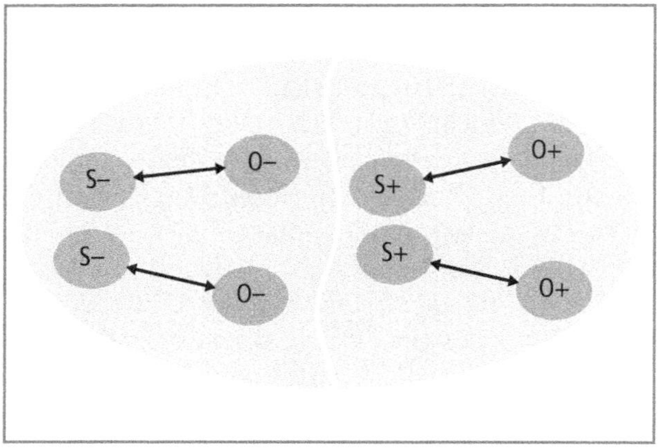

Abb. 1-3 Gespaltene Organisation: Subjektive Wahrnehmung von ausschließlich bösen bzw. ausschließlich guten inneren Repräsentationen.

O = Objektrepräsentation; S = Selbstrepräsentation

nung, dass jeder Mensch gute wie auch negative Eigenschaften besitzt und sich manchmal befriedigend, manchmal aber auch versagend verhält (Abb. 1-4).

Menschen mit einer Borderline-Pathologie haben diesen Integrationsprozess nicht durchlaufen, so dass eine dauerhafte Spaltung zwischen den Sektoren der idealisierten bzw. persekutorischen intensiven Affektzustände erhalten geblieben ist. Dyaden wie die in Abb. 1-2 gezeigten spielen in dieser gespaltenen inneren Struktur eine überaus wichtige Rolle: Das »hungrige, bedürftige Selbst« kann als »Opfer« der »sadistischen, versagenden Anderen« erlebt werden; das »hungrige und schließlich befriedigte Selbst« kann als das »uneingeschränkt geliebte Objekt« der »idealen, responsiven Anderen« erlebt werden. Diese Trennung »schützt« die idealisierten, von warmen, liebevollen Gefühlen gegenüber dem als befriedigend empfundenen Objekt erfüllten Repräsentationen vor den negativen Repräsentationen, die mit Angst, Wut und Hass verknüpft sind. Ein wichtiger Aspekt der Objektbeziehungstheorie, der sie von einer rein kognitiven Psychologie unterscheidet, ist die Annahme, dass es sich bei diesen Repräsentationen nicht um ausschließlich kognitive Bilder handelt, sondern dass sie mit intensiven primitiven Affekten – einschließlich des Hasses auf das frustrierende Objekt – zusammenhängen. Weil Hass durch den Wunsch zu zerstören definiert ist, müssen in dieser primitiven psychischen Organisation die guten und bösen Segmente voneinander getrennt werden; nur so bleiben die »idealen« Selbst- und Objektrepräsentationen vor der Gefahr bewahrt, durch den mit den »bösen« Repräsentationen assoziierten Hass vernichtet zu werden. Diese Trennung wird durch den inneren Spaltungsmechanismus, das Paradigma der primitiven Abwehrmechanismen, herbeigeführt. Er besitzt für die Borderline-Pathologie zentralen Stellenwert. Wenngleich diese radikale Spaltung der Affekte in extrem gegensätzliche Lager dem Individuum die Anpassung an die komplexe äußere Realität nicht eben vereinfacht, kann sie doch die Angst ein wenig lindern, da sie einen ersten Versuch darstellt, die verwirrende Affektmischung zu organisieren, die das Individuum in Reaktion auf die Welt erlebt. Wenn dieses System durch den therapeutischen Veränderungsprozess infrage gestellt wird, fällt es dem Patienten schwer, darauf zu verzichten.

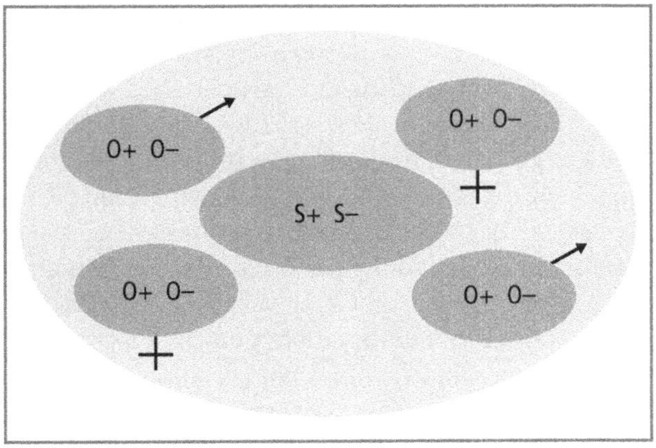

Abb. 1-4 Normale Organisation: Integration mit einem Gewahrsein der Komplexität.
O = Objektrepräsentation; S = Selbstrepräsentation

Melanie Klein (2000 [1946]) bezeichnete diese gespaltene innere Welt der ausschließlich guten sowie ausschließlich bösen inneren Repräsentationen als *paranoid-schizoide* Position. Der schizoide Charakter dieser Position ist ein Ergebnis der Spaltung. Der paranoide Charakter ist darauf zurückzuführen, dass das »böse«, verfolgende Objekt auf äußere Objekte projiziert wird und das Subjekt sich daraufhin vor Aggression von außen zu fürchten beginnt. Eine solche psychische Struktur erschwert jede Intimität, weil die Annäherung an einen anderen Menschen gleichbedeutend ist mit der Annäherung an eine vermeintliche Aggressionsquelle. Im Laufe der normalen Entwicklung wird die gespaltene, paranoid-schizoide Position überwunden; an ihre Stelle tritt eine integrierte und in höherem Maß differenzierte psychische Struktur, die es dem Individuum ermöglicht, die Mischung aus liebevollen und aggressiven Affekten, die sowohl für das Selbst als auch für seine Objekte charakteristisch ist, anzuerkennen. Es überwindet den Bereich der Extreme, in dem es entweder nur den perfekten Anderen und das perfekte Selbst oder aber das ausschließlich negative Selbst und den ausschließlich negativen Anderen wahrnimmt, und entwickelt realistischere, komplexere Repräsentationen, die gleichwohl »hinreichend gut« bleiben. Aus zwei Gründen bezeichnete Melanie Klein diese psychische Struktur als *depressive Position.* Sie geht mit dem Verlust der unrealistischen, idealisierten Repräsentationen des Selbst und der Bezugsperson und infolgedessen mit der Notwendigkeit, um diesen Verlust zu trauern, einher. In Verbindung mit diesem schwierigen Schritt kann sich die Sehnsucht nach dem Idealen auf symbolische Bereiche, zum Beispiel die Kunst oder die Spiritualität, verschieben. Zweitens bedeutet das Erreichen der depressiven Position, dass das Subjekt die Aggression, die es zuvor ausschließlich in anderen Menschen wahrgenommen hat, nun auch in sich selbst anzuerkennen vermag. Das Ergebnis sind Schuld- und Reuegefühle wegen der Aggression, die sich bedenkenlos gegen andere gerichtet hat, solange diese durch die Linse des ausschließlich bösen inneren Objekts wahrgenommen wurden. Eines der Ziele der TFP besteht deshalb darin, dem Patienten zunächst die Weiterentwicklung von der paranoid-schizoiden zur depressiven Position zu erleichtern und ihm dann dabei zu helfen, die mit der depressiven Position verbundenen Herausforderungen zu bewältigen, um zu einem harmonischen psychischen Gleichgewicht zu finden.

Wenn es dem Säugling nicht gelingt, »böse« Erfahrungen zu vermeiden und das begehrte Gute zu erlangen, signalisiert er der Mutter seine Hilfsbedürftigkeit. Eine Mutter, die diese Signale zu lesen versteht, weiß, wie sie sich verhalten muss – sowohl in Bezug auf konkrete Maßnahmen als auch in Bezug auf ihre Affektäußerung (Fonagy et al. 2007). Ist das Interaktionssystem von Mutter und Kind im Kontext einer anomalen Bindung gestört, so dass die Mutter auf die Signale des Säuglings nicht angemessen zu reagieren vermag, wird dieser von seinen negativen Affekten überwältigt. Dieser Prozess hat u. a. zur Folge, dass die normale Integration der affektiv gegensätzlichen Erfahrungen ausbleibt: Dem Kind bleibt die Möglichkeit verwehrt, zu lernen, dass es Frustration ertragen kann, solange es im Kontext eines im Großen und Ganzen zuverlässigen Systems aufgehoben ist. Wenn sich diese negativen Erfahrungen ein ums andere Mal wiederholen, entsteht ein separates, vollständiges Motivationssystem, das von dem positiven belohnenden System dissoziiert bleibt und psychische Mechanismen hervorbringt, die zur Bewältigung der intensiven negativen Affekte dienen. So sind etwa projektive Abwehrmechanismen ein Versuch, den negativen Affekt aus dem Selbst auszuscheiden und als etwas wahrzunehmen, das einer äußeren Quelle entstammt. Andere primitive Abwehrmechanismen idealisieren bestimmte Beziehungen, um sie vor den durch die Aktivierung negativer Affekte drohenden Gefahren zu schützen. Idealisierte Verzerrungen wechseln mit paranoiden Verzerrungen ab.

Dieses Alternieren zwischen idealisierten und paranoiden Entstellungen der Realität hat Auswirkungen auf die relationalen Systeme, denn ein Individuum, in dem ein innerer Konflikt auftaucht, kann sich zwar vorübergehend sicher fühlen (»Mir kann nichts passieren«), sieht sich aber schon im nächsten Augenblick durch eine vermeintliche äußere Aggression bedroht. Die Entwicklung eines hypertrophierten negativen Segments im Affekterleben hat zur Folge, dass man ständig vor potenziell negativen Stimuli auf der Hut ist und auf negative, bedrohliche Erfahrungen extrem stark reagiert. Der Überlebensmodus besteht darin, sich entweder zurückzuziehen oder zum Gegenangriff überzugehen; die Folge sind Schwierigkeiten, sich mit anderen Menschen zu identifizieren, sowie Unzulänglichkeiten des inneren Systems moralischer Werte, das normalerweise auf der Identifizierung mit einem kohärenten System gemeinsam geteilter Werte beruht. Dieser Prozess beeinträchtigt die Entwicklung des psychischen sozialen Systems.

Schließlich entstehen im Laufe der Entwicklung Verhaltensmuster, durch die das hochaktive Motivationssystem der Abspaltung und Projektion negativer Affekte moduliert und in die Anpassungsmechanismen und allgemeinen Zielsetzungen des Individuums integriert wird. Damit einhergehend verbessert sich die Anpassung an die reale Welt. Bei Menschen mit Borderline-Organisation aber bleibt die Spaltung zwischen den extrem negativen Segmenten der Psyche einerseits und den idealisierten Aspekten andererseits erhalten. Sie verhindert die Entwicklung eines integrierten Identitätsgefühls und führt zu erheblichen Beeinträchtigungen der interpersonalen Beziehungen. Diese Patienten sind nicht in der Lage, ihren eigenen psychischen Zustand und den anderer Menschen zutreffend zu beurteilen, denn ihnen fehlt eine ausgewogene Sicht auf das Selbst und auf menschliche Interaktionen. Diese Konzepte sind seit etlichen Jahren auch Gegenstand der Mentalisierungstheorie (Bateman und Fonagy 2008 [2004]).

Eine wichtige Rolle für die Organisation und Steuerung der Verhaltensmuster spielt nicht zuletzt das innere Wertesystem. Entwicklungspsychologisch geht dieser moralische Kompass aus den Anforderungen und Verboten hervor, die von den Eltern und der Kultur insgesamt repräsentiert und in der ersten Phase der Moralentwicklung und des Erwerbs kohärenter, realitätsangemessener Werte verinnerlicht werden. Unter dem Blickwinkel der psychoanalytischen Objektbeziehungstheorie betrachtet, hängt die Entwicklung eines kohärenten moralischen Wertesystems mit der erfolgreichen Integration der inneren Selbst- und Objektrepräsentationen zusammen. Die Moralentwicklung schreitet von den internalisierten strengen, strafenden Stimmen zur Identifizierung mit einem harmonischen System stimmiger Werte voran (Jacobson 1978 [1964]). Kochanska und ihr Forschungsteam haben in einer Reihe von Studien die Entwicklung der gezielten Selbstkontrolle/Selbststeuerung und das Auftauchen des Gewissens erforscht (Kochanska und Knaack 2003). In der Kindheit taucht die Selbstkontrolle etwa im Alter von 45 Monaten als eine Art Charaktereigenschaft auf. Bei Kindern mit höherer Selbstkontrolle ist die Entwicklung des Gewissens weiter fortgeschritten, und sie weisen weniger Externalisierungsprobleme auf (Kochanska und Knaack 2003).

Zusammenfassend können wir festhalten, dass eine gesunde und adaptive Selbstreflexion mehrere unterschiedliche Mechanismen voraussetzt, nämlich die Internalisierung dyadischer Beziehungen sowie die Integration des Selbstkonzepts und des Konzepts wichtiger anderer Personen. Letzteres ermöglicht es, dass wir uns ein nicht nur oberflächliches Bild von anderen Menschen machen und ihr konkretes Verhalten im Kontext ihres allgemeinen Verhaltensmusters beurteilen können. Die Interpretation des Selbstkonzepts versetzt uns in die Lage, im Kontext unserer komplexeren Affektdispositionen den augenblicklichen Affektzustand zu identifizieren und gegen andere affektive Zustände abzugrenzen. Wenn die Beurteilung des Anderen aber durch die Projektion überaus einseitiger innerer Bilder verzerrt wird, kann man nicht realistisch über ihn nachdenken – man ist unfähig, über die innere Objektrepräsentation, die er in der aktuellen Interaktion triggert, hinauszusehen. Infolgedessen nimmt man an, dass die Art und Weise, wie der Andere sich im Augenblick verhält, grundsätzlich typisch für ihn ist. Das heißt, man ist nicht imstande, einen anderen Menschen unter Hintansetzung seines augenblicklichen emotionalen Zustands und seines momentanen Verhaltens zu beurteilen.

Der Entwicklungsweg, der sich vor diesem Hintergrund abzeichnet, ist durch das Auftauchen der Selbststeuerung und weiterer Selbstregulationsfähigkeiten charakterisiert, die sich im Kontext einer fürsorglichen und zuverlässig rhythmischen, berechenbaren Beziehung zwischen dem Kind und seiner Bezugsperson herausbilden. Die Interaktion zwischen der zugewandten, empathischen, aufmerksamen Bezugsperson und dem Kind ist der Selbstregulation, dem Vorherrschen eines positiven Affekts, dem Auftauchen des Gewissens sowie den zunehmend reibungslosen Interaktionen mit Gleichaltrigen zuträglich. Dieser normale Entwicklungsgang kann durch eine genetische Konstitution erschwert werden, z. B. durch anomal hohe Grade der Affektaktivierung (Temperament); auch eine Umwelt, in der es zu körperlicher oder emotionaler Vernachlässigung, körperlicher Misshandlung oder sexuellen Missbrauch kommt, lässt die normale Entwicklung entgleisen. Unter diesen Umständen zeigt das Kind überwiegend negative Affekte; seine Fähigkeiten zur Selbstregulation sind unzulänglich ausgebildet, seine Selbst- und Objektbilder sind verzerrt, und seine Beziehungen zu Gleichaltrigen erweisen sich als schwierig. Bislang liegen zwar keine entwicklungspsychologischen Untersuchungen über Borderline-Patienten vor, aber das Bild, das wir soeben beschrieben haben, ähnelt der Borderline-Persönlichkeitsorganisation im Erwachsenenalter, der typischen Identitätsdiffusion, dem überwiegend negativen Affekt, der unzulänglichen Selbstregulation und den gestörten interpersonalen Beziehungen.

1.3 Ein objektbeziehungstheoretisches nosologisches Modell

Im Einklang mit unserer Grundannahme, dass man die Persönlichkeit und ihre Pathologie nur verstehen kann, wenn man das beobachtbare Verhalten unter Berücksichtigung des subjektiven Erlebens und der zugrunde liegenden psychischen Strukturen untersucht, haben wir aus ebendiesen Elementen ein psychoanalytisches nosologisches Modell konstruiert. Abb. 1-5 zeigt eine theoretische Klassifizierung der Persönlichkeitsstörungen, die kategoriale (d. h. DSM-5-Störungen [American Psychiatric Association 2013] und weitere Persönlichkeitsstörungen) mit dimensionalen Konstrukten (dem relativen Schweregrad der Pathologie, dem relativen Grad der Durchmischung des psychischen Lebens mit Aggression, sowie den Faktoren Introversion vs. Extraversion) kombiniert, um ein Verständnis des gesamten Bereichs der Persönlichkeitsstörung zu ermöglichen.

Auf der Verhaltensebene manifestiert sich die Persönlichkeitspathologie in der Hemmung normaler Verhaltensweisen und/oder einer Übersteigerung bestimmter Verhaltensweisen (z. B. sexuelle Hemmung oder sexuelle Promiskuität), aber auch in einem ständigen Schwanken zwischen widersprüchlichen Verhaltensweisen. Auf der strukturellen Ebene kann die Persönlichkeit entweder mit einer kohärenten und integrierten Selbst- und Fremdwahrnehmung organisiert sein oder ohne ein kohärentes Identitätsgefühl (Identitätsdiffusion). Wenn man das Identitätskonzept und die damit eng zusammenhängenden Konzepte Abwehrmechanismen, Realitätsprüfung, Objektbeziehungen, Aggression und moralische Werte betrachtet, kann man Ebenen oder Grade der pathologischen Persönlichkeitsorganisation beschreiben. Diese reichen von der gesunden bis zur zunehmend dysfunktionalen Organisation oder von der normalen über die neurotische und Borderline- bis zur psychotischen Persönlichkeitsorganisation (Tab. 1-1, S. 4).

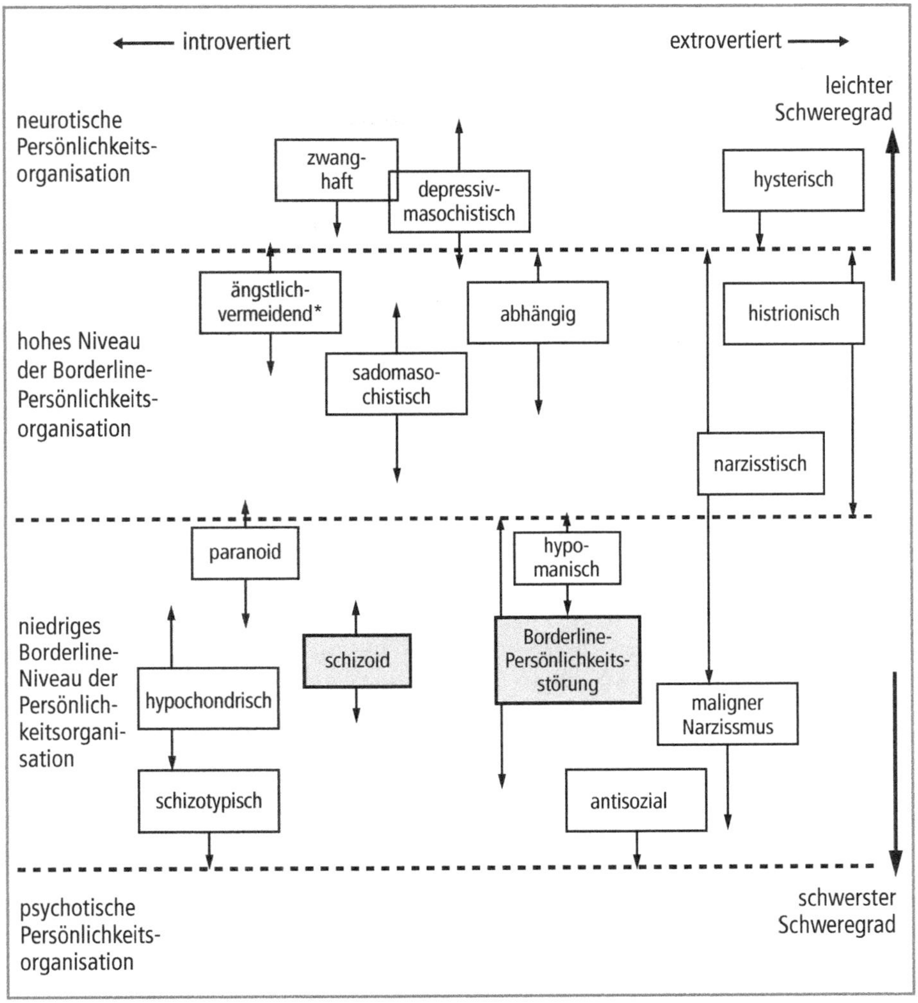

Abb. 1-5 Strukturierte Diagnosen: Klassifizierung der Persönlichkeitsstörungen auf Basis kombinierter kategorialer und dimensionaler Konstrukte.

Schweregrad spiegelt wider: 1) Identitätsdiffusion, 2) Vorherrschen primitiver Abwehrmechanismen und 3) die Intensität der Aggression

1.3.1 Neurotische Persönlichkeitsorganisation

Im Gegensatz zu Patienten mit Borderline-Persönlichkeitsorganisation (BPO) verfügen Patienten mit neurotischer Persönlichkeitsorganisation (NPO) über eine integrierte Identität (d. h. über eine integrierte Selbst- und Fremdwahrnehmung). Weil es ihnen leichter fällt, ihre verstörenden Gedanken und Affekte unter Kontrolle zu halten, rekurrieren sie im Allgemeinen auf Abwehroperationen, für die nicht die Spaltung, sondern die Verdrängung bestimmend ist. Neurotische Abwehroperationen bewirken keine abrupten, das Erleben und die interpersonalen

Interaktionen des Patienten verzerrenden Veränderungen der Affektzustände oder manifesten Verhaltenseigenschaften. Anders als die Spaltung gehen neurotische Abwehroperationen mit ich-syntonen, zu einem komplexen Ganzen kombinierten Selbst- und Objektrepräsentationen einher. Dieses komplexe Ganze ist für ein stimmiges Selbstkonzept und ein Repertoire an realistischen Objektrepräsentationen charakteristisch und vermittelt eine Stabilität, die im Falle der BPO fehlt. Ein typisches Beispiel ist die Reaktionsbildung. Ein neurotischer Patient mit einem Aggressionskonflikt, der sich entsprechend seiner vorherrschenden Selbstwahrnehmung gegenüber einer machtvollen Autorität höflich, aber unterwürfig verhält, verdrängt u. U. eine isolierte, mit seinem ansonsten kohärenten Selbstgefühl nicht integrierte Dyade aus seinem Bewusstsein, die aus einem rebellischen Selbst besteht, das eine sadistische Autorität aggressiv infrage stellt. Weil diese isolierte Dyade fortwährend verdrängt wird, gelangt sie dem Individuum nur im Falle einer Regression ins Bewusstsein, z. B. bei einem plötzlichen Wutausbruch, in Träumen oder in neurotischen Symptomen, etwa Angstzuständen, wenn der Drang zu rebellieren bewusstseinsnah wird. In den meisten Situationen verhält sich dieser Mensch ausgeglichen; er ist aber gehemmt, was die Realisierung seiner Rivalitätsstrebungen angeht. Persönlichkeitsstörungen auf neurotischem Niveau einschließlich der hysterischen Persönlichkeitsstörung, der zwanghaften Persönlichkeitsstörung und der depressiv-masochistischen Persönlichkeitsstörung (Diagnosen, die das DSM-5 nicht aufführt) weisen den geringsten Schweregrad auf (Abb. 1-5).

1.3.2 Borderline-Persönlichkeitsorganisation

Patienten mit einer BPO empfinden primitive, intensive Emotionen, die nicht miteinander zusammenhängen. Deshalb wird das subjektive Erleben von jeder auftauchenden Emotion überwältigt; sie beherrscht die gesamte Realitätswahrnehmung und beeinträchtigt die Fähigkeit, Situationen kognitiv einzuschätzen, denn selbst wenn sich der Patient der mit dem intensiven Affekt verbundenen kognitiven Prozesse bewusst ist, kann er sie nicht nutzen, um die äußere Situation zutreffend zu beurteilen. Das Problem betrifft also nicht nur die Fehlregulation des Affekts, sondern eine Fehlregulation von Affekt und Kognition.

Dem Borderline-Niveau der Persönlichkeitsorganisation ordnen wir sowohl die spezifischen Persönlichkeitsstörungen zu, die das DSM-5 aufführt, als auch andere, im DSM-5 nicht genannte Persönlichkeitsstörungen (hypomanische Persönlichkeitsstörung, sadomasochistische Persönlichkeitsstörung, hypochondrische Persönlichkeitsstörung sowie das Syndrom des malignen Narzissmus) (Kernberg und Caligor 2005).

Konstitutive Elemente der Borderline-Persönlichkeitsorganisation

Charakteristisch für Patienten mit BPO sind ihre fragmentierte Identität, der Einsatz primitiver Abwehrmechanismen, eine grundsätzlich intakte, aber störungsanfällige Fähigkeit zur Realitätsprüfung, eine unzulängliche Affektregulation und Kontrolle sexueller und aggressiver Strebungen, widersprüchliche internalisierte

Werte und gravierende Beeinträchtigungen der interpersonalen Beziehungen (Tab. 1-1, S. 4).

Die pathologische Struktur der BPO beruht auf der fehlenden Integration primitiver positiver (idealisierter) und negativer (persekutorischer) Aspekte der frühen Objektbeziehungen, die als Erinnerungsspuren früher, affektintensiver Erfahrungen gespeichert wurden. Diese fehlende innere Integration – das Fehlen eines kohärenten Selbstgefühls und kohärenter Repräsentationen wichtiger anderer Menschen – liegt dem Syndrom der Identitätsdiffusion zugrunde, dem Gegenpol einer normalen Identität und Selbstwahrnehmung. Klinisch äußert sich die mangelnde Integration der inneren Selbst- und Objektrepräsentationen in einer unreflektierten, widersprüchlichen oder chaotischen Wahrnehmung des Selbst und anderer Menschen sowie in der Unfähigkeit, sich dieser Widersprüche bewusst zu werden, geschweige denn, sie zu integrieren.

Als Verhaltenskorrelate dieser psychischen Borderline-Struktur werden Stimmungsschwankungen, Wut, Chaos in interpersonalen Beziehungen, impulsives selbstdestruktives Verhalten sowie eine erhöhte Störungsanfälligkeit der Realitätsprüfung beschrieben (Symptome, die auch das DSM-5 aufführt). Eine typische, spezifische Manifestation der diffusen und fragmentierten Identität in interpersonalen Beziehungen ist der abrupte Umschwung von ruhigen Momenten zu Wutausbrüchen infolge vermeintlicher Kränkungen.

Primitive Abwehrmechanismen

Der vorherrschende Einsatz primitiver Abwehroperationen gibt sich in Verhaltensweisen zu erkennen, die das allgemeine Funktionieren des Patienten in Mitleidenschaft ziehen und im klinischen Kontext zu Störungen der Patient-Therapeut-Beziehung führen. Diese Störungen gilt es in der Therapie zu bearbeiten. Grundsätzlich erfüllen Abwehrmechanismen die Funktion, Konflikte zwischen den rivalisierenden Erfordernissen zu lösen, vor die uns unsere Affektzustände und Triebe, innere, den Trieben auferlegte Verbote sowie die äußere Realität stellen. Eine erfolgreiche reife Abwehr lindert die aus diesen Konflikten resultierende Angst und verbessert sowohl die Fähigkeit, flexibel zu agieren, als auch die Liebes- und Arbeitsfähigkeit. Im Laufe der normalen psychischen Entwicklung werden die primitiven Abwehrmechanismen, z. B. die Spaltung, die im Säuglingsalter und in der Kindheit als erste Versuche dienen, eine gewisse Ordnung unter den intrapsychisch, miteinander rivalisierenden Kräften herzustellen, durch reife Abwehrmechanismen ersetzt, die das psychische Leben des gesunden Individuums fortan prägen. Zu diesen reifen Abwehrmechanismen zählen Rationalisierung, Intellektualisierung, Humor und Sublimierung.

Die primitiven Abwehrmechanismen bewähren sich als früher Versuch der Angstbewältigung, doch aufgrund ihrer Rigidität und Unflexibilität sind sie einer erfolgreichen Anpassung auf Dauer nicht zuträglich. Sie tauchen in den ersten Jahren auf, wenn das Kind versucht, die Konflikte zwischen seinen intensiven Affekten und den mit ihnen zusammenhängenden Trieben sowie die Konflikte zwischen Triebstrebungen und äußerer Realität zu bewältigen. Die erste Maßnahme, sich vor der durch den Widerstreit zwischen libidinösen und aggressiven Affekten ausgelösten Angst zu schützen, besteht darin, diese Affekte, aber auch deren Objekte strikt voneinander zu trennen. Charakteristisch für die primitiven Abwehrmechanismen ist die *Spaltung*, die radikale Trennung zwischen guten und bösen Affekten sowie guten und bösen Objekten. Diese Abwehrmechanismen stellen den Versuch dar, ein idealisiertes Segment der Psyche – der inneren Welt – vor einem aggressiven Segment zu schützen (Abb. 1-3, S. 10). Ihre Trennung stellt eine gewisse Ordnung her (d. h. eine Scheidung des Guten vom Bösen und des Selbst vom Anderen) und wird auf Kosten der Integration der intrapsychischen Bilder aufrechterhalten. Weil die primitiven Abwehrmechanismen die erfolgreiche kognitive Verarbeitung der äußeren Welt und der inneren Affekte beeinträchtigen können, sind Distresszustände eine häufige Folge. Wenn diese innerlich nicht bewältigt werden, finden sie Ausdruck in Verhaltensmanifestationen.

Diese gespaltene innere Organisation der Psyche beherrscht die Art und Weise, wie das Individuum seine Welt wahrnimmt, d. h., sie führt zu einem Schwarzweiß-Denken, zu vehement vertretenen Überzeugungen, die aber im Nu verworfen werden können, und zur Zuschreibung unrealistisch guter oder gleichermaßen böser Eigenschaften. Das Gute muss so ausschließlich gut sein, dass es durch jeden Makel, jede noch so geringe Unzulänglichkeit in die Kategorie des Bösen hineinkatapultiert wird. Infolgedessen kann alles, was gut, und alles, was böse ist, im Handumdrehen, je nach Situation, das umgekehrte Vorzeichen erhalten. Diese plötzlichen Umschläge tragen zu dem chaotischen Charakter des Erlebens bei, das für die Borderline-Persönlichkeitsorganisation typisch ist. Wenn ein Mensch mit BPO z. B. das Gefühl hat, von einem Freund enttäuscht worden zu sein, setzt er ihn wahrscheinlich kurzerhand auf eine »schwarze Liste«. Wenn später erneut der Wunsch nach dem ausschließlich guten Objekt auftaucht, kann das Bild wieder ins Gegenteil umschlagen. Diese Reaktionen auf eine Welt, die entweder nur-gut oder nur-böse ist, beeinflussen auch die persönlichen Stimmungen: Eine einzige Versagung kann dann alles in trostlosem Licht erscheinen lassen und tiefe Niedergeschlagenheit auslösen. Umgekehrt kann eine angenehme Überraschung den Menschen in Euphorie versetzen. Die starre Gut-versus-böse-Kategorisierung verhindert einen flexiblen Umgang mit der Komplexität der Welt und vor allem der interpersonalen Interaktionen. Das Individuum ist sich weder der subtilen Schattierungen von Situationen bewusst, noch kann es Mehrdeutigkeit tolerieren. Es nimmt die äußere Realität tendenziös, nämlich gefiltert durch die starre und primitive innere Struktur der Selbst- und Objektrepräsentationen, wahr. Der Einsatz des Spaltungsmechanismus macht eine erfolgreiche Anpassung an das Leben unmöglich und erklärt einen Großteil des emotionalen und interpersonalen Chaos und der Symptome von Patienten mit BPO.

Wenn die Spaltung als Abwehrmechanismus vorherrscht, kann jeder abgespaltene Anteil ins Bewusstsein gelangen und, wenngleich in abrupter und dissoziierter Form, zum Ausdruck gebracht werden. Der Betroffene ist also einem Chaos widersprüchlicher Gedanken, Affekte und Verhaltensweisen ausgeliefert, denn sobald abgespaltenes Material bewusst wird, geht es mit dem entsprechenden, unmodulierten Affekt einher und erzeugt ein intensives emotionales Chaos.

Die Spaltung oder primitive Dissoziation kann sich als projektive Identifizierung manifestieren, d. h. als – unbewusster – Versuch, in einem anderen Menschen Affektzustände hervorzurufen, die für den Betroffenen selbst unerträglich sind; das Gegenüber wird auf diese Weise zum Empfänger und Container des dissoziierten Affekts gemacht. Dieses Konzept spielt in Bezug auf die therapeutischen Interaktionen mit dem Patienten eine sehr wichtige Rolle, denn der Therapeut erhält wertvolle Informationen über psychische Inhalte, die der Patient nicht zu integrieren vermag, wenn er sich bewusst machen kann, welche Gefühle in ihm selbst hervorgerufen werden sollen. Die projektive Identifizierung hängt aufs engste mit dem Abwehrmechanismus der omnipotenten Kontrolle zusammen (Kernberg 1998 [1995]). Sobald der Patient unerwünschte Selbstanteile im Anderen deponiert hat, muss er diesen kontrollieren, weil er nun als Quelle von Wut und Aggression wahrgenommen wird oder den Patienten zu verlassen droht. Eine gleichermaßen wichtige Rolle spielen die primitiven Mechanismen der Idealisierung, Entwertung und Verleugnung. Sie ergänzen oder verstärken die Spaltungen, die projektive Identifizierung und die omnipotente Kontrolle. Die primitive Verleugnung erfolgt, wenn der Patient zu einem Gefühl oder Verhalten, das ihm kognitiv bewusst war, den emotionalen Zugang verliert.

Realitätsprüfung

Menschen mit Borderline- und mit neurotischer Persönlichkeitsorganisation verfügen u. U. über eine intakte Fähigkeit zur Realitätsprüfung, d. h., sie können die Realität anhand der üblichen sozialen Kriterien beurteilen. Allerdings unterliegt die Realitätsprüfung des Borderline-Patienten Schwankungen, die beim neurotischen Patienten nicht auftreten. Borderline-Patienten fehlt es in der Regel an sozialem Taktgefühl, vor allem wenn sie unter Stress geraten. Wenn ihnen nicht klar ist, ob ein Affekt, der »in der Luft liegt«, zu ihnen selbst oder zu ihrem Interaktionspartner gehört, tendieren sie dazu, auf paranoides Denken zu regredieren und nicht mehr zu unterscheiden, welche Anteile sie selbst und welche der Andere zur Interaktion beisteuert. Für die neurotische Persönlichkeitsorganisation sind ein vergleichsweise subtileres soziales Taktgefühl, Empathie, Diskretion und Selbstreflexion charakteristisch.

Objektbeziehungen

Im Laufe der normalen Entwicklung verbinden sich die inneren Objektbeziehungsdyaden zu größeren organisierenden Strukturen, aus denen der reife psychische Apparat hervorgeht: Das Es, das Ich und das Über-Ich (Kernberg 1997 [1980]). Relativ stabile Konflikte zwischen diesen psychischen Strukturen liegen den neurotischen Symptomen zugrunde. Im Gegensatz dazu verharren Borderline-Patienten auf dem Niveau der stärker fragmentierten und oft verzerrten inneren Selbst- und Objektrepräsentationen, die kein organisiertes System bilden, sondern eher einer psychischen Landschaft vereinzelter, isolierter Impulse und Verbote entsprechen. Das Ergebnis ist zum einen eine Weltsicht, in der entweder extrem liebevolle, nährende

Objekte oder aber extrem strafende, versagende Objekte dominieren, und zum zweiten ein unzulänglich entwickeltes Selbstgefühl, das zwischen dem (mehr oder weniger bewussten) Erleben äußerster Bedürftigkeit und Hilflosigkeit einerseits und grenzenloser Omnipotenz andererseits schwankt. Die Störungen im Bereich der Objektbeziehungen finden Ausdruck in einer Unfähigkeit, sich empathisch in andere Menschen einzufühlen und sie ausgewogen und realistisch zu beurteilen. Weil Borderline-Patienten andere Menschen entweder idealisieren oder sie als verfolgende und/oder entwertete Figuren wahrnehmen, haben sie Schwierigkeiten, verbindliche Objektbeziehungen, vor allem Liebesbeziehungen, zu entwickeln und aufrechtzuerhalten. Dementsprechend ist ihre Sexualität entweder pathologisch gehemmt oder findet in Form eines chaotischen Sexuallebens Ausdruck.

Eine aus der klinischen Praxis wohlvertraute Variante der BPO ist die Narzisstische Persönlichkeitsstörung (NPS). Auch diese Patienten leiden unter der Identitätsdiffusion, die für sämtliche Persönlichkeitsstörungen auf Borderline-Niveau charakteristisch ist. Ihre Abwehrstruktur unterscheidet sich von derjenigen der BPS aber insofern, als sie sich in dem Versuch, den mit der Identitätsdiffusion verbundenen Verzweiflungs- und Leeregefühlen zu entkommen, auf ein grandioses Selbstbild zurückziehen, das durchaus integriert wirken kann, in Wahrheit aber brüchig und fragil ist, weil es der objektiven Realität mitnichten entspricht. In der klinischen Praxis spielen Patienten mit narzisstischer Persönlichkeitsstörung eine immer größere Rolle. Obwohl die TFP-Methoden, die wir in diesem Buch erläutern, auch für die Behandlung von NPS-Patienten geeignet sind, haben wir auf eine ausführliche Darstellung der narzisstischen Pathologie und der notwendigen Modifizierungen der TFP aus praktischen Gründen verzichtet. Eine detailliertere Erläuterung dieser Themen findet sich an anderer Stelle (Diamond et al. 2011; Stern et al. 2013; D. Diamond, F. E. Yeomans und B. L. Stern, A Clinical Guide for Treating Narcissistic Pathology: A Transference Focused Psychotherapy, in Vorbereitung).

Moralische Werte

Das reife Über-Ich entsteht im Laufe der Entwicklung durch die sukzessive Schichtung von Wertesystemen, die mit internalisierten Selbst- und Objektrepräsentationen zusammenhängen (Jacobson 1978 [1964]; Kernberg 1988 [1984]). Die erste Entwicklungsebene spiegelt die fordernde und primitive Moral wider, die das Kind erlebt, wenn seine Bezugspersonen von ihm verlangen, auf die Äußerung seiner aggressiven und sexuellen Strebungen sowie seiner Abhängigkeitswünsche zu verzichten. Die zweite Ebene besteht aus den idealen Selbst- und Objektrepräsentationen der frühen Kindheit. Die dritte Ebene des Über-Ich entwickelt sich, wenn die erste, verfolgende Ebene und die zweite, idealisierende Ebene integriert und gemäßigt zu operieren beginnen und der Realität in höherem Maß angepasst werden. Sie unterstützt die Internalisierung realistischerer Gebote und Verbote der Eltern und der Kultur insgesamt. Diese dritte Ebene, das integrierte Über-Ich, konstituiert ein inneres Wertesystem, das es dem Individuum ermöglicht, von äußerer Bestätigung und Verhaltenskontrolle unabhängiger zu werden und sich den eigenen Werten, aber auch anderen Menschen tiefer verpflichtet zu fühlen. Sie durchläuft Abstraktions-, Verallgemeinerungs- und Individualisierungsprozesse, die gewöhnlich in der späten Adoleszenz zum Abschluss gelangen.

Dem Schweregrad der Über-Ich-Pathologie, die im Extremfall auch antisoziale Züge aufweist, kommt im Hinblick auf die negativen prognostischen Implikationen für sämtliche psychotherapeutischen Behandlungsverfahren eine besondere Bedeutung zu. Gleichermaßen relevant wie dieser übergreifende prognostische Indikator ist lediglich das Vorliegen (oder Fehlen) intensiver Beziehungen zu wichtigen anderen Menschen – ungeachtet der Tatsache, wie chaotisch oder gestört diese Beziehungen sein mögen. Je stärker die antisozialen Züge ausgeprägt sind und je isolierter der Patient über einen längeren Zeitraum lebt, desto düsterer fällt die Prognose aus. Umgekehrt können Patienten mit schwerer Persönlichkeitsstörung, die aber interpersonale Beziehungen aufrechterhalten und keine antisozialen Züge aufweisen, eine günstige Prognose haben.

Aggression

Wir haben die zentrale Bedeutung der konstitutionell angelegten Affekte als erste starke Verhaltensmotivatoren bereits erläutert (Kap. 1.2 Borderline-Pathologie: Strukturelle Organisation). Diese Affekte tauchen in den sehr frühen Entwicklungsphasen auf. Durch Interaktionen mit der Umwelt, insbesondere den wichtigsten Bezugspersonen, werden die lustvollen, mit Befriedigungen einhergehenden Affekte als Libido und die unlustvollen, negativen Affekte als Aggression organisiert. Die sexuelle Erregung ist der Kernaffekt der Libido. Ihr liegen frühe euphorische Erfahrungen und an der Körperoberfläche erzeugte sensorische Lustempfindungen zugrunde. Das erotische System gewinnt nach und nach zentrale Bedeutung für die Integration der positiven Affektsysteme, d. h. der Libido. Aus der Aggression wiederum gehen differenziertere Affekte wie Reizbarkeit, Zorn, Wut, Neid und Hass hervor.

Affekte sind unsere primären psychischen Motivatoren; sie veranlassen uns, zu suchen, was begehrenswert ist, und alle unerwünschten, unlustvollen und schädlichen Erfahrungen nach Möglichkeit zu meiden. Eine komplexe anomale Variante der Integration positiver und negativer Affektsysteme ist die Erzeugung sexueller Lust im Dienst der Aggression. Sie erfolgt entweder durch ein Übermaß an Sadismus oder durch den Lustgewinn, den selbstschädigendes Verhalten vermittelt. Unter diesen Umständen wird das Erleben von Aggression zu einer Lustquelle. Ungeachtet der Ursache des negativen Affekts – konstitutioneller negativer Affekt und/oder durch die Umwelt vermittelte traumatische Erfahrungen, gestörte Beziehungen zu Betreuungspersonen oder überwältigender Schmerz – üben seine inneren Repräsentationen und die damit zusammenhängenden Verzerrungen einen wesentlichen Einfluss auf die Gefühle und Wahrnehmungen des Individuums aus.

Bei Patienten mit einer niedrig strukturierten BPO (unterer Bereich in Abb. 1-5) tritt die Aggression relativ offen zutage und beeinträchtigt ihre Objektbeziehungen. Diese Patienten weisen gravierendere Lakunen in ihrer Über-Ich-Entwicklung auf als Patienten mit höher strukturierter BPO. Auf die DSM-Diagnosen bezogen, heißt dies, dass ein niedriges Borderline-Strukturniveau zumeist mit einer Borderline-

Persönlichkeitsstörung mit komorbider narzisstischer, paranoider und antisozialer Persönlichkeitsstörung oder entsprechenden Zügen einhergeht. Patienten mit niedrig strukturierter BPO sind schwieriger zu behandeln als solche mit höher strukturierter BPO und kommen bisweilen den Grenzen der Behandelbarkeit nahe (Koenisberg et al. 2000a; Stone 2006). Bei Patienten der weniger schweren Gruppe (oberer Bereich in Abb. 1-5) ist der Anteil des libidinösen (wenngleich frustrierten) Affekts höher als der des aggressiven Affekts; sie verfügen über eine bessere Fähigkeit, Abhängigkeitsbeziehungen zu wichtigen anderen Menschen aufrechtzuerhalten und Arbeit und soziale Beziehungen positiv zu besetzen. Unspezifische Manifestationen einer Ich-Schwäche sind seltener als in der Gruppe der Patienten mit schwerer BPO zu beobachten.

Nosologie der Objektbeziehungen und DSM-5

Das DSM-System legt den diagnostischen Kriterien vorwiegend die beobachtbaren Verhaltensweisen zugrunde. Der Nachteil dieses Vorgehens besteht darin, dass ein und dasselbe Verhalten je nach Persönlichkeitsorganisation (Kernberg und Caligor 2005) höchst unterschiedliche Funktionen und Bedeutungen haben kann (Horowitz 2004). So können etwa soziale Schüchternheit oder Gehemmtheit für die Diagnose einer schizoiden oder vermeidenden Persönlichkeitsstörung sprechen; ebenso gut aber können in diesen beobachtbaren Verhaltensweisen die misstrauische Vorsicht eines paranoiden Patienten oder das Widerstreben eines narzisstisch-grandiosen Patienten, seine tiefen Sehnsüchte zu offenbaren, Ausdruck finden.

Es ist interessant, die beiden im DSM-5 (American Psychiatric Association 2014 [2013]) aufgeführten Sichtweisen der Persönlichkeitsstörungen einmal im Lichte der oben bereits erwähnten Geschichte der BPS- und BPO-Konzepte zu betrachten, die dem DSM-III vorausging (Kap. 1.1 Zwei Sichtweisen der Borderline-Pathologie). Nach heftigen Auseinandersetzungen und Meinungsverschiedenheiten hat man die Kategorien der Persönlichkeitsstörungen des DSM-IV (American Psychiatric Association 1994) im DSM-5 beibehalten; in Teil III des DSM-5 werden aber unter der Überschrift »Das alternative DSM-5-Modell für Persönlichkeitsstörungen« die Überlegungen der »Personality Disorders Work Group« vorgestellt. Als zentral für die Persönlichkeitsstörung werden in diesem alternativen Modell »Störungen in den Selbst- und interpersonalen Funktionen« definiert. Die *Selbstfunktion* wird von den Autoren anhand der Dimensionen Identität und Selbststeuerung beschrieben, die *interpersonale Funktion* anhand der Dimensionen Empathie und Intimität. Diese Definition, mit der die Personality Disorders Work Group arbeitete, stimmt mit dem wachsenden Konsens überein, dass Selbstfunktion und interpersonale Funktion das Zentrum der Persönlichkeit und der Persönlichkeitsstörung bilden (Bender und Skodol 2007; Gunderson und Lyons-Ruth 2008; Horowitz 2004; Livesley 2001; Meyer und Pilkonis 2005; Pincus 2005). Von den Objektbeziehungstheoretikern wird ebendiese Sichtweise seit Langem vertreten (Kernberg 1988 [1984]). Beeinträchtigungen der Selbst- und der interpersonalen Funktion sind eng miteinander verflochten. Sie münden in den letzten gemeinsamen Pfad des subjektiven Erlebens und interpersonalen Verhaltens ein.

Die überarbeitete, verbesserte Definition der Persönlichkeitsstörung im DSM-5, Teil III, ermöglicht eine differenziertere Beurteilung der Kernaspekte der Persönlichkeitsstörung sowie der Ergebnisse der Behandlung von Patienten mit Persönlichkeitsstörung. Bislang haben sich diese Therapien auf die Reduzierung der symptomatischen Verhaltensweisen und Gefühle konzentriert. Manche Verfahren erzielen zwar signifikante Veränderungen der Symptome; den zentralen Problemen der Selbstfunktion und des interpersonalen Funktionierens wurde jedoch wenig Aufmerksamkeit zuteil. Das alternative DSM-5-Modell misst der Aufmerksamkeit für die Diagnosen oder Typen der Persönlichkeitsstörung ebenso große Bedeutung bei wie den dimensionalen Zügen, die wichtige Bereiche der Dysfunktion mit Beurteilungen des Schweregrades erfassen. Das alternative Modell umfasst fünf breite Domänen verschiedener Persönlichkeitsmerkmale: negative Affektivität, Verschlossenheit, Antagonismus, Enthemmtheit und Psychotizismus. Das objektbeziehungstheoretische Identitätskonzept wiederum berücksichtigt die durch Antagonismus und Verschlossenheit charakterisierte Besetzung interpersonaler Beziehungen. Das objektbeziehungstheoretische Konzept der Realitätsprüfung beinhaltet auch den Psychotizismus, ist aber breiter gefasst. Die Persönlichkeitseigenschaften negativer Affekt und Antagonismus sind der Dimension Aggression im objektbeziehungstheoretischen Modell vergleichbar. Für das objektbeziehungstheoretische Konzept der moralischen Werte gibt es in den Persönlichkeitseigenschaftenn des alternativen DSM-5-Modells keine Entsprechung.

Als Persönlichkeitseigenschaften, Persönlichkeitsmerkmale oder »Traits« werden die stabilen Muster beschrieben, die Menschen in wechselnden Umweltsituationen zeigen. Weil dies ein im Wesentlichen deskriptiver Prozess ist, kann die Theorie der Persönlichkeitseigenschaften nicht erklären, warum die beobachtbaren Verhaltensweisen auftauchen. Erst wenn man die intrapsychischen Prozesse untersucht, versteht man, wie und auf welche Weise Persönlichkeitseigenschaften ihren Einfluss geltend machen (Hampson 2012). Das Verständnis der Persönlichkeitseigenschaften und der intrapsychischen Prozesse (z. B. der Emotionsregulation) ermöglicht es wiederum, ein umfassenderes Bild vom Gesamtfunktionsniveau der Persönlichkeit zu gewinnen (Cervone 2005; Mischel und Shoda 2008). Dieses größere Bild ist für die klinische Beurteilung von Patienten mit mutmaßlicher Persönlichkeitspathologie relevant. Die Beurteilung des Schweregrades prominenter Persönlichkeitseigenschaften ist lediglich ein erster Schritt der Behandlungsplanung; daran anschließend ist in Interviews zu klären, in welchen Situationen sich die problematischen Züge manifestieren. Auch die spezifischen kontextuellen Details sind in diesem Rahmen abzuklären.

Klinische Schlüsselkonzepte

- Die Objektbeziehungstheorie postuliert, dass menschliche Triebe grundsätzlich in einer Beziehung zwischen dem Selbst und anderen Menschen erlebt werden. Sie fokussiert auf die inneren, mentalen Repräsentationen des Selbst und anderer (der Objekt der Triebe), die durch Affekte miteinander verbunden sind.

- Durch die Interaktion der temperamentsbedingten Dispositionen und der Beziehungserfahrungen, die der Säugling/das Kleinkind mit seinen Bezugspersonen macht, werden symbolische, kognitiv-affektive Repräsentationen des Selbst und anderer Menschen gebildet. Diese *Objektbeziehungsdyaden* können als Bausteine der psychischen Struktur, insbesondere der Identität, betrachtet werden.
- Eine klinisch hilfreiche Nosologie der Persönlichkeitspathologie kombiniert dimensionale Variablen (Ebene der Identitätsintegration, Abwehrmechanismen, Realitätsprüfung, Qualität der Objektbeziehungen, Aggression, moralische Werte) mit den kategorialen Organisationsbereichen.
- Von zentraler Bedeutung für die strukturelle Diagnose ist das Konzept der gespaltenen inneren Struktur, in der »böse« – aggressive und verfolgende – Affekte radikal von »idealen« – liebevollen und libidinösen – Affekten getrennt gehalten werden. »Böse« Affekte werden projiziert und daraufhin so erlebt, als gingen sie aus einer äußeren Quelle hervor. Im Laufe der psychischen Entwicklung und Integration nimmt das Individuum die ganze Bandbreite seiner Affektzustände nach und nach bewusst wahr und übernimmt die Verantwortung für sie.

Ausgewählte Lektüre

Akhtar S (1992). Broken Structures: Severe Personality Disorders and Their Treatment. Northvale, NJ (Jason Aronson). [Eine gründliche Erörterung der Persönlichkeitsstörungen.]

Auchincloss EL, E Samberg (2012). Psychoanalytic Terms and Concepts. New Haven, CT (Yale University Press).

Jacobson E (1978 [1964]). Das Selbst und die Welt der Objekte. Übers. von K. Kennel. Frankfurt am Main (Suhrkamp).

Kernberg, OF (2009). Psychoanalysis: Freud's theories and their contemporary development. In: New Oxford Textbook of Psychiatry. 2. Aufl. Bd. 1. Hg. von MG Gelder, NC Andreasen, JJ Lopez-Ibor Jr. et al. Oxford (Oxford University Press). [Leser, denen die psychodynamischen Grundkonzepte nicht geläufig sind, können sich anhand dieses Kapitels über die Beziehungen zwischen zentralen Pathologie- und Behandlungskonzepten und aktuellen Entwicklungen informieren.]

Klein M (2000 [1946]). Bemerkungen über einige schizoide Mechanismen. Übers. von E Vorspohl. In: Gesammelte Schriften. Hg. von R Cycon. Bd. III. Stuttgart-Bad Cannstatt (frommann-holzboog), S. 1–41.

Lenzenweger MF, JF Clarkin (Hg.) (2005). Major Theories of Personality Disorder. New York (Guilford). [Dieser Text erleichtert die Einordnung der Objektbeziehungstheorie der Persönlichkeitsstörung (siehe das von Kernberg und Caligor verfasste 3. Kapitel) in den Kontext anderer Theorien der Persönlichkeitspathologie (z. B. der neurobiologischen Theorien oder der Bindungs- und der Schematheorie).]

2 Empirische Entwicklung der Übertragungsfokussierten Psychotherapie (TFP)

Ein klinischer Forschungsprozess

In diesem Kapitel beschreiben wir die Schritte, in denen sich die empirische Entwicklung der Übertragungsfokussierten Psychotherapie (TFP) vollzogen hat – beginnend mit der Konzeptualisierung der Borderline-Pathologie über die Ausarbeitung des Behandlungsfokus und -prozesses bis zur empirischen Überprüfung der TFP. Wir rücken die zentralen pathologischen Prozesse in den Mittelpunkt der Behandlung und widmen dabei dem Echtzeit-Funktionieren von Patienten mit Borderline-Pathologie, die wir mithilfe unserer empirischen Methoden identifizieren, besondere Aufmerksamkeit. Weil die TFP ebenso wie andere wichtige, empirisch gestützte Verfahren zur Behandlung der Borderline-Persönlichkeitsstörung (BPS) in erster Linie auf das Funktionsniveau des Patienten im Hier und Jetzt abhebt, ist diese Verbesserung des Verständnisses des Echtzeit-Funktionierens für den Verlauf der Therapie von entscheidender Bedeutung.

2.1 Schritte der empirischen Entwicklung der TFP

Die empirische Entwicklung psychotherapeutischer Interventionen erfolgt gewöhnlich in sechs wesentlichen Schritten: 1) Theorie und Erforschung der jeweiligen klinischen Dysfunktion; 2) Spezifizierung der Behandlung, nach Möglichkeit in schriftlicher, manualisierter Form; 3) vorläufige Überprüfungen der Behandlungsergebnisse; 4) Theorie und Erforschung der Veränderungsprozesse oder -mechanismen; 5) Überprüfung des Einflusses von Moderationsfaktoren (z. B. Charaktereigenschaften vor Behandlungsbeginn), die das Therapieergebnis maßgeblich beeinflussen; und 6) Beurteilung der Art und Weise, wie die Therapie unter den üblichen klinischen Bedingungen durchgeführt werden kann (Kazdin 2004).

Unser Weg zur Entwicklung einer Behandlung der BPS und BPO führte von Beschreibungen der Borderline-Pathologie in unserer klinischen Arbeit über die Erforschung der Behandlung von Patienten mit Borderline-Pathologie durch erfahrene Therapeuten zur Ausarbeitung von Behandlungsprinzipien und zur Formulierung eines Behandlungsmanuals. Wir haben zunächst die Auswirkungen dieser Therapie in einer kleinen Studie ohne randomisierte Kontrollgruppe (RCT) erforscht und uns dabei auf die Therapieergebnisse sowie auf eine Möglichkeit, die Veränderungsmechanismen herauszuarbeiten, konzentriert. Jeder dieser Schritte bedarf einer näheren Erläuterung.

2.2 Der Weg zum Verständnis der Borderline-Pathologie

Die Erforschung und klinische Untersuchung der Borderline-Pathologie begann mit klinischen Beschreibungen und schritt über das Auftauchen von Diagnosekriterien zur empirischen Validierung dieser Kriterien mit Verhaltenskorrelaten und schließlich zur Untersuchung der zentralen psychischen und neuro-kognitiven Prozesse des für die BPO charakteristischen Funktionsniveaus voran (Lenzenweger und Cicchetti 2005). In Kapitel 1 »Normale und anomale Persönlichkeitsorganisation« haben wir erläutert, wie Kernberg (1983 [1975]) die Borderline-Organisation auf der Basis seiner Behandlungserfahrungen mit Patienten, bei denen man heute eine schwere Persönlichkeitsstörung diagnostiziert, identifizierte. Gunderson und Kolb (1978) entwickelten eine phänomenologische Beschreibung dieser Patienten, die maßgeblichen Einfluss auf die Formulierungen in der DSM-III-Beschreibung der BPS ausgeübt hat (American Psychiatric Association 1980). Die Einführung spezifischer diagnostischer Kriterien hat sich als außerordentlich produktiv erwiesen, weil sie umfangreiche Studien über die Pathologie, aber auch über die Behandlung dieser Patienten in Gang setzte. Die Betonung lag dabei auf der Reliabilität und deutlich weniger auf Fragen der Validität. Die Diagnosekriterien haben die Identifizierung von Borderline-Samples wesentlich erleichtert und die Therapieforschung vorangebracht, im Laufe der Zeit aber traten auch problematische Aspekte zutage. Die ausschließliche Bezugnahme auf die in den DSM-Beschreibungen genannten Kriterien bringt eine Reihe von Einschränkungen mit sich.

Eine Erbschaft der im DSM-III, DSM-IV und DSM-5 (American Psychiatric Association 2015 [2013]) aufgeführten polythetischen Kriteriengruppen der BPS (die definitionsgemäß mindestens fünf der insgesamt neun Kriterien erfüllen) ist die Heterogenität der Patienten, die nach Maßgabe dieser Kriterien ausgewählt werden (Lenzenweger 2010). Sie weisen eine extrem hohe Komorbidität mit anderen Persönlichkeitsstörungen sowie Symptomstörungen in großer Bandbreite auf.

Die Heterogenität auf der phänotypischen Ebene ist in vielerlei Hinsicht problematisch. Sie macht jeden Versuch zunichte, entsprechende Endophänotypen und genetische Faktoren der BPS zu identifizieren, und erschwert zudem die empirische Erforschung der Therapie von Borderline-Patienten. Die vorliegenden randomisierten und kontrollierten Studien über Behandlungseffekte identifizieren weder Patientenuntergruppen noch wählen sie Borderline-Patienten eines spezifischen Typs aus.

Die Patientengruppe, die den im DSM beschriebenen BPS-Kriterien entspricht, ist eine extrem heterogene Personengruppe. Die Reduzierung dieser Heterogenität zählt zu den vordringlichen Aufgaben, die das Feld derzeit zu lösen hat. Man muss die Heterogenität der BPS verstehen, um Bereiche der Pathologie beschreiben zu können, die wahrscheinlich unterschiedliche ätiologische Ursprünge haben, und um eine verbesserte therapeutische Herangehensweise an all die unterschiedlichen pathologischen Bereiche, die bislang von dem breiten Borderline-Konstrukt abgedeckt werden, beschreiben zu können.

2.2.1 Faktorstruktur der Symptome

Seit die Persönlichkeitsstörungen 1980 ins DSM aufgenommen wurden, hat man die acht – später neun – definierenden BPS-Kriterien in Bezug auf Häufigkeit, Zusammentreffen, Faktorstruktur und prognostische Validität erforscht. Faktoranalytische Studien über die Kriterien im DSM-III (Clarkin et al. 1993; Sanislow et al. 2000) und DSM-IV (American Psychiatric Association 1994; Johansen et al. 2004) ergaben je nach Sample und angewandten Instrumenten zwei bis vier Faktoren. Identitätsprobleme, negative Beziehungen, emotionale Labilität und Selbstverletzung werden zumeist als Hauptkomponenten der BPS beschrieben (Distel et al. 2010).

Weil die Faktoranalyse nicht das effektivste statistische Verfahren zur Identifizierung klinisch relevanter Patientenuntergruppen ist, haben wir mit einem hochdifferenzierten endlichen Mischungsmodell gearbeitet. So konnten wir drei Subgruppen von Patienten mit BPS identifizieren (Lenzenweger et al. 2008), für die je unterschiedliche Kombinationen von paranoider und misstrauischer Einstellung gegenüber anderen Menschen, aggressiven Einstellungen und Verhaltensweisen sowie antisozialen Verhaltensweisen und Charaktereigenschaften typisch waren. Gruppe 1 erzielt relativ niedrige Werte für Paranoia, Aggression und antisoziale Persönlichkeitseigenschaften; für Gruppe 2 ist die Paranoia charakteristisch, sie erzielt aber relativ niedrige Werte bei den beiden anderen Variablen; Gruppe 3 erreicht hohe Werte für Aggression und antisoziale Persönlichkeitseigenschaften. Dass diese Ergebnisse replizierbar waren (Hallquist und Pilkonis 2012; Yun et al. 2013), legt nahe, dass diese Subtypen tatsächlich wichtige Hinweise auf die Ausrichtung künftiger Bemühungen geben, zugrunde liegende Endophänotypen und Genotypen zu verstehen. Diese identifizierbaren Subtypen haben auch klinische Implikationen, die wir im 11. Kapitel, »Veränderungsprozesse in der Übertragungsfokussierten Psychotherapie«, eingehend untersuchen.

2.2.2 Beschreibung der Persönlichkeitseigenschaften

Einige Forscher (z. B. Widiger und Simonsen 2006) empfehlen, die Persönlichkeitseigenschaften von Patienten zu beschreiben, um sowohl deren Individualität als auch die dimensionalen Ähnlichkeiten zwischen Gruppen von Patienten mit Persönlichkeitsstörungen zu erfassen. Dieser Ansatz ist hilfreich, stößt aber an Grenzen. Zusammen mit unseren Kollegen haben wir die Borderline-Pathologie auf der Ebene der Persönlichkeitseigenschaften (Sanderson und Clarkin 2013) und mit Blick auf die psychodynamischen Konstrukte Identität, Abwehrmechanismen und Realitätsprüfung (Lenzenweger et al. 2001, 2012b) erforscht. Patienten mit BPS erzielen hohe Werte bei Messungen der Entfremdungsgefühle, der Aggression und Absorbiertheit; diese Eigenschaften hängen auf bedeutsame Weise mit psychodynamischen Prozessen, etwa der primitiven Abwehr und der beeinträchtigten Realitätsprüfung, zusammen.

Persönlichkeitseigenschaften sind die stabilen Verhaltensweisen, die Menschen in unterschiedlichen Umweltsituationen zeigen. Ihre Beschreibung erklärt aber noch nicht, wie dieses Verhalten hervorgebracht wird und warum es zutage tritt.

Erst wenn man die Prozesse, die sich in der Persönlichkeit abspielen, untersucht, versteht man, wie und auf welche Weise Persönlichkeitseigenschaften ihren Einfluss geltend machen (Hampson 2012). Das Verständnis sowohl der Persönlichkeitseigenschaften als auch der Persönlichkeitsprozesse (z. B. der Emotionsregulation) ermöglicht es wiederum, zu einem umfassenderen Bild vom Funktionsniveau der Persönlichkeit zu gelangen (Cervone 2005; Mischel und Shoda 2008). Wir haben versucht, die Informationen über Persönlichkeitseigenschaften von Borderline-Patienten mit entsprechenden, im Hier und Jetzt zu beobachtenden Prozessen zu verbinden.

2.2.3 Echtzeitprozesse bei der BPS

Zwingende Gründe sprechen dafür, bei Patienten mit BPS und anderen schweren Persönlichkeitsstörungen die Echtzeitprozesse ins Zentrum der Aufmerksamkeit zu rücken. Um erfolgreich zu sein, muss die Therapie auf die augenblickliche Realität der Patienten fokussieren und ihnen helfen, ihr Verhalten zu ändern, weil es destruktiv ist und ihnen die Entwicklung zu einem normaleren Leben erschwert. Zahlreiche Behandlungen tragen zur Reduzierung der Symptome bei, doch gibt es kaum Informationen darüber, wie sie diese Effekte erzielen – d. h., welche Mechanismen die Veränderungen herbeiführen. Welche Interventionen des Therapeuten führen in Verbindung mit welchen Reaktionen des Patienten im Laufe der Behandlung zu einem erfolgreichen Resultat? Der Leser wird sehen, dass die in der Behandlung dieser Patienten notwendigen Veränderungsmechanismen unserer Ansicht nach die Verhaltenskontrolle in Kombination mit signifikanten Veränderungen der aktiven, aktuellen Repräsentationen des Selbst und anderer Menschen, an denen sich das Verhalten orientiert, betreffen.

Zwei bemerkenswerte Fortschritte der wissenschaftlichen Methodologie – die Ökologische Momentane Einschätzung [ecological momentary assessment, EMA] und die Methoden der sozio-neurokognitiven Wissenschaft – haben zum Verständnis der in Echtzeit ablaufenden dysfunktionalen Prozesse von Patienten mit BPS beigetragen. Methoden zur Erfassung des Erlebens und die EMA sind den Selbstberichtsmethoden, bei denen ein hohes Risiko der Erinnerungstäuschung besteht, überlegen. Diese neueren Methoden arbeiten mit Selbsteinschätzungen oder Indikatoren für Verhalten, Kognition und Emotionen in Echtzeit (Trull und Abner-Priemer 2009). Die funktionelle Magnetresonanztomographie (fMRT) liefert Informationen über die Hirnaktivität, die dem Echtzeit-Funktionieren von Borderline-Patienten und insbesondere ihren Wahrnehmungen von sozialen Herausforderungen sowie ihren Reaktionen darauf zugrunde liegt (eine Übersicht geben Frith und Frith 2012). Beide Verfahren haben eine detailliertere Beschreibung und Beobachtung des Borderline-Patienten in Aktion ermöglicht. Dies gilt vor allem für die Selbst- und Fremdwahrnehmung im sozialen Umgang.

EMA und soziale neuro-kognitive Wissenschaft haben den Weg gebahnt, der über die reine Eigenschaftsbeschreibung der Persönlichkeitsstörungen hinausführt. Die Forschung verdankt ihnen wichtige Detailinformationen über das Borderline-Funktionieren in Echtzeit, angefangen bei der Verarbeitung eintreffender Stimuli bis zur Verhaltensreaktion. Diese Methoden lassen erkennen, wie die Persönlichkeit in Aktion organisiert ist. EMA liefert Daten über das Individuum innerhalb eines längeren Zeitraums; das Augenmerk liegt dabei auf der Art und Weise, wie das Verhalten in verschiedenartigen Situationen organisiert ist und sich wiederholt. EMA gewährt auch Einblick in die Fremdwahrnehmungen des Individuums im Kontext unterschiedlicher Interaktionen. Beide Vorgehensweisen ermöglichen es, die Echtzeit-Aktivität der emotionalen und kognitiven Funktionssysteme von Borderline-Patienten gründlicher kennenzulernen und mit denen von normalen Individuen zu vergleichen.

Emotionsregulation

fMRT-Studien zeigen, dass Borderline-Patienten in mehreren spezifischen Bereichen Schwierigkeiten mit der Verarbeitung emotionaler Stimuli haben. Diese Untersuchungen ermöglichen es, Kernbergs (1988 [1984]) frühe Überlegungen zu den von diesen Patienten benutzten Abwehrmechanismen weiterzuentwickeln. Die empirische Erforschung der Emotionsregulation begann mit Studien über die von psychodynamisch orientierten Theoretikern in den 1960er Jahren beschriebenen Abwehrmechanismen und modernen, darauf aufbauenden Modellen der kognitiven Emotionsregulation, die sich auf fMRT-Studien über Bewertungs- und Neubewertungsvorgänge – Appraisal und Reappraisal – stützen (Ochsner und Gross 2008).

Emotionen entwickeln sich in Hirnsystemen, die die Signifikanz eintreffender Stimuli im Hinblick auf die Ziele und Bedürfnisse des Individuums bewerten. Die Neubewertung – Reappraisal – erfüllt die Funktion, Stimuli noch einmal zu überdenken und die affektive Reaktion zu modulieren. Sie wird durch Interaktionen zwischen den für die Kontrolle zuständigen präfrontalen und cingulären Regionen und den für die emotionale Reaktion zuständigen Bereichen der Amygdala und Insula vermittelt.

Borderline-Patienten fällt es besonders schwer, negative Stimuli effizient und effektiv zu verarbeiten (Silbersweig et al. 2007). Sie verlassen sich auf reflexhafte, automatisch reagierende Netzwerke, während bei psychiatrisch gesunden Kontrollprobanden eher solche Netzwerke aktiviert werden, die die auf höherer Ebene stattfindende bewusste corticale Verarbeitung unterstützen (Koenigsberg et al. 2009a). Darüber hinaus sind Borderline-Patienten in ihrer Fähigkeit beeinträchtigt, negative Affekte durch Neubewertung zu dämpfen (Koenigsberg et al. 2009a) – eine Beobachtung, die für die Borderline-Pathologie und für potenzielle Behandlungsimplikationen ungemein wichtig ist. Bei Menschen ohne Persönlichkeitsstörung geht die Affektregulation durch Neubewertung – die es von der Unterdrückung des negativen Affekts zu unterscheiden gilt – mit stärkerer positiver Emotion, reduzierter negativer Emotion und besserem interpersonalen Funktionieren einher (Gross und John 2003). Sowohl die Übertragungsfokussierte Psychotherapie (TFP) als auch die mentalisierungsgestützte Behandlung legen besonderen Wert auf Klärung, Mentalisieren und Interpretieren, um Prozesse der Neubewertung – vor allem bezüglich der interpersonalen Selbst- und Fremdwahrnehmung – zu fördern.

Selbstregulation und ihre Unzulänglichkeiten

Man hat die gezielte Selbstkontrolle [effortful control] als Fähigkeit beschrieben, eine dominante Reaktion zugunsten einer subdominanten Reaktion zu hemmen (Posner und Rothbart 2000; Posner et al. 2002; Rothbart und Bates 1998). Verhaltensimpulsivität steht in einem umgekehrt proportionalen Verhältnis zur gezielten Selbstkontrolle, einer die Selbstregulation betreffenden Dimension des Temperaments (Ahadi und Rothbart 1994). Menschen mit guter Selbstkontrolle können ihre Aufmerksamkeit willkürlich hemmen, aktivieren oder verlagern und den in ihnen ausgelösten Affekt auf diese Weise modifizieren und dämpfen. Eine wachsende Zahl von Studien lässt darauf schließen, dass die Entwicklung der Selbstkontrolle im Säuglings- und Kleinkindalter für die Regulation des Affekts sowie für die Entwicklung reifer sozialer Beziehungen und des Gewissens eine zentrale Rolle spielt (Eisenberg et al. 2004).

An der gezielten Selbstkontrolle sind mannigfaltige Prozesse beteiligt, die es ermöglichen, langfristige Ziele ungeachtet aller Ablenkungen, Versuchungen oder Wahrnehmungsverzerrungen zu erreichen. Was sich hier abspielt, ist ein von Grund auf interaktiver Prozess zwischen dem Individuum und seiner Umwelt. Jeder Mensch wird mit stressreichen Situationen konfrontiert, in denen Emotionen, Gedanken und Verhaltensweisen gleichzeitig reguliert werden müssen. Unter normalen, alltäglichen Umständen rivalisieren zahllose Stimuli um unsere Aufmerksamkeit; maßgeblich beeinflusst wird diese Rivalität durch die Salienz der Bottom-up-Stimuli. Negative affektive Stimuli (z. B. negative Affekte, bedrohliche Signale etc.) sind von hoher Salienz und verlangen eine verstärkte kognitive Kontrolle, damit die Emotionsregulation aufrechterhalten bleibt. Die kognitiven Ressourcen eines jeden Menschen sind begrenzt; bei Patienten mit BPS aber können die Bemühungen, den Bereich der Emotionen zu regulieren, die Verfügbarkeit der zur Regulierung anderer Bereiche erforderlichen kognitiven Kontrollfähigkeiten einschränken. Wird die Intensität der negativen Stimuli nicht durch kognitive Top-down-Prozesse herunterreguliert, können negative Affekte den Betroffenen auch für ein Scheitern der Selbstregulation in anderen Bereichen anfällig machen (Heatherton und Wagner 2011), z. B. im Bereich der Wahrnehmung, des Verhaltens und der Verarbeitung sozialer Stimuli. Der negative Affekt ist möglicherweise auch an dem für Borderline-Patienten typischen reflexhaften (statt reflektierten) Muster der sozialen Kognition, der Unfähigkeit, Stimuli, die mit Ablehnung zusammenhängen, zu verarbeiten, und der Fehlinterpretation der Perspektive anderer Menschen beteiligt.

Bei Patienten mit BPS sind beide Aspekte der Emotionsregulation, also sowohl die Top-down-Kontrolle als auch die Neubewertung negativer Emotionen, beeinträchtigt. Beide Fähigkeiten sind unzulänglich entwickelt (Koenigsberg et al. 2009b). Sobald in diesen Patienten ein negativer Affekt auftaucht, zeigen sie Bottom-up-Beeinträchtigungen der Konfliktlösung und der kognitiven Kontrolle (Silbersweig et al. 2007). Neuro-kognitionswissenschaftliche Studien belegen, dass BPS-Patienten Schwierigkeiten mit Aufmerksamkeitsaufgaben haben, selbst wenn diese kein affektives Arousal auslösen (Posner et al. 2002), sowie mit der Verarbeitung emotionaler Stimuli (Silbersweig et al. 2007).

Interpersonales Verhalten

Ein zentrales Merkmal der BPS sind die gravierenden Störungen des interpersonalen Verhaltens (American Psychiatric Association 2015 [2013]; Clarkin et al. 1983), die auch nach Symptombesserung erhalten bleiben (Skodol et al. 2005). Es besteht ein wachsender Konsens, dass Persönlichkeitsstörungen mit maßgeblichen Schwierigkeiten der Selbstdefinition und mit chronischer interpersonaler Dysfunktion einhergehen (Bender und Skodol 2007; Livesley 2001). Die Objektbeziehungstheorie vertritt diese Ansicht schon seit Langem (Kernberg 1983 [1975], 1988 [1984]). Gestörtes und verstörendes interpersonales Verhalten ist der letzte gemeinsame Pfad einer Reihe dysfunktionaler Prozesse, die für Patienten mit Persönlichkeitsstörungen einschließlich BPS charakteristisch sind. Die zentrale Frage lautet hier, welche Funktionen des menschlichen Organismus für die Anpassung entscheidend und unverzichtbar und bei Menschen mit Persönlichkeitsstörungen beeinträchtigt sind (Livesley 2001). Diese dysfunktionalen Prozesse haben Störungen des interpersonalen, als eine Sequenz von Situationswahl, Situationsmodifizierung, Steuerung der Aufmerksamkeit, kognitiver Veränderung und Reaktionsmodulation beschriebenen Verhaltens zur Folge (Gross und Thompson 2007).

Die intensiven positiven Affektzustände der Idealisierung und die gleichermaßen intensiven negativen Zustände der Entwertung, die Borderline-Patienten erleben, werden häufig durch Aspekte ihrer interpersonalen Beziehung ausgelöst, z. B. durch Brüche oder Trennungen (Jovev und Jackson 2006) und durch Zurückweisung (Herpertz 1995; Stiglmayr et al. 2005). Russell et al. (2007) führten eine Studie mit einem ereigniskontingenten EMA-Verfahren durch und stellten fest, dass Borderline-Patienten im Vergleich zu nicht-klinischen Kontrollprobanden höhere Werte für unlustvolle Affekte erzielten; außerdem verhielten sie sich unterwürfiger und weniger dominant und in interpersonalen Beziehungen streitsüchtiger. Allerdings unterlagen diese Verhaltensweisen bei Patienten mit BPS stärkeren Schwankungen. Im Unterschied zu Patienten mit anderen Persönlichkeitsstörungen oder auch mit psychiatrischen Erkrankungen ohne Persönlichkeitsstörung lässt sich bei BPS-Patienten in sozialen Interaktionen ein höheres Maß an Meinungsverschiedenheiten, Verwirrung, Feindseligkeit, innerer Leere und Ambivalenz nachweisen (Stepp et al. 2009). Diese Ergebnisse stehen mit der klinischen Hypothese im Einklang, dass es Borderline-Patienten an einem stabilen Selbstgefühl mangelt, welches ihnen helfen könnte, sich in verschiedenartigen interpersonalen Situationen effizient zu orientieren (Kernberg 1983 [1975]). Möglicherweise hängen die typischen Verzerrungen ihrer Informationsverarbeitung tatsächlich mit inneren Überzeugungen, Annahmen und Arbeitsmodellen vom Selbst und von anderen Menschen zusammen, die wiederum das interpersonale Verhalten steuern. Überzeugungen bezüglich der sozialen Welt – z. B. die Überzeugung, einer bösartigen sozialen Umwelt ohnmächtig ausgeliefert zu sein (Beck et al. 2004) – können die Umweltbewertung verzerren. Menschen mit BPS erinnern sich selektiv an negative Information (Korfine und Hooley 2000) und nehmen die Emotionen anderer besonders scharf wahr (Fertuck et al. 2006).

Interpersonales Vertrauen

Den zentralen Stellenwert der gestörten Repräsentationen des Selbst und anderer Menschen spiegelt die Unfähigkeit von Borderline-Individuen wider, zwei miteinander zusammenhängende, den menschlichen Interaktionen inhärente Herausforderungen zu meistern: 1) die Notwendigkeit, anderen zu vertrauen und mit ihnen zu kooperieren, und 2) das Bedürfnis, soziale Anerkennung zu finden und Ablehnung zu vermeiden. Die in diesem Buch geschilderten klinischen Fälle illustrieren, dass das Misstrauen und das Gefühl, abgelehnt zu werden, zwischen Borderline-Patienten und ihren Therapeuten ein ums andere Mal zum Thema werden.

Die Bereitschaft, anderen zu vertrauen, beruht zum Teil auf der Fähigkeit, die Absichten des Gegenübers in einem sozialen Austausch, der zu einer reziproken Kooperation führt, korrekt zu erschließen. Die Erwartung, dass andere vertrauenswürdig sind, ist das Ergebnis eines Entwicklungsprozesses, der zahlreiche Stufen durchläuft. Zunächst müssen die Hirnregionen, die für die Repräsentation der mentalen Zustände anderer Menschen zuständig sind, aktiviert werden. Sodann werden Hirnbereiche aktiviert, die die Modulation verschiedenartiger Aspekte des sozialen Funktionierens, z. B. das soziale Gedächtnis, das Lernen und das Bindungsverhalten, unterstützen. Indem Partner positive mentale Modelle entwickeln, beginnen sie, einander zu vertrauen; so entsteht eine soziale Bindung, die es ihnen ermöglicht, zu beiderseitigem Vorteil miteinander zu kooperieren. Gesunde Menschen bauen eine Vertrauensbeziehung auf, indem sie lernen, dass sie sich risikolos aufeinander verlassen können (Krueger et al. 2007); ebendieser Prozess ist bei Patienten mit BPS beeinträchtigt. Die sozialen Normen, an denen sich ihre Wahrnehmung sozialer Austauschprozesse orientiert, sind atypische, fixierte, pervasive negative soziale Erwartungen, die durch reale soziale Erfahrungen nicht modifiziert werden. Die Patienten gehen davon aus, anderen nicht vertrauen zu können; ihre verzerrten Wahrnehmungen haben zur Folge, dass sie noch nicht einmal von einem kooperativen Austausch profitieren können (King-Casas et al. 2008).

Ablehnungssensibilität

Die Tendenz, anderen zu vertrauen oder zu misstrauen, kann zum Konzept der Ablehnungssensibilität in Beziehung gesetzt werden, einem Konzept, das aus dem Modell des kognitiv-affektiven Persönlichkeitssystems (CAPS; Mischel und Shoda 2008) hervorgegangen ist. *Ablehnungssensibilität* ist definiert als »Verarbeitungstendenz, ängstlich mit Ablehnungssignalen zu rechnen, sie bereitwillig wahrzunehmen und intensiv (negativ) auf sie zu reagieren« (Downey und Feldman 1996, S. 1327). Menschen mit hoher Ablehnungssensibilität konzentrieren ihre Aufmerksamkeit in übertriebenem Maße auf ihre Erwartung, abgelehnt zu werden; dies kann zur Folge haben, dass sie auch mehrdeutiges und/oder sogar harmloses Verhalten anderer Menschen als Ablehnung wahrnehmen. Sie neigen dazu, soziale Situationen »automatisch« im Sinne ihrer Angst vor Zurückweisung zu interpretieren. Eine solche automatische Zuschreibung negativer Dispositionen an andere ist für die interpersonalen Konflikte verantwortlich, die aufgrund der sich selbst bewahrheitenden Ablehnungsvorhersage eskalieren. Diese verzerrte Erwartung hat mannigfaltige unerfreuliche persönliche und interpersonale Konsequenzen (Ayduk et al. 2000). Man kann die Ablehnungssensibilität als eine spezifische Objektbeziehungsdyade konzeptualisieren, in der das Gegenüber als ablehnend und das Selbst als verwundbar wahrgenommen werden. Die affektive Verbindung zwischen Selbst und Objekt wird durch Furcht und Angst hergestellt.

Die für die Ablehnungssensibilität typischen Eigenschaften sind für die interpersonalen Schwierigkeiten von Menschen mit BPS offenbar von zentraler Bedeutung (Ayduk et al. 2008; Staebler et al. 2011b). Sie erklären den Zusammenhang zwischen charakteristischen Merkmalen der BPS und der verstärkten Tendenz, in einen neutralen Gesichtsausdruck fehlende Vertrauenswürdigkeit hineinzulesen (Miano et al. 2013). Diese Forschungsergebnisse lassen vermuten, dass verzerrte Repräsentationen anderer (als böswillig und ablehnend wahrgenommener) Menschen und des (als abgelehnt oder im Stich gelassen wahrgenommenen) Selbst den Beeinträchtigungen zugrunde liegen könnten, unter denen die Vertrauensbeurteilung von Patienten mit BPS leidet. Das heißt, diese Repräsentationen könnten auch an den massiven Schwierigkeiten, sich auf andere zu verlassen und mit ihnen zu kooperieren, beteiligt sein. Vor dem Hintergrund körperlicher und emotionaler Vernachlässigung, mitunter auch körperlicher Misshandlung und sexuellen Missbrauchs nimmt es nicht Wunder, dass BPS-Patienten in sozialen Situationen mit Ablehnung oder Schlimmerem rechnen. Weil aber nur eine Minderheit der Menschen, die als Kinder missbraucht oder misshandelt werden, später eine psychiatrische Erkrankung entwickelt (Paris 1994), ist anzunehmen, dass die Verbindung zwischen bestimmten Aspekten des psychischen Funktionierens von BPS-Patienten und ihren Misshandlungs-/Missbrauchserfahrungen die Störungen hervorrufen. Immer mehr Forschungsergebnisse sprechen dafür, dass die BPS-typische Ablehnungssensibilität mit einer relativen Unfähigkeit zusammenhängt, soziale Interaktionen reflektierend und emotionsreguliert zu prozessieren. Borderline-Patienten reagieren defensiv und fühlen sich abgelehnt, ganz gleich, ob sie in Wirklichkeit von ihrem Gegenüber akzeptiert werden oder nicht (Renneberg et al. 2012; Staebler et al. 2011a).

Die Ablehnungssensibilität allein vermag die interpersonalen Verhaltensweisen, durch die sich Patienten mit Borderline-Pathologie von normalen Menschen unterscheiden, wahrscheinlich nicht zu erklären. Nicht-klinischen Probanden signalisieren soziale Ablehnung und die drohende Gefahr, nicht akzeptiert zu werden, dass sie ihre kognitive Kontrolle verstärken müssen, um ablehnungsrelevante Stimuli so zu interpretieren, dass der persönliche Distress minimiert und die Anpassung durch eine emotional ausgewogene Reaktion auf die augenblickliche Situation verbessert werden (Eisenberger et al. 2003). Dieser Mechanismus erklärt, weshalb die gezielte Steuerung der Aufmerksamkeit eine erfolgreiche Anpassung im Anschluss an interpersonale Konflikte ermöglicht (Hooker et al. 2010). Eine solche Funktion scheint Menschen mit BPS jedoch zu fehlen oder verlorengegangen zu sein. Dass unzulängliche exekutive Kontrollfähigkeiten das Risiko, Eigenschaften der typischen Borderline-Persönlichkeit zu entwickeln, bei Menschen mit stark ausgeprägter Ablehnungssensibilität erhöhen (Ayduk et al. 2008), weist darauf hin, dass die Fähigkeit, die Reaktion auf Ablehnung gezielt zu kontrollieren, eine ausschlaggebende Rolle für die Pathogenese und Aufrechterhaltung der Störung spielt.

Interessanterweise sind kognitive Fähigkeiten der Selbstkontrolle für die Hemmung des eigenen Selbsterlebens (z. B. einer empfundenen Traurigkeit oder erlebten Ablehnung) erforderlich, damit der mentale Zustand des Gegenübers (z. B. neutrale Intention, kontextabhängige Beurteilung statt feindseliger Zuschreibungen) unvoreingenommen beurteilt werden kann (Lieberman 2007). Patienten mit BPS reagieren aber mit einer reflexhaften Hypersensibilität auf negative soziale Signale (Koenigsberg et al. 2009a) und sind darüber hinaus durch höheren persönlichen Distress und ihre relative Unfähigkeit zum Perspektivenwechsel beeinträchtigt (Dziòbek et al. 2011).

Diese Daten legen die Vermutung nahe, dass es für Patienten mit BPS schwierig ist, alternative, von ihrer eigenen inneren, prädeterminierten Perspektive unabhängige Erklärungen für das Verhalten anderer Menschen zu finden. Wenn sie mit sozialen Stimuli konfrontiert sind, finden ihre gestörten Selbst- und Fremdrepräsentationen und ihre unzulängliche Affektregulation Ausdruck in einer reflexhaften Verarbeitung beobachteter Verhaltensweisen und einer gleichermaßen reflexhaften Beurteilung fremder Intentionen. Diese automatischen Zuschreibungen beruhen möglicherweise auf einer relativen Unfähigkeit, die selbstregulatorischen Fähigkeiten einzusetzen, die für eine reflektierte Handhabung von Situationen, in denen man mit dem Ablehnungs-Vertrauens-Dilemma konfrontiert wird, erforderlich sind. Neuere Forschungsergebnisse über die soziale Neurowissenschaft der defizitären Selbstregulation tragen zur Klärung dieser Mechanismen bei.

Soziale Ausgrenzung

Stimuli, die soziale Ausgrenzung signalisieren, sind bei Borderline-Patienten mit einer Intensivierung des negativen Affekts (Sadikaj et al. 2010), der negativen fremdfokussierten Emotionen (Renneberg et al. 2012; Staebler et al. 2011a), der emotionalen Fehlregulation und der Verhaltensprobleme (Selby et al. 2010) assoziiert. Die Patienten haben Schwierigkeiten, soziale Probleme zu bewältigen, wenn durch Hinweise auf soziale Ablehnung ein negativer Affekt in ihnen ausgelöst wird (Dixon-Gordon et al. 2011). In Kontexten, in denen sich Patienten mit BPS verlassen oder abgelehnt fühlen, weisen sie anders als nicht-klinische Kontrollprobanden eine erhöhte Polarität der Fremdrepräsentationen auf, die sich wiederum als Prädiktor für anschließendes Impulsverhalten erwiesen hat (Coifman et al. 2012). Diese empirischen Ergebnisse stehen mit dem objektbeziehungstheoretischen Verständnis der defensiven Spaltung in Einklang, die extreme, polarisierte Wahrnehmungen und Affektumschwünge nach sich zieht.

All dies lässt den Schluss zu, dass die BPS-Psychopathologie als eine fehlregulierte, reflexhafte Reaktion auf die Selbst- und Fremdwahrnehmungen zu betrachten ist, die vor allem in Situationen auftritt, die mit Ablehnungs- und Vertrauensproblemen zusammenhängen. Die extrem gegensätzlichen und verzerrten Repräsentationen des Selbst und anderer Menschen, die der Dynamik der Ablehnungssensibilität inhärent sind, werden nicht durch »kontrollierte« Emotion und soziale Regulationsstrategien abgefedert; ebendies kann fehlangepasste interpersonale Reaktionen nach sich ziehen.

Der objektbeziehungstheoretische Blickwinkel erweitert diese Sicht des Funktionsniveaus und der Pathologie der Persönlichkeit in bedeutsamer Hinsicht. Die kognitiv-affektiven Einheiten, die von der Objektbeziehungstheorie als Dyaden beschrieben werden, verhalten sich nicht statisch, sondern sind je nach interpersonalem Kontext und der Art und Weise, wie der BPS-Patient ihn wahrnimmt, in fortwährender Aktivierung begriffen. Abwehrmechanismen wie etwa die Spaltung, die bei Patienten mit schwerer Persönlichkeitspathologie deutlicher im Vordergrund stehen, ziehen das Funktionieren der aktivierten kognitiv-affektiven Einheiten in Mitleidenschaft. Die Repräsentation des Selbst, des Anderen und des verbindenden Affekts kann leicht in ihr Gegenteil umschlagen – d. h., das als Opfer erlebte Selbst kann zum Verfolger des Anderen werden und ihn zum Opfer machen.

Diese Konzeptualisierung der BPS-Pathologie wirft Licht auf die phänotypische Heterogenität der Störung. Es ist vollkommen plausibel, dass Patienten mit BPS auf verschiedenartige fehlangepasste »Lösungen« rekurrieren, um mit dem Ablehnungs-Vertrauens-Dilemma fertig zu werden. So können sie auf drohende Zurückweisung mit Zorn, Wut und Feindseligkeit reagieren (Berenson et al. 2011) oder versuchen, soziale Bedrohungen zu vermeiden, um den mit dem Gefühl der Ablehnung assoziierten Distress defensiv herunterzuregulieren (Berenson et al. 2009). Eine reflexhafte (statt reflektierte), unzulänglich regulierte Vulnerabilität für soziale Ablehnung ist bei BPS-Patienten möglicherweise ein zentrales Merkmal der Störung; die phänotypischen Reaktionen darauf lassen sich verschiedenen Untergruppen zuordnen, so dass identifizierbare Phänotypen hervortreten (vgl. z. B. Lenzenweger et al. 2008). Das Gefühl, abgelehnt zu werden, könnte bei Patienten mit BPS je nach interpersonalem Kontext und der individuellen dispositionellen kognitiven und affektiven Verarbeitung unterschiedliche maladaptive defensive Verhaltensweisen triggern.

Die auf die Dynamik der Ablehnungssensibilität abhebende Untersuchung der Selbst- und Fremdrepräsentationen als kognitive Repräsentationen des Selbst, anderer Menschen und der verbindenden Affekte ist ein vielversprechender Ansatz zur Erforschung der BPS-Phänomenologie. Die Ergebnisse zeigen, dass Unzulänglichkeiten der sozialen und emotionalen Regulation solchen gestörten Repräsentationen des Selbst (als abgelehntes Selbst) und anderer Menschen (als nicht vertrauenswürdig) zugrunde liegen und die gravierend dysfunktionale interpersonale Anpassung von BPS-Patienten erklären könnten. Die unterschiedlichen Verhaltens- und Abwehrstrategien, mit denen die Patienten auf erwartete oder empfundene interpersonale Ablehnung seitens wichtiger anderer Personen reagieren, könnte die Phänomenologie der Borderline-Persönlichkeitsstörung und die Schwere der Störung entscheidend beeinflussen.

2.2.4 Selbst- und Fremdrepräsentationen

Sowohl die Bindungs- als auch die entwicklungspsychologische Forschung legen den Schluss nahe, dass gestörte Selbst- und Fremdrepräsentationen und die damit einhergehenden Defizite und Verzerrungen des Mentalisierens maßgeblich an der Entstehung des Risikos, eine BPS zu entwickeln, beteiligt sind. Barone (2003) untersuchte BPS-Patienten mit dem Adult Attachment Interview, einem Instrument, das die Kohärenz des Bildes von wichtigen Bezugspersonen misst, und gelangte zu dem Ergebnis, dass Menschen mit Borderline-Persönlichkeitsstörung ausnahmslos unsicher gebunden sind. In einer weiteren Studie über die Bindungsstile von BPS-Patienten fanden auch Levy et al. (2006) durchgängig unsichere – präziser: überwiegend unsicher-ablehnende und unsicher-verstrickte – Bindungen. Infolge dieser unsicheren Bindungsmuster neigen Patienten mit BPS zu einer instabilen Selbstwahrnehmung in ihren Beziehungen zu anderen Menschen und zu einer instabilen Fremdwahrnehmung; darüber hinaus weisen sie zumal im Falle früher Missbrauchserfahrungen auch »bösartigere« Repräsentationen ihrer Bezugspersonen auf als beispielsweise Patienten mit Major Depression (Baker et al. 1992). Bei missbrauchten Patienten scheint die erfolgreiche Entwicklung der Reflexionsfunktion oder der Fähigkeit, mentale Zustände und Intentionen des Gegenübers zutreffend zu erschließen, vor dem Risiko einer BPS-Diagnose zu schützen (Fonagy et al. 1996). Folglich könnte die Bildung »bösartiger« Fremdrepräsentationen am Risiko, eine BPS zu entwickeln, zumindest bei Menschen mit Missbrauchserfahrung beteiligt sein. Gestörte Selbstrepräsentationen in der Kindheit und Adoleszenz vermitteln den Zusammenhang zwischen desorganisierter früher Bindung und BPS-Symptomen im Erwachsenenalter (Carlos et al. 2009). In ihrer Gesamtheit lassen diese Ergebnisse vermuten, dass die gestörten Selbst- und Fremdrepräsentationen (widrige) Erfahrungen ins Erwachsenenalter transportieren und den Entwicklungsprozess erklären, der von frühen aversiven Erfahrungen zu einer BPS-Erkrankung führt.

2.2.5 Langzeitverlauf

Unsere klinische und persönliche Erfahrung bestätigt, dass die Persönlichkeit einen beständigen, fortdauernden Aspekt eines jeden Individuums darstellt. Diese Sichtweise ist auch in die DSM-Definition der Persönlichkeitsstörung (PS) eingegangen. Mehrere Studien haben jedoch gezeigt, dass die gemäß DSM-Kriterien definierte und identifizierte Persönlichkeitsstörung im Laufe der Zeit sowohl in Bevölkerungs- als auch in klinischen Samples kategorial und dimensional abklingt. Die Collaborative Longitudinal Personality Disorders Study, an der Patienten mit Achse-II-Diagnosen teilnahmen, wies in einem Bevölkerungssample einen signifikanten Rückgang der PS-Diagnosen über einen Zeitraum von zwei Jahren nach (Shea et al. 2002); ein vergleichbarer Rückgang fand sich auch in einem Sample von Universitätsstudenten, die 12 Jahre lang untersucht wurden (Lenzenweger et al. 2004).

Ein wesentlicher Nachteil dieser Studien besteht darin, dass sie sich ausschließlich auf die DSM-Achse-II-Kriterien stützen, die zu einem Großteil keine langjährigen, überdauernden Persönlichkeitsaspekte erfassen, sondern vorübergehende Verhaltensmanifestationen (z. B. suizidale Handlungen). Die Gruppierungen der DSM-Kriterien führen eine Mischung aus Gefühlen, Symptomverhalten, eher eigenschaftsbedingten Interaktionsmustern und psychischen Konzepten auf, die – wie etwa die Identitätsdiffusion – mit dem Sozialverhalten zusammenhängen. Zu erwarten ist, dass sich die einzelnen Kriterien im Laufe der Zeit unterschiedlich stabil verhalten und dass sie Veränderungen durchlaufen. In dieser Hinsicht ist wichtig, dass diese Unterschiede Aufschluss über eher ephemere Kriterien (z. B. Symptome) und eher beständige Verhaltensmanifestationen (z. B. interpersonales und arbeitsbezogenes Funktionsniveau) geben.

Die allgemeine Beobachtung, dass die Symptome der Persönlichkeitsstörung im Laufe der Zeit abklingen, gab Anlass, darüber nachzudenken, was genau sich im Laufe der Zeit verändert und was relativ stabil bleibt – eine Frage, die für die Theorie der Persönlichkeit eine zentrale Rolle spielt. Zanarini et al. (2003) haben die Ansicht vertreten, dass die Remission akuter Symptome, beispielsweise suizidalen Verhaltens, einen anderen zeitlichen Verlauf nimmt als die Remission stabilerer Temperamentseigenschaften, z. B. chronischer Wut. In ähnlicher Weise vertritt Clark (2007) die Auffassung, dass grundlegende Temperamentsdimensionen für die stabilen Aspekte der Persönlichkeitsstörungen verantwortlich seien.

Um die Veränderungen bei Persönlichkeitsstörungen besser zu verstehen, wurde eine einzigartige 12-jährige Drei-Wellen-Studie durchgeführt. Die Autoren postulieren, dass Veränderungen von Persönlichkeitseigenschaften mit Veränderungen in zugrunde liegenden neurobiologischen Systemen zusammenhängen (Lenzenweger et al. 2004). Erhöhte Niveaus des die Selbsturheberschaft vermittelnden positiven Emotionssystems sagten ein rascheres Abklingen von Eigenschaften der Cluster-B-Persönlichkeitsstörungen voraus. Denselben Autoren zufolge sind Patienten mit PS-Merkmalen, die gleichwohl mit der Welt interagieren und von Belohnungen für die Selbstregulation und entsprechenden Anregungen profitieren können, weniger anfällig für ein dauerhaftes Dysfunktionieren der Persönlichkeit.

Für dieses Buch über die Behandlung erwachsener Patienten mit BPS und Borderline-Persönlichkeitsorganisation (BPO) ist der Entwicklungsverlauf der Symptome und des allgemeinen Funktionsniveaus im Erwachsenenalter besonders relevant. In einer prospektiven Follow-up-Studie, an der 16 Jahre lang eine am McLean Hospital behandelte große Gruppe von BPS-Patienten im Alter zwischen 18 und 35 Jahren teilnahm, führten Zanarini et al. (2012) Vergleiche zwischen den Patienten mit BPS und Probanden mit anderen Persönlichkeitsstörungen durch, die in derselben Klinik behandelt wurden. Während die Symptomreduzierung bei den Patienten mit BPS langsamer als bei den Vergleichsprobanden verlief, erzielten beide Gruppen beim Follow-up nach 16 Jahren hohe Remissionswerte. Ernüchternder ist der Befund, dass zwar 75 % der Patienten mit anderen Persönlichkeitsstörungen eine mindestens achtjährige Symptombesserung erreichten, aber lediglich 40 % der BPS-Patienten. Die Autoren erläuterten, dass berufliche Beeinträchtigungen der Hauptgrund dafür seien, dass es bei den Patienten mit BPS nicht zu einer stabilen Symptomremission kam und sie auch kein gutes soziales Funktionsniveau erreichten. Die heutigen spezialisierten Behandlungen für die BPS sind, was eine signifikante Verbesserung des sozialen und beruflichen Funktionsniveaus betrifft, nicht effektiv (McMain et al. 2012).

2.2.6 Unser heutiges Verständnis der BPS

Eine Persönlichkeitsstörung ist das Endergebnis interagierender Prozesse; sowohl der psychischen Organisation des Individuums als auch dem beobachtbaren Verhalten in den Interaktionen mit seiner Umwelt liegen neuro-behaviorale Systeme zugrunde (Lenzenweger 2010). Die Phänotypen der Persönlichkeitsstörung, die sich auf diese Weise herausbilden, können nicht auf die zugrunde liegenden Komponenten reduziert werden. Darüber hinaus ist noch keine Zuordnung der auftauchenden Phänotypen zu den vorliegenden Beschreibungen der Persönlichkeitsstörungen erfolgt.

Angemessen beurteilen kann man die Persönlichkeitspathologie einschließlich schwerer Beeinträchtigungen wie BPS und BPO nur dann, wenn man drei wesentlichen Ebenen des Organismus Rechnung trägt: 1) dem beobachtbaren Verhalten, 2) dem subjektiven Erleben und 3) dem neuro-kognitiven Funktionieren. Die Grundannahme des objektbeziehungstheoretischen Modells besagt, dass Menschen mit BPO unter einer chronisch unzulänglichen Integration der negativen und positiven Aspekte ihres Erlebens und ihrer Erfahrungen leiden und von intensiv negativen Affekten beherrscht werden. Klinisch manifestiert sich dies in der Tendenz, neutrale und mitunter sogar positive Stimuli als negativ wahrzunehmen, die Intentionen anderer Menschen in eine negative Richtung zu verzerren, Aggression auf andere zu projizieren und sich ihnen gegenüber so zu verhalten, als hegten sie böse Absichten. Was das subjektive Erleben dieser Patienten betrifft, so sagt die Objektbeziehungstheorie voraus, dass sie unter fehlender Impulskontrolle leiden, eigene Aggression auf andere projizieren, die Motivationen anderer Menschen fehlinterpretieren und Schwierigkeiten haben, die unmittelbaren Reaktionen ihres Gegenübers in den größeren Kontext seines üblichen Verhaltens einzuordnen. Diese theoretische Formulierung beruht auf jahrelanger klinischer Erfahrung mit Patienten und steht mit den Ergebnissen der empirischen Forschung in Einklang, insbesondere mit den Beobachtungen, die das oben erläuterte Echtzeit-Funktionieren dieser Patienten betreffen (Kap. 2.2.3 Echtzeitprozesse bei der BPS).

Der psychoanalytischen Behandlung von Borderline-Patienten verdanken wir Einsichten in das subjektive Erleben dieser Menschen einschließlich ihrer häufig ungemein negativ getönten Selbst- und Fremdwahrnehmung und ihrer defensiven Bemühungen, ihr Erleben zu organisieren. Die psychologische Erforschung der für die BPS typischen beobachtbaren Verhaltensweisen und die psychologische Trait-Forschung sind auf deskriptiver und phänomenologischer Ebene aufschlussreich. Und schließlich erweitert die neuro-kognitive Wissenschaft unser Verständnis der Art und Weise, wie das Gehirn bei der Durchführung essenzieller Aufgaben, die z. B. das Gedächtnis, das Arbeitsgedächtnis, die Selbst- und Fremdwahrnehmung in interpersonalen Interaktionen und die Emotionsregulation betreffen, arbeitet.

Aufgrund der höheren Präzision, mit der das interpersonale Verhalten von Menschen mit BPS in Echtzeit gemessen werden kann, entwickelt sich das Feld in Richtung einer Integration des phänomenologischen Ansatzes von Gunderson (Gunderson und Kolb 1978) und des strukturellen Ansatzes von Kernberg (1983 [1975]). Patienten mit BPS haben ständig mit dem Annäherungs-Vermeidungs-Dilemma zu kämpfen, weil sie einerseits verzweifelt den Kontakt zu anderen suchen, sich aber gleichzeitig durch die erwartete Ablehnung bedroht fühlen. Möglich sind indes auch andersartige fehlangepasste »Lösungen«, mit denen sie diesem Dilemma begegnen und die entsprechend andere phänomenologische Subtypen ergeben.

2.3 Die Behandlung von Patienten mit BPS in einer klinischen Forschungsgruppe

Unser psychodynamisch orientiertes Behandlungsverfahren für Borderline-Patienten wurde von einer Gruppe erfahrener Kliniker entwickelt, die mit diesen Patienten gearbeitet und die Therapiestunden auf Video aufgezeichnet hatten, um sie detailliert untersuchen zu können. In Gruppenbesprechungen und -diskussionen über diese Sitzungen wurden verbindliche Interventionsprinzipien ausgearbeitet, die in diesem Behandlungsmanual als Strategien der Übertragungsfokussierten Psychotherapie (TFP) beschrieben werden. Diese Entwicklung vollzog sich Anfang der 1980er-Jahre; damals widerstrebte es analytisch orientierten Therapeuten, Audio- oder Videoaufzeichnungen von Sitzungen anzufertigen, weil sie eine Störung ihrer Arbeit mit der Übertragung fürchteten. Unsere Erfahrung hat uns davon überzeugt, dass die Videoaufzeichnungen von den Patienten, die sich mit dem Verfahren bereitwillig schriftlich einverstanden erklärten, gut angenommen wurden. Allerdings war es für die Therapeuten ungewohnt, sich bei der Arbeit von Kollegen zusehen zu lassen. Die eingehende Besprechung dieses Themas in einer kritikfreien, von Unterstützung und konstruktiven Vorschlägen geprägten Atmosphäre hat uns die fortlaufende Anwendung des Verfahrens ermöglicht.

2.3.1 Das TFP-Behandlungsmodell

Die Behandlung der Borderline-Persönlichkeitsorganisation wird durch die Pathologie vorgegeben, d. h. durch die beobachtbaren dysfunktionalen Verhaltensweisen und die inneren Selbst- und Fremdrepräsentationen. Die TFP trägt dem besonderen Strukturbedürfnis der Borderline-Patienten Rechnung, indem sie einen klaren Behandlungsrahmen setzt, und kombiniert dies mit zentralen psychodynamischen Zielsetzungen, indem sie dem Patienten z. B. hilft, eine Ausgewogenheit zwischen den Kräften herzustellen, die auf seine Gefühle, Gedanken und Verhaltensweisen einwirken: biologische Strebungen, innere Verbote dieser Strebungen sowie die Werte und Gebote seiner sozialen Realität. Letztlich geht es darum, eine Balance zu erreichen, die eine angemessene Befriedigung der Strebungen zulässt und gleichzeitig auch die zur erfolgreichen Anpassung an die äußere Welt erforderliche Kontrolle ermöglicht. Die TFP hilft dem Patienten, seine unbewussten irrationalen Denk- und Gefühlsmuster – sowie die zwischen rivalisierenden Gedanken und Gefühlen auftauchenden Konflikte – zu verstehen, die seinen Verhaltenssymptomen häufig zugrunde liegen. Wenn diese unbewussten Gedanken und Gefühle bewusst werden und verstanden werden können, so unsere Überzeugung, wird es dem Patienten gelingen, Aspekte des Selbst sowie innere Konflikte zwischen den unterschiedlichen Selbstaspekten zu verstehen, die zuvor eine unbewusste Kontrolle über seine Gefühle und Verhaltensweisen ausgeübt haben.

2.3.2 Ziel der TFP

Das Ziel der TFP besteht darin, Patienten zu helfen, sämtliche Aspekte ihrer inneren Welt zu integrieren (statt beschämende, schmerzliche oder »inakzeptable« Gedanken, Gefühle und Intentionen defensiv abzuspalten), um sich selbst und andere Menschen auf eine kohärente, ausgewogene Art und Weise wahrnehmen zu können. Der TFP-Therapeut unterstützt die Integration dieser disparaten psychischen Zustände, indem er die Übertragungsbeziehung untersucht, um die inneren Beziehungsmuster zu verstehen, die den Gefühlszuständen und Verhaltensweisen des Patienten zugrunde liegen, ohne ihm bewusst zu sein.

Weil eine ganze Reihe strukturierter BPS-Therapien signifikante Symptombesserungen erzielen und es keine spezifische Behandlung gibt, die den anderen in dieser Hinsicht überlegen wäre (Levy et al. 2012), ist es wichtig, zu erklären, was die Übertragungsfokussierte Psychotherapie so einzigartig macht. Fangen wir bei den ehrgeizigen Behandlungszielen an. Die TFP ist gemäß dem Ziel strukturiert und organisiert, die Persönlichkeitsorganisation des Patienten zu verändern. Dieses Behandlungsziel kann auf mehreren Beobachtungsebenen identifiziert und gemessen werden. Das unmittelbare Ziel besteht darin, die Selbst- und Fremdwahrnehmungen des Patienten signifikant zu beeinflussen und zu verändern. Eine Normalisierung der Selbst- und Fremdrepräsentationen gibt dem interpersonalen Verhalten eine neue Richtung vor und ermöglicht wesentliche Veränderungen in den Bereichen des interpersonalen Funktionierens. Die Messung der Selbst- und Fremdrepräsentationen kann mit standardisierten Instrumenten, beispielsweise dem Adult Attachment Interview (AAI; George, Kaplan und Main 1996), erfolgen sowie anhand der mit der Reflective Functioning Scale (Fonagy, Steele, und Steele 1998) erhobenen Daten. Auf einer anderen Messungs- und Beobachtungsebene sind erfolgreiche Freundschaften, intime Beziehungen und Arbeitsbeziehungen ein wichtiges Ziel der TFP. Die Symptomreduzierung ist bedeutsam, weil sie einen Schritt hin zu der Befriedigung darstellt, die normalerweise durch Freundschaften, intime Beziehungen sowie berufliches Engagement und beruflichen Erfolg vermittelt wird.

Die Übertragungsfokussierte Psychotherapie ist, was ihre ehrgeizigen Ziele der Symptomveränderung, der Veränderung von Selbst- und Fremdrepräsentationen und des Erfolgs in Freundschaften, intimen Beziehungen und beruflicher Arbeit anlangt, mit keinem anderen therapeutischen Verfahren vergleichbar. Diese weitreichenden Zielsetzungen beeinflussen den gesamten Prozess einschließlich der Interventionstechniken, der Foki der einzelnen Sitzungen sowie der Behandlungsdauer. Zu erwähnen ist in diesem Zusammenhang auch, dass Borderline-Patienten zwar viele Symptome gemeinsam haben, der Schweregrad aber erheblich variiert; Gleiches gilt für das Anpassungsniveau in Liebesbeziehungen und im Beruf. Das bedeutet, dass der Prozess ebenso wie die Dauer der TFP je nach Schweregrad der zu Beginn der Therapie vorliegenden Dysfunktion individuell variieren. Wir greifen dieses Thema im Anschluss an die zentralen Kapitel dieses Buches, in denen wir die Hauptkonzepte und Instrumente der Behandlung darlegen, in Kapitel 11 noch einmal auf, wenn wir uns die Mannigfaltigkeit der möglichen Behandlungsverläufe ansehen.

2.3.3 Aktivierung von Objektbeziehungen in einem sicheren Kontext

Im Unterschied zu anderen Behandlungsmodellen findet die TFP in einem Setting statt, das die uneingeschränkte Aktivierung der inneren Selbst- und Fremdrepräsentationen des Patienten in seiner sich entwickelnden Beziehung zum Therapeuten unterstützt. Wir gehen davon aus, dass die primitiven inneren Objektbeziehungen, die dem dominanten Motivationssystem des Patienten zugrunde liegen, im Behandlungssetting genauso aktiviert werden wie in sämtlichen anderen Bereichen des Lebens. Infolgedessen kann die Therapie als Schauplatz dienen, auf dem sich diese inneren Objektbeziehungen entfalten und der TFP-Therapeut die Wahrnehmungs- und Erlebensweise des Patienten beleuchten und analysieren kann. Diese primitiven inneren Szenarien sind keine originalgetreue Wiedergabe dessen, was in der Vergangenheit geschehen ist und vom Patienten erlebt wurde, sondern eine Kombination aus dem früheren Geschehen, der Vorstellung, die der Patient sich davon machte, und der Abwehr, die er mobilisierte, um die bewusste Wahrnehmung schmerzlicher Erfahrungen zu vermeiden.

In der TFP wird die Beziehung des Patienten zum Therapeuten unter kontrollierten Bedingungen strukturiert, um zu verhindern, dass intensive Affekte das Gespräch unmöglich machen. Wir schaffen einen Behandlungsrahmen, in dem die pathogenen Erfahrungen aus der Vergangenheit gefahrlos reaktiviert werden können (Kap. 5. Herstellung des Behandlungsrahmens). Dank der Sicherheit und Stabilität der therapeutischen Umwelt kann der Patient über das, was er erlebt und empfindet, nachdenken und Verbindungen zu inneren Repräsentationen, die der objektiven Realität nicht unbedingt entsprechen müssen, sowie zu dem Geschehen der Vergangenheit herstellen, denn die Wahrnehmungen in der Gegenwart beruhen mitunter in höherem Maß auf inneren Repräsentationen als auf dem, was aktuell tatsächlich passiert. Die *technische Neutralität* des Therapeuten trägt zur Aktivierung innerer Repräsentationen des Patienten bei; ihm selbst erleichtert sie es, eine beobachtende Haltung diesen Repräsentationen gegenüber einzunehmen. Neutralität bedeutet in diesem Zusammenhang, dass der Therapeut sämtliche Anteile und Aspekte des Erlebens seines Patienten beobachtet und ihm hilft, sich der Beobachtung ebenfalls anzuschließen; dabei sieht der Therapeut konsequent davon ab, einzelne Aspekte gegenüber anderen hervorzuheben, denn dadurch würde er die uneingeschränkte Entfaltung all der Faktoren, die Einfluss auf die Gedanken, Emotionen und Verhaltensweisen des Patienten ausüben, behindern und ihre Untersuchung erschweren.

Die TFP unterstützt Veränderungsprozesse, indem sie unter kontrollierten Bedingungen die Reaktivierung primitiver Objektbeziehungen anregt, ohne jedoch den Teufelskreis auszulösen, den die Art und Weise, wie die normale Umwelt auf das emotional unkontrollierte Verhalten des Patienten zumeist reagiert, in Gang setzt. Weil die Reaktion, auf die der Patient in seiner alltäglichen Umwelt gewöhnlich trifft, in der TFP unterbleibt, hat er die Möglichkeit, seine pathologischen inneren Beziehungen unter kontrollierten Bedingungen auszuleben. Ebendies macht das Besondere der Übertragung aus. Statt zu versuchen, diese Wahrnehmungen und Verhaltensweisen pädagogisch oder edukativ abzuwenden, ermöglichen wir ihre Aktivierung, damit wir sie beobachten, über sie nachdenken und sie verstehen können.

Allerdings hat dieser Prozess Grenzen. Weil sich die Erfahrungen des Patienten in seiner Erinnerung verdichten, dürfen wir nicht davon ausgehen, dass diese Reaktivierung exakt reproduziert, was in der Vergangenheit geschehen ist. Vielmehr haben sich Veränderungsprozesse vollzogen, Weiterentwicklungen, Regressionsprozesse und Fixierungen.[2] Die Behandlung reproduziert keine spezifische Erfahrung, die irgendwann stattgefunden hat, sondern produziert eine innere Konstruktion, deren eigentlichen Ursprung wir nicht präzise identifizieren können. Uns geht es nicht darum, herauszufinden, was eine Phantasie und was eine präzise Beschreibung der Vergangenheit ist. Ein grundlegender Motivationsfaktor im Leben des Patienten ist die gegenwärtige psychische Realität, denn sie spiegelt eine psychische Struktur wider, und ebendiese Struktur soll durch die Behandlung verändert werden (Tab. 2-1). Einen wesentlichen Beitrag zur Veränderung leistet die Wiederbelebung dissoziierter, verdrängter oder projizierter internalisierter Objektbeziehungen unter kontrollierten Bedingungen. Gefördert wird also ein regressiver Prozess – eine Regression in der Zeit sowie eine Regression der Funktionsweise und des Erlebens im Dienste der Entwicklung von Introspektion oder Selbstreflexion.[3] Die verbesserte Selbstreflexion des Patienten dient als bedeutsamer Veränderungsmechanismus.

Die Reaktivierung der inneren Objektbeziehungen in der Beziehung zum Therapeuten wird als *Übertragung* bezeichnet: Pathogene internalisierte Objektbeziehungen, die in der inneren Welt des Patienten eine beherrschende Rolle spielen, werden in der aktuellen Beziehung zum Therapeuten unbewusst aktiviert. Indem dieser dem Patienten zu Beginn der Behandlung das Verfahren erläutert (ihn zum freien Assoziieren über seine Probleme anregt) und selbst die Haltung des Zuhörens mit gleichschwebender Aufmerksamkeit verkörpert, signalisiert er, dass sich im Behandlungszimmer eine ganz spezifische Objektbeziehung entwickeln wird – eine Beziehung zwischen einem Patienten, der Hilfe benötigt und zu Recht darauf vertrauen kann, dass der Therapeut sich aufrichtig für ihn interessiert und seine Kenntnisse nutzen wird, um ihm zu helfen, ohne indes Omnipotenz zu beanspruchen. Dass sich eine Übertragung entwickelt, zeigt sich, wenn die »normale« (freundliche) Patient-Therapeut-Beziehung durch die primitiven, abgespaltenen

2 In der französischen Literatur werden diese retrospektiven Bearbeitungen des Traumas als *après coup* bezeichnet, in der deutschen als *Nachträglichkeit*.

3 Wir ziehen dem Betriff *Reflexionsfunktion* den Terminus *Introspektion* vor.

Tab. 2-1 Veränderungsmechanismen in der Übertragungsfokussierten Psychotherapie

Interventionen des Therapeuten	Verhalten und Reaktionen des Patienten
Besprechen des Behandlungsrahmens; technisch neutrale Haltung; Affektcontainment in der Gegenübertragung	Das Ergebnis ist ein weniger impulsives Handeln des Patienten im Alltagsleben und eine Aktivierung pathologischer Objektbeziehungen in der Beziehung zum Therapeuten
Identifizierung und Erforschen der pathologischen Objektbeziehungen, die in der Behandlung aktiviert werden. Diese Arbeit umfasst folgende Schritte:	
1. Klärung: Identifizierung, Beschreibung und Bearbeitung der kognitiven Inhalte affektintensiver Zustände mit Bezug auf Objektbeziehungen	Affektintensive Zustände und Agieren werden durch kognitive Bearbeitung transformiert und containt. Dies führt zu einem gewissen Grad an Affektmodulation und -containment.
2. Konfrontation: taktvolle Erforschung der Diskrepanzen und Widersprüche in den Äußerungen, im Verhalten oder in den psychischen Zuständen des Patienten.	Der Patient wird zur Selbstreflexion angeregt und beginnt, sich seines widersprüchlichen Erlebens, seines Schwankens zwischen idealisierten und verfolgenden Erfahrungen bewusst zu werden. Er lernt, sein eigenes psychisches Erleben immer besser zu beobachten. Momente tauchen auf, in denen er zur Triangulierung des Denkens bzw. zur Anerkennung des symbolischen Charakters des Denkens imstande ist; dies führt zu einer weiteren Verbesserung des Affektcontainments und zur Reduzierung der überwältigenden Affektintensität.
3. Deutung defensiver Beweggründe für Spaltungsprozesse und andere primitive Abwehrmechanismen	Führt zu einer vertieften Wahrnehmung des symbolischen Charakters des psychischen Erlebens. Damit einhergehend wird dem Patienten zunehmend bewusst, auf welche Weise Selbstanteile durch Denkprozesse und Verhaltensweisen verborgen wurden.
4. Deutung der Spaltungsprozesse	Fördert die Anerkennung und das Containment des negativen Affekts und die Anerkennung des symbolischen Charakters des Denkens. Damit einhergehend verbessern sich die Reflexionsfähigkeit und die Anerkennung des triangulären Charakters des Denkens. Nach und nach und anfangs nur vorübergehend wird die Integration von idealisierten und persekutorischen Erfahrungen möglich. Das primitive Affekterleben verliert an Intensität. Die Reduzierung der Angst sowie der Spaltungsaktivität kann mit Regressionen auf paranoide Angst in der mittleren Behandlungsphase abwechseln, in der sich der Patient der »depressiven Position« mit ihren besser integrierten und realistischeren Selbst- und Fremdrepräsentationen annähert.

persekutorischen und idealisierten inneren Objektbeziehungsdyaden des Patienten verzerrt wird.

Die mit der Identitätsdiffusion zusammenhängenden unbewussten Konflikte tauchen in der therapeutischen Interaktion auf; ihre Analyse zählt in der TFP zu den zentralen Aspekten des technischen Vorgehens. Die kognitive Formulierung dieser Erfahrung durch den Therapeuten wird als *Deutung* bezeichnet; sie umfasst das Aufstellen einer Hypothese über die unbewusste Bedeutung der Übertragung oder anderer Aspekte der Erlebens- oder Verhaltensweisen des Patienten. Der schützende Behandlungsrahmen (dessen Bedingungen der Behandlungsvertrag detailliert festhält) trägt maßgeblich zum Containment oder »Halten« [holding] der starken Affekte bei, die mit inneren Konflikten einhergehen und sie verstärken. Als *Halten* bezeichnen wir hier das Affektcontainment oder Aushalten des Affekts; der Begriff bezieht sich also nicht auf die Warmherzigkeit und oder das Mitgefühl des Therapeuten (der seinem Patienten höflich und taktvoll begegnet und nicht etwa mit jener unterkühlten »Neutralität«, die man aus Karikaturen des psychoanalytischen Therapeuten kennt).

Der Begriff *Containment* bezeichnet im Grunde die kognitive Strukturierung des zunächst chaotisch wirkenden Materials. Der Therapeut, der mit schwergestörten Patienten arbeitet, muss Phasen akzeptieren, in denen seine Hauptaufgabe darin besteht, sich den unerträglichen, intensiven Affektzuständen des Patienten auszusetzen und sie auszuhalten – Zuständen, von denen der Patient sich agierend zu befreien versucht, weil sie für ihn kaum zu ertragen sind. Die Fähigkeit des Therapeuten, solche Affekte auszuhalten, ohne sie zu verleugnen oder auf sie zu reagieren, erleichtert es dem Patienten, sie ebenfalls lange genug zu ertragen, um den Versuch machen zu können, über sie nachzudenken. An diesem Punkt kann der Deutungsprozess beginnen.

2.3.4 Zerstörung des Denkens

Die Desorganisation des Patienten betrifft nicht lediglich seine Selbst- und Fremdkonzepte, seine Beziehungen zu sich selbst und anderen Menschen und die Dominanz primitiver Affekte, sondern auch die Abwehrprozesse, die es ihm verwehren, seine innere Welt bewusster wahrzunehmen. Diese Prozesse löschen das Bewusstsein und Denken aus oder verzerren es. Gesundere, neurotische Patienten versuchen, unannehmbare Gedanken, Affekte und Erinnerungen aus dem bewussten Gewahrsein zu verdrängen. So entsteht ein relativ stabiles, gleichbleibendes System, das gleichwohl mit Symptomen, z. B. Angst, einhergehen kann. Das Denken von Patienten mit primitiverem Funktionsniveau ist hingegen fragmentiert, weil die Verbindungen zwischen den Gedanken angegriffen (Bion 2013 [1959]) und die Denkprozesse an sich untergraben werden. Diese Zerstörung kann so durchschlagend sein, dass der Patient seine Affekte, insbesondere die negativen, agierend äußert, ohne ihrer Existenz überhaupt innezuwerden. Anders formuliert: Diese Patienten können sich extrem aggressiv verhalten, ohne die Aggression bewusst wahrzunehmen. Der Affekt ist einzig in der Aktion enthalten. So verhielt es sich auch im Falle Amys, der Patientin, deren Behandlung wir in den Kapiteln 8 bis 10 schildern. Amy fügte sich einmal, während sie bewacht wurde, tiefe Schnittverletzungen zu, war sich aber über die Aggressivität dieses Verhaltens nicht im Klaren.

Die Übertragungsfokussierte Psychotherapie zielt darauf, das Verhalten und die Handlungen des Patienten sowie den begleitenden Affekt im Hinblick auf die Objektbeziehungen – die Selbst- und Fremdwahrnehmung – zu verstehen, die ihnen zugrunde liegen. Ein weiterer Veränderungsmechanismus der TFP ist die Umwandlung von Aktion (»Agieren«) in emotionale Kognition, also die Umwandlung von Verhalten in ein Verstehen der internalisierten Selbst- und Fremdrepräsentationen, aus denen sich das Motivationssystem aufbaut. Die Behandlung soll die internalisierten Objektbeziehungen, die die Charakterstruktur konstituieren und den Patienten zum Agieren veranlassen, in der Übertragung aktivieren, damit sie untersucht und verstanden werden können. So wird mechanisiertes, automatisiertes Verhalten auf die innere(n) Objektbeziehung(en) zurückgeführt, aus der/denen es hervorgegangen ist; die Bindungstheorie bezeichnet solche inneren Objektbeziehungen als »innere Arbeitsmodelle«. Das Konzept eines inneren Beziehungsszenariums, aufgebaut aus einem Bild des Selbst in Interaktion mit einem Anderen und aus Erwartungen bestimmter interpersonaler Transaktionen, ist den Objektbeziehungsdyaden und dem in der Bindungstheorie konzeptualisierten inneren Arbeitsmodell gemeinsam. Mit Rücksicht auf die primitive Desorganisation der Affekte und ihrer Verbindung mit den kognitiven Prozessen des Patienten unterstützt der Therapeut die Entwicklung der kognitiven Fähigkeit, Affekte zu repräsentieren. Er hilft dem Patienten, die anomale Dissoziation und Desorganisation von Kognition und Affekt zu überwinden und beides zusammenzuführen.

2.3.5 Verlauf der TFP

TFP-Behandlungen werden planmäßig durchgeführt. Der therapeutische Rahmen ist dem Containment zuträglich, weil er eine Atmosphäre der Sicherheit schafft, in dem internalisierte Dyaden in der Übertragung reaktiviert werden können. Der Patient wird der Beziehung, die sich innerhalb des Rahmens entwickelt, naturgemäß Widerstand leisten, da Bindungen Angst machen und in der Übertragung paranoide Aspekte aufleben. Er wird seine Konflikte u. U. agieren, um sich den intensiven Affekten zu entziehen oder sie zu dämpfen. Die Analyse dieses Widerstandes gegen die Beziehung fördert das Verständnis der basalen Annahmen über Beziehungen und die Erwartungen, die an sie herangetragen werden. Der Therapeut ermutigt den Patienten dazu, innerhalb des Behandlungsrahmens unzensiert zu kommunizieren, und unterstützt auf diese Weise die Reaktivierung der Beziehungswirrwarrs, das sein Leben beherrscht.

In der TFP analysieren wir zunächst die Abwehrstrategien des Patienten. Dies klingt vielleicht riskant, doch das durch den Behandlungsrahmen gewährleistete Containment dient als Anker und verstärkt die Kontrolle innerhalb eines Raumes, in dem der Patient gefahrlos regredieren kann. Dieser Analyse schließen sich als nächste Schritte die Deutung und die Entwicklung der Selbstreflexion an. Die TFP ist ein repetitiver Prozess; mit einem einmaligen Durcharbeiten ist es nicht getan. Modifizierung und Veränderung erfolgen nach und nach, in wiederholten

Zyklen. Zum Beispiel können Affektstürme, die auf den ersten Blick unkontrollierbar und jeder Reflexion entzogen wirken, ganz allmählich an Intensität verlieren und schließlich völlig verschwinden, wenn der Patient ein ums andere Mal die Erfahrung macht, dass Affekte durch verbesserte Reflexion gedämpft werden können und die stärker gedämpften Affekte einer weiteren Verbesserung der Reflexion zuträglich sind. Beispiele für die Arbeit mit einem Affektsturm enthalten die Videos 3-1, 3-2 und 3-3 (Kap. 7 Behandlungtaktiken und klinische Herausforderungen).

Negative Affekte werden von Borderline-Patienten hierarchisch als Tendenz organisiert, sich vor schmerz- und leidvollen Erfahrungen durch Zerstörung ihrer vermeintlichen Ursache zu schützen. Dieser Zerstörungsdrang richtet sich sowohl gegen andere Menschen als auch gegen das Selbst. Chronische Wut und Aggression können als Hass auf Objekte, die das eigene Leid zu verursachen scheinen, Ausdruck finden. Der Drang, die Leidensquelle auszuschalten oder zu vernichten, vielleicht auch Rache zu nehmen und dem Anderen Leid zuzufügen, bewirkt eine Umkehrung der Situation, deren sich der Patient unter Umständen gar nicht bewusst ist. Lust und Unlust können in Kombination mit der Aggression eine sadomasochistische Dynamik in den Vordergrund treten lassen. Auf einem weniger hohen Aggressionsniveau herrscht statt des Rachewunsches das Bedürfnis vor, den Anderen zu kontrollieren. Der Patient fühlt sich sicher, solange er die Kontrolle in der Hand hat; Ausdruck findet dies in der aktiven primitiven Abwehr der omnipotenten Kontrolle.

Das Unlust oder Schmerz verursachende Objekt kann als äußeres Objekt oder als inneres Objekt erlebt werden. Infolgedessen kann sich die Aggression auch gegen das Selbst wenden; Verwirrung und Chaos infolge projektiver Identifizierung und anschließender Reintrojektion der Quelle des negativen Affekts sind häufig die Folge. Mitunter besteht ein starker Drang, die Aggression gegen das Selbst zu richten, und im Extremfall setzt sich der Selbstzerstörungsdrang gegenüber allen anderen Strebungen durch.

Der gegen das Selbst gerichteten Aggression (Suizid und parasuizidalem Verhalten) liegen unterschiedliche Motivationen zugrunde, die in der Übertragung zutage treten können. Es gibt nicht eine Art des Suizids, sondern viele. Manchmal spiegelt das Denken und Verhalten die Identifizierung mit einer sadistischen Bezugsperson wider. Wichtig ist hier eine Beobachtung Ronald Fairbairns (2000 [1952]), der gesagt hat, »dass es besser ist, in einer von Gott regierten Welt ein Sünder zu sein, als in einer Welt zu leben, die vom Teufel beherrscht wird« (S. 97). Mit anderen Worten: Es ist besser, an das Gute zu glauben, als die grundsätzliche Präsenz der Aggression zu akzeptieren. Auf diese Weise kann der Masochismus zu einem Sicherheitssystem werden: Die Internalisierung ungezügelter Angriffe erzeugt ein Gefühl der Sicherheit, das solange Bestand hat, wie sich die Aggression gegen das Selbst richtet und den idealisierten Anderen verschont. Solche Situationen wechseln mit Phasen, in denen das Individuum ein sadistisches Objekt auf direktere Weise internalisiert und sich mit ihm identifiziert, um die Beziehung zu der aggressiven Bezugsperson aufrechtzuerhalten. Der Versuch, das Selbst zu töten, ist ein Versuch, sich mit dem aggressiven Anderen zu identifizieren und zu vereinen.

Wenn das Agieren nachlässt und die Affekte des Patienten im Behandlungsrahmen containt werden, können die ein ums andere Mal zutage tretenden dominanten inneren Objektbeziehungen in einer erfolgreichen mittleren Therapiephase erkannt und geklärt werden. Mehrere Aspekte tragen zu einer allmählichen Veränderung bei. Der Patient lernt, in sich hineinzuhorchen (Introspektion) und die allmähliche Integration gegensätzlicher und widersprüchlicher Affekte zu tolerieren. Die verbesserte Introspektion und Integration hat zur Folge, dass die Affekte an Intensität verlieren. Dies wiederum ist der weiteren Verbesserung der Introspektion zuträglich.

2.3.6 Die Rolle der menschlichen Beziehung in der TFP

Wie wichtig ist die direkte, hilfreiche menschliche Beziehung zwischen Therapeut und Patient? In der Literatur wurde diese Frage eingehend erörtert (Mitchell und Aron 1999). Unter normalen Umständen sind menschliche Beziehungen hilfreich. Je schwerer gestört der Patient ist, desto weniger ist er aber in der Lage, sich auf normale menschliche Beziehungen einzulassen. Ebendies ist die Tragödie der schweren Persönlichkeitspathologie: Die üblichen Kommunikationskanäle und Möglichkeiten, seinen Kummer im Austausch mit anderen zu überwinden, sind verzerrt und zerstört. Die Vermutung, dass eine warmherzige menschliche Beziehung dem Patienten die Weiterentwicklung ermöglicht, ist ein Irrtum. Vielmehr wird er durch die in der Übertragungsanalyse erfolgende Erforschung seiner intensiven negativen Affekte nach und nach in die Lage versetzt, sich auf eine neue Beziehung, in der er wachsen und Befriedigung finden kann, einzulassen. Diese therapeutische Arbeit ist die Voraussetzung dafür, dass er sich aus der Falle seiner fixierten inneren Bilder, die seine Wahrnehmung anderer Menschen bestimmen, befreien und die Fähigkeit entwickeln kann, andere als unverwechselbare und von ihm selbst getrennte Individuen kennenzulernen. Die Beziehung zum Therapeuten ist ein unspezifischer Effekt, der wahrscheinlich in jeder Behandlung zum Tragen kommt; in der TFP und anderen analytischen Behandlungen von Patienten, deren innere Bilder und Projektionen die Möglichkeit, sich auf Beziehungen wirklich einzulassen, zunichtemachen, spielt sie allerdings eine besondere Rolle. Zu Beginn ist die ausschlaggebende Eigenschaft des Therapeuten mitnichten die Warmherzigkeit, die von Borderline-Patienten oft sogar als unehrlich oder gar als gefährlich verführerisch missverstanden wird, sondern die Fähigkeit, die Intensität der Affekte des Patienten anzuerkennen und zu containen, ohne sich defensiv zurückzuziehen oder nach Vergeltung zu trachten. In der letzten Behandlungsphase kommt der unspezifische Faktor einer hilfreichen menschlichen Beziehung zur Geltung. Entgegen der landläufigen Annahme, dass der Therapeut zunächst eine gute Beziehung zum Patienten aufbauen müsse, ist das therapeutische Bündnis mit Borderline-Patienten ein Resultat der Behandlung und nicht die Vorbedingung; es ist das Ergebnis der systematischen Auflösung der negativen Übertragungsaspekte und ein Produkt der Integration der inneren Welt. Die Voraussetzung dafür ist das Containment intensiver Affekte.

2.3.7 Dauer der TFP

Wie schon erläutert, bilden Patienten mit BPS-Diagnose eine heterogene Gruppe, weil der Schweregrad sowohl ihrer Symptome als auch ihrer Defizite in engen Beziehungen und im Arbeitsbereich variiert. Aus diesem Grund kann man keinen allgemein gültigen zeitlichen Rahmen der Behandlung bestimmen. Da wir für unsere Forschung mit häufigen Beurteilungen und statistischen Untersuchungen arbeiten, um den Verlauf der Veränderung zu analysieren, können wir allerdings beschreiben, in welchen Behandlungszeiträumen sich nach unserer Beobachtung spezifische Veränderungen vollzogen haben. So haben wir häufig erlebt, dass das Agieren innerhalb der ersten sechs Behandlungsmonate unter Kontrolle gebracht werden kann und der Einsatz primitiver Abwehrmechanismen im zweiten Behandlungsjahr signifikant zurückgeht. Diese Veränderungen schaffen die Voraussetzung dafür, die therapeutische Arbeit direkter auf die Identitätsdiffusion des Patienten, die Konsolidierung einer besser integrierten Identität und die Verbesserung seines Verständnisses der Probleme zu konzentrieren, die er in Liebesbeziehungen, im Arbeitszusammenhang und in seiner Freizeit erlebt. In Kap. 11 wird der zeitliche Verlauf dieser Entwicklungen detaillierter beschrieben.

2.4 Entwicklung und Formulierung eines Behandlungsmanuals

Dank der kontinuierlichen Gespräche über die Videoaufzeichnungen therapeutischer Sitzungen war es nicht schwierig, die Prinzipien der Intervention, die sich in den Gruppendiskussionen herausschälten, schriftlich zu fixieren. So entwickelten wir ein Behandlungsmanual, das diese Interventionsprinzipien mit den spezifischen klinischen Beispielen aus unserer klinischen Arbeit kombiniert (Clarkin et al. 1999). Das Manual ist jedoch kein statisches schriftliches Dokument, sondern wird laufend weiterentwickelt. Dementsprechend haben wir es auf den neuesten Stand gebracht und um neue klinische Erfahrungen mit Borderline-Patienten ergänzt. Zudem haben wir einen Reader zur TFP (Yeomans et al. 2002) sowie ein zweites Manual (Clarkin et al. 2008 [2006]) verfasst. In dieses vorliegende Manual haben wir aktuelle Entwicklungen aufgenommen, die auf größerer Erfahrung mit der mittleren und der abschließenden Behandlungsphase beruhen, auf neuen Erkenntnissen über die im Laufe der Zeit zu erwartenden Resultate und auf einer subtileren Differenzierung der Behandlungsanwendung für die verschiedenen Untergruppen von BPO-Patienten, z. B. Patienten mit BPO auf höherem Strukturniveau sowie BPO-Patienten auf niedrigem Strukturniveau mit und ohne Narzissmus oder mit malignem Narzissmus.

Das schriftliche Behandlungsmanual wurde in das Instrumentarium der Psychotherapieforschung eingeführt, um die Replizierbarkeit der Methode durch detaillierte Spezifizierung zu gewährleisten. Dieses Forschungsinteresse sowie die Notwendigkeit, den Teilnehmern unserer Weiterbildung Lehrmaterial zur Verfügung zu stellen, hatten uns zum Verfassen des Manuals bewogen. Darüber hinaus haben wir, wann immer wir die TFP lehrten, festgestellt, dass die Videoaufzeichnungen von Sitzungen, die von erfahrenen Therapeuten und Klinikern durchgeführt werden, im Prozess des Erlernens der Behandlung ein ausgezeichnetes Unterweisungsinstrument darstellen. Aus diesem Grund ist mit diesem Buch der Zugang zu Onlinevideofilmen verknüpft, die fiktive klinische Fälle illustrieren. Die Patienten werden dabei von Schauspielern verkörpert (www.appi.org/Yeomans).

2.5 Vermittlung der TFP – Adhärenz und Kompetenz

Unsere klinische Forschungsgruppe am Personality Disorders Institute hat Erfahrungen mit der TFP-Ausbildung von Klinikern und mit der Vermittlung eines akzeptablen Adhärenz- und Kompetenzniveaus gesammelt. Die typische Ausbildung erfolgt in Form von Seminaren. Diesem ersten Schritt schließt sich das Studium von Videofilmen an, die die verfahrensadhärente Arbeit erfahrener TFP-Therapeuten zeigen. Sodann behandelt der Weiterbildungsteilnehmer zwei Borderline-Patienten mit der TFP-Methode unter regelmäßiger Supervision. Wir haben ein Formular zur Adhärenz- und Kompetenzbeurteilung entwickelt, anhand dessen zertifizierte TFP-Therapeuten die Arbeit der Ausbildungsteilnehmer beurteilen können (auf Anfrage erhältlich). Die regelmäßige Beurteilung der Adhärenz und Kompetenz von TFP-Therapeuten ist unerlässlich, um die hohe Qualität der Behandlung sicherzustellen.

2.6 Vorläufige Tests der Behandlungsresultate

In den Jahren, in denen unsere Forschungsgruppe unter Leitung von John Clarkin die TFP konzipierte, erhielten wir ein Stipendium (R21) vom National Institute of Mental Health, das es uns ermöglichte, 17 Borderline-Patienten ein Jahr lang mit der TFP zu behandeln. Es gab keine Kontrollgruppe. Im Rahmen dieser Studie konnten wir das neu entwickelte Behandlungsmanual anwenden und den klinischen Prozess der regelmäßigen gemeinsamen Beratung über unsere Fälle voranbringen. Diese Arbeitstreffen dienten nicht ausschließlich der Besprechung der letzten Sitzung; vielmehr ging es auch darum, auf der Grundlage neuer Informationen die nächsten Sitzungen zu planen und die Intervention zu vertiefen. Das Ergebnis dieser Studie war ermutigend (Clarkin et al. 2001). Verglichen mit dem Jahr vor Behandlungsbeginn ging die Anzahl der Patienten, die Suizidversuche unternahmen, im Laufe der einjährigen Behandlung signifikant zurück; auch der Schweregrad der Selbstverletzungen nahm ab. Die an der Studie beteiligten Patienten wurden signifikant seltener stationär aufgenommen und verbrachten insgesamt signifikant weniger Tage in stationärer Behandlung als im Jahr vor Beginn der Therapie.

2.7 Randomisierte kontrollierte Studien (RCTs)

2.7.1 Eine RCT in New York

Die Borderline Research Foundation, eine private Stiftung mit Sitz in der Schweiz, stellte uns in Aussicht, die Möglichkeit der Finanzierung unserer Entwicklung des Behandlungsverfahrens zu überprüfen. Dank der Unterstützung unseres Abteilungsleiters Dr. Jack Barchas konnten wir uns erfolgreich um die Gelder bewerben und ebenso wie unsere Kollegen an drei weiteren Forschungsstandorten eine RCT durchführen, in der wir die Übertragungsfokussierte Psychotherapie mit anderen manualisierten Behandlungen verglichen, und zwar mit der dialektisch-behavioralen Therapie (DBT), der damals allgemein anerkannten, empirisch geprüften Behandlung für Borderline-Patienten, und mit einer manualisierten stützenden psychodynamischen Behandlung, die der TFP ähnelt, aber auf die Deutungen im Hier und Jetzt, die wir für einen entscheidenden Veränderungsfaktor halten, verzichtet. Die Studie (Clarkin et al. 2007) gelangte zu dem Ergebnis, dass TFP, DBT und supportive Psychotherapie allesamt signifikante positive Veränderungen bezüglich Depression, Angst, allgemeinem Funktionsniveau und sozialer Anpassung erzielten. Doch nur die TFP erwies sich als signifikant prädiktiv für Veränderungen in Bezug auf Reizbarkeit sowie verbale und direkte Angriffe. TFP und DBT hingen signifikant mit Verbesserungen der Suizidalität zusammen, und sowohl die TFP als auch die stützende Psychotherapie waren mit Verbesserungen in Bezug auf Wut und Impulsivität assoziiert. Vor allem aber konnten bei den TFP-Patienten anders als bei den DBT-Patienten oder den Patienten in supportiver Psychotherapie bedeutsame Veränderungen der Reflexionsfähigkeit (Reflective Functioning, RF) nachgewiesen werden, die wir als einen der Veränderungsmechanismen in der TFP betrachten (Levy et al. 2006).

2.7.2 Eine RCT in Europa

Nachdem die Studie gezeigt hatte, dass die TFP Symptome erfolgreich reduziert und der DBT an Effektivität nicht nachsteht, galt es nachzuweisen, dass sie auch an einem anderen Standort als demjenigen, an dem sie entwickelt worden war, durchgeführt werden kann. Dank der Unterstützung und des erheblichen kollegialen Einsatzes von Dr. Peter Buchheim, einem Münchener Psychiater, konnten wir Therapeuten in München und anderen Städten im deutschsprachigen Raum eine Fort- und Weiterbildung in TFP anbieten. Nachdem das TFP-Manual ins Deutsche übersetzt und publiziert worden war, konzipierten wir eine RCT, um unsere Übertragungsfokussierte Psychotherapie mit den von deutschen und österreichischen Experten normalerweise durchgeführten Therapien (TAU) zu vergleichen. Doering et al. (2010) verglichen die TFP in einer einjährigen randomisierten und kontrollierten Studie mit der Behandlung durch erfahrene TAU-Therapeuten. Beide Behandlungen erzielten Verbesserungen; die nach dem Zufallsprinzip der TFP-Gruppe zugeteilten Patienten wiesen eine niedrigere Abbruchrate auf, eine signifikant höhere Reduzierung der Anzahl von Suizidversuchen, der stationären Einweisungen sowie der BPS-Symptome; bezüglich der Persönlichkeitsorganisation und des psychosozialen Funktionsniveaus waren die Verbesserungsraten signifikant höher. Beide Gruppen profitierten signifikant in den Bereichen Depression und Angst; die TFP-Gruppe zeigte zudem Verbesserungen in Bezug auf die allgemeine Psychopathologie. Es gab keine bedeutsamen Unterschiede zwischen den Gruppen. Die Ergebnisse dieser Studie lassen vermuten, dass das TFP-Modell eine effiziente Behandlung für BPS-Patienten darstellt.

2.7.3 Behandlungseffekte, die über eine Symptomveränderung hinausreichen

Die Effizienz verschiedener manualisierter kognitiver und psychodynamischer Behandlungsmodelle für Patienten mit BPS wurde durch mehrere RCTs nachgewiesen (Bateman und Fonagy 1999; Clarkin et al. 2007; Giesen-Bloo et al. 2006; Linehan et al. 1991). Aufgrund der Ergebnisse ist zu vermuten, dass Elemente, die all diesen Verfahren gemeinsam sind, den Patienten helfen. Mithin stellt sich die Frage nach den Veränderungsmechanismen: Welche Elemente dieser Behandlungen führen Veränderung herbei? Als Kandidaten werden in den jeweiligen Manualen zentrale therapeutische Strategien und Techniken genannt, z. B. das Fertigkeitentraining (Linehan 1993), die Verbesserung des Mentalisierens (Bateman und Fonagy 1999) sowie – für die TFP – der Prozess der Übertragungsdeutung (Clarkin et al. 2008 [2006]). Alle genannten Behandlungsverfahren können die Symptome nachweislich signifikant reduzieren, doch für die Annahme, dass spezifische therapeutische Techniken die beobachtbaren Veränderungen herbeiführen, gibt es kaum empirische Belege. Eine zweite und damit zusammenhängende Frage betrifft die erwünschten Ziele des jeweiligen Behandlungsverfahrens. Was die TFP anbelangt, so haben wir der Symptombesserung stets große Bedeutung beigemessen, aber zugleich die Ansicht vertreten, dass eine genuine Veränderung der Persönlichkeit des Borderline-Patienten nur möglich ist, wenn er die Art und Weise, wie er sich selbst und andere Menschen repräsentiert, verändert und es ihm gelingt, in intimen Beziehungen und im Arbeitskontext Befriedigung zu finden. Mehrere Aspekte unserer Studie waren diesen Fragen gewidmet.

Um die TFP mit der DBT und einer supportiven Behandlung vergleichen zu können (Clarkin et al. 2007), haben wir die Reflexionsfähigkeit (RF) aller Patienten sowohl vor Beginn der Therapie als auch nach einjähriger Behandlung mit dem Adult Attachment Interview (George et al. 1996) gemessen. Diese Methode zur Messung der Reflexionsfähigkeit wurde von Fonagy et al. (1998) entwickelt und ermöglicht es, das Mentalisieren zu beurteilen – d. h. die Fähigkeit, sich selbst und andere Menschen unter Berücksichtigung der Emotionen, Einstellungen und Motivationen zu repräsentieren. Unsere These lautete, dass die TFP – nicht aber die DBT und die supportive Therapie – die Reflexionsfähigkeit des Borderline-Patienten bedeutsam verbessert, weil sie dem Patienten gezielt zu helfen versucht, seine Selbst- und Fremdrepräsentationen in der Interaktion mit dem Therapeuten besser zu verstehen und sie in Worte zu fassen; die Dialektisch-Behaviorale Therapie hingegen sowie die supportive Behandlung führen, so unsere These, nicht zur Verbesserung der Reflexionsfähigkeit, weil sie auf das operative Element der Übertragungsdeutung verzichten. Diese These wird durch die Ergebnisse unserer Studie vollauf bestätigt (Levy et al. 2006). Die Tatsache, dass die TFP die Symptome signifikant reduziert und die Reflexionsfähigkeit verbessert, steht mit dem postulierten Wirkmechanismus der Behandlung im Einklang. Wir führen die bedeutsame Verbesserung der Reflexionsfähigkeit in der TFP darauf zurück, dass die Therapeuten ihre Patienten dazu anhalten, sich über ihre Selbst- und Fremdbilder klar zu werden und Widersprüchlichkeiten zu klären, und dass sie ihnen durch die Deutung des Hier und Jetzt helfen, komplexe Selbst- und Fremdrepräsentationen zu integrieren.

In der europäischen RCT (Doering et al. 2010) wurde das Funktionsniveau der Persönlichkeit vor Beginn der Therapie und nach einjähriger Behandlung mit dem Strukturierten Interview zur Persönlichkeitsorganisation (Structured Interview for Personality Organizations, STIPO), einem auf der Grundlage der Objektbeziehungstheorie entwickelten semistrukturierten Interview, gemessen. Bei den TFP-Patienten, nicht jedoch in der Vergleichsgruppe, konnte mit dem STIPO eine bedeutsame Verbesserung des allgemeinen Funktionsniveaus nachgewiesen werden.

2.7.4 Aktueller empirischer Status der TFP

Die in den vorangegangenen Abschnitten beschriebene klinische Forschung war für den gegenwärtigen Status der TFP relevant, zeigte sie doch, dass das Verfahren nicht nur von Therapeuten am Entwicklungsstandort (dem Weill Cornell Personality Disorders Institute) erlernt und adhärent und kompetent durchgeführt werden kann, sondern auch von Kollegen an anderen Standorten. Die Übertragungsfokussierte Psychotherapie erzielte innerhalb eines Behandlungsjahres in zwei RCTs nachweislich signifikante Symptomveränderungen (Clarkin et al. 2007; Doering et al. 2010). Sie ist den von erfahrenen Therapeuten durchgeführten TAU-Behandlungen überlegen (Doering et al. 2010) und mindestens ebenso effektiv wie die Dialektisch-Behaviorale Therapie, die als der Standard gilt (Clarkin et al. 2007). Und schließlich führt die TFP Veränderungen herbei, die über eine bloße Symptombesserung hinausgehen. Das heißt, sie verändert die Reflexionsfähigkeit (Levy et al. 2006) und ermöglicht bedeutsame Verbesserungen des allgemeinen Funktionsniveaus der Persönlichkeit (Doering et al. 2010).

2.8 Der klinische Fall im Verhältnis zu Verlaufs- und Ergebnisdaten

Über die Kluft zwischen klinischer Versorgung und empirischer Forschung gibt es eine Fülle an Literatur. Kliniker rücken den individuellen Patienten und die individuelle Therapeut-Patient-Beziehung ins Zentrum der Aufmerksamkeit. Sie verfassen detailreiche Fallgeschichten, nach deren Lektüre der Leser sich u. U. fragt, wie diese spezifische Geschichte auf andere Patienten und Behandlungen verallgemeinert werden kann. Forscher hingegen betonen Gruppendaten und die Notwendigkeit, im Rahmen eines klar definierten Therapieverfahrens objektive

Daten über zahlreiche Individuen mit homogenen Dysfunktionen zu sammeln. Sie beklagen, dass Kliniker keinen Gebrauch von diesen Daten machen, während die Kliniker behaupten, dass die Forschung zu wenig spezifisch sei, als dass sie ihrer Arbeit als Orientierungshilfe dienen könnte. Offenbar haben wir es hier mit einem unauflösbaren Dilemma zu tun – mit zwei parallelen Gleisen, die nie zusammentreffen werden.

Beide Gesichtspunkte sind wichtig, denn beide sind zum Teil korrekt. Nach unserer Auffassung geht es letztlich nicht um das Problem klinische Orientierung versus empirische Orientierung, sondern um die Frage, wie eine klinische Forschungsgruppe von beiden Seiten profitieren kann. Dieses Behandlungsmanual ist ein Versuch, die Vorteile beider Ansätze miteinander zu kombinieren. Der Leser wird sehen, dass wir den hohen Stellenwert des klinischen Falls betonen und ausführlich aus Fallgeschichten zitieren, um die Strategien, Taktiken und Techniken der TFP in der frühen, mittleren und abschließenden Behandlungsphase zu beschreiben. Weil uns zu all diesen Fällen, die im Rahmen unserer zahlreichen empirischen TFP-Studien behandelt wurden, Ergebnisdaten zur Verfügung stehen, können wir die Aussagekraft und die Details des einzelnen Falles mit dem Gesamtprozess und den Ergebnisdaten über die Gruppe von BPO-Patienten, die wir untersucht haben, kombinieren. Aufgrund unserer Kenntnis des jeweiligen Einzelfalles und der statistischen Daten über die Behandlungsergebnisse der gesamten Gruppe können wir den Einzelfall dann in den Kontext der Parameter des Gesamtergebnisses einordnen.

Das Hauptziel dieses Buches besteht darin, dem Kliniker die Behandlung des individuellen Patienten zu erleichtern, der mit den Symptomen und Schwierigkeiten der BPO zu ihm kommt. Die TFP ist ein prinzipiengestütztes Behandlungsverfahren; folglich beschreiben wir, wie die Prinzipien der Behandlung (Strategien, Taktiken und Techniken) in der Therapie des individuellen Patienten Anwendung finden. Der Leser muss die Art und Weise, wie wir diese Prinzipien beschreiben und sie auf die individuellen Fälle, die wir kennengelernt und behandelt haben, anwenden, in sich aufnehmen. Im klinischen Prozess muss er sie dann nach bestem klinischem Urteil selbst umsetzen.

Ein Wort noch zu den Behandlungsfällen, die wir in diesem Manual vorstellen. Jeder dieser Patienten erfüllte die Kriterien einer BPS und BPO. Aus den zahlreichen zitierten Fällen haben wir die Behandlung zweier Frauen, Amy und Betty, ausgewählt, um den Verlauf der Behandlung und die Veränderungen der Patientinnen zu illustrieren (Kap. 8, 9 und 10). Andere, kürzere Vignetten illustrieren die Anwendung spezifischer TFP-Prinzipien.

Klinische Schlüsselkonzepte

- Die TFP wurde von einer klinischen Forschergruppe konzipiert, die sich intensiv mit der Behandlung von Borderline-Patienten beschäftigte.
- Empirisch entwickelt wurde die TFP Schritt für Schritt, angefangen mit der Manualisierung des Therapiemodells bis zu randomisierten klinischen Studien.

- Den Prinzipien der TFP liegt die Kombination von Ergebnisforschung und gründlicher Einzelfallerfahrung zugrunde.
- Das Verständnis der Borderline-Pathologie wurde durch die Forschung vertieft, die das Echtzeitfunktionieren von Patienten mit BPS insbesondere in sozialen Situationen untersucht.

Ausgewählte Lektüre

Barber JP, Muran C, McCarthy KS et al. (2013). Research on dynamic therapies. In: Bergin and Garfield's Handbook of Psychotherapy and Behavior Change. 6. Aufl. Hg. von Lambert MJ. New York (Wiley), S. 443–494. [Ein Forschungsbericht, der die TFP im Kontext der Effektivität dynamischer Therapien beleuchtet.]

Kazdin A (2004). Psychotherapy for children and adolescents. In: Bergin and Garfield's Handbook of Psychotherapy and Behavior Change. 6. Aufl. Hg. von Lambert MJ. New York (Wiley), S. 543–589. [Die beste Beschreibung des schrittweise erfolgenden Entwicklungsprozesses einer psychotherapeutischen Behandlung.]

Levy KN, Meehan KB, Yeomans FE (2012). An update and overview of the empirical evidence for transference-focused psychotherapy and other psychotherapies for borderline personality disorder. In: Psychodynamic Psychotherapy Research. Hg. von Levy RA, Ablon JS, Kächele H. New York (Springer), S. 139–168. [Ein Vergleich der Stärken und Schwächen spezialisierter BPS-Behandlungen sowie der entsprechenden empirischen Daten.]

3 Strategien der Übertragungsfokussierten Psychotherapie

Das Ziel der Übertragungsfokussierten Psychotherapie (TFP) ist die Konsolidierung der Identität. Diese Integration zuvor getrennt gehaltener idealisierter und persekutorischer internalisierter Objektbeziehungen erfolgt durch die Bearbeitung der Übertragung und soll dem Patienten eine kohärente, realistische und stabile Selbst- und Fremdwahrnehmung, die Regulation seiner Emotionen und kooperative, positive Beziehungen zu anderen Menschen ermöglichen. Wir erreichen dieses Ziel durch unsere therapeutischen Interventionen, die auf mehreren verschiedenen Abstraktions- und Spezifitätsebenen konzeptualisiert werden können. Als *Strategien* der TFP bezeichnen wir die aufeinanderfolgenden Schritte des Gesamtprozesses, in dem die in der Übertragung aktivierten Objektbeziehungen gedeutet werden. Unter den *Techniken* verstehen wir all die Interventionen, die der Therapeut im Laufe der Sitzung je nach Situation formuliert. Die *Taktiken* schließlich sind die Manöver, mit deren Hilfe er die Grundlagen für die Deutungsarbeit und andere Behandlungstechniken schafft. In diesem Kapitel beschreiben wir die Strategien der TFP; den Techniken ist Kap. 6 »Behandlungstechniken« und den Taktiken das Kap. 7 »Behandlungstaktiken und klinische Herausforderungen« gewidmet.

Die TFP-Strategien leiten sich aus der Objektbeziehungstheorie her. Partialselbst- und Partialobjektrepräsentationen werden integriert, indem der Therapeut die grundlegenden Repräsentationen, die für die Art und Weise, wie der Patient seine interpersonalen Beziehungen wahrnimmt, prägend sind, identifiziert und benennt. Wenn sich der Patient seiner charakteristischen Beziehungsmuster nach und nach bewusst wird, kann ihm der Therapeut, sobald widersprüchliche Selbst- und Objektbilder zutage treten, seine aktiven Bemühungen aufzeigen, sie voneinander getrennt zu halten. Das heißt, er erläutert die Spaltung, durch die der Patient die Angst zu meiden versucht, die die gleichzeitige bewusste Wahrnehmung dieser widerstreitenden Eigenschaften in ihm wecken würde. Tabelle 3-1 zeigt die vier Strategien, die wir in den folgenden Abschnitten detailliert beschreiben (Tab. 3-1).

Tab. 3-1 Strategien der Übertragungsfokussierten Psychotherapie

Strategie 1	Definieren der dominanten Objektbeziehungsdyade
Strategie 2	Beobachten und Deuten der Rollenumkehrungen in der Dyade
Strategie 3	Beobachten und Deuten der Verbindungen zwischen Objektbeziehungsdyaden, die sich gegenseitig abwehren
Strategie 4	Durcharbeiten der Fähigkeit des Patienten, eine Beziehung in der Übertragung anders wahrzunehmen, und Untersuchung seiner übrigen wichtigen Beziehungen

3.1 Strategie 1: Definieren der dominanten Objektbeziehungen – Handeln in Objektbeziehungen transformieren

Die erste Strategie des TFP-Therapeuten besteht darin, dem Patienten zuzuhören, die Art und Weise, wie er sich ihm gegenüber verhält, zu beobachten und nach und nach die dominante Objektbeziehungsdyade herauszuarbeiten, die er in der Interaktion im Hier und Jetzt agiert oder erlebt. Praktisch bedeutet dies, dass der Therapeut das in Abb. 3-1 gezeigte Modell anwendet: Er identifiziert die innere Objektbeziehungsdyade, die im Augenblick aktiv ist, sowie die Selbstrepräsentation und die Objektrepräsentation, die der Patient auf ihn projiziert (Abb. 3-1). Die Umsetzung dieser ersten Strategie erfolgt in mehreren Schritten.

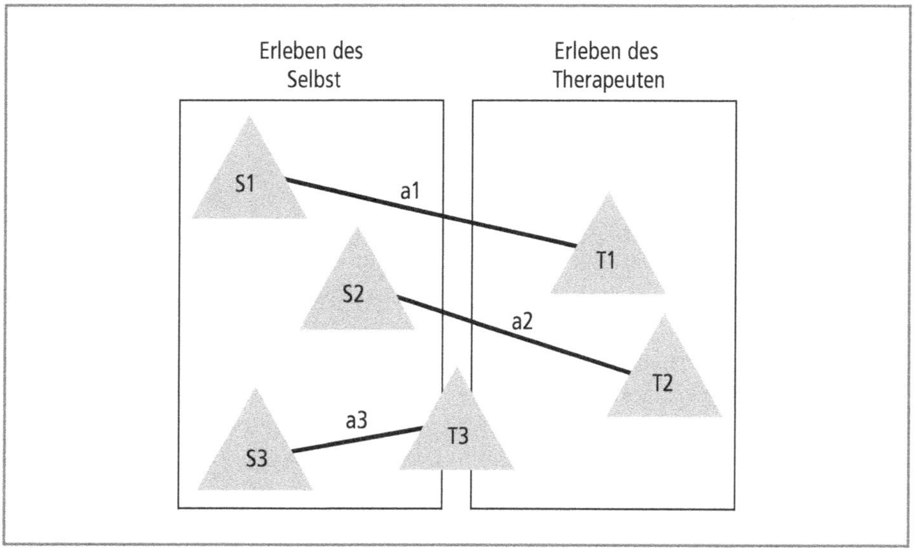

Abb. 3-1 Übertragung: die unmittelbare Wahrnehmung des Selbst und des Anderen.

Der Kasten auf der linken Seite zeigt, wie der Patient sich selbst erlebt; der Kasten rechts zeigt, wie er den Anderen, in diesem Fall den Therapeuten, erlebt. Die drei Dyaden sind drei verschiedene Selbst- und Objektwahrnehmungen, die durch einen »Triggervorgang« aktiviert werden können. Wenn eine Dyade aktiv ist, sind die anderen der bewussten Wahrnehmung nicht zugänglich.

Der Aufgabe des Therapeuten besteht aus zwei Teilen: 1) Er muss die projizierte Objektrepräsentation annehmen und 2) die Situation quasi von oben beobachten und versuchen, den Patienten in die Beobachtung und Untersuchung der »unten« stattfindenden »Aktion« einzubeziehen.

Die dritte Dyade zeigt die Veränderung, die eintritt, wenn der Patient zu verstehen beginnt, dass das, was er im Therapeuten wahrnimmt, etwas ist, das sich in ihm selbst befindet. Die Objektrepräsentation verändert sich in der mittleren Behandlungsphase nach und nach von etwas, das der Patient projiziert, zu etwas, das er als einen Selbstanteil anerkennt.

Hinweis: A = Affekt, T = Therapeut, S = Selbst

3.1.1 1. Schritt: Die Verwirrung wahrnehmen und tolerieren

Oft merkt der Therapeut schon in der ersten Sitzung mit einem Borderline-Patienten, dass sich eine merkwürdige, beunruhigende, verwirrende und frustrierende Atmosphäre entwickelt. Diese Erfahrung kann sehr quälend sein, zumal der Patient häufig eine gewisse Dringlichkeit vermittelt. Unter Umständen taucht im Therapeuten auch das Gefühl auf, inkompetent und der Situation nicht gewachsen zu sein. Der Patient wiederum, der vermeintlich gekommen ist, weil er professionelle Hilfe sucht, verhält sich womöglich weitgehend schweigend und scheint im Therapeuten böse Absichten zu vermuten. Er beschimpft ihn oder rastet regelrecht aus, stellt widersprüchliche Behauptungen in den Raum oder sagt Dinge, die mit seinem Affektzustand oder seinem Verhalten nicht übereinstimmen. Eine solche Atmosphäre ist für die Anfangsphase der Arbeit mit Borderline-Patienten charakteristisch. Die erste Aufgabe des Therapeuten besteht darin, sich über seine eigenen Gefühlszustände Klarheit zu verschaffen.

Statt die Verwirrung abzuwehren, zu verleugnen oder umgehend »wegzuerklären«, muss der Therapeut sie zulassen. Wichtig ist, die spezifische Anmutung der Gefühle, die in ihm geweckt werden (Gegenübertragung), aufmerksam zu beobachten, weil sie u. U. wichtige Hinweise auf einen ähnlichen oder komplementären Gefühlszustand gibt, der soeben im Patienten aufgetaucht ist. Die ohnmächtige Wut beispielsweise, die der unkooperative, aber maßlos fordernde Patient im Therapeuten weckt, entspricht möglicherweise seinem Gefühl, von einem gefährlich omnipotenten Therapeuten in die Ecke gedrängt zu werden. Diese Wut könnte aber auch eine Reaktion auf die unerbittliche sadistische Kontrolle sein, die der Patient im Augenblick ausübt. Indem der Therapeut auf übereilte Erklärungen verzichtet, beweist er seine Fähigkeit, intensive, auch widersprüchliche Gefühlszustände auszuhalten. Auf den Patienten wirkt dies häufig beruhigend, denn wenn der Therapeut die Verwirrung erträgt, ist er vielleicht auch in der Lage, die ganze Bandbreite der Affekte, die in seiner inneren Welt aktiv sind, zu tolerieren. Das Aushalten der Verwirrung ist ein früher Ausdruck der Empathie des Therapeuten.

3.1.2 2. Schritt: Die dominanten Objektbeziehungen identifizieren

Die Repräsentationen, aus denen sich die innere Objektwelt des Patienten aufbaut, können nicht direkt beobachtet werden; wir können aber Rückschlüsse auf seine internalisierten Objekte ziehen, indem wir die wiederkehrenden Muster seiner Interaktionen mit anderen Menschen, vor allem dem Therapeuten, aufmerksam beobachten. Um die Verhaltensweisen des Patienten zu verstehen, ist es hilfreich, den interpersonalen Austausch als Szenen eines Dramas zu betrachten, in dem mehrere Schauspieler ihre jeweiligen Rollen spielen. Die Rollen, die für die aktuelle Szene benötigt werden, sind Ausdruck der aktivierten Partialselbst- und Partialobjektrepräsentationen. Indem der Therapeut sich vorzustellen versucht, welche Rolle der Patient gerade spielt und welche Rolle er ihm selbst zugedacht hat, bekommt er einen anschaulichen Eindruck von seiner inneren repräsentationalen Welt. So erkennt er möglicherweise zunächst die Rolle eines hungrigen, bedürftigen Säuglings und ihren Gegenpart, die versagende, empörte Mutter, und danach ein

Tab. 3-2 Beispiele für Rollenpaare in der TFP

Patient	Therapeut
• destruktiver, böser Säugling/Kleinkind	• strafende, sadistische Mutter
• kontrolliertes, wütendes Kind	• kontrollierende Mutter
• ungewolltes Kind	• lieblose, egoistische Mutter
• unvollkommenes, wertloses Kind	• verächtliche Mutter
• missbrauchtes Opfer	• sadistischer Angreifer/Verfolger
• vernachlässigtes Kind	• selbstsüchtige Mutter
• außer Kontrolle geratenes wütendes Kind	• ohnmächtig hilflose Mutter
• angreifendes Kind	• verängstigte, unterwürfige Mutter
• sexuell erregtes Kind	• verführerische Mutter
• sexuell erregtes Kind	• kastrierende Mutter
• abhängiges, befriedigtes Kind	• perfekt versorgende Mutter
• Kind, das geliebt werden möchte	• versagende Mutter
• kontrollierendes, omnipotentes Selbst	• schwache, sklavenähnliche Andere
• freundliches, unterwürfiges Selbst	• abgöttisch bewundernde Mutter
• aggressives, rivalisierendes Selbst	• strafende, rachsüchtige Andere

Hinweis: Die linke Spalte zeigt die Selbstrepräsentationen, die häufig aktiv sind, die rechte zeigt häufige Objektrepräsentationen. Zu beachten ist, dass die Rollenpaarungen ständig alternieren. Therapeut und Patient werden in schnellem Wechsel zu Trägern der verschiedenen Partialselbst- und Partialobjektrepräsentationen.

spontanes, ungehemmtes Kind mit einer liebevollen, toleranten Mutter. Weitere Beispiele für diese Rollenkarikaturen enthält Tab. 3-2. Die Liste ist mitnichten vollständig; wir empfehlen, die Rollen in jeder Behandlung individuell zu benennen und Worte zu wählen, die die Protagonisten und ihr Handeln möglichst präzise charakterisieren. In Tab. 3-2 sind die Rollen paarweise aufgelistet; diese Paarungen können aber von Patient zu Patient variieren.

Um die Objektbeziehungsdyaden definieren zu können, die der Patient in seinem interpersonalen Drama als Mitwirkende auftreten lässt, benötigt der Therapeut umfangreiche Informationen über seinen aktuellen Gefühlszustand, seine Wünsche und Ängste, seine Wahrnehmungen des Behandlers und natürlich über die Erwartungen, die er an ihn richtet. Der Therapeut sammelt diese Informationen, indem er den Patienten anhält, zu beschreiben, wie er die gemeinsame Interaktion im Hier und Jetzt erlebt. Dieser Prozess ist Teil der Klärungsarbeit. Das heißt, der Therapeut erforscht aktiv das unmittelbare Erleben des Patienten und fasst seinen Eindruck in Worte, damit der Patient das Bild dann wiederum korrigieren und verbessern kann. Dieser Klärungsprozess ähnelt dem Vorgehen in der mentalisierungsgestützten Therapie (Bateman und Fonagy 2004), die im Anschluss an die Einführung der TFP entwickelt wurde. Der Therapeut könnte sich z. B. mit folgenden Worten an den Patienten wenden: »Sie wirken heute von Anfang an irgendwie verschlossen und ausweichend auf mich, als ob Sie mich für gefährlich hielten. Stimmt dieser Eindruck?« Der Patient kann diese Aussage korrigieren und unter Umständen wichtige Erläuterungen hinzufügen: »Warum sollte ich mit Ihnen reden? Sie beantworten meine Fragen ja doch nicht, sondern wiederholen lediglich mit anderen Worten, was ich selbst gesagt habe.« Daraufhin kann der Therapeut seine ursprüngliche Hypothese präzisieren: »Ihre Verschlossenheit ist also eine Reaktion darauf, dass ich Ihrer Meinung nach nichts einbringe. Kommt das der Sache näher?« Dieser Prozess setzt sich solange fort, bis die beiden Beteiligten sich über die verzerrte Wahrnehmung des Therapeuten durch den Patienten einigen können oder aber zu dem Schluss kommen, dass eine Einigung nicht möglich ist. Auf ähnliche Weise wird die im Moment aktive Selbstrepräsentation des Patienten herausgearbeitet. Wenn dabei keine Einigung erzielt werden kann, versucht der Therapeut, die Beziehung möglichst präzise zu beschreiben, und weist ausdrücklich darauf hin, dass sie die Interaktion im Augenblick unterschiedlich verstehen. Der Versuch, die Ursachen zu ergründen, fördert oft wichtiges Material zutage.

Manchmal lehnt der Patient jeden Vorschlag des Therapeuten reflexhaft und ohne weiter nachzudenken ab. Eine solche Entwertung aller Beiträge, die der Therapeut einbringt, ist charakteristisch für eine in der Übertragung aktivierte primitive Objektbeziehung. Der Therapeut muss diese Beziehung erläutern und dem Patienten eine Deutung anbieten.

Häufig gibt die Gefühlslage des Therapeuten einen Hinweis auf die Objektrepräsentationen, die der Patient in ihm aktiviert hat. Aus diesem Grund ist es wichtig, dass er seinen eigenen Gefühlszustand aufmerksam beobachtet und vor allem auf fremdartige Gefühle, auf den Wunsch, von seiner Rolle abzuweichen, auf intensive Affekte, intrusive Phantasien oder Rückzugswünsche achtet.

3.1.3 3. Schritt: Die Akteure und die Handlung benennen

Die Ebene der individuellen Dyaden

Sobald sich der Therapeut ein Bild von den wichtigen Selbst- und Objektrepräsentationen gemacht hat, die im Augenblick aktiv sind, teilt er dem Patienten seinen Eindruck mit. Dieser kann solche Erläuterungen am besten in Situationen aufnehmen, in denen er spontane Neugier auf die Beschaffenheit der gemeinsamen Interaktion bekundet und sich von ihrer emotionalen Unmittelbarkeit ein wenig distanzieren kann. Das heißt, der beste Zeitpunkt für eine Deutung ist gekommen, wenn der Patient zwar emotional beteiligt ist, die Intensität des Affekts aber bereits abklingt. Auch der Therapeut muss sich von der Intensität der Interaktion distanzieren, um eine schlüssige und zum weiteren Nachdenken anregende Erläuterung formulieren zu können. Er sollte versuchen, den Prozess so präzise wie irgend möglich zu charakterisieren, und auch den Nuancen Rechnung tragen, in denen die Individualität des Patienten Ausdruck findet. Um zu zeigen, dass er nicht allwissend und der therapeutische Prozess keine Zauberei ist, sondern der Patient das Material liefern muss, erläutert der Therapeut, wie er zu seiner Charakterisierung gelangt ist. Er könnte z. B. sagen: »Sie haben immer leiser und leiser gesprochen, obwohl ich Sie wiederholt darauf aufmerksam gemacht habe, dass ich Sie akustisch nicht verstehen kann. Dieses Verhalten passt zu meinem Gefühl, dass Sie wütend auf mich sind.«

Es ist wichtig, den verbindenden Affekt mitsamt der jeweiligen Selbst- und Objektrepräsentation zu erläutern.

Oft benutzt der Patient selbst Metaphern, die so anschaulich, prägnant und reich an Emotionen sind, dass sie sich hervorragend eignen, um über komplexe Selbst- und Objektbilder zu sprechen. Die folgenden Aussagen illustrieren die Verwendung von Metaphern sowie den Versuch des Therapeuten, die aktiven Partialselbst- und Partialobjektrepräsentationen möglichst spezifisch zu charakterisieren:

- »Mir ist aufgefallen, dass Sie auf mich reagieren, als sei ich Ihr Gegner und hätte absolute Macht über Sie, wie ein Kerkermeister, dem Sie als gefesseltes, wehrloses Opfer ausgeliefert sind.«
- »Ich bin also Ihr frustrierender Widersacher, von dem nichts kommt, und Ihre einzige Möglichkeit, sich zu wehren, besteht darin, kein Wort von sich zu geben.«
- »Wenn ich Ihnen gehorchte, wäre für Sie alles in Ordnung, aber stattdessen bin ich das trotzige Kind, das gegen eine herrschsüchtige, unnachgiebige Mutter rebelliert.«
- »Sie haben sich verhalten, als hätten Sie ein Recht darauf, ein Kind zu sein, das sich für seine Handlungen nicht verantworten muss, weil es die Aufgabe der Mutter ist, hinter ihm herzuräumen.«

Der Therapeut darf den Patienten nicht darüber im Zweifel lassen, dass die Benennung all dieser Rollen hypothetisch ist. Das heißt, die Hypothesen sind keine Wahrheiten, die es zu akzeptieren gilt; vielmehr werden sie geprüft und nach Maßgabe der Reaktion des Patienten korrigiert. Deshalb ist es wichtig, die nachfolgenden Assoziationen des Patienten auf manifeste Zustimmung oder auf Widerspruch zu untersuchen. Wenn der Therapeut merkt, dass er sich geirrt hat oder dass seine Hypothese völlig abwegig war, muss er dies offen zugeben und eine korrigierte Version formulieren.

Identifizierung verschiedenartiger Übertragungsthemen

Das Übertragungsmuster eines Patienten kann entweder überwiegend antisozial (Mangel an aufrichtiger Kommunikation und Aufnahmebereitschaft), überwiegend paranoid (angsterfüllt und misstrauisch) oder überwiegend depressiv (geprägt von Selbstanklagen und Schuldgefühlen) sein. Als Varianten dieser Themen tauchen z. B. narzisstische, erotische und abhängige Übertragungsmuster auf. Wenngleich die Psyche von Borderline-Patienten durch eine fragmentierte, aus einer theoretisch unbegrenzten Zahl von Objektbeziehungsdyaden bestehende Struktur charakterisiert ist, sehen wir in der Praxis, dass im Allgemeinen nur eine begrenzte Anzahl dominanter Dyaden aktiviert werden. Das bedeutet, dass jeder Patient seine Therapie mit einer zentralen, grundlegenden Übertragungsdisposition aufnimmt, auch wenn rasche Wechsel der Übertragungsmuster für Borderline-Patienten typisch sind. Die Übertragung kann sich je nach der im Augenblick wiedererlebten internalisierten Beziehung und je nach der Rolle, die der Patient sich selbst und dem Therapeuten in dieser Beziehung unbewusst zuschreibt, im Handumdrehen verändern. Dennoch bringen Borderline-Patienten ungeachtet dieser raschen

Wechsel ihre je individuelle *dominante Grundübertragung* mit, die sich im Laufe einer effektiven Therapie entfalten wird. Die Grundübertragung bildet sozusagen das Leitmotiv der alternierenden Dyaden. Die schnellen Umschwünge können die dominante Grundübertragung variieren oder auch als Alternativen vorübergehend in den Vordergrund treten.

Unter dem entwicklungspsychologischen Blickwinkel betrachtet, leiten sich die zentralen Themen der früheren Phasen in der Behandlung von Borderline-Patienten im Allgemeinen aus dem prä-ödipalen Entwicklungsstadium her. Das heißt, sie betreffen Befriedigungs- und Frustrationserfahrungen mit der Bezugsperson sowie die Interaktion dieser Erfahrungen und konstitutionellen Faktoren mit der Entwicklung der libidinösen und aggressiven Triebe.

3.1.4 4. Schritt: Die Reaktion des Patienten beobachten

Wenn der Therapeut die aktive Dyade charakterisiert und erläutert, beobachtet er die Reaktion des Patienten. Ausdrückliche Zustimmung oder offener Widerspruch sind weniger wichtig als die Abfolge seiner anschließenden Assoziationen und die Veränderungen in seiner Interaktion mit dem Therapeuten. Eine zutreffende Beschreibung der dominanten Objektbeziehung kann unterschiedliche Entwicklungen nach sich ziehen. Möglich ist zum einen, dass die benannte Selbst-Objekt-Interaktion noch deutlicher zutage tritt. Es kann aber auch passieren, dass die Rollen plötzlich getauscht werden: Der Patient projiziert das soeben benannte Selbstbild auf den Therapeuten und re-introjiziert das Objektbild. Der Patient, der gerade noch als kontrollierende Mutter beschrieben wurde, die den Therapeuten wie ein ungezogenes, aber wehrloses Kind behandelt, fühlt sich dann womöglich selbst hilflos und der Kritik einer allmächtigen Mutter/des allmächtigen Therapeuten ausgesetzt. Drittens kann die zutreffende Charakterisierung der aktuell dominanten Objektbeziehungsdyade dem Patienten eine Einsicht ermöglichen. Er findet die Beschreibung des Therapeuten überzeugend und schildert vielleicht spontan andere Interaktionen, die ein ganz ähnliches Muster aufweisen. Eine zutreffende Charakterisierung kann bewirken, dass der Patient Material zur Sprache bringt, das er bislang nicht thematisiert hat, oder dass neue Erinnerungen auftauchen, die mit der beschriebenen Selbst-Objekt-Dyade zusammenhängen. Eine vierte Möglichkeit ist die plötzliche Aktivierung einer anderen Objektbeziehungsdyade. Die fünfte Möglichkeit besteht darin, dass der Patient eine korrekte Rollenbeschreibung rundheraus bestreitet.

Unzutreffende Rollenbeschreibungen können den Patienten zu offenem Widerspruch veranlassen, aber auch zu vermeintlicher Akzeptanz, weil er den Therapeuten nicht frustrieren möchte. Der Patient ist erleichtert, weil sein chaotisches Erleben organisiert wird – wenngleich unzutreffend. Für ihn ist sogar die falsche Formulierung wie ein Geschenk, ein Zeichen dafür, dass der Therapeut an die Möglichkeit glaubt, das Chaos zu verstehen. Andererseits können Borderline-Patienten bestürzt und entsetzt reagieren, wenn ihnen klar wird, dass der Therapeut nicht allwissend und überdies eine von ihnen getrennte, eigenständige Person ist. Aus all diesen Gründen kann der Therapeut nicht immer auf der Stelle beurteilen, ob seine Intervention zutreffend war oder nicht. In solchen Situationen muss er die Möglichkeit, dass er sich geirrt hat, offenlassen und abwarten, ob das weitere Material seine Hypothese bestätigt oder widerlegt. Manchmal ist es erforderlich, diese Ungewissheit sehr lange zu ertragen.

Wenn die Behandlung Fortschritte macht, bewirken korrekte Interventionen immer häufiger, dass die beschriebene Dyade in den Hintergrund tritt, weil eine gegenteilige aktiviert wird. Infolgedessen tauchen in ein und derselben Sitzung entgegengesetzte Selbst- und Objektbilder auf. In solchen Situationen ist eine Deutung der Spaltung für den Patienten besonders überzeugend. Wenn er den Therapeuten z. B. als gefühllose, distanzierte Mutter, im nächsten Moment aber als warmherzige, liebevolle Mutter erlebt hat, kann der Therapeut erläutern, dass er seine Wahrnehmung des Therapeuten/der Mutter als verhasste, herzlose Hexe von der Wahrnehmung des Therapeuten als nährende Mutter abgespalten hat, um gegenüber diesem Liebesobjekt keinen Hass zu empfinden – eine Situation, die unerträgliche Angst mit sich brächte. Zutreffende Deutungen der Objektbeziehungen führen nur selten augenblicklich zu vermehrter Einsicht. In der Regel müssen sie jedes Mal, wenn dasselbe Muster erneut auftaucht, wiederholt werden.

3.2 Strategie 2: Rollenwechsel des Patienten beobachten und deuten

Wie im Zusammenhang mit der ersten Strategie erläutert, setzt der Patient in der Interaktion mit dem Therapeuten mannigfaltige verzerrte Rollen in Szene, die aber erkennbar sind, weil sie sich wiederholen und für den betreffenden Patienten charakteristisch sind. Eine interessante Besonderheit der für eine Dyade konstitutiven Selbst- und Objektrepräsentationen besteht darin, dass sie im Verlauf der Sitzung (ebenso wie im realen Leben) häufig alternieren, so dass Eigenschaften, die zuerst für das Selbst typisch sind, plötzlich das Objekt charakterisieren und umgekehrt (Abb. 3-2).

Der Therapeut muss dieses Oszillieren ganz besonders aufmerksam beobachten, weil die Rollenveränderungen dem Patienten oft nicht bewusst sind, sondern sich nur in seinem Verhalten niederschlagen. Deshalb besteht der erste Schritt zur Verbesserung der bewussten Wahrnehmung der inneren Welt häufig darin, ihm zu erläutern, dass er eine Rolle inszeniert, die er normalerweise dem Anderen zuschreibt. Dazu ein Beispiel: Die Patientin erlebt sich in der Interaktion offensichtlich als wehrloses, von einem omnipotenten Therapeuten kontrolliertes Opfer. Dann bemerkt sie, dass der Therapeut auf die Uhr schaut, und beginnt, ihn heftig anzugreifen und als einen »selbstsüchtigen Egoisten« zu beschimpfen, der bereits an sein nächstes Opfer denkt. Der Patientin ist die Veränderung gar nicht bewusst, doch in Wirklichkeit hat nun sie selbst die Macht an sich gerissen. Sie hat nicht bewusst wahrgenommen, dass sie eine Rolle inszeniert, sondern hält ihre Reaktion für vollauf gerechtfertigt, und in ihrer inneren Welt kann dies durchaus der Fall sein. Doch nun fühlt sich der Therapeut von ihr kontrolliert und ungerecht behandelt. Ein Rollenwechsel hat stattgefunden. Weiterhin ist dieselbe Selbst-Objekt-

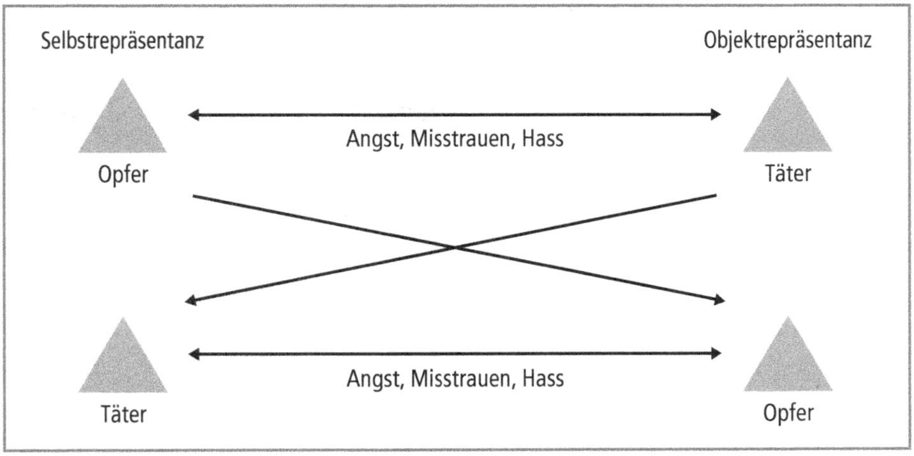

Abb. 3-2 Objektbeziehungsinteraktionen: Oszillieren der Rollen in der Dyade.
Das Oszillieren zeigt sich gewöhnlich im Verhalten, ohne jedoch bewusst zu werden.

Dyade aktiv, aber via Projektion und Introjektion wurden die Rollen der beiden Beteiligten getauscht. Wenn der Therapeut in der Sitzung plötzlich das Gefühl hat, die Orientierung zu verlieren, ist häufig ebendieses Alternieren die Ursache. Wann immer er in Verwirrung gerät, muss er klären, ob womöglich ein solcher Rollenwechsel stattgefunden hat.

3.3 Strategie 3: Zusammenhänge zwischen Objektbeziehungsdyaden beobachten und deuten, die sich gegenseitig abwehren

Zunächst konzentriert sich der Therapeut darauf, die inneren Objektbeziehungsdyaden des Patienten zu identifizieren und zu beschreiben. Doch diese Selbst-Objekt-Dyaden existieren nicht als fragmentierte, von der Gesamtpsyche abgespaltene, vereinzelte und voneinander unabhängige Elemente. Vielmehr weist die Organisation der individuellen inneren Welt einen Komplexitätsgrad auf, der über die bislang beschriebenen Objektbeziehungsdyaden hinausgeht. Wir haben die einzelnen, unzusammenhängenden Repräsentationen des Selbst und der Objekte betont – Repräsentationen, die in der inneren Welt getrennt voneinander existieren. Dieses System ist nicht statisch; vielmehr bestehen zwischen den Selbst- und den Objektrepräsentationen Beziehungsmuster. Ein erstes Muster wurde unter »Strategie 2« beschrieben: Jede Dyade kann solcherart *oszillieren*, dass die Eigenschaften, die zunächst dem Selbst zugeschrieben wurden, auf das Objekt übergehen und jene, die dem Objekt zugeschrieben wurden, auf das Selbst. (So gesehen, sind sowohl die »Selbst«repräsentation als auch die »Objekt«repräsentation recht eigentlich Selbstrepräsentationen.) Dieses abrupte Oszillieren, das der Betroffene oft gar nicht bewusst wahrzunehmen vermag, ist nicht nur für die Verwirrung, die

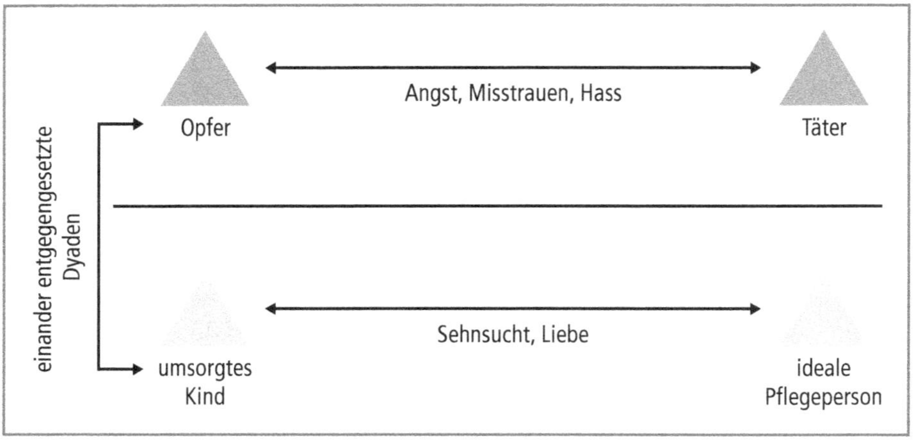

Abb. 3-3 Objektbeziehungsinteraktionen: jede Dyade dient zur Abwehr der jeweils entgegengesetzten Dyade

Borderline-Patienten häufig empfinden, mitverantwortlich, sondern auch für die Fehlregulation des Affekts und das Chaos in interpersonalen Beziehungen.

Typisch für ein zweites Muster ist die Gegensätzlichkeit der Dyaden innerhalb des repräsentationalen Systems (Abb. 3-3). Hierbei kann durchaus ein Pol bewusstseinsnäher sein als der andere: Ebendies ist die Crux der Spaltung. Das Wesen der Spaltung ist nämlich *nicht* der krasse Gegensatz zwischen einer »guten« Selbstrepräsentation (Opfer) und einer »bösen« Objektrepräsentation (Angreifer) innerhalb ein und derselben Dyade: Beide Repräsentationen sind mit negativem Affekt besetzt. Spaltung verweist vielmehr auf eine unüberbrückbare Kluft zwischen einer vollständig von negativem, hasserfülltem Affekt durchdrungenen Dyade und einer von positivem, liebevollem Affekt durchdrungenen idealen Dyade. Diese Dyaden existieren nebeneinander, bleiben aber strikt voneinander getrennt. Ihre Dissoziation ist eine Abwehrmaßnahme, die beide Dyaden vor der Kontamination oder Zerstörung durch die jeweils andere schützt. Die Spaltung bewahrt die von Liebe und Fürsorge erfüllte Dyade vor der Zerstörung durch die entgegengesetzte hasserfüllte Dyade. In entsprechender Weise schützt sie die hasserfüllte Dyade davor, durch positive Affekte kontaminiert zu werden. Auf den ersten Blick erscheint es vielleicht nicht einleuchtend, weshalb die hasserfüllte Dyade geschützt werden muss, aber im Falle der Borderline-Pathologie kann ein eindeutiges, unverfälschtes Hassgefühl den Patienten vorübergehend vor einer verwirrenden Identitätsdiffusion bewahren und vor Schuldgefühlen schützen, die durch die eigene Aggression gegenüber dem (in anderen Situationen) als gut empfundenen Objekt hervorgerufen werden.

In der Anfangsphasen der therapeutischen Arbeit mit Borderline-Patienten ist die hasserfüllte Dyade meistens, aber nicht immer, bewusstseinsnäher. Das Gefühl, geliebt und umsorgt zu werden, ist fragiler und tiefer verborgen und äußert sich nur in kurzen, sehnsüchtigen Momenten, denen der Therapeut große Aufmerksamkeit widmen muss. Indem er dem Patienten hilft, sich seiner inneren Möglichkeit, zu lieben statt zu hassen, bewusst zu werden, hilft er ihm gleichzeitig, die Intensität seines Hasses als einen verzweifelten Versuch zu verstehen, die Sehnsucht nach Liebe zu verbergen, um sie davor zu bewahren, zerstört zu werden, sobald sie ans Licht kommt.

Ebendies ist das klassische Beispiel für eine Objektbeziehungsdyade, die zur Abwehr ihres Gegenstücks dient. Im System der inneren Objektbeziehungen kann allerdings jede Dyade zur Abwehr einer anderen eingesetzt werden, denn sie alle sind partielle Repräsentationen eines intrapsychischen Konflikts. Die inneren Dyaden und der jeweils mit ihnen verknüpfte spezifische Affekt können libidinöse oder aggressive Strebungen repräsentieren, die miteinander oder mit den gegen sie gerichteten Verboten im Widerstreit liegen. Die Triebstrebungen wie auch die Verbote werden in der inneren Welt des Individuums durch Objektbeziehungsdyaden repräsentiert. Zum Beispiel kann eine libidinös besetzte Dyade, die aus einer Repräsentation des sexuell erregten Selbst und einer Repräsentation des mütterlichen Objekts besteht, mit einer angstbesetzten Dyade im Konflikt stehen, die zum einen ein verängstigtes Selbst und zum anderen ein bedrohliches väterliches Objekt repräsentiert.

In einem anderen Beispiel spielt sich der Konflikt zwischen einer libidinös besetzten Dyade – bestehend aus der Repräsentation eines passiven, unterwürfigen Selbst, das durch sehnsuchtsvolle Gefühle mit der Repräsentation eines mächtigen, distanzierten väterlichen Objekts verbunden ist – und einer aggressiv besetzten Dyade ab, in der eine mörderische, rivalisierende Selbstrepräsentation durch den Wutaffekt mit der Repräsentation eines bedrohlichen, tyrannischen Vaterobjekts verbunden ist. Welche Dyade bewusstseinsnäher ist und als dominante die entgegengesetzte, zumeist dissoziierte, abwehrt, ist individuell unterschiedlich. Borderline-Patienten sind nicht in der Lage, beide Dyaden, die dominante und die unterdrückte, gleichzeitig wahrzunehmen, auch wenn die abgespaltene im agierenden Verhalten zutage treten kann und es Momente gibt, in denen sie ins Bewusstsein gelangt. Konflikte, die nicht ins Bewusstsein aufsteigen dürfen, äußern sich entweder 1) auf der Verhaltensebene, also im Agieren, oder 2) durch Somatisierung in Form körperlicher Symptome.

Spaltung bedeutet, dass eine Dyade unbewusst einer anderen zugeordnet und beide zu ihrer wechselseitigen Abwehr aktiviert werden. Sie repräsentieren die beiden Seiten eines inneren Konflikts. Dies ist darauf zurückzuführen, dass Triebstrebungen und ihre Verbote in der Psyche durch entsprechende affektiv besetzte Paarungen von Selbst- und Objektbildern repräsentiert werden.

Ein Beispiel ist etwa die Patientin, die sich immer wieder als verängstigtes, gelähmtes Opfer erlebt und ihren Therapeuten wütend beschuldigt, sie wie ein sadistischer Gefängniswärter zu behandeln und seinen willkürlichen, eigennützigen Regeln zu unterwerfen. In anderen Situationen erlebt dieselbe Patientin den Therapeuten als vollkommene, aufopfernde Mutter und sich selbst als zufriedenes, gesättigtes Babykänguru im schützenden mütterlichen Beutel. In der ersten Dyade steht der Gefängniswärter für die böse, frustrierende, quälende und ablehnende Bezugsperson/Mutter und das Opfer für ein wütendes Baby, das sich rächen möchte, aber Angst hat, von der Mutter – auf die es die eigene Wut projiziert hat – vernichtet zu werden. Diese furchterregende Beziehung zwischen der Mutter und dem leidenden Säugling wird von der idealisierten Beziehung vollständig getrennt gehalten, denn wenn letztere kontaminiert würde, gäbe es keine Hoffnung mehr, die perfekte Beziehung zur idealen Mutter – trotz der wütenden, rachsüchtigen Angriffe auf die böse Mutter – wiederherstellen zu können. Die Beziehung zur idealen Mutter ist, triebtheoretisch formuliert, libidinös besetzt; die aus sadistischer Mutter und leidendem Kind bestehende Dyade ist hingegen von Aggression erfüllt. Jede Dyade wehrt, wenn sie bewusst wird, die gleichzeitige Wahrnehmung der anderen Dyade ab.

Das Verständnis der affektbesetzten Dyaden als Repräsentationen der Triebe und der gegen sie gerichteten Abwehr fügt der Komplexität der therapeutischen Aufgabe eine weitere Ebene hinzu. Den Trieben liegen die primären Affektzustände zugrunde. Unter einem praktischen Blickwinkel können wir sie als eine übergeordnete Motivationskraft begreifen, in der sich alle gleichartigen Affektzustände vereinen. Die beiden Grundtriebe, Libido und Aggression, repräsentieren die Integration sämtlicher positiver, lustvoller und affiliativer Affektzustände, die mit Bindung und Erotik zusammenhängen, bzw. die Integration sämtlicher negativer, aversiver Affektzustände, die mit Unlust, Schmerz, Wut, Kampf-Flucht, Angst, Panik, Scham und Ekel zusammenhängen. Bei Patienten mit Borderline-Persönlichkeitsorganisation bleiben die Triebe in der Regel strikt voneinander getrennt. Die libidinösen Strebungen dienen zur Abwehr der aggressiven und umgekehrt. Illustriert wird dies durch das o. g. Beispiel, in dem eine dominante aggressiv besetzte Dyade zur Abwehr einer mit dem gegenteiligen libidinösen Affekt besetzte Dyade aktiviert wird. Das System ist instabil; kennzeichnend sind die abrupten Wechsel zwischen der bewusst wahrgenommenen Dyade (dem ins Bewusstsein gelangten Affekt/Trieb) und der abgewehrten Dyade (dem abgewehrten Affekt/Trieb).

Zusammenfassend halten wir fest: Der mit Borderline-Patienten arbeitende Therapeut muss nicht nur die unterschiedlichen Zerrbilder, aus denen sich die Dyaden zusammensetzen, und das Oszillieren zwischen Selbst- und Objektrepräsentation in der Dyade herausarbeiten; es gilt auch zu klären, welche Funktion eine bestimmte Dyade in der Beziehung zu einer anderen erfüllt. Nur so werden die Fragmentierung der inneren Welt des Patienten und seine intrapsychischen Konflikte verständlich. Um diesen Grad an Verständnis zu erreichen, muss der Therapeut die Aufmerksamkeit zunächst unablässig auf die verschiedenen affektbesetzten Rollen, die der Patient in der Übertragung erlebt oder agiert, und auf die Rollen, die in seiner eigenen Gegenübertragung aktiviert werden, konzentrieren. Sodann ist zu klären, welche Triebstrebungen und Abwehrmaßnahmen die Rollenpaare oder Dyaden jeweils repräsentieren und solcherart organisieren, dass eine gewisse Stabilität erreicht wird – eine Stabilität freilich, die auf einem fragmentierten, durch Spaltung und Projektion aufrechterhaltenen inneren Zustand beruht, dessen Elemente – anders als in der reifen psychischen Entwicklung – nicht zu einer komplexen Struktur verbunden werden können.

3.4 Strategie 4: Durcharbeiten der Fähigkeit des Patienten, eine Beziehung, zunächst die Übertragung, auf andere Weise zu erleben

3.4.1 Abgespaltene Partialobjekte integrieren

Die Integration abgespaltener Partialobjekte ist ein repetitiver Prozess. Ein ums andere Mal muss der Therapeut im Hier und Jetzt die widersprüchlichen Selbstanteile des Patienten identifizieren, die sich in den Interaktionen während der Sitzungen äußern. Zunächst dauert es Monate, dann etliche Wochen, und schließlich reicht u. U. eine einzige Sitzung, um zwei gegensätzliche Dyaden zusammenzubringen und gemeinsam mit dem Patienten die Gründe für die defensiven Spaltungen dieser beiden Einheiten zu klären. Im Zuge dieser Arbeit tauchen ein integriertes Selbstkonzept und ein integriertes Konzept wichtiger anderer Menschen auf. Als erstes wird oft die Wahrnehmung, die der Patient vom Therapeuten hat, realistischer und tiefgründiger; damit einhergehend verbessert sich seine Fähigkeit, auch zu anderen Menschen realistischere und intensivere Beziehungen aufzunehmen.

3.4.2 Merkmale einer allmählichen Integration

Die Veränderungen, die sich in den Sitzungen im Verhalten des Patienten beobachten lassen und eine fortschreitende Integration abgespaltener Selbst- und Objektanteile zu erkennen geben, sind subtil, aber kumulativ. Wir erläutern die Merkmale dieser erwartbaren, in kleinen Schritten erfolgenden Veränderungen hier, weil sie dem Therapeuten als wichtige Orientierung dienen und es ihm erleichtern, die Gesamtstrategie der Therapie zu formulieren.

1. *Beiträge des Patienten, welche die Erläuterungen des Therapeuten ergänzen oder den Klärungsversuch vertiefen.* Hier geht es nicht darum, ob der Patient einer Deutung zustimmt oder bei der Untersuchung eines bestimmten Themas kooperiert, sondern um die Frage, inwieweit er über die Worte des Therapeuten nachdenkt oder sie reflexhaft zurückweist oder bestreitet. Entscheidend ist nicht, ob die Übertragung positiv oder negativ ist, sondern ob der Patient bereit ist, das, was vor sich geht, mit dem Therapeuten zusammen zu untersuchen.
2. *Tolerieren der bewusst wahrgenommenen Aggressions- und Hassgefühle, Aushalten des Affekts.* Die bewusste Wahrnehmung und das Containment von Aggression und Hass sind für die Weiterentwicklung des Patienten, der seine Affekte bislang nur durch selbstdestruktive Handlungen, durch Somatisierung oder Zerstörung der Kommunikation mit dem Therapeuten äußern konnte, von entscheidender Bedeutung. Häufig ist dies der schwierigste Schritt in der Behandlung.
3. *Tolerieren von Phantasien und Öffnung eines Übergangsraumes.* Hier lautet die Frage, inwieweit der Patient freie Assoziationen – also Einfälle, die nicht seiner strengen Kontrolle unterliegen – zulassen und das Risiko eingehen kann, dass der Therapeut womöglich begreift, was in seinem Kopf vor geht, noch bevor es ihm selbst bewusst und klar wird. Zum Beispiel hindert das Bedürfnis nach

omnipotenter Kontrolle narzisstische Patienten oft am freien Assoziieren und schränkt die Arbeit mit Phantasien entsprechend ein.

4. *Tolerieren und Integrieren der Deutung primitiver Abwehrmechanismen, insbesondere der projektiven Identifizierung.* Weil projektive Identifizierungen und damit zusammenhängende primitive Abwehrmechanismen in den Übertragungen des Patienten dominieren, ist seine Fähigkeit, die Projektionen anzuerkennen, durch die er dem Therapeuten Aspekte seiner eigenen unbewussten Identifizierung z. B. mit verfolgenden oder sadistischen Gestaltungen zuschreibt, für den Integrationsprozess von zentraler Bedeutung.
5. *Durcharbeiten des pathologischen Größenselbst in der Übertragung.* Dieses Merkmal ist nur für BPO-Patienten mit narzisstischer Persönlichkeitsstörung und dem dafür charakteristischen pathologischen grandiosen Selbst als Kern ihres Selbstkonzeptes relevant (Stern et al. 2013; Diamond, Yeomans und Stern, A Clinical Guide for Treating Narcissistic Pathology: A Transference Focused Psychotherapy, in Vorbereitung). Bei diesen Patienten prägt die aus der Repräsentation des Größenselbst und der Repräsentation des entwerteten Objekts bestehende Dyade über lange Phasen das vorherrschende Übertragungsmuster. Die Aufgabe des Therapeuten besteht darin, sie systematisch zu untersuchen und deutend aufzulösen, bevor die eher typischen, abgespaltenen Selbst-Objekt-Dyaden in der Übertragung auftauchen können, die sich hinter dem monolithisch wirkenden Größenselbst verbergen. Diese Transformation, die Auflösung des pathologischen Größenselbst, ist ein wichtiges Merkmal der Weiterentwicklung dieser spezifischen Patientenuntergruppe. Die chronische Übertragungsposition muss komplexeren und stärker fragmentierten akuten Übertragungserfahrungen weichen.
6. *Veränderungen der vorherrschenden Übertragungsparadigmen.* Weil viele Monate lang stets dieselben, strikt voneinander getrennten Dyaden idealisierter und verfolgender Selbst- und Objektrepräsentationen in der Übertragung aktiviert werden, signalisiert das Auftauchen besser integrierter Einheiten, die in den frühen Behandlungsphasen noch nicht erkennbar waren, eine wichtige intrapsychische strukturelle Veränderung.
7. *Die Fähigkeit, Schuldgefühle zu empfinden und in die depressive Position einzutreten.* Der Begriff »depressive Position« bezeichnet die Integration der aggressiv besetzten, verfolgenden Selbst- und Objektrepräsentationseinheit des Patienten mit seinen idealisierten, ausschließlich guten Selbst- und Objektrepräsentationen. Als depressiv wird diese Position bezeichnet, weil das Individuum um den Verlust des primitiven *idealen* Objekts trauern und anerkennen muss, dass es ein solches Objekt in der Realität nicht gibt. Wenn ihm dies gelingt, taucht eine besser integrierte, realistische, gemischt gute *und* böse Selbstrepräsentation auf, die sich zu einem reiferen Selbstkonzept entwickeln kann. Damit einhergehend findet auch eine Integration der ausschließlich guten und ausschließlich bösen Repräsentationen wichtiger Bezugspersonen statt, aus der komplexere, differenzierte Objektrepräsentationen hervorgehen. Dies ist die Voraussetzung dafür, dass der Patient ein tieferes Verständnis anderer Menschen entwickeln und sich ihnen gegenüber realitätsgerechter verhalten kann. Charakteristisch

für diese Entwicklungsphase sind die Anerkennung der eigenen Ambivalenz gegenüber wichtigen Liebesobjekten, die der Patient braucht, und die damit verbundene Fähigkeit, Schuldgefühle wegen seiner früheren aggressiven Angriffe auf seine Liebesobjekte zu empfinden und sich um sie zu sorgen. Diese Fähigkeit zu Schuldgefühlen und Anteilnahme geht Hand in Hand mit seinen Bemühungen, gegenüber den realistisch geliebten Objekten Wiedergutmachung zu leisten, und bildet die Grundlage für reife Abhängigkeit und Dankbarkeit in seinen Beziehungen außerhalb des Behandlungssettings, aber auch für die Zusammenarbeit mit dem Therapeuten.

Der folgende Fall illustriert sowohl die Behandlungsstrategien als auch einige der für die Integration typischen Merkmale. Im 9. Kapitel, »Mittlere Behandlungsphase«, wird uns dieselbe Patientin im Zusammenhang mit der erotisierten Übertragung wiederbegegnen.

Fallbeispiel

Gabby wies zahlreiche klassische Merkmale der Borderline-Pathologie auf: Sie schnitt sich seit vielen Jahren, hatte wiederholt eine Tablettenüberdosis genommen, durchlief anorektische Phasen und führte grundsätzlich stürmische, chaotische interpersonale Beziehungen. Sie beschrieb ihre anfängliche Einstellung gegenüber ihrem Therapeuten, Dr. Tam, mit folgenden Worten: »Ich bin hier, weil ich mein verrücktes Verhalten, das mich immer wieder in Schwierigkeiten bringt, überwinden möchte. Ich möchte einfach stark sein, damit ich von niemandem mehr abhängig bin. Man kann sich auf niemanden verlassen. Die Menschen sind schlecht, jeder nutzt jeden aus. Mein Problem ist, dass ich darin nicht gut bin. Ich bin schwach. Ich bin verletzlich. Ich verliere die Fassung und dann verletze ich mich. Ich möchte das überwinden, damit ich für mich selbst sorgen, einen Haufen Geld verdienen, meinen Mann verlassen und allein leben kann, ohne mich an irgendjemanden gebunden zu fühlen.« Dr. Tam glaubte, folgende Dyade zu erkennen:

Abb. 3-4 Selbst-Objekt-Dyade im Erstgespräch.

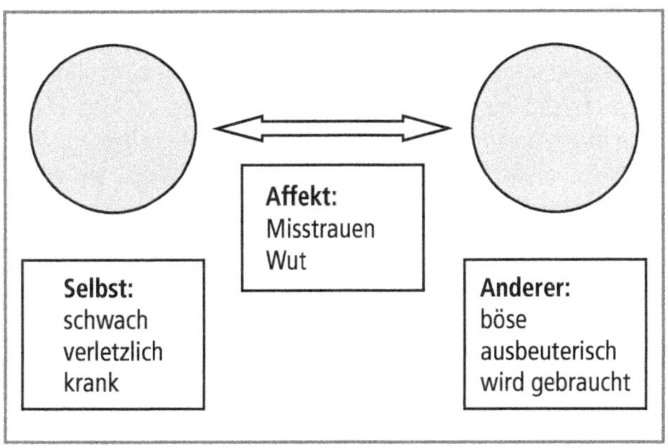

Gleichzeitig nahm Dr. Tam aber eine weitere Dyade in Gabbys Haltung ihm gegenüber und in seiner Gegenübertragung wahr. In dieser Dyade ist der verbindende Affekt eine verächtliche, radikale Entwertung, ein komplexer aggressiver Affekt, der für neidische Borderline-Patienten typisch ist:

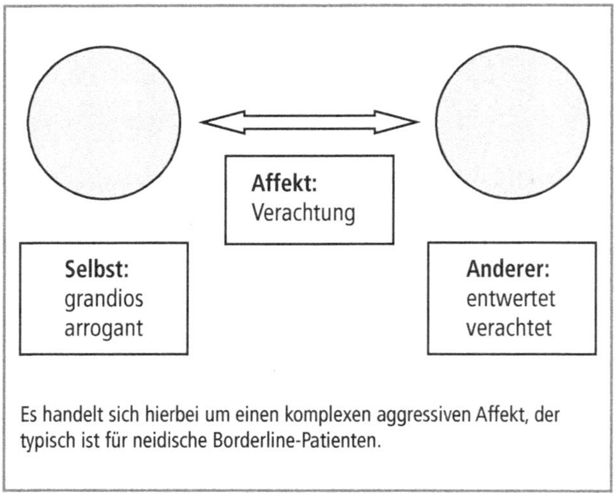

Abb. 3-5 Aus dem Verhalten der Patientin und der Gegenübertragung des Therapeuten abgeleitete Dyade.

Da sich Dr. Tam in seiner Arbeit von den ersten beiden Strategien leiten ließ, erkannte er in dieser zweiten Dyade weitgehend das Gegenteil der Selbst- und Objektrepräsentationen der ersten Dyade. Natürlich haben wir diesen Fall der besseren Übersichtlichkeit halber vereinfacht. Wie die meisten Borderline-Patienten wartete Gabby mit eine Fülle chaotischen Materials auf, in dem sie Bemerkungen über ihre Gefühle gegenüber dem Therapeuten, Schilderungen ihrer Ehekrisen und Arbeitsprobleme, Erwähnungen ihrer Vergangenheit und Beschreibungen intensiver, unerträglicher Affektzustände bunt durcheinander mischte. Weil wir überzeugt sind, dass ein Verständnis der inneren Struktur von Objektbeziehungen dieses gesamte Problemspektrum zu bewältigen hilft, halten wir Therapeuten dazu an, sich zunächst auf diese Ebene zu konzentrieren. Gabby beklagte sich z. B. immer wieder über die Bedingungen ihres Behandlungsvertrages. Sie hatte ihnen zwar zugestimmt, erklärte aber später, sich nur darauf eingelassen zu haben, um einen Behandlungsplatz zu bekommen. In ihren Augen seien diese Bedingungen der Beweis für Dr. Tams Herzlosigkeit und sein Desinteresse. Sie sollten ihm das Leben leicht machen und ihm den Rücken freihalten, falls die Behandlung scheiterte. Sie zweifelte sogar an seinem Berufsethos, bezeichnete ihn als Scharlatan und verspottete ihn. Dr. Tam versuchte, Gabbys Aufmerksamkeit auf das Geschehen, das sich zwischen ihnen abspielte, zu lenken. Er erkannte ihre subjektive Selbstwahrnehmung – schwach und verletzlich – an, wies aber auch darauf hin, dass in ihrer Interaktion mit ihm Aspekte ihrer selbst zutage träten, die ihr offenbar nicht bewusst seien, z. B. ebenjene Kaltherzigkeit und Boshaftigkeit, die ihrer Überzeugung nach alles sei, was sie von anderen Menschen erwarten könne. Gabby lehnte diese Intervention ab und sagte, dass sie sich nur habe schützen müssen.
Dr. Tam verstand die Reaktion der Patientin als Zeichen für eine Intensivierung ihrer bewussten Selbstrepräsentation, fragte sich jedoch, wovor sie sich »schützen« müsse. Da er einen Projektionsprozess vermutete, nahm er an, dass Gabby zwar ihn selbst für die Bedrohung

hielt, diese aber in Wirklichkeit tief in ihrem eigenen Innern verborgen war. Er wartete auf weiteres Material, das ihm helfen würde, diese Bedrohung zu verstehen, und dachte über die Möglichkeit nach, dass sich in Gabby vielleicht Gefühle regten, die ihrem Misstrauen und Argwohn zuwiderliefen. Es gab Situationen, in denen sie sich ihrem Ehemann offenbar nahe fühlte, und manchmal hatte es den Anschein, als hege sie solche Gefühle auch ihm selbst gegenüber, denn bisweilen versuchte sie, das Ende der Sitzung hinauszuzögern, und verabschiedete sich nur widerstrebend. Als er ihr dies vorsichtig erläuterte, erklärte sie kategorisch, dass er sich irre und seine Idee ihr wieder einmal beweise, wie inkompetent und desinteressiert er sei und dass er nicht die geringste Ahnung habe, wie es ihr gehe.

Diese Diskussion füllte die Sitzungen der ersten zwei Behandlungsmonate. Zwischendurch tauchten weitere Themen auf, z. B. Gabbys Gefühl, als Mutter zu versagen und dumm zu sein. Sie brachte diesen Eindruck mit ihrer Behauptung in Verbindung, lediglich stärker werden zu müssen. Dr. Tam erläuterte seine Vermutung, dass sie durch einen grausamen inneren Anteil zu diesen Selbstvorwürfen veranlasst werde. Gabby widersprach. Zwischen den Sitzungen agierte sie gelegentlich, indem sie sich oberflächliche Schnittverletzungen an Armen und Beinen zufügte.

Im dritten Behandlungsmonat teilte Dr. Tam der Patientin mit, dass er im Folgemonat eine Woche lang fort sein würde. Sie tat so, als ginge es sie nichts an, und verspottete ihn sogar: Er müsse »keine so große Sache« daraus machen. Nach seiner Rückkehr berichtete sie, dass ihre Woche wie üblich verlaufen sei, ja im Grunde sogar besser als sonst, weil sie nicht zu den Sitzungen habe kommen müssen. Dr. Tam war innerlich erleichtert darüber, dass sie im Unterschied zu vielen anderen Patienten nicht mit Angst und Aggression auf seine Abwesenheit reagiert hatte. Zwei weitere Monate vergingen, in denen sie ähnliche Themen wie zuvor bearbeiteten. Dann kündigte Dr. Tam an, dass er abermals für eine Woche weg sein würde. Diesmal reagierte Gabby anders. Sie rief aus: »Sie können nicht wegfahren!«, so als könnten ihre Worte ihn daran hindern. Vor Dr. Tams Augen trat die abgespaltene Seite des inneren Konflikts der Patientin zutage. Dies ermöglichte es ihm, expliziter auf der Ebene der 3. Strategie zu arbeiten. Im Laufe der Zeit hatte Gabby eine intensive Bindung entwickelt, die aber bislang noch von ihr verleugnet wurde. Ihr leidenschaftlicher Protest gegen seine geplante Abwesenheit bestätigte nun seine Deutung, dass die Patientin sich von einem furchtbaren Konflikt zwischen dem Wunsch nach Gebundenheit und Fürsorge und dem Wunsch, autonom zu sein und andere zurückzuweisen, zerrissen fühlte: »Wir lernen nun einen Anteil von Ihnen kennen, der sehr wichtig ist und den Sie selbst kaum ertragen können. Ihre Reaktion zeigt, dass Sie eine Bindung entwickeln können, obwohl Sie überzeugt sind, dass andere bedrohlich und gefährlich sind. Und ich glaube, dass Sie eine Bindung aufbauen, weil es tief in Ihrem Innern eine Sehnsucht nach etwas Gutem gibt. Aber diese Sehnsucht macht Ihnen zugleich furchtbare Angst, weil Sie damit rechnen, verletzt und betrogen zu werden. Und wahrscheinlich wächst Ihre Angst, sobald Sie sich bewusst vorstellen, von jemandem fürsorglich und liebevoll behandelt zu werden. So schlimm es ist, alle anderen Menschen für gemein und selbstsüchtig zu halten, ist es doch weniger beängstigend als die Vorstellung, dass sich jemand um Sie kümmert, denn nichts macht Sie verletzlicher: Man könnte Ihr Vertrauen missbrauchen, Sie verführen und verraten.«

Gabbys Sehnsucht nach Liebe und Fürsorge war von ihrem Misstrauen und ihrer Wut radikal abgespalten. Dies zeigen die folgenden Dyaden:

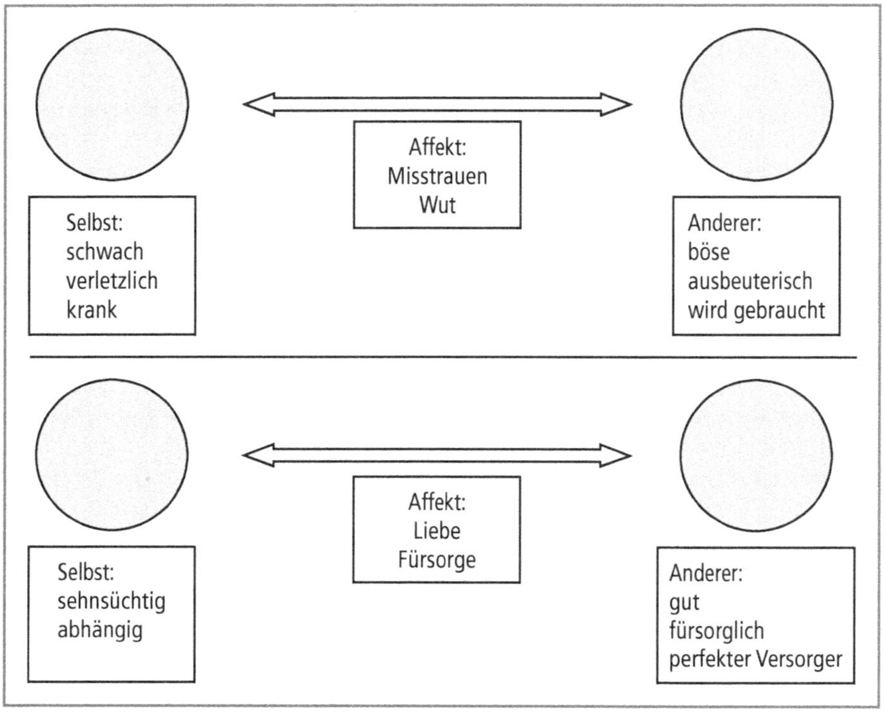

Abb. 3-6 Entgegengesetzte Dyaden.

Dieser Austausch zwischen Dr. Tam und Gabby illustrierte, dass eine Entwicklung stattgefunden hatte. Dennoch setzte sich die intensive, schwierige Bearbeitung der inneren Spaltung weiterhin fort. Gabby räumte einen gewissen Wunsch nach Nähe zwar ein, sah in Dr. Tams Abwesenheit aber die Rechtfertigung ihres noch stärkeren Wunsches, diese Gefühle auszulöschen und völlig unabhängig zu sein: »Da sehen Sie's, ich habe Recht. Ich kann mich auf niemanden verlassen. Sie gehen weg ... just in dem Moment, in dem ich beginne, Ihnen zu vertrauen. Wie können Sie so etwas tun? Sie sind genau wie die anderen. Sie warten, bis ich Sie brauche, und dann verschwinden Sie.«
Dr. Tam versuchte, Gabbys Überzeugung zu bearbeiten, nur einem perfekten Objekt vertrauen zu können, und sprach auch an, wie ihre eigene Aggression zu der Erwartung, verlassen zu werden, beitrug: »Wir können nun besser verstehen, weshalb es für Sie so schwierig ist, Ihre Sehnsucht nach Bindung zuzulassen. Wenn Ihr Gegenüber Ihnen nicht seine ungeteilte Aufmerksamkeit widmet und sich nur einen Moment lang ablenken lässt, nehmen Sie dies als Beweis dafür, dass ihm an Ihnen nichts liegt. Ich vermute, dass in diesem Moment noch etwas anderes passiert; Sie reagieren verärgert und wütend, weil Sie enttäuscht sind, und greifen innerlich das Bild, das Sie von dem Anderen haben, an. Betrachten wir ein Beispiel. Es stimmt, dass ich eine Woche lang nicht da sein werde. Doch Sie können an dem Bild, das Sie innerlich von mir haben, nicht festhalten; Ihre Wut löscht es aus, und dann fühlen Sie sich allein und leer. Ich glaube, dass eigentlich nicht meine einwöchige Abwesenheit Ihnen dieses Leeregefühl vermittelt, sondern Ihr Angriff auf das Bild, das Sie innerlich von mir haben.«

Diese Diskussion kann sich in der Therapie über Monate oder gar Jahre erstrecken. Freilich variieren die Themen, und natürlich findet eine Entwicklung statt, doch das Ringen zwischen den vorhandenen psychischen Repräsentationen des Patienten und dem Aufbau neuer Selbst- und Objektrepräsentationen zieht sich in zahlreichen Variationen sehr lang hin. Gabby hörte nicht auf, Dr. Tam vorzuwerfen, sie »wie jeder andere auch« zu enttäuschen und sogar zu verraten. Dass sie ihre Sitzungstermine aber gewissenhaft wahrnahm, verriet, dass es in ihr noch eine andere Seite gab. Statt zu versuchen, sie von seiner Aufrichtigkeit und Vertrauenswürdigkeit zu überzeugen, bemühte sich Dr. Tam um eine tiefe, gründliche Erforschung ihrer Übertragung: Wenn es ihm tatsächlich darum ging, ihr Vertrauen zu gewinnen, um sie dann auszutricksen und zu verletzen – welche Motive trieben ihn an? Führte er sie hinters Licht, indem er vorgab, ihr als Therapeut helfen zu wollen? War er womöglich sadistisch und fand Lust daran, sie leiden zu sehen? Manchmal erkannte Gabby, dass diese Ideen weit hergeholt waren und der Realität, in der Dr. Tam genauso, wie zu Beginn der Behandlung vereinbart, zuverlässig für sie da war, nicht entsprachen. In anderen Situationen aber schien die Realität keine Rolle zu spielen, und Gabby erlebte z. B. das Ende der Sitzung als Beweis für Dr. Tams Gleichgültigkeit. Dieses extreme Schwanken zwischen verzerrter und annähernd realistischer Wahrnehmung kann sich über einen langen Zeitraum fortsetzen. Es verlangt dem Therapeuten Geduld ab und erfordert kluge Interventionen.

Wie bezieht der Therapeut das Material aus der Vergangenheit in den Übertragungsfokus ein? Die in der Übertragung auftauchenden inneren Repräsentationen ermöglichen es ihm, die Objektrepräsentationen des Patienten besser zu verstehen. Dabei vergisst er jedoch nie, dass die Art und Weise, wie der Patient seine Vergangenheit beschreibt, dessen Internalisierungen wiedergibt und keine objektive Schilderung der Vergangenheit darstellt. Das bedeutet nicht, dass diese Beschreibungen mit der Realität der Vergangenheit nichts zu tun hätten, sondern dass die unintegrierte psychische Struktur des Borderline-Patienten partiellen und widersprüchlichen Charakterisierungen Vorschub leistet. Deshalb spricht der Therapeut in seinen Interventionen z. B. nicht von »Ihrer Mutter«, sondern von »einer Mutter, die …« In Gabbys Fall wusste der Therapeut, dass die Mutter der Patientin unter wiederkehrenden Depressionen litt, die sie mit Alkohol und Drogen zu bekämpfen versuchte, statt sich in Behandlung zu begeben. Wenn er mit Gabby deren Überzeugung erörterte, dass er sich für sie nicht interessierte, nahm er auf diesen Teil ihrer internalisierten Vergangenheit Bezug, um die in der Übertragung aktive Objektrepräsentation zu beschreiben: »Sie sehen in mir eine mit Drogen vollgepumpte Mutter, die das bedürftige Mädchen, das vor ihr steht, überhaupt nicht wahrnimmt. Das heißt, Sie erleben mich so, als sei ich völlig zugedröhnt und nur unter extremen Bedingungen zu einer Reaktion zu bewegen.«

Diese Hinweise auf die internalisierte Vergangenheit erweitern den Themenbereich, so dass die inneren Bilder, die mit der erinnerten Vergangenheit zusammenhängen, aber auch die unterdrückten oder verdrängten Elemente der Vergangenheit auftauchen und bearbeitet werden können. Zum Teil tritt die Vergangenheit in der Wiederholung als Übertragung zutage, ohne bewusst erinnert zu werden. Auch durch dieses Wiedererleben kann der Patient sich bestimmter Aspekte seiner inneren Welt bewusst werden und sie in sein Selbstgefühl integrieren, das auf diese Weise an Bedeutsamkeit und Vollständigkeit gewinnt. Die Verknüpfung von Übertragungsmaterial mit internalisierten Bildern aus der Vergangenheit bahnt aber nicht automatisch der Integration oder der Konfliktlösung den Weg.

So pflichtete Gabby zwar ihrem Therapeuten bei, als dieser von »einer zugedröhnten Mutter« sprach, ihre außerordentlich negative Übertragung aber wurde dadurch nicht aufgelöst. Gabby gab auf die Deutung zur Antwort: »Ich durchlebe 24 Stunden am Tag diese 1000 Interaktionen, die ich ständig wiederhole. Ich komme davon nicht los! Nur in der Kirche fühle ich mich einen Moment lang entlastet.« Ihr Hinweis auf die Kirche ermöglichte es Dr. Tam, ihre innere Spaltung zu thematisieren: »Es scheint, als könnten Sie nur in einer Umgebung, die das ausschließlich Gute verkörpert, daran glauben, dass sich jemand um sie kümmert und um sie sorgt. Und selbst dann verflüchtigt sich dieses Gefühl nach einem kurzen Moment wieder. Sobald irgendwo eine Ungewissheit auftaucht und die Situation für Sie nicht mehr eindeutig ist – und tatsächlich sind die meisten Lebenssituationen, auch diese hier, mehrdeutig –, schalten Sie in Ihren gewohnten Modus um und nehmen den Anderen als kaltherzig, desinteressiert oder ›zugedröhnt‹ wahr.«

Ein Grund, weshalb die Verknüpfung der Übertragung mit der internalisierten Vergangenheit nicht automatisch integrativ wirkt, hängt natürlich damit zusammen, dass die internalisierten Bilder keine vollständigen Repräsentationen, sondern voneinander getrennt gehaltene Partialrepräsentationen sind. Deshalb konnte Gabby ebenso wie viele andere Patienten von einem negativen Bild ihrer Mutter zu einem idealisierten wechseln: »Aber sie war krank … was war von ihr schon zu erwarten? Ich wusste, dass sie immer das Beste für mich wollte. Irgendetwas hat mit mir selbst nicht gestimmt, sonst hätte ich sie doch glücklich machen können. Ich bin zu dumm – ich war es schon als Kind, und ich bin es heute.« Nun muss der Therapeut abermals die 2. Strategie einschlagen und die Aufmerksamkeit auf die Umkehrung der Selbst- und Objektrepräsentationen sowie den Wechsel der Dyade lenken.

Nach und nach tauchten Hinweise auf eine zunehmende Integration von Gabbys innerer Welt auf. Im Grunde beschrieb sie mit ihren eigenen Worten Melanie Kleins (2000 [1946]) Konzept der Weiterentwicklung von der paranoid-schizoiden zur depressiven Position: »Ich weiß jetzt, dass kein Mensch vollkommen ist. Vielleicht hatte ich zu hohe Ansprüche, aber dank Ihrer Hilfe ist mir klar geworden, dass ich nie jemanden finden werde, der wirklich perfekt ist. Ich habe mir diese märchenhafte, berauschende Liebe gewünscht und immer geglaubt, dass es eines Tages passieren würde … ein paarmal sah es so aus, aber es hat nie lange angehalten. Es bricht mir das Herz. Ich bin grenzenlos romantisch … Wenn mir jemand wichtig ist, gebe ich 500 Prozent, aber ich kann auch vor Wut fuchsteufelswild werden.« Aus dieser Erläuterung spricht eine geschärfte Selbstwahrnehmung, aber auch die Traurigkeit, die den Verlust des Idealobjekts begleitet.

3.5 Die Notwendigkeit des wiederholten Durcharbeitens

Selbst für einen erfahrenen Therapeuten kann es entmutigend sein, die dominanten abgespaltenen Objektrepräsentationen in den Sitzungen ein ums andere Mal thematisieren, klären und deuten zu müssen. Wichtig ist jedoch, die Art und Weise und den Verlauf des wiederholten Durcharbeitens zu beurteilen. Die Unterscheidung zwischen einem fruchtbarem repetitiven Durcharbeiten, das therapeutische Wirkung zeitigt, und einem endlosen Wiederholen, das auf die für eine therapeutische Sackgasse typischen unveränderten Abwehroperationen schließen lässt, ist zweifellos von diagnostischem Wert. Fruchtbares, produktives Durcharbeiten gibt sich auf mindestens zweierlei Weise zu erkennen: Erstens lässt das Agieren außerhalb der Sitzungen allmählich nach, während die affektive Intensität der in der Übertragung wiederholten Objektbeziehungen in den Sitzungen zunimmt, und zweitens wird anhand der Kriterien, die wir im Zusammenhang mit den Merkmalen einer allmählichen Integration beschrieben haben, eine Veränderung von frühen zu fortgeschrittenen Behandlungsphasen erkennbar.

Klinische Schlüsselkonzepte

- Das Objektbeziehungsmodell der Borderline-Pathologie betont die Rolle der inneren Selbst- und Objektrepräsentationen, ihre Organisation und den Einfluss, den sie auf das Verhalten ausüben.
- Die Strategien der TFP spiegeln das übergeordnete Ziel der Therapie wider: die Veränderung von Spaltung und Fragmentierung zu einer integrierten Identität oder, anders formuliert, die Weiterentwicklung von der Projektion negativer Motivationen hin zu der Fähigkeit, Verantwortung für die eigenen Gedanken, Gefühle und Handlungen zu übernehmen und sie zu integrieren.
- Orientiert an den Strategien, beobachtet der Therapeut
  - die im Augenblick aktive Objektbeziehungsdyade
  - die Rollenwechsel innerhalb der Dyaden und
  - die defensive Spaltung zwischen idealisierten und verfolgenden Dyaden.

Ausgewählte Lektüre

Britton R (2001 [1998]). Benennen und containen. In: ders., Glaube, Phantasie und psychische Realität. Übers. von A. Vaihinger. Stuttgart (Klett-Cotta), S. 35–46.

Britton R (2001 [2004]). Subjektivität, Objektivität und der trianguläre Raum. In: ders., Glaube, Phantasie und psychische Realität. Übers. von A. Vaihinger. Stuttgart (Klett-Cotta), S. 61–82.

Caligor E., Diamond D, Yeomans FE et al. (2009). The interpretive process in the psychoanalytic psychotherapy of borderline personality pathology. J Am Psychoanal Assoc 567: 71–301.

Gill M (1979). Analysis of transference. J Am Psychoanal Assoc 27: 263–288.

Klein M (2000 [1946]). Bemerkungen über einige schizoide Mechanismen. Übers. von E Vorspohl. In: Gesammelte Schriften. Hg. von R Cycon. Bd. III. Stuttgart-Bad Cannstatt (frommann-holzboog), S. 1–41.

4 Diagnosephase: Klinische Evaluation und Indikation

Eine objektbeziehungstheoretisch orientierte Nosologie der Persönlichkeitsstörungen (Kap. 1 Normale und anomale Persönlichkeitsorganisation) stützt sich auf das subjektive Erleben des Patienten, sein beobachtbares Verhalten und die zugrunde liegenden psychischen Strukturen (Caligor und Clarkin 2010). Gegenstand der diagnostischen Beurteilung, die der Wahl der Behandlungsmethode vorausgeht, sind daher die folgenden drei Bereiche:

1. subjektives Erleben (Symptome wie Angst, Depression etc.),
2. beobachtbare Verhaltensweisen (Befriedigung in sozialen Beziehungen und durch Arbeit, Funktionsdefizite) und
3. psychische Strukturen (Identität und Identitätsdiffusion, Abwehrmechanismen, Realitätsprüfung).

Diese Evaluationsmethode ist weder rein deskriptiv, wie es in der Psychiatrie manchmal der Fall ist, wenn sich das Augenmerk in erster Linie auf Symptome richtet, noch psychoanalytisch im traditionellen Sinn, d. h. auf die Lebensgeschichte und die mit der Vergangenheit zusammenhängende Psychodynamik konzentriert. Stattdessen gehen wir davon aus, dass die Art und Weise, wie der Patient die Behandlung erlebt, vom Strukturniveau seiner Persönlichkeitsorganisation (neurotische Persönlichkeitsorganisation, NPO, und hoch oder niedrig strukturierte Borderline-Persönlichkeitsorganisation, BPO), von seiner Symptomatik und von den beeinträchtigten Funktionsbereichen bestimmt wird.

Die Struktur der Persönlichkeitsorganisation gibt vor, wie der Patient sein gesamtes Erleben und sein Verhalten integriert und organisiert. Die spezifischen Symptomkonstellationen (Depression, Essstörungen, Substanzmissbrauch, suizidales Verhalten) und defizitären Bereiche (soziale Beziehungen, Arbeit) variieren je nach Niveau der Persönlichkeitsorganisation. Das vorrangige Ziel der Diagnostik besteht deshalb darin, die Symptome des Patienten, die dysfunktionalen Bereiche und die Persönlichkeitsorganisation präzise zu bestimmen, da sie den Fokus, den Prozess und das Ergebnis der Therapie unmittelbar beeinflussen. Im Anschluss an die Beurteilung dieser Bereiche und die Vereinbarung eines angemessenen Behandlungsrahmens (Kap. 5 Herstellung des Behandlungsrahmens) können die auftauchenden Übertragungsthemen und die zugrunde liegende Psychodynamik ins Zentrum der Arbeit rücken.

Patienten mit BPO möchten die Anamnese und die Vereinbarung des Therapievertrages häufig überspringen und »sofort mit der Therapie anfangen«. Oft suchen sie uns in einer Situation auf, die sie selbst als »Krise« bezeichnen: Sie brauchen ein neues Rezept, haben plötzlich Suizidgedanken, fühlen sich in einer Therapie überfordert oder haben Probleme, weil eine Behandlung ausläuft. Wir erkennen die Situation dieser Patienten taktvoll an, führen aber eine gründliche diagnostische

Beurteilung durch, bevor die eigentliche Behandlung beginnt. Wir erklären den Patienten, dass die Beurteilung für das Verständnis ihrer Probleme notwendig ist, weil wir sonst keine angemessene Behandlungsempfehlung aussprechen können. Wir respektieren den Wunsch nach sofortiger Therapie und Veränderung, erläutern aber, dass wir erst helfen können, wenn wir das Problem verstanden und uns mit dem Patienten auf das weitere Vorgehen geeinigt haben. Wenn es sich tatsächlich um eine klinische Krise handelt, wird der Patient an den Notdienst überwiesen. In diesem Fall können diagnostische Beurteilung und Therapievereinbarung später durchgeführt werden.

Weil Patienten mit BPO unter einer defizitären psychischen Struktur und Organisation leiden, die in ihrem chaotischen Verhalten Ausdruck finden, ist die durch den therapeutischen Prozess vorgegebene äußere Struktur ein wesentliches Element ihrer Behandlung. Im Folgenden zeigen wir, dass die Übertragungsfokussierte Psychotherapie (TFP) dem Patienten diese Struktur schon während des Beurteilungsprozesses zur Verfügung stellt.

4.1 Klinische Beurteilung

Das Ziel der klinischen Beurteilung, die in der Regel eine bis drei Sitzungen (nach Möglichkeit beginnend mit einer Doppelstunde) umfasst und der Vereinbarung des Behandlungsvertrags vorausgeht, ist die Absicherung der Diagnose sowie im Falle einer Persönlichkeitsstörung die Klärung des Schweregrades der Störung und ihrer Organisation als neurotische Persönlichkeitsorganisation (NPO) oder hoch- bzw. niedrig strukturierte Borderline-Persönlichkeitsorganisation (BPO). In diesem Gespräch erhält der Therapeut Informationen über die Symptome, die kritischen Funktionsbeeinträchtigungen und das Niveau der Persönlichkeitsorganisation; darüber hinaus kann er dem Patienten sein vorläufiges Bild von dessen Schwierigkeiten vermitteln und einen Eindruck von seiner Interaktion mit einem hilfreichen Anderen gewinnen. Von vorrangiger Bedeutung für die anschließende Formulierung des Behandlungsvertrages sind Informationen über vorausgegangene Therapieversuche, vor allem über die Qualität der Beziehung zu früheren Therapeuten und die Art und Weise, wie die Behandlungen endeten. Es ist auch hilfreich, mit Einverständnis des Patienten frühere Therapeuten zu kontaktieren, um z. B. zu klären, wie es zum Behandlungsabbruch kam und was der Therapeut anders machen würde, wenn er die Chance dazu bekäme.

Die klinische Nützlichkeit der DSM-5-Kriterien der Persönlichkeitsstörungen (American Psychiatric Association 2013) ist begrenzt.[4] Deshalb legen wir besonderen Wert auf eine Beurteilung, die die augenblicklichen Symptome und den psychischen Status, das Niveau der Persönlichkeitsorganisation und das aktuelle

---

4 Teil III des DSM-5 enthält allerdings Aspekte, die für unser Verständnis der Persönlichkeitsstörungen und der Strukturdiagnostik seit Langem von zentraler Bedeutung sind, z. B. die Selbst- und Fremdwahrnehmung.

Funktionieren in zentralen Anpassungsbereichen (Arbeit, soziale und intime Beziehungen, Kreativität) erfasst, die für die Konstituierung der psychischen Identität entscheidend sind.

4.1.1 Das strukturelle Interview

Das strukturelle Interview (Kernberg 1988b[1984]) ist eine klinische Beurteilungsmethode, die auf die aktuelle und frühere Symptomatik des Patienten, die Organisation seiner Persönlichkeit einschließlich Selbst- und Fremdbilder und auf die Qualität der Patient-Interviewer-Interaktion im Hier und Jetzt fokussiert. Der Therapeut lenkt die Aufmerksamkeit taktvoll auf die wichtigsten Schwierigkeiten des Patienten, um die für die Strukturdiagnose zentralen Variablen beurteilen zu können:

1. Identitätsintegration versus -diffusion,
2. charakteristische Abwehrmechanismen und
3. Grad der Realitätsprüfung.

Der Therapeut muss auch beurteilen, inwieweit der Patient innere Konflikte bewusst wahrzunehmen vermag, statt sie zu externalisieren. Wir gehen davon aus, dass diese Exploration im Patienten genügend Spannung erzeugt, um seine vorherrschende Abwehr- oder »strukturelle« Organisation zu aktivieren. Das strukturelle Interview fokussiert in höherem Maß als die traditionelle psychiatrische Anamnese auf das psychische Funktionsniveau im Hier und Jetzt, wenngleich auch die Lebensgeschichte des Patienten zur Sprache kommt. Entscheidend für die Strukturdiagnose ist die Art und Weise, wie der Patient auf die Untersuchung der Lebensbereiche, in denen er Schwierigkeiten hat, reagiert.

Anders als die strukturierten oder semistrukturierten Interviews, mit denen in der Forschung gearbeitet wird, gibt es für das strukturelle Interview keine streng vorgegebene Abfolge der Fragen. Wir bezeichnen es als »strukturell«, weil es uns ermöglicht, die psychische Struktur des Patienten zu erfassen. Anfang und Ende sind festgelegt, doch wie sich das Interview entwickelt und in welcher Reihenfolge die diagnostischen Elemente auftauchen, hängt davon ab, welches Material der Patient in seiner Selbstdarstellung und durch seine Reaktionen auf den Therapeuten einbringt. Ein wesentliches Merkmal des strukturellen Interviews ist sein zyklischer Charakter (Abb. 4-1). Indem der Therapeut systematisch die Ankersymptome untersucht, die auf dem Perimeter des Kreises angegeben sind, kann er von einem Hauptsymptom zum nächsten übergehen und schließlich wieder zum Ausgangspunkt zurückkehren, um mit einem neuen Fragezyklus zu beginnen, falls dies notwendig ist. Das Modell unterscheidet sich also von dem Fragemodell des »Entscheidungsbaumes«, das die Reihenfolge der Fragen exakt vorgibt. Das zyklische Vorgehen von einem Ankersymptom zum nächsten ermöglicht es, dieselben Symptome so oft wie nötig in unterschiedlichen Kontexten wiederaufzugreifen und vorläufige Befunde in späteren Phasen des Interviews zu überprüfen. Es geht nicht darum, die Ankersymptome an sich systematisch zu erforschen. Vielmehr gestaltet sich die Erkundung je nach den vorläufigen Befunden unterschiedlich.

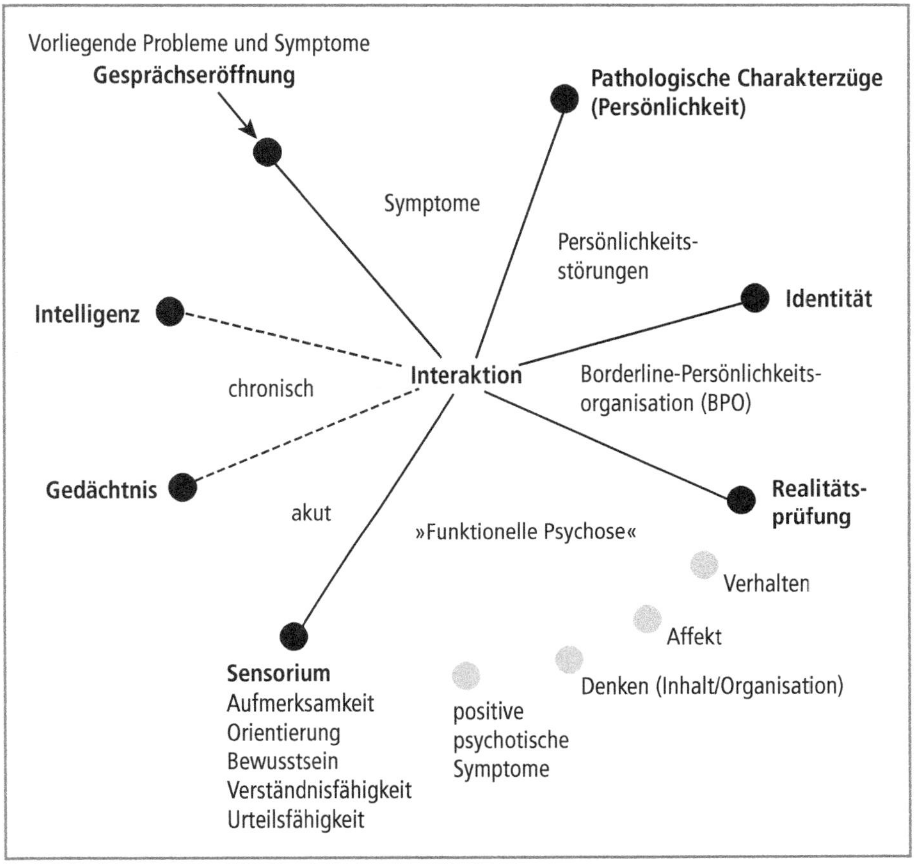

Abb. 4-1 Zyklus des strukturellen Interviews.
Hinweis: Klären Sie sämtliche Symptome ab, die auf gravierende affektive, Angst- oder psychotische Störungen schließen lassen.

Das strukturelle Interview besteht aus drei Teilen, die jeweils mit einer oder mehreren zentralen Eingangsfragen anheben. Der erste Teil beginnt mit vier Fragen, die der Therapeut an den Patienten richtet:

1. Was führt Sie her?
2. Welche Probleme und Schwierigkeiten machen Ihnen zu schaffen? (Der Therapeut versucht, nach Möglichkeit sämtliche Probleme des Patienten – auch diejenigen, die ihn nicht zu der Konsultation veranlasst haben – zu erfragen.)
3. Wie erklären Sie sich Ihre Probleme?
4. Was erwarten Sie von der Behandlung?

Durch die Erkundung all dieser Bereiche gleich zu Beginn des Interviews erhält der Therapeut Informationen und darüber hinaus Gelegenheit, sich ein Bild von den kognitiven Fähigkeiten und möglichen Defizite des Patienten zu machen. Einem Patienten mit Gedächtnis- oder Konzentrationsproblemen wird es schwer fallen, all diese Fragen gleichzeitig zu berücksichtigen. In diesem Fall muss der Therapeut der Schwierigkeit taktvoll auf den Grund gehen. Nicht zu vergessen ist, dass Patienten u. U. Probleme haben, die noch nicht diagnostiziert wurden. Deshalb achtet der Therapeut auch auf mögliche Probleme wie eine affektive Erkrankung oder kognitive oder organische Beeinträchtigungen.

Die Eingangsfragen geben dem Patienten Gelegenheit, über seine Symptome zu sprechen und zu erläutern, aus welchen Gründen er um Behandlung nachsucht. Auch andere Schwierigkeiten, die sein Leben aktuell beeinträchtigen, können zur Sprache kommen. Der Interviewer hört zu und beurteilt, inwieweit sich der Patient seiner Pathologie und seines Behandlungsbedarfs bewusst ist und welche (realistischen oder unrealistischen) Erwartungen er mit der Therapie verbindet. Patienten ohne psychotische oder organische Schwierigkeiten sprechen häufig über interpersonale Probleme, die auf pathologische Charakterzüge verweisen, und geben eine im Großen und Ganzen angemessene Realitätsprüfung zu erkennen.

Die Art und Weise, wie der Patient sich seine Probleme erklärt, wirft mitunter Licht auf den Einsatz primitiver Abwehrmechanismen, durch die Verantwortung externalisiert und Aspekte der inneren Welt auf die Umwelt projiziert werden. So erklärte eine Patientin, dass der Suizidversuch, der der Grund für ihre Überweisung war, nicht als Zeichen für eine psychiatrische Erkrankung oder für ein Problem zu verstehen sei, sondern als vernünftige Reaktion darauf, dass sie mit einem Ehemann zusammenlebe, der »ein Monster« sei. Der Therapeut kann die reale Situation zu diesem Zeitpunkt noch nicht beurteilen und sollte sich deshalb neutral verhalten. In dem geschilderten Fall bedeutete dies, die Möglichkeit offenzulassen, dass der Ehemann tatsächlich ein »Monster« war, und gleichzeitig in Betracht zu ziehen, dass die Patientin Elemente ihrer inneren Welt auf ihren Mann projizierte (d. h., der Therapeut überlegt, welche charakteristischen Abwehrmechanismen die Patientin einsetzt). Die Entwicklungen, die sich nach Beginn der Behandlung in der Übertragung vollziehen, tragen zur Klärung dieser Fragen bei. Anders als eine klare Unterstützung der Position der Patientin (»Einen solchen Mann zu haben muss schrecklich sein«) kann die neutrale Haltung des Interviewers ihre Angst verstärken, weil sie die Seite in ihr anspricht, die ihre Projektion und den Beitrag, den diese zur Eindämmung des inneren Konflikts leistet, infrage stellt (zu einer ausführlichen Erläuterung der Neutralität des Therapeuten siehe Kap. 6 Behandlungstechniken). Die Neutralität des Therapeuten ist Teil einer subtilen Beurteilung der Fähigkeit des Patienten, innere Konflikte bewusst wahrzunehmen, statt ihnen durch ein rigides Abwehrsystem oder eine starre defensive Haltung auszuweichen.

Die Art und Weise, wie der Patient zuhört und auf die Fragen des Interviewers eingeht, vermittelt indirekte Informationen über sein sensorisches Wahrnehmungsvermögen, sein Gedächtnis und seine Intelligenz. Mitunter treten Erinnerungsdefizite oder eine eingeschränkte Abstraktionsfähigkeit oder auch eine konkretistische Denkweise zutage. Der Patient beantwortet zwar die Fragen, verliert sich dann aber in Details. Bei BPO-Patienten wird die sorgfältige Evaluation der suizidalen und anderen selbstdestruktiven Verhaltensweisen, der Essstörungen, des Substanzmissbrauchs sowie der Art und des Schweregrades der Depression mitunter dadurch erschwert, dass diese Themen Affekte auslösen und zugleich als Affektabwehr in Dienst genommen werden können.

In zweiten Teil des Interviews bittet der Therapeut den Patienten, zunächst sich selbst und anschließend einen Menschen, der in seinem Leben eine wichtige Rolle spielt, möglichst umfassend zu beschreiben. Die Antwort erleichtert es, die Identität bzw. Identitätsdiffusion des Patienten zu beurteilen. Allerdings ist die Aufgabe nicht einfach. Sie setzt Selbstreflexion und die Fähigkeit voraus, sich selbst zu verstehen. Ein Mensch mit integrierter Identität ist in der Lage, eine detailreiche und komplexe Selbstbeschreibung zu formulieren; eine Identitätsdiffusion hingegen lässt nicht mehr als karge, oberflächliche Beschreibungen des Selbst und anderer Menschen zu. Video 1-1 zeigt, wie Dr. Otto Kernberg diesen Teil des strukturellen Interviews durchführt. Der Patient, Albert, wird von einem Schauspieler dargestellt. Albert möchte sich in Behandlung begeben, weil ihn seine Freundin Saskia, mit der er vier Jahre lang liiert war, von heute auf morgen verlassen hat. Er ist niedergeschlagen und ratlos. Dr. Kernberg bemüht sich in dem Interview, ein diagnostisches Bild zu gewinnen, das Alberts eigenes Verständnis der Ereignisse miteinschließt. Er bittet Albert auch, sich selbst und Saskia zu beschreiben. Die Videoaufnahmen dokumentieren oberflächliche, eindimensionale Schilderungen, wie sie für Menschen charakteristisch sind, die kein integriertes Selbst- und Objektbild besitzen. Albert schildert sich selbst als einen sehr liebevollen Menschen und erwähnt seine Wutausbrüche mit keinem Wort. Als Dr. Kernberg ihn bittet, Saskia zu beschreiben, konzentriert er sich zunächst auf deren äußere Erscheinung und zeichnet im Anschluss daran ein oberflächliches, idealisiertes Bild von ihr. Wir empfehlen unseren Lesern, sich das vollständige strukturelle Interview in *Psychoanalytic Psychotherapy* anzuschauen (http://www.psychotherapy.net/video/psychoanalytic-psychotherapy-otto-kernberg).

Video 1-1: Selbstbeschreibung und Beschreibung eines wichtigen anderen Menschen (4:24). https://www.klett-cotta.de/OM43160

Im letzten Teil des Interviews erforscht der TFP-Therapeut, wie die Vergangenheit des Patienten mit dessen aktuellen Schwierigkeiten zusammenhängt. Er lenkt die Aufmerksamkeit auf die innere Welt, die sich im Hier und Jetzt entfaltet, und legt gleichzeitig großen Wert auf Informationen über die Familie des Patienten und seine allgemeine Entwicklung, um sich ein Bild von der Interaktion zwischen der äußeren Realität, soweit diese erkennbar wird, und der psychischen Welt machen zu können. In jedem Teil des Interviews gilt das Interesse des Therapeuten nicht allein dem Inhalt der Antworten (Patient ist depressiv, hat keine engen Beziehungen etc.); genauso wichtig sind deren Form, das Verhalten des Patienten gegenüber dem Interviewer und seine Schwierigkeiten, die Fragen zu beantworten.

4.1.2 Ein semistrukturiertes Interview

Für Kliniker, die die Durchführung des strukturellen Interviews nicht erlernt haben, und/oder für Leser, die klinisch forschen möchten, haben wir ein semistrukturiertes Interview entwickelt, das »Structured Interview for Personality Organization – Revised« (STIPO-R), und online zur Verfügung gestellt (http://www.personalitystudiesinstitute.com/pdf/Structured-Interview-of-Personality-Organization.pdf). Die strukturierten Fragen und Nachfragen dienen dem Kliniker als Orientierungshilfe zur Beurteilung der Kernbereiche, die für eine psychodynamische differenzialdiagnostische Unterscheidung zwischen BPO- und NPO-Patienten ausschlaggebend sind (Tab. 1-1, S. 4). Obwohl das STIPO-R dem Strukturellen Interview an klinischer Intuition und Subtilität nachsteht, hat es sich als standardisiertes Verfahren zur Erhebung und objektiven Bewertung von Daten bewährt und ist deshalb für Forschungszwecke ausgesprochen hilfreich. Das Ziel des STIPO-R ist eine Strukturdiagnose (NPO oder höher bzw. niedrig strukturierte BPO), der die umfassende Beurteilung von insgesamt sieben Dimensionen der Persönlichkeitsorganisation zugrunde liegt: Identität, Coping und Rigidität, primitive Abwehrmechanismen, Realitätsprüfung, Qualität der Objektbeziehungen, Aggression und moralische Werte.

Kennzeichnend für Patienten mit neurotischer Persönlichkeitsorganisation (NPO) sind neben der gefestigten Identität relativ stabile und dauerhafte zwischenmenschliche Beziehungen/Objektbeziehungen[5] sowie das Fehlen primitiver Abwehrmechanismen und mehr oder weniger rigide Coping-Strategien. Die moralischen Wertmaßstäbe sind u. U. übertrieben streng und unflexibel, die Realitätsprüfung ist unbeeinträchtigt.

Der höher strukturierte Borderline-Patient weist eine leichte bis mäßige Identitätsdiffusion sowie gespaltene und oberflächliche, aber verhältnismäßig stabile Objektbeziehungen auf. Seine Empathiefähigkeit ist unzulänglich ausgebildet. Diese Menschen verlassen sich auf primitive Abwehrmechanismen und fehlangepasste Coping-Strategien. Sie richten Aggression gegen sich selbst und gegen andere, sehnen sich aber auch nach Liebe und Intimität. Die moralischen Werte schwanken, und die Fähigkeit zur Realitätsprüfung ist leicht eingeschränkt.

BPO-Patienten mit niedrigem Strukturniveau weisen auf allen sieben Dimensionen größere Defizite und stärkere Beeinträchtigungen auf als die Patienten mit höher strukturierter BPO. Besonders auffällig sind die mangelhafte Qualität ihrer Objektbeziehungen (keine Empathie, keine Fähigkeit, interpersonale Beziehungen dauerhaft aufrechtzuerhalten), Aggression (gefährliche Grade an Selbst- und Fremdaggression) und das Fehlen eines stabilen Wertesystems (antisoziale Charakterzüge und Verhaltensweisen).

Andere Autoren haben sich mit den diagnostischen Problemen auseinandergesetzt, die die Beurteilung von Patienten mit Persönlichkeitsstörungen mit sich bringt. Die »Quality of Object Relations Scale«, ein bewährtes Interviewinstrument, ermöglicht es, die Responsivität auf Kurzzeitpsychotherapien zu messen (Piper und Duncan 1999). Shedler und Westen (2010) betonen insbesondere, dass Kliniker ihren diagnostischen Eindruck häufig auf die Selbst- und Objektbeschreibungen

---

5 Wir weisen noch einmal darauf hin, dass für die *Qualität der Objektbeziehungen* die Erwartungen (inneren Organisationsprinzipien) und Fähigkeiten entscheidend sind, die unsere interpersonalen Beziehungen organisieren.

stützen, die in den interpersonalen Narrativen der Patienten impliziert sind. Diese Interviews können strukturiert und dann verlässlich mithilfe der Q-Sort-Technik ausgewertet werden.

4.2 Behandlungsindikationen

Für einige Patienten mit höher strukturierter BPO (z. B. narzisstische Patienten auf höherem Funktionsniveau) kann der Kliniker eine Psychoanalyse in Betracht ziehen. Im Allgemeinen aber sind bei BPO-Patienten, die in dem relativ unstrukturierten Couch-Setting erfahrungsgemäß häufig zur Desorganisation neigen, Therapieverfahren angezeigt, die speziell für die Borderline-Persönlichkeitsstörung entwickelt wurden. TFP, mentalisierungsgestützte Therapie (MBT; Bateman und Fonagy 2008 [2004]) und psychodynamische supportive Psychotherapie (Kernberg 1988b [1984]; Rockland 1992) beruhen mehr oder weniger weitgehend auf psychoanalytischen Konzepten. Bei der dialektisch-behavioralen Therapie (DBT; Linehan 1993) und der Schema-Therapie (Beck et al. 2004) handelt es sich um integrierte Behandlungsmethoden, die sich auf die Prinzipien der kognitiv-behavioralen Therapie und der Verhaltenstherapie stützen. Die bislang verfügbare Forschung lässt darauf schließen, dass DBT und MBT zu Beginn der Behandlung für die akut suizidale oder parasuizidale Untergruppe von BPO-Patienten angezeigt ist. Allerdings werden diese Schwierigkeiten auch in der Vertragsvereinbarungsphase der TFP und der anschließenden Vereinbarung der Grenzen bearbeitet. Einige Studien zeigen, dass vor allem die Patienten mit gravierenden Beziehungsschwierigkeiten (Høglend et al. 2008) von der Arbeit mit der Übertragung profitieren. Andere Untersuchungen kamen zu dem Ergebnis, dass Patienten mit anfänglich stark beeinträchtigter Reflexionsfähigkeit länger in einer TFP als in einer DBT oder einer psychodynamischen supportiven Psychotherapie bleiben (Levy et al. 2011).

Wir haben festgestellt, dass sich manche Patienten, deren Symptomkontrolle sich durch eine DBT verbessert hat, anschließend in eine TFP begeben, um ihre fortgesetzten Beziehungsschwierigkeiten zu bearbeiten, unter denen sie vor allem in Liebesbeziehungen leiden. Eher narzisstische Patienten, denen es schwer fällt, Ratschläge anzunehmen, profitieren von der TFP mitunter in höherem Maß als von der DBT. Für BPO-Patienten mit multiplen Symptomen, einer negativistischen Einstellung gegenüber der Behandlung und wenigen Therapieressourcen ist ein stützendes Verfahren geeignet (Rockland 1992). Dies gilt auch für unmotivierte Patienten mit schlechter Behandlungsadhärenz. Das Konzept des »Good Psychiatric Management« (GPM; Gunderson 2014) vermittelt Klinikern, die BPS-Patienten behandeln, die fundamentalen Prinzipien des Behandlungsmanagements. Sie können auch bei Patienten mit höher strukturierter BPO Anwendung finden und wirken in komplizierten Fällen, die für eine tiefergehende Behandlung in die TFP überwiesen werden, stabilisierend.

In aller Regel ist für die Auswahl des Behandlungsverfahrens nicht ein einziges Merkmal ausschlaggebend, sondern eine Konstellation typischer Eigenschaften des Patienten. Zu den Eigenschaften, die eine schwierige Behandlung erwarten lassen,

Tab. 4-1 Heterogenität der Patienten und Behandlungsplanung

Komorbide Persönlichkeitsstörungen	Eine komorbide antisoziale Persönlichkeitsstörung kann eine psychodynamische Therapie ausschließen
Symptome	Die Behandlungsstruktur muss die Kontrolle von Substanzmissbrauchs- oder Essstörungen ermöglichen (Kap. 5); die Therapie umfasst ggf. auch eine medikamentöse Behandlung der Major Depression oder anderer biologischer Störungen
Strukturelle Unterschiede	Eine Identitätsdiffusion kann vom pathologischen Größenselbst verborgen werden, einer Struktur, die für die narzisstische Persönlichkeitsstörung charakteristisch ist und einen spezifischen Behandlungsansatz erfordert[a]
Sexualität und Intimität	Patienten mit Bindungssehnsucht, die sich verlieben und Erotik und Zärtlichkeit miteinander verbinden können, haben eine bessere Prognose

Quelle: [a]Diamond et al. 2011; Stern et al. 2013

zählen die antisoziale Persönlichkeitsstörung und antisoziale Verhaltensweisen, eine extreme Arroganz, die es dem Patienten verwehrt, vom Therapeuten zu lernen, der sekundäre Krankheitsgewinn, schlechte Objektbeziehungen, signifikante, durch Drogen- und/oder Alkoholmissbrauch verursachte Brüche im Leben sowie verheerende und nicht zu ändernde Lebensumstände. Zu den Eigenschaften, die sich in der Therapie zumeist günstig auswirken, zählen neben dem Wunsch nach Veränderung und genügend Zeit, um sich für eine Verbesserung der Lebenssituation einzusetzen, die Bereitschaft, Verantwortung für die Behandlung zu übernehmen, sowie Intelligenz, eine gewisse reale Begabung und eine ansprechende Persönlichkeit.

TFP ist für BPO-Patienten indiziert, die über eine mindestens durchschnittliche Intelligenz verfügen und leichte bis schwere Symptome aufweisen, die sie im Berufsleben, in Liebesbeziehungen und in ihrem Sexualleben oder im sozialen Leben und im kreativen Bereich gravierend beeinträchtigen (Tab. 4-1). Interessanterweise sind einige Patienten beruflich außerordentlich erfolgreich, scheitern aber in ihren persönlichen Beziehungen. Eine gut entwickelte Fähigkeit zur Selbstreflexion, die sich schon im strukturellen Interview beobachten lässt, ist in der TFP von Vorteil; wir haben aber auch bei Patienten mit anfänglich stark eingeschränkter Selbstreflexion gute Ergebnisse erzielt.

Psychoanalyse und TFP (Caligor et al. 2010 [2007]) sind für Patienten mit narzisstischer Persönlichkeitsorganisation (NPO) geeignet, d. h. für Patienten mit hysterischer, zwanghafter oder depressiv-masochistischer Persönlichkeit. Beide Verfahren sind u. U. auch indiziert für Menschen mit gemischt infantilen und hysterischen Zügen. Patienten mit narzisstischer Persönlichkeitsstörung (NPS) auf höher strukturiertem Borderline-Niveau können auf eine Psychoanalyse ansprechen, sofern sie nicht zu Impulsdurchbrüchen neigen, Angst tolerieren können und Sublimierungsfähigkeiten besitzen. Andernfalls sind Patienten mit narzisstischer Persönlichkeitsstörung in die TFP zu überweisen (Diamond et al. 2001; Stern et al. 2013).

Wir illustrieren die Grundelemente des strukturellen Interviews anhand des Gesprächs, das Dr. Em mit Betty führte. Bettys Behandlung wird in Kap. 8 »Frühe Behandlungsphase« als Beispiel für die TFP einer Patientin mit höher strukturierter BPO ausführlich geschildert.

Fallbeispiel

Betty

Einleitungsteil des Interviews

Betty, eine 33-jährige, alleinstehende Frau, suchte uns auf, weil andere Therapien ihr bislang nicht geholfen hatten. Sie hatte mit 16 eine Überdosis Tabletten genommen und seither zahlreiche Therapien durchlaufen. Die ursprüngliche Diagnose »Major Depression« wurde im Laufe der Jahre in »bipolare Störung« umgewandelt. Zweimal war Betty stationär aufgenommen worden, das erste Mal nach jener Überdosis und ein weiteres Mal, als sie Anfang 30 war, sich vom Leben nichts mehr erhoffte und erneut eine Überdosis nahm. Im Laufe der Jahre hatte man ihr trizyklische Antidepressiva und SSRIs verschrieben, niedrig dosierte Neuroleptika, angstlösende Medikamente und Mood Stabilizers. Auch eine Elektrokrampftherapie war durchgeführt worden. Als das Interview stattfand, nahm sie täglich 1.200 mg Gabapentin. Betty hatte mehrere Einzeltherapien ausprobiert (supportive und kognitiv-behaviorale Psychotherapie), war in Gruppentherapie gewesen und hatte an Tagesklinikprogrammen teilgenommen. Im Anschluss an die beiden Medikamentenvergiftungen war sie stationär behandelt worden. Auf die Einleitungsfragen des strukturellen Interviews gab Betty zur Antwort: »Ich werde so depressiv, dass ich nicht mehr aus dem Bett komme. Ich verspüre keine Energie und interessiere mich für nichts. Manchmal trockne ich fast aus, weil ich es nicht schaffe, aufzustehen und ein Glas Wasser zu trinken. Dieser Zustand kann sich über Wochen hinziehen. Die vergangenen sechs Monate habe ich weitgehend so verbracht. Dass ich heute aufgestanden bin, um herzukommen, war das Äußerste, was ich seit, ich weiß nicht wann, geschafft habe.«

Dr. Em erkundigte sich eingehend nach Bettys neurovegetativen Depressionssymptomen (Schlafstörungen, Appetitlosigkeit, Konzentrationsprobleme, fehlende Libido etc.) und nach ihren vorangegangenen Behandlungen (siehe oben). Dann fragte er, welche Gedanken ihr durch den Kopf gegangen seien, als sie in diesem depressiven Zustand im Bett lag. Betty erwiderte, sie habe an den Erfolg und Ruhm gedacht, den sie als Schriftstellerin haben könnte, wenn nur diese »unheilbare Depression« nicht wäre. Sie verglich ihre schriftstellerischen Qualitäten mit denen des erfolgreichsten zeitgenössischen Autors. Dieses Material gab Dr. Em wichtige Hinweise auf Bettys Selbstrepräsentation und den Einfluss, den ihre narzisstische Charakterpathologie auf ihre Depressionssymptome ausübte.

Mittlerer Teil des Interviews

Sodann fragte Dr. Em Betty, wie sie beruflich, sozial und in ihren Beziehungen zurechtkomme und inwiefern ihre Symptome diese Funktionsbereiche beeinträchtigten. Der Therapeut muss sich ein umfassendes und in die Tiefe gehendes Bild von der aktuellen Lebenssituation des Patienten und seinem Funktionsniveau machen können. Betty berichtete, sie habe das College nach 1 ½ Jahren verlassen, weil sie unter Konzentrationsschwierigkeiten litt und sich mit ihren Kommilitonen nicht verstand. Sie hatte das Gefühl, dass die anderen sie ausgrenzten, weil sie neidisch auf ihre Begabung waren – ein Hinweis auf den Einsatz der defensiven Projektion und Externalisierung. Nach dem abgebrochenen College-Studium hatte sie wiederholt versucht, beruflich Fuß zu fassen, war aber jedes Mal gefeuert worden, was sie darauf zurückführte, dass die Kollegen genauso missgünstig waren wie zuvor ihre Kommilitonen und sie selbst oft kompetenter war als ihre Vorgesetzten. Betty hatte keine Freunde und war nie in einer festen Beziehung gewesen. Ihre sexuelle Erfahrung beschränkte sich auf One-night-Stands. Die Beziehungen zu ihren Familienangehörigen waren zumeist turbulent und konfliktreich. Betty lebte allein in einem kleinen Apartment, das sie in den vergangenen sechs Monaten kaum verlassen hatte. Sie schlug die Zeit mit fernsehen tot. Als ihre Ersparnisse aufgebraucht waren, bat sie ihre Eltern, ihr mit der Miete auszuhelfen. Es gab keinerlei Aktivitäten, die ihr Interesse geweckt hätten. Auch das Leben an sich war ihr gleichgültig, was ihr aber nicht problematisch erschien. Sie sprach darüber auf provozierende Weise, so als handele es sich um ein Problem des Therapeuten. Die Tatsache, dass sie sich in Therapie begeben wollte, stand dazu allerdings im Widerspruch.

Um einen Eindruck von Bettys Objektrepräsentationen zu gewinnen, erkundigte sich Dr. Em nach anderen Menschen, die in ihrem Leben eine Rolle spielten: »Ich möchte gern etwas über die Menschen erfahren, die Ihnen in Ihrer jetzigen Lebenssituation besonders wichtig sind. Bitte beschreiben Sie mir jemanden, damit ich mir ein anschauliches Bild von ihm machen kann.« Diese Exploration gibt sowohl Aufschluss über den Grad der aktuellen Identitätsintegration bzw. -diffusion als auch über die biographisch bedeutsamen Beziehungen der Patientin.

Betty beschrieb ihren Vater: »Er ist wie Stalin. Ich weiß, dass Sie mir nicht glauben, aber er ist wie Stalin. Das ist nicht übertrieben. Ihm sind andere Menschen völlig gleichgültig. Das einzige, was für ihn zählte, waren die Schulnoten. Es hat ihn nicht interessiert, wenn ich in meinem Zimmer saß und weinte. Er ist nie zu mir gekommen. Sie haben gesagt, ich könnte ihn bitten, einen Teil meiner Therapiekosten zu übernehmen! Sie kennen ihn nicht. Er hat noch nie auch nur einen Finger für mich gerührt. Er erwartet, dass alles glatt geht und jeder funktioniert, gerade so, wie er selbst. Bei ihm ist immer alles glatt gegangen, und wir sollen genauso sein.«

Als Betty kurz darauf ihre Mutter beschreibt, kommt sie erneut auf den Vater zu sprechen. »Er kümmert sich sehr um sie. Sie hatte ständig diese Krisen. Vielleicht konnte sie deshalb für uns nicht richtig da sein. Aber sobald sie eine Krise bekommt, tut er, was er kann, auch wenn er eigentlich nicht weiß, was man tun könnte. So einer ist er nicht. Mit ihr umzugehen ist wirklich schwierig. Ich werde nicht mit ihr fertig.«

Dr. Em registrierte diese diskrepanten Beschreibungen des Vaters und verstand sie als Hinweis auf eine Identitätsdiffusion, da sie zwei partielle und unzusammenhängende innere Vaterrepräsentationen enthielten. Er sprach die Widersprüchlichkeit an, um zu sehen, inwieweit Betty beide Seiten zu integrieren vermochte:

Dr. Em: »Sie haben mir gerade erzählt, dass Ihr Vater tat, was er konnte, aber vorher haben Sie ihn mit Stalin verglichen. Wie erklären Sie sich das?«

Betty: »Er war wie Stalin. Begreifen Sie das nicht? Vielleicht war das überhaupt der Grund dafür, dass meine Mutter depressiv wurde.«

Dass Betty erneut ein ausschließlich negatives Bild ihres Vaters schilderte, ohne dessen gute und schlechte Eigenschaften auch nur ansatzweise zu integrieren, verwies ebenfalls auf eine gespaltene innere Struktur und auf eine Identitätsdiffusion.

Um die Identität präziser einschätzen zu können, bat Dr. Em Betty um eine Selbstcharakterisierung: »Sie haben mir Ihre Symptome und Ihre Schwierigkeiten geschildert, und nun würde ich gern noch etwas mehr über Sie als Mensch erfahren. Beschreiben Sie mir doch einmal Ihre Persönlichkeit, all das, was ich Ihrer Meinung nach wissen muss, um mir ein realistisches Bild von Ihnen machen zu können.«

Diese Frage hält die Patientin zur Selbstreflexion an. Sie soll eine zusammenhängende Beschreibung ihrer Persönlichkeit formulieren, die verschiedene Ebenen und Abstraktionsgrade aufweisen kann. In die Evaluierung wird Dr. Em nicht allein den Inhalt der Schilderung einbeziehen, sondern auch den Denkvorgang an sich und die Art und Weise der Beschreibung. Identitätsintegration bzw. -diffusion finden Ausdruck in einer mehr oder weniger klaren, detaillierten und vielschichtigen Selbstbeschreibung, die es dem Therapeuten erleichtert, die Ebene der Persönlichkeitspathologie zu bestimmen. Die Intelligenz sowie der Bildungsgrad des Patienten beeinflussen das Niveau und den Stil der Selbstreflexion; eine hohe Intelligenz korreliert aber nicht zwangsläufig mit einer guten Reflexionsfähigkeit. Betty beschrieb sich mit folgenden Worten:

Betty: »Ich bin depressiv. Das habe ich Ihnen schon gesagt. Und ich bin nicht beliebt. Ich weiß nicht, warum. Vielleicht weil ich so dick bin. Wenn ich in den Bus einsteige, glotzen mich alle an. Manchmal reden sie über mich. Das ist auch ein Grund, weshalb ich nicht mehr aus dem Haus gehe.«

Dr. Em: »Gibt es noch etwas, das Sie mir über sich selbst erzählen können?«

Betty: »Einmal hatte ich einen Freund. Wir sind ein paarmal ausgegangen. Dann hat er versucht, mich zu vergewaltigen.«

Dr. Em: »Er wollte Sie vergewaltigen?«

Betty: »Ja, wir kamen aus dem Kino nach Hause, und er wollte Sex haben, aber ich habe ihn fortgejagt.«

Diese Information leitete zu den stark konfliktbesetzten Themen sexuelle Beziehungen und Bindungsschwierigkeiten über. Dr. Em erinnerte sich auch an Bettys frühere Erwähnung ihrer schriftstellerischen Ambitionen, von denen nun keine Rede mehr war. Diese Auslassung trug dazu bei, dass ihm die Selbstcharakterisierung dürftig und fragmentiert erschien. Zusammen mit Bettys genereller Schwierigkeit, beim Thema zu bleiben und sich selbst zu beschreiben, verstärkte dies den Eindruck der Identitätsdiffusion.

Dritter Teil des Interviews

Die relevanten Informationen über die Vergangenheit des Patienten ergeben sich häufig aus den Antworten auf Fragen, die der Therapeut nach der aktuellen Lebenssituation und den interpersonalen Beziehungen stellt. Vor allem bei Patienten mit einer Borderline-Persönlichkeitsorganisation, deren Schilderungen der Vergangenheit von den Schwierigkeiten der Gegenwart gefärbt sind und durch unintegrierte innere Repräsentationen verzerrt werden, empfehlen wir, die Lebensgeschichte nur in allgemeinen Zügen zu erforschen. Besonderer Wert liegt dabei auf antisozialem Verhalten sowie auf wichtigen interpersonalen Beziehungen einschließlich der Beziehungen zu früheren Therapeuten.

Die Beziehungen, von denen Betty berichtete, waren oberflächlich und zumeist feindseliger Natur. Sie hatte keine Freunde; jeder Arbeitgeber hatte sie über kurz oder lang vor die Tür gesetzt; sexuelle Beziehungen hatte es nie gegeben, und die einzige Beziehung zu einem »Freund« endete, als er Sex mit ihr haben wollte. Ihre Beschreibungen aller früheren Therapeuten konzentrierten sich auf deren Inkompetenz. Gegen einen dieser Behandler hatte sie sogar einen Kunstfehlerprozess angestrengt. Die einzigen Menschen, zu denen sie regelmäßig Kontakt hatte, waren Familienangehörige. Laut Betty waren diese Beziehungen konfliktgeladen, weil sie sich von ihren Verwandten kritisiert und abgelehnt fühlte. Der einzige Mensch, für den sie positive Gefühle hegte, war ein etwas älterer Therapeut, der sie, wie sie glaubte, wirklich zu verstehen versuchte. Doch obwohl sie seine Bemühungen anerkannte,

hatte sie den Eindruck, dass auch er ihr nicht weiterhelfen konnte. Trotzdem bedauerte sie es, dass die Zusammenarbeit endete, weil er in den Ruhestand ging. Dieses Beispiel für eine Beziehung, in der einmal nicht die negativen Gefühle die Oberhand hatten, war der einzige Hinweis auf eine Fähigkeit, überhaupt eine Bindung zu entwickeln. Dr. Em interpretierte dies dahingehend, dass Bettys Persönlichkeit nicht auf dem niedrigsten Niveau des Borderline-Spektrums organisiert war.
Bettys Entwicklungsgeschichte war verflochten mit Schilderungen ihrer zwischenmenschlichen Beziehungen. Ihre Familie war oft umgezogen, weil ihr Vater als Offizier in der US-Army arbeitete. Sie berichtete, dass er sich um seine Kinder nicht gekümmert und sich lediglich für ihre schulischen Leistungen interessiert habe. Doch so sehr sie und ihre Brüder sich auch anstrengten, hätten sie ihn nie zufriedenstellen können. Betty hatte sich in der Schule immer als Außenseiterin wahrgenommen. Ihre Mutter war unzuverlässig, weil sie unter »Stimmungsschwankungen« litt. Betty war offenbar ein intelligentes Kind gewesen, brach das College aber nach dem zweiten Jahr ab, weil sie sich wegen ihrer Schwierigkeiten mit ihren Kommilitonen in ihrem Zimmer isolierte und nicht mehr lernte. Dank der Beziehungen ihres Vaters fand sie Arbeit, wurde aber wiederholt gekündigt und verfiel schließlich in völlige Untätigkeit. Eine solche Phase war dem diagnostischen Interview unmittelbar vorausgegangen.

Im Anschluss an die Beurteilung der Identitätsintegration bzw. -diffusion sollte der Therapeut insbesondere im Falle einer schweren Identitätsdiffusion jene Aspekte des Verhaltens, der Denkprozesse und Denkinhalte sowie der Affekte erforschen, die absonderlich oder bizarr wirken oder in keinem Bezug zu der allgemeinen Richtung der augenblicklichen Patient-Therapeut-Interaktion zu stehen scheinen. Wenn er solche Verhaltensweisen, Gedanken oder Affekte identifizieren kann, sollte er den Patienten taktvoll darauf aufmerksam machen, dass ihn etwas verwirrt hat und er nicht »ganz mitkommt«. Er sollte ihn direkt fragen, ob er diese Verwirrung nachvollziehen und ihn vielleicht aufklären kann.

Die Fähigkeit des Patienten, eine entsprechende Erklärung zu formulieren – mit anderen Worten: seine Fähigkeit, den herkömmlichen Kriterien der Realität, wie der Therapeut sie in dieser Situation repräsentiert, Rechnung zu tragen –, beweist eine gute Realitätsprüfung und spricht für die Diagnose einer Persönlichkeitsstörung. Ist der Patient jedoch nicht fähig, sich in den Therapeuten hineinzuversetzen und dessen Verwirrung über sein Verhalten, seine Gedanken oder Affekte nachzuvollziehen, weist dies auf einen Verlust der Realitätsprüfung hin und legt die Wahrscheinlichkeit einer psychotischen oder organisch bedingten psychiatrischen Erkrankung nahe. Dies ist eine praktische und relativ einfache Möglichkeit, die Borderline-Persönlichkeitsorganisation von solchen schwereren und regressiveren Erkrankungen zu unterscheiden.

Fallbeispiel

Betty

Dr. Em griff noch einmal eine Bemerkung auf, die seines Erachtens ein Problem mit der Realitätsprüfung widerspiegelte:

Dr. Em: »Sie haben gesagt, dass Sie von allen angestarrt werden, wenn Sie in einen Bus einsteigen, und dass die Leute über Sie reden. Sind Sie wirklich davon überzeugt, oder vermuten Sie es?«
Betty: »Ich habe das Gefühl, dass sie über mich reden, aber wie soll ich es wissen? Glauben Sie, ich könnte Gedanken lesen?«
Diese Antwort ist zwar ein wenig aggressiv, gibt aber Bettys Fähigkeit zu erkennen, alternative Sichtweisen in Erwägung zu ziehen – ein Beleg dafür, dass die Realitätsprüfung zumindest in dieser Situation nicht vollständig zusammengebrochen ist.

Beendigung des Interviews

Dr. Em leitet die Beendigung des Interviews ein, indem er Betty mitteilt, dass er seine Aufgabe nun erfüllt hat. Er fragt sie, ob Sie ihm noch etwas sagen oder Punkte ansprechen möchte, die bislang nicht thematisiert wurden. Eine hilfreiche Frage kann z. B. lauten: »Was hätte ich Ihrer Meinung nach noch fragen sollen?« Betty Antwort darauf war ein lapidares: »Sie sind doch der Experte.«

4.2.1 Zusammenfassung des Diagnoseprozesses

Charakteristisch für die TFP ist der duale Fokus auf das Verhalten, das der Patient in der Sitzung gegenüber dem Therapeuten zeigt, und auf sein aktuelles Funktionsniveau im Alltagsleben außerhalb der Sitzung. Deshalb besteht die diagnostische Aufgabe des Therapeuten darin, gleichzeitig das subjektive Erleben des Patienten und seine Welt zu erforschen, seine Verhaltens- und Interaktionsweisen ihm selbst gegenüber zu beobachten und seine eigene affektive Reaktion zu analysieren, um die im Interview aktivierten inneren Objektbeziehungen zu verstehen. Der Therapeut konstruiert ein Modell des Selbstbildes/der Selbstbilder des Patienten und beurteilt, inwieweit der Patient sich dieser Selbstrepräsentation(en) bewusst ist und sie in Worte fassen kann. In entsprechender Weise konstruiert er ein Modell der signifikanten Bezugspersonen des Patienten sowie der Selbst-Objekt-Interaktionen. So gesehen, bildet das Interview die Vorstufe zum eigentlichen Behandlungsprozess.

Darüber hinaus erhält der Therapeut detaillierte Informationen über das aktuelle Funktionsniveau des Patienten im beruflichen und interpersonalen Bereich, in intimen Beziehungen und im Bereich der Kreativität und der kulturellen Interessen.

Fallbeispiel

Zusammenfassung der Evaluierung

Im Gegensatz zu Bettys früheren Diagnosen – Major Depression bzw. bipolare Störung – wurde auf der Grundlage des strukturellen Interviews die Diagnose Borderline-Persönlichkeitsorganisation mit narzisstischen Zügen und einer charakterologischen Depression (Dysthymie) gestellt. Die BPO-Diagnose stützte sich auf die beobachtete Identitätsdiffusion, den Einsatz primitiver Abwehrmechanismen – insbesondere Spaltung und projektive Identifizierung – und auf die Grandiosität einiger Selbstrepräsentationen. Für charakterologisch hielt der Therapeut die Depression wegen der klinischen Manifestationen und der Zusammenhänge mit Bettys inneren Objektbeziehungen (Alternieren zwischen grandiosem Selbstbild und strenger Selbstkritik und Selbstablehnung), dem Fehlen *durchgängiger* neurovegeta-

tiver Symptome und Bettys schlechtem Ansprechen auf die wiederholten medikamentösen Behandlungsversuche. Betty war in sämtlichen Lebensbereichen – Arbeit, soziale Kontakte, Liebesleben und Kreativität – erheblich beeinträchtigt.
Der Therapeut besprach seine Diagnose mit Betty und empfahl ihr eine Übertragungsfokussierte Psychotherapie. Zunächst erklärte er ihr, dass eine konstitutionelle Veranlagung zur Depression zwar denkbar sei, man ihre Symptome und Dysfunktionen aber auch als Ausdruck einer psychischen Erkrankung verstehen könne, die sich durch eine tiefenpsychologische Psychotherapie positiv beeinflussen lasse. Dr. Em erklärte das Konzept der Persönlichkeitsstörung in allgemein verständlicher Sprache, indem er ein inflexibles und begrenztes Repertoire an Reaktionen auf das Selbst und andere Menschen beschrieb, das die Anpassung an die Kompliziertheit des Lebens beträchtlich erschwert und die emotionale Reaktivität über Gebühr verstärkt. Betty fand diese Sichtweise ihrer Probleme einleuchtend und erklärte sich bereit, einen Behandlungsvertrag auszuhandeln. Vereinbart wurde auch, dass sie ihre Medikamente während der Anfangsphase der Behandlung weiter einnehmen und sie dann allmählich absetzen würde.

Klinische Schlüsselkonzepte

- Eine objektbeziehungstheoretische Nosologie der Persönlichkeitspathologie umfasst sowohl die dysfunktionalen Dimensionen (Identität, Abwehrmechanismen, Realitätsprüfung, Aggression und moralische Werte) als auch die Konstellation der Persönlichkeitsorganisation (neurotisch, höher strukturierte BPO und niedrig strukturierte BPO).
- Die klinische Evaluierung kombiniert die Beurteilung der Symptome, der Identität, der Ebene der Abwehrmechanismen und der Qualität der Realitätsprüfung mit einer Fokussierung auf die inneren Repräsentationen des Selbst, anderer Menschen und der Beziehungsmuster.
- Die Empfehlung einer TFP beruht auf einer Konstellation verschiedener Faktoren einschließlich Borderline-Persönlichkeitsorganisation, durchschnittliche Intelligenz und mittelschwere bis schwere Symptome. Eine wichtige Kontraindikation ist die komorbide antisoziale Persönlichkeitsstörung.

Ausgewählte Lektüre

Caligor E, Clarkin JF (2010). An object relations model of personality and personality pathology. In: Clarkin JF, Fonagy P, Gabbard GO (Hg.). Psychodynamic Psychotherapy for Personality Disorders: A Clinical Handbook. Washington, DC (American Psychiatric Association), S. 3–36.

Hörz S, Clarkin JF, Stern BL et al. (2012). The Structured Interview of Personality Organization (STI-PO): An instrument to assess severity and change of personality pathology. In: Levy RA, Ablon JS, Kächele H (Hg.). Psychodynamic Psychotherapy Research. New York (Springer), S. 571–592.

Kernberg OF (1988a [1984]). Die strukturelle Diagnose. In: ders., Schwere Persönlichkeitsstörungen. Übers. von H. Steinmetz-Schünemann. Stuttgart (Klett-Cotta), S. 1–47.

Kernberg OF (1988b [1984]). Das strukturelle Interview. In: ders., Schwere Persönlichkeitsstörungen. Übers. von H. Steinmetz-Schünemann. Stuttgart (Klett-Cotta), S. 48–82.

PDM Task Force (2006). PsychodynamicDiagnostic Manual, Personality Patterns and Disorders. Silver Spring, MD (Alliance of Psychoanalytic Organizations).

5 Herstellung des Behandlungsrahmens

Vertragsvereinbarung, Medikation und ergänzende Behandlungen

Im Anschluss an die Beurteilungsphase besteht die erste Aufgabe darin, den Behandlungsrahmen festzulegen. Diese Vereinbarung ist die erste einer ganzen Reihe von Taktiken der Übertragungsfokussierten Psychotherapie (TFP; weitere Taktiken werden in Kap. 7 »Behandlungstaktiken und klinische Herausforderungen«) beschrieben. Sowohl die diagnostische Beurteilung als auch die Vertragsvereinbarung gehen der Aufnahme der eigentlichen Behandlung voraus, weil die Therapie grundsätzlich nur unter klaren Bedingungen starten kann (Yeomans et al. 1992). Die Vereinbarung des Behandlungsvertrags oder -kontrakts erfolgt im Gespräch zwischen dem Therapeuten und Patienten. Der Vertrag hält die Einzelheiten der *am wenigsten restriktiven* Bedingungen fest, die zur Aufrechterhaltung einer Umgebung, in der sich der psychotherapeutische Prozess entfalten kann, erforderlich sind. Der Behandlungsvertrag fixiert den Rahmen der Behandlung, definiert die Pflichten beider Beteiligter und schafft so die Voraussetzung dafür, dass der Therapeut die Psychodynamik des Patienten in einem umgrenzten »Raum« beobachten kann. Im Wesentlichen definiert der Vertrag, wie die Realität der therapeutischen Beziehung beschaffen ist. Wichtig ist, dass der Therapeut dieser vereinbarten Realität gewärtig bleibt, denn die innere Objektbeziehungswelt des Patienten macht sich dadurch bemerkbar, dass sie die reale Beziehung zu verzerren sucht. Weil diese Verzerrungen subtiler Natur sein können, muss der Therapeut die Realität der Beziehung als Bezugspunkt, an dem jede Abweichung gemessen werden kann, innerlich verankert haben. Ein einfaches Beispiel ist die Situation, in der er (in seiner Gegenübertragung) das Gefühl bekommt, selbstsüchtig und herzlos zu sein, weil er telefonisch nicht erreichbar ist, wenn der Patient nachts in eine Krise gerät. Sobald er sein Gefühl an der Vertragsvereinbarung bezüglich der Kontakte zwischen den Sitzungen überprüft, wird er sich daran erinnern, dass er keineswegs herzlos ist, sondern sich an die vertragliche Abmachung hält. Dies hilft ihm zu verstehen, dass seine Gegenübertragung mit einem Element der inneren Welt des Patienten korrespondiert, das es zu bearbeiten gilt.

5.1 Einleitung der Therapie

Die Einleitung der Therapie folgt einem festgelegten Ablauf: diagnostische Beurteilung (durchschnittlich eine bis drei Sitzungen, wie in Kap. 4 »Diagnosephase« erläutert), Vereinbarung des Behandlungsvertrags (durchschnittlich zwei bis drei Sitzungen, in komplizierten Fällen auch mehr) und Beginn der Therapie (wenn Patient und Therapeut sich über den Vertrag einig geworden sind). Zu den Voraussetzungen dafür, dass die einer psychodynamischen Exploration zuträglichen Bedingungen gewahrt werden können, zählen

Tab. 5-1 Funktionen des Behandlungsvertrags

1.	Verständigung über das Problem/die Probleme, derentwegen der Patient sich in Behandlung begibt
2.	Definition der Realität der Behandlungsbeziehung
3.	Definition der Verantwortlichkeiten sowohl des Patienten als auch des Therapeuten gegenüber der Behandlung
4.	Schutz des Patienten, des Therapeuten und der Therapie; dazu zählt auch der Schutz der Fähigkeit des Therapeuten, klar zu denken
5.	Minimierung des sekundären Krankheitsgewinns
6.	Schaffung eines sicheren Ortes, an dem sich die Psychodynamik des Patienten entfalten kann
7.	Vorbereitung auf die Deutung der Bedeutung, die jeder Abweichung vom vertraglich vereinbarten Behandlungsrahmen inhärent ist
8.	Entwicklung eines organisierenden therapeutischen Rahmens, innerhalb dessen die Therapie zu einem Anker im Leben des Patienten werden kann; die Internalisierung der Vertragsgespräche wird häufig zu einer ersten inneren Verbindung zum Therapeuten
9.	Untersuchung und Definition der Entscheidungen, die der Patient getroffen hat; in den Gesprächen über mögliche Aktivitäten zeichnen sich Aspekte der Identität und damit verbundener Konflikte ab

1. das Einverständnis darüber, dass sich an den Schwierigkeiten des Patienten durch ein tiefreichendes Verständnis seines Selbst (im Gegensatz zu einer rein biologischen Sicht der Probleme) etwas ändern kann,
2. das Containment seines Agierens, damit die Explorationsarbeit nicht immer wieder durch die Notwendigkeit unterbrochen wird, einen »Brand zu löschen«, und
3. die Definition der Behandlung und der therapeutischen Beziehung.

Ein Leitprinzip bei der Vereinbarung der Behandlungsbedingungen lautet, dass der Therapeut sich wohl in seiner Haut und sicher genug fühlen muss, um klar denken zu können. Dies ist keine Kleinigkeit, wenn man mit Patienten arbeitet, die häufig intensive Angst wecken, so dass der Therapeut seine psychodynamischen Techniken entweder hintan stellt, um die akute Situation in den Griff zu bekommen, oder – schlimmer noch – die Behandlung abbricht. In solchen Fällen beteiligen sich die Therapeuten gewöhnlich am Agieren einer primitiven Dynamik, statt dem Patienten zu helfen, ebendiese Dynamik zu verstehen und zu verändern. Ein weiteres Leitprinzip bei der Herstellung des Behandlungsrahmens betrifft die Einschränkung des sekundären Krankheitsgewinns (das Ausnutzen der Symptome, um z. B. häufigere Sitzungstermine zu bekommen oder um sich arbeitsunfähig schreiben zu lassen). Tab. 5-1 zeigt die wesentlichen Funktionen des Behandlungsvertrags in der Zusammenfassung.

5.1.1 Besprechen der Diagnose: ein psychoedukatives Element

Wenn der Therapeut die Behandlungsbedingungen erläutert, spricht er auch über seinen diagnostischen Eindruck, denn die Bedingungen der empfohlenen Therapie leiten sich aus dem Krankheitsverständnis her. Weil der Borderline-Persönlichkeitsstörung (BPS) ein Stigma anhaftet, zögern viele Therapeuten, die Diagnose klar zu benennen und näher zu erörtern. Man kann aber auch einem Patienten, der unter Angst und unter Depressionen zu leiden glaubt und keinen Zugang zu seinen tieferen psychischen Problemen findet, mit verständlichen Worten erklären, dass man eine Persönlichkeitsstörung diagnostiziert hat; für einen Patienten, dem die Ursache des Chaos, das sein Leben beherrscht, seit jeher unbegreiflich erschien, kann diese Erklärung sogar beruhigend sein. Es ist hilfreich, die typischen Merkmale der BPS zu beschreiben, also die intensiven und rasch wechselnden Emotionen (»das Leben als Wechselbad der Gefühle«), die instabilen, turbulenten interpersonalen Beziehungen, das impulsive und nicht selten destruktive Agieren[6] sowie das völlige Fehlen eines klaren Selbstgefühls. Nicht zu vergessen die Schwierigkeit, andere Menschen realistisch einzuschätzen, die wiederum weitere Probleme nach sich zieht. Auch wenn das Agieren oft als die dramatischste Manifestation der Störung imponiert, ist unbedingt zu betonen, dass es nicht die Ursache der Erkrankung ist. Diese hat sich vielmehr auf der Grundlage eines fragmentierten und verwirrenden Selbstgefühls entwickelt.

Während der Besprechung des Vertrags muss der Therapeut 1) die universalen, maßgeblichen Parameter der Behandlung, die für jede psychodynamische Therapie Gültigkeit haben (Tab. 5-2), ebenso thematisieren wie 2) die Widerstände, die sich in spezifischen, die Behandlung gefährdenden Verhaltensweisen Ausdruck verschaffen. Diese Widerstände werden aktiviert, weil die explorative Therapie das fragile Gleichgewicht des Patienten bedroht. Auch wenn primitive Abwehrmechanismen wie die Spaltung und projektive Identifizierung eine gute Anpassung an die komplexen Herausforderungen des Lebens erschweren, wirken sie doch angstlindernd, denn sie bringen durch Externalisierung und Projektion eine gewisse Ordnung in die innere Welt. Jede Infragestellung dieses Systems – jede Veränderung der Abwehrstruktur – weckt Angst, solange keine neue Struktur konsolidiert ist. Diese Widerstände auf der Verhaltensebene bedeuten, dass der Therapeut spezifische Parameter einführen muss, die über die allgemeingültigen Parameter der psychodynamischen Behandlung hinausgehen und von Patient zu Patient variieren; ein Beispiel ist etwa die Notwendigkeit, mit einer Patientin, deren früherer Therapeut von dem Notfallmanagement ihrer Suizidversuche so sehr in Anspruch genommen war, dass er keine sinnvolle psychische Exploration vornehmen konnte, über solche Eventualitäten zu sprechen und vorab klarzustellen, wie man sich selbst in solchen Situationen verhalten wird.

---

6 Wir erinnern daran, dass eine impulsive Aggression zwar für die Verhaltensweisen zahlreicher BPS-Patienten charakteristisch ist, manche Patienten aber kontrolliert aggressiv agieren können. Ein Beispiel wäre der Patient, der sich regelmäßig systematisch zwei Stunden lang schneidet.

Tab. 5-2 Wesentliche Punkte des Behandlungsvertrags

1. Die Verantwortlichkeiten des Patienten: • Regelmäßiges Erscheinen zu den Sitzungen • Zahlung des Honorars • Freies Assoziieren über die Probleme, derentwegen sich der Patient in Behandlung begeben hat (ein nach Möglichkeit unzensiertes Aussprechen der Gedanken und Gefühle)[a] • Ernsthaftes Bemühen, über das, was der Patient selbst sagt, über die Kommentare des Therapeuten und über die Interaktion nachzudenken
2. Die Verantwortlichkeiten des Therapeuten • Wahrnehmung der Sitzungstermine • Zuhören mit gleichschwebender Aufmerksamkeit • Nichts unterlassen, was dem Patienten dabei helfen kann, sich selbst und tiefere Aspekte seiner Persönlichkeit und seiner Schwierigkeit zu verstehen • Falls erforderlich, klarer Verweis auf die Grenzen seines Engagements

Hinweis: [a] Diese »Modifizierung« des freien Assoziierens ist darauf zurückzuführen, dass Patienten den Prozess der freien Assoziation mitunter als Widerstand gegen die Bearbeitung schwieriger, dissoziierter innerer Zustände benutzen. Dieser Aspekt wird in Kap. 7 im Zusammenhang mit den »Trivialisierungen« im Diskurs des Patienten detailliert erörtert.

Der Patient muss sich verpflichten, von Anfang an zu versuchen, sich an die Parameter der Behandlung zu halten. Trotzdem ist dem Therapeuten natürlich klar, dass Schwierigkeiten, den Vertrag zu befolgen, ein vorrangiges Thema in den Sitzungen sein können, bevor der Patient zu adhärentem Verhalten im strengen Sinn in der Lage ist. Auch wenn der Vertrag vor Beginn der Therapie vereinbart wurde, wird es in den Sitzungen immer wieder notwendig sein, ihn erneut zur Sprache zu bringen und im Laufe der Behandlung u. U. auch zu revidieren oder zu ergänzen.

Der Therapeut muss sich nicht verpflichtet fühlen, mit einem Patienten zu arbeiten, der grundlegende Behandlungsaspekte nicht akzeptiert. Vielmehr hat er die Aufgabe, für Bedingungen zu sorgen, unter denen er eine angemessene Behandlung durchführen kann. Wir vergleichen dies mit der Situation eines Chirurgen, der keinen Eingriff vornehmen wird, solange wesentliche Voraussetzungen nicht erfüllt sind, z. B. das Operationsfeld nicht sterilisiert wurde. Wenn der Patient die wesentlichen Voraussetzungen der explorativen Therapie nicht akzeptiert, sollte ihm der Therapeut entweder selbst eine weniger strukturierte, in höherem Maß supportive Therapie anbieten oder ihn zu einem Kollegen überweisen, der supportiv arbeitet. Wenn ein Patient nicht bereit oder fähig ist, die Behandlungsbedingungen zu respektieren, oder wenn er daran kein Interesse hat, ist zumindest vorübergehend eine weniger intensive, weniger ambitiöse Behandlung angesagt.

In der Phase der Vertragungsvereinbarung kann auch eine Sitzung mit den Eltern des Patienten, mit dem Ehepartner oder dem Lebensgefährten stattfinden, falls der Therapeut es für notwendig hält, über die Erkrankung sowie über die Besonderheiten und Grenzen der Therapie mit ihnen zu sprechen. Im Allgemeinen sind solche Sitzungen ratsam, wenn der Patient von seinen Angehörigen in hohem

Maß abhängig ist und sie entweder die Art der Störung nicht verstehen oder nicht begreifen, dass die Behandlung keine Garantie dafür ist, dass ein selbstdestruktiver Patient sich nicht verletzt oder womöglich sogar umbringt. Wenn der Therapeut die Behandlung durchführt, ohne diese Aspekte vorab geklärt zu haben, setzt er sich selbst unter Druck, den Patienten unbedingt »heilen« zu müssen. Dies ist kontraproduktiv, weil seine explorative Arbeit dadurch beeinträchtigt wird. Solche Situationen stellen sich häufig ein, wenn enge Familienangehörige den Eindruck haben, dass der Patient unter einer rein organisch bedingten Erkrankung leide, die sich medikamentös kurieren lasse. Wenn z. B. jahrelang die Fehldiagnose »behandlungsresistente Depression« oder »bipolare Störung« gestellt wurde und der Patient erfolglos zahlreiche Therapien durchlaufen hat, reagieren Angehörige oft erleichtert auf Informationen über die Besonderheiten der Persönlichkeitsstörung und die Möglichkeit einer effektiven Psychotherapie. Bei jungen, zum Lügen neigenden Erwachsenen mit schweren antisozialen Zügen kann es notwendig sein, Parameter einzuführen, etwa die Kommunikation des Behandlers mit den Eltern oder anderen Dritten (z. B. mit dem Drogenberater), um sicherzustellen, dass der Therapeut zutreffende Informationen erhält.

5.1.2 Die Vertragsvereinbarung

Der Therapeut legt dem Patienten keinen fix und fertigen Vertrag vor, sondern handelt die Vereinbarungen im Gespräch mit ihm aus. Dabei beobachtet er aufmerksam, wie der Patient auf seine Erläuterung der Behandlungsbedingungen reagiert. Dies ist erforderlich, um zu verhindern, dass der Patient ihnen unbedacht und leichtfertig zustimmt; außerdem treten in diesem Prozess auch Übertragungsmuster zutage, die es zu untersuchen gilt.[7] Wichtig ist, dass der Therapeut selbst keinen Behandlungsarrangements zustimmt, die einen ungewöhnlichen Einsatz oder heroische Anstrengungen erfordern. Die Versuchung, als heldenmütiger Behandler aufzutreten, verweist auf erste Gegenübertragungsschwierigkeiten. Wenn der Therapeut sich auf mehr einlässt als üblich, läuft er Gefahr, das selbstdestruktive Potenzial des Patienten zu verstärken, indem er ihm Verantwortlichkeiten abnimmt. Außerdem steigt die Wahrscheinlichkeit unkontrollierbarer Gegenübertragungsentwicklungen, weil ein übertrieben hoher Einsatz den Therapeuten erschöpft, überwältigt und ausgelaugt (Carsky und Yeomans 2012). Der Therapeut muss sich klar machen, wie sich der »hinreichend gute« Kliniker in seiner Situation verhielte. Wenn er sich innerlich gedrängt fühlt, mehr zu geben, muss er seinen Motiven dafür auf den Grund gehen.

---

7 Unsere Webseite (http://www.borderline-disorders.com/images/RITCS.pdf) enthält die »Contract Rating Scale«, eine Skala, die detailliert zeigt, welche Verhaltensweisen (des Therapeuten wie auch des Patienten) für ein qualitatives Verständnis des Prozesses der Vertragsvereinbarung relevant sind. Wir orientieren uns in diesem Kapitel an der Reihenfolge der dort aufgeführten Bewertungskriterien.

5.1.3 Die Verantwortlichkeiten des Patienten

Folgende Verantwortlichkeiten sind mit jedem Patienten zu besprechen: Es gilt als ausgemacht, dass der Patient regelmäßig zu den Sitzungen erscheint, dass er mitarbeitet, indem er seine Gedanken und Gefühle unzensiert in Worte fasst, dass er sich an die Zahlungsvereinbarung hält und sich aufrichtig Mühe gibt, nachzudenken. Für manche Borderline-Patienten ist es eine merkwürdige Vorstellung, selbst Verantwortung für die Behandlung übernehmen, denn sie glauben, dass sie ihr Verhalten nicht kontrollieren können und der Therapeut sich um sie kümmern müsse. Zumeist sind diese Patienten davon überzeugt, dass ihre Krankheit gerade in der fehlenden Kontrolle bestehe. In dieser Einstellung sehen sie sich oft durch Familienangehörige und Therapeuten bestätigt, die dem Borderline-Patienten die Fähigkeit zur Selbstkontrolle absprechen und es für die Aufgabe des Therapeuten halten, ihn am Agieren zu hindern. Unsere reiche klinische Erfahrung lehrt uns, dass die meisten dieser Patienten durchaus sowohl ihre Selbstkontrolle verbessern als auch ihr allgemeines Aktivitätsniveau steigern können und dass die Therapie sowie das Potenzial des Patienten davon profitieren, wenn man ihnen ebendies vermittelt. Es ist hilfreich, wenn der Therapeut erklärt, dass er das Agieren nicht als die eigentliche Krankheit betrachtet, sondern es als Manifestation zugrunde liegender psychischer Schwierigkeiten begreift, die man verstehen und verändern kann. Darüber hinaus darf der Therapeut keinen Zweifel daran lassen, dass ein Patient, auf den die Diagnose Borderline-Persönlichkeit zutrifft, seinen Drang zu agieren zumeist unter Kontrolle halten kann, wenn er sich Mühe gibt, und dass er um angemessene Hilfe nachsuchen muss, wenn es ihm nicht gelingt. Es ist gut möglich, dass der Patient sich nie wirklich um Selbstkontrolle bemüht hat, weil er selbst es sich nicht zutraute und seine Behandler ihn ebenfalls für unfähig hielten.

Erscheinen zu den Sitzungen

Vom Patienten wird erwartet, dass er zu jeder Sitzung pünktlich erscheint und zum zeitlich festgelegten Ende wieder geht. Wenn er einen Termin nicht einhalten kann, muss er den Therapeuten frühestmöglich informieren, um ggf. einen Ersatztermin vereinbaren zu können. Der Behandler kann ihm dies folgendermaßen erklären: »Es ist Ihre Aufgabe, pünktlich zu jeder Sitzung zu erscheinen und wieder zu gehen, sobald die Stunde zu Ende ist. Wenn Sie vorab wissen, dass Sie verhindert sein werden, geben Sie mir bitte möglichst früh Bescheid. Es gibt zwar allerlei Gründe, die es schwierig für Sie machen können, aber es ist wichtig, dass Sie jeden Termin einzuhalten versuchen.«

Auch wenn dem Therapeuten selbst diese Verpflichtung zur regelmäßigen Teilnahme als grundvernünftig einleuchtet, nimmt der Patient sie womöglich ganz anders wahr: Sie erschüttert seinen Glauben an den omnipotenten Anderen: Dass der Therapeut erklärt, ihm nicht helfen zu können, wenn er nicht zu ihm komme, entzieht seinem primitiven Glauben an einen allmächtigen Retter, der all seine Probleme auf magische Weise löst, den Boden. Möglich ist auch, dass der Patient die Verpflichtung, regelmäßig pünktlich zu erscheinen, als einen Zwang empfindet oder dass er sich vom Therapeuten kontrolliert fühlt. Und schließlich ist denkbar, dass der Patient überzeugt ist, an manchen Tagen einfach nicht genug Energie zu haben, um aus dem Haus gehen zu können. Wenn Patienten während der Vertragsvereinbarung Einwände gegen das regelmäßige Erscheinen erheben, muss der Therapeut klar stellen, dass in ihrer Abwesenheit nun einmal keine Behandlung stattfinden kann. Wir betonen zwar die Notwendigkeit, die Vertragsbedingungen zu besprechen, um herauszufinden, wie der Patient zu ihnen steht, aber die Grundparameter sind und bleiben ein *Sine qua non* dieser Art von Therapie. Sollte der Patient also protestieren, greift der Therapeut diese Einwände auf und erklärt, dass man sie als Quelle aufschlussreicher Informationen betrachten und gemeinsam untersuchen muss. Um mit der Therapie beginnen zu können, legt er noch einmal dar, weshalb die regelmäßige Teilnahme unerlässlich ist. Wie schon erwähnt, kann die Phase der Vertragsvereinbarung durchaus auch mit dem Ergebnis enden, dass man sich über die Bedingungen nicht einigen und infolgedessen nicht zusammenarbeiten kann. Nach unserer Erfahrung kommt es selten vor, dass Patienten den Vertrag ablehnen, wenn der Therapeut die Unverzichtbarkeit der Vereinbarungen unmissverständlich erläutert hat.

Weil in der Phase der Vertragsvereinbarung geklärt werden muss, ob eine Behandlung möglich ist oder nicht, wäre es übereilt, dem Patienten in dieser Phase Deutungen zu geben. Der Therapeut zielt vorerst nicht auf ein umfassendes Verständnis der Gründe, die der Patient für seine Einwände oder seinen Protest gegen die Vertragungsbedingungen geltend macht; entscheidend ist einzig und allein, ob der Patient bereit ist, diese Bedingungen zu akzeptieren, innerhalb des durch sie gesetzten Rahmens mit dem Therapeuten zu kooperieren und die Bedeutung seiner Widerstände im Laufe der Arbeit zu erforschen. Der Therapeut kann dies kurz und sachlich auf den Punkt bringen: »Ich verstehe, dass es viele Gründe gibt, die es für Sie schwierig machen. Ich denke sogar, dass ein wichtiger Teil unserer gemeinsamen Arbeit darin bestehen wird, einige dieser Gründe genauer unter die Lupe zu nehmen. Vorerst aber muss ich klar stellen, dass ohne Sie keine therapeutische Arbeit stattfinden kann. Auch wenn es Ihnen hin und wieder schwerfallen wird, zu Ihren Sitzungen zu kommen oder sie nicht vorzeitig abzubrechen, ist es von entscheidender Bedeutung, dass wir über diese Schwierigkeiten miteinander reden und dass Sie ihnen nicht ausweichen, indem Sie erst gar nicht herkommen.«

Vereinbarung der Honorarzahlung

Patient und Therapeut müssen sich über das Sitzungshonorar und die Zahlungsmodalitäten einigen und eine Ausfallregelung vereinbaren. Wenn der Therapeut flexible Honorare abrechnet, wird er mit dem Patienten über dessen finanzielle Möglichkeiten sprechen. Die Ausfallregelung für Sitzungen, zu denen der Patient nicht erscheint, sowie die Zahlungsmodalitäten werden von Therapeut zu Therapeut unterschiedlich gehandhabt. Entscheidend ist eine klare Vereinbarung, an die sich beide Beteiligte fortan zu halten haben. Wenn der Therapeut gleich zu Beginn die Modalitäten festlegt, kann er sich später bei Bedarf auf diese Vereinbarung berufen.

Fallbeispiel

Eine Patientin versäumte es, die Rechnung innerhalb der vereinbarten Frist (zum Monatsende) zu begleichen. Gleichzeitig vertrat sie in den Sitzungen die Überzeugung, dass ihr die üblichen Pflichten und Verantwortlichkeiten aufgrund ihrer entbehrungsreichen Kindheit nicht zuzumuten seien: »Mir fehlen einfach die Voraussetzungen dafür, all das zu tun, was andere erledigen. Es ist nicht gerecht, mir so etwas abzuverlangen. Wenn man mir eine Atempause gönnte, könnte ich meine Wut vielleicht überwinden.«

Der Therapeut fühlt sich u. U. versucht, die ausstehende Rechnung gegenüber der Patientin nicht zur Sprache zu bringen, um nicht zur Zielscheibe ihrer Wut zu werden. Für die Behandlung aber ist die Einsicht, dass ihr Affekt unmittelbar mit dem Hier und Jetzt der Übertragung zusammenhängt, von größter Bedeutung, und der Vertrag erinnert den Therapeuten an seine Pflicht, das Problem trotz seines inneren Widerstrebens anzusprechen. Wahrscheinlich korrespondiert dieses Widerstreben sogar direkt mit der affektiven Signifikanz, die das Material in der Übertragung besitzt, d. h., es wird durch die Bemühungen der Patientin hervorgerufen, andere zu kontrollieren – eine Eigenschaft, die vermutlich dazu beiträgt, dass ihre Beziehungen außerhalb der Therapie regelmäßig scheitern. Dass die Patientin die Rechnung nicht zahlt, ist in diesem Fall ein Übertragungsagieren des Themas, über das sie gerade spricht. In anderen Fällen besteht zwischen dem Nichtzahlen und den Sitzungsthemen nicht unbedingt ein direkter Zusammenhang. Es ist aber grundsätzlich als ein Agieren gegenüber dem Behandlungsrahmen zu verstehen und zu deuten.

Die Rolle des Patienten in der Therapie

Jede erfolgreiche psychotherapeutische Behandlung setzt die Kooperation des Patienten voraus. Viele Patienten haben jedoch die Vorstellung, sich passiv, ohne eigenes Zutun, einer Behandlung durch den Therapeuten zu unterziehen. Bei Borderline-Patienten ist diese Erwartung aufgrund ihrer primitiven inneren Objektwelt oft besonders stark ausgeprägt. Im Allgemeinen befolgen sie in der TFP zwar die Grundregel der freien Assoziation, doch wir haben auch festgestellt, dass sie den Assoziationsprozess an sich mitunter als Abwehr benutzen, um dissoziiertem Material auszuweichen. Deshalb muss der Therapeut kontinuierlich auch den beiden anderen Kommunikationskanälen – der nonverbalen Kommunikation und seiner eigenen Gegenübertragung – Aufmerksamkeit widmen und prüfen, ob die verbale Kommunikation affektiv besetzt und auf derselben Wellenlänge ist wie die beiden anderen oder ob sie auf eine defensive Trivialisierung hinausläuft. Mit folgenden Worten könnte der Therapeut dem Patienten die Behandlungsmethode erläutern:

Ihre Aufgabe in der Therapie besteht darin, frei über alles zu sprechen, was Ihnen durch den Kopf geht, vor allem im Zusammenhang mit den Problemen, derentwegen Sie mich aufgesucht haben. Unser Ziel ist es, die unbekannten Ursachen Ihrer Gefühle und Ihres Verhaltens zu verstehen. Manchmal wird es Ihnen schwerfallen, frei zu sprechen, aber es ist wichtig, dass Sie keine Gedanken, Gefühle, Träume, Phantasien usw. zurückhalten, sondern alles aussprechen. Vielleicht taucht Ihr Gedanke auch als Frage auf, die Sie an mich richten. Je nachdem, was mir in dieser Situation therapeutisch sinnvoll erscheint, werde ich die Frage beantworten oder auch nicht. Weil es uns darum geht, Ihr Verständnis zu verbessern, ist es manchmal hilfreicher, wenn ich Ihnen keine direkte Antwort gebe, sondern Sie dazu anhalte, selbst nachzudenken. Abgesehen von der Grundregel, in der Sitzung frei zu sprechen, sind Sie verpflichtet, mir in der Sitzung unverzüglich von Situationen zu berichten, in denen die Gefahr bestand, dass Sie sich selbst oder andere schädigen oder verletzen. Auch wenn etwas passiert ist, das die Fortsetzung der Therapie infrage stellt, müssen Sie das Thema sofort zur Sprache bringen. Wenn Sie beispielsweise von Ihrem Chef eine Abmahnung bekommen haben und Ihr Job gefährdet ist, was auch bedeuten würde, dass Sie sich die Therapie finanziell nicht mehr leisten können, ist es wichtig, mich zu informieren. Diese Dinge haben Vorrang vor allen anderen Themen, die Ihnen in den Sinn kommen.

5.1.4 Verantwortlichkeiten des Therapeuten

Dass der Therapeut dem Patienten detailliert erläutert, welche Pflichten er selbst hat, bringt seine Überzeugung zum Ausdruck, dass die Therapie keine Einbahnstraße ist. Seine Verantwortung ist für sein therapeutisches Engagement maßgebend. Seine oberste Pflicht besteht darin, dem Patienten zu helfen, sich selbst, seine Persönlichkeit und seine Schwierigkeiten besser zu verstehen, um diese Probleme schließlich lösen zu können. Die übrigen Verantwortlichkeiten des Therapeuten betreffen die Vereinbarung regelmäßiger Sitzungstermine, die Konzentration auf die Arbeit in den Behandlungsstunden, die Beschränkung seines Umgangs mit dem Patienten auf die Arbeit in der explorativen Therapie und die Beachtung der Schweigepflicht.

Die Verantwortung des Therapeuten für die Terminplanung

Der Behandler bespricht den Terminplan mit dem Patienten und erklärt ihm auch seine Urlaubs- und Ausfallregelung. Er muss klare Terminvorschläge machen und erläutern, was geschieht, wenn er eine Stunde absagen muss. Er könnte z. B. sagen: »Ich werde es so einrichten, dass Sie zwei Sitzungen pro Woche bekommen, zu einem Zeitpunkt, den wir gemeinsam vereinbaren. Jede Sitzung dauert 45 Minuten. Von Notfällen abgesehen, werde ich Ihnen mindestens einen Monat im Voraus Bescheid geben, wenn ich Sitzungen ausfallen lassen muss. Wenn ich eine Sitzung absagen muss, aber ansonsten in dieser Woche in der Praxis bin, werde ich versuchen, Ihnen an einem anderen Tag eine Ersatzstunde anzubieten. Ich verpflichte mich dazu, zweimal wöchentlich mit Ihnen zu arbeiten.«

Honorarregelung

Die Erläuterungen des Therapeuten über die Honorarfrage sind in klinischer Hinsicht von entscheidender Bedeutung. Der Behandler stellt klar, dass er eine Leistung erbringt und einen entsprechenden Gegenwert erwartet. Die Honorarfrage ist mit wenigen Worten erklärt, gleichzeitig aber kommuniziert der Therapeut auch nonverbal: Wenn er hüstelt, die Stimme senkt oder den Blick vom Patienten abwendet, sobald er auf sein Honorar zu sprechen kommt, teilt er auch dadurch etwas Wichtiges mit. Ein Therapeut, der an seiner Fähigkeit, dem Patienten zu helfen, zweifelt, wird in entschuldigendem Tonfall über sein Honorar sprechen, so als wolle er sagen, dass er dem Patienten womöglich nicht genug für sein Geld bieten kann. Kurzum, bei dieser Gruppe von Patienten, die gewöhnlich unsichere innere Bindungsmodelle besitzen, rührt das Gespräch über die Honorarzahlung nicht nur an zahlreiche Übertragungsprobleme, sondern auch an mannigfaltige potenzielle Komplikationen in der Gegenübertragung.

Im Idealfall bespricht der Therapeut die Honorarregelung genauso wie jedes andere Thema. Dies ist bei Borderline-Patienten sogar besonders wichtig, weil sie dazu neigen, die Bedeutung, die das Honorar für den Therapeuten hat, falsch zu interpretieren. Der Therapeut teilt dem Patienten mit, dass er für seine Arbeit durch das Honorar entschädigt wird und für seine Dienste nicht mehr und nicht weniger verlangt. Alle Vorstellungen und Ideen, die der Patient bezüglich der Einstellung des Therapeuten zur Therapie und zum Honorar hegt, können dann auf ihre Übertragungsimplikationen untersucht und analysiert werden.

Die Rolle des Therapeuten in der TFP

Eines der Ziele des Vertragsgesprächs besteht darin, den Patienten über die Art der empfohlenen Therapie zu informieren. Es wäre naiv zu glauben, dass Patienten, die in der Vergangenheit schon in Behandlung waren, über die Verantwortlichkeiten beider Beteiligten Bescheid wissen. Deshalb erläutert der Therapeut u. a. seine Aufgabe, dem Patienten zuzuhören und ihm dabei zu helfen, sich selbst besser zu verstehen. Darüber hinaus erklärt er, nach welchen Regeln er entscheidet, ob er selbst sprechen oder schweigen möchte, und weist darauf hin, dass jeder körperliche Kontakt ausgeschlossen ist. Er betont auch, dass er unter Schweigepflicht steht. Hier ein Beispiel:

> Ich habe die Aufgabe, Ihnen so aufmerksam wie möglich zuzuhören. Wenn mir dann etwas einfällt, das uns beiden hilft, Sie besser zu verstehen, werde ich Ihre Worte kommentieren. Es wird vorkommen, dass Sie mir Fragen stellen, auf die ich nicht antworten möchte, oder dass Sie von mir erwarten, etwas zu sagen, und mir nichts Hilfreiches einfällt. Grundsätzlich aber möchte ich wissen, wie Sie das, was hier zwischen uns geschieht, erleben. Manchmal werden Sie hoffen, dass ich Ihnen einen Rat gebe oder Ihnen klar sage, was Sie tun sollen. Die Art der Therapie, die ich Ihnen empfehle, soll Ihre eigene Fähigkeit fördern, erfolgreich über sich selbst, über Interaktionen und über Situationen nachzudenken. Sie soll auch Ihre Autonomie und Selbstständigkeit unterstützen. Deshalb ist es in den meisten Fällen nicht hilfreich, wenn ich Ihre Fragen beantworte oder Ihnen Ratschläge erteilte (so als wüsste ich, was zu tun ist). Vielmehr sollen Sie zu Ihren eigenen Entscheidungen gelangen. Ich maße mir keine Allwissenheit an. Meine Aufgabe ist es, Ihnen dabei zu helfen, herauszufinden, was sie wollen und welche Konflikte Ihnen diese Wünsche bereiten. Und selbstverständlich bleibt alles, was hier gesagt wird, unter uns. Ich werde keine Informationen nach außen weitergeben, bevor wir nicht darüber gesprochen und Sie mich schriftlich von meiner Schweigepflicht entbunden haben.

Bei Patienten mit vorangegangenen Suizidversuchen oder Gewaltausbrüchen sollte der Therapeut hinzufügen: »Die einzige Ausnahme von dieser Regel tritt in Kraft, wenn Sie sich selbst oder jemand anderen zu gefährden drohen. In diesem Fall bin ich verpflichtet, alle notwendigen Maßnahmen einzuleiten, um Sie oder andere Personen zu schützen. Die Schweigepflicht ist in diesem Fall aufgehoben.«

Es ist wichtig, dass sich der Therapeut in seiner Rolle wohl fühlt. Unerfahrene Behandler übersehen mitunter, wie schwierig es ist, die Position des zuhörenden und explorierenden Therapeuten beizubehalten. Sie nehmen sich den Vorwurf, trotz des leidvollen, chaotischen Lebens, das der Patient führt, einfach »dazusitzen und nichts zu tun«, zu Herzen. Diese Kritik ist die andere Seite des primitiven Glaubens des Patienten an einer allmächtigen Anderen, der ihm auf magische Weise heilen könnte, wäre er nicht so sadistisch und kleinherzig. Anfänger laufen Gefahr, in Reaktion auf solche Vorwürfe die Neutralität hintanzustellen. In Wirklichkeit aber ist die aufmerksame Konzentration auf die chaotische Entfaltung der inneren Welt eines Patienten eine gewaltige Aufgabe, und wahrscheinlich ist der Therapeut der einzige Mensch im Leben dieses Patienten, der die Herausforderung annimmt und bereit ist, sich auf die intensiven Affekte einzulassen.

Je nach Vorgeschichte und Befindlichkeit des Patienten wird der Therapeut die Grenzen seines Aufgabenbereichs mit besonderem Nachdruck aufzeigen und vor allem betonen, dass in der Therapie nichts anderes zugelassen ist als die rein verbale Interaktion im Behandlungszimmer während der vorab vereinbarten Sitzungen. Ausnahmen sind nur in absoluten Notfällen möglich. Diese Regelung lässt sich z. B. mit folgenden Worten vermitteln:

> »Sie haben mir erzählt, dass Sie Ihren früheren Therapeuten jedes Mal angerufen haben, wenn Sie sich schlecht fühlten und Angst hatten. Kurzfristig ging es Ihnen nach einem Telefonat sicherlich besser, aber für Ihre Probleme war dies keine dauerhafte Lösung. Die Arbeit, die wir hier in dieser Therapie leisten werden, findet in den vereinbarten Sitzungen statt. Es wird vielleicht Situationen geben, in denen Sie mich außerhalb der Sitzungen anrufen, mir eine Email schreiben oder mich persönlich sehen möchten. In den meisten Fällen werde ich Sie dann auf unsere nächste Sitzung verweisen. Wie schon gesagt, geht es bei dieser Form der Therapie darum, Ihre eigene Reflexionsfähigkeit zu unterstützen, Ihre Selbstständigkeit und Ihre Fähigkeit, eigene Entscheidungen zu treffen. Das kann z. B. bedeuten, dass ich nicht zurückrufe, wenn Sie mir eine Nachricht auf dem Anrufbeantworter hinterlassen, es sei denn, es geht um eine Terminverschiebung oder um einen echten Notfall.«

Wenn der Patient z. B. versucht hat, in die Privatsphäre eines früheren Therapeuten einzudringen, ist es notwendig, die Grenzen noch detaillierter zu erläutern.

In dieser Phase der Vertragsvereinbarung ist dem Patienten häufig nicht klar, was als Notfall anzusehen ist. Möglicherweise glaubt er, dass jede Situation, in der intensive Affekte in ihm aufwallen oder er sich suizidal fühlt, eine solche Krise darstellt. Vielleicht hatte er in der Vergangenheit Therapeuten, die dies genauso sahen. Der TFP-Therapeut aber unterscheidet zwischen chronischen Zuständen und Notfällen, wie das folgende Beispiel illustriert:

In der Vergangenheit haben Sie Ihren Therapeuten angerufen, wenn Ihre Gefühle Sie überwältigten und/oder Sie Suizidgedanken hatten. Ich betrachte solche Situationen nicht als Notfall, denn leider stellen diese Gefühle zurzeit noch einen chronischen Zustand dar. Sobald Sie unter Stress geraten, fühlen Sie sich hoffnungslos überwältigt und oft auch suizidal. Dies ist einer der Hauptgründe, weshalb Sie sich hier in Therapie begeben möchten – um an diesen gewohnten Reaktionen etwas zu ändern. Bis es soweit ist, werden Sie diese Gefühle aber immer wieder erleben. In der Vergangenheit konnte ihnen u. U. ein längerer stationärer Aufenthalt helfen. Dies ist hier keine Option, deshalb müssen wir sehen, unter welchen Bedingungen eine ambulante Therapie möglich ist. Wir wissen, dass Sie weiterhin Situationen erleben werden, in denen Sie sich hilflos und desorientiert, angsterfüllt und suizidal fühlen. Sie selbst sind dafür verantwortlich, diese Gefühle unter Kontrolle zu bringen, wenn sie zwischen den Sitzungen in Ihnen auftauchen. Manchmal wird es Ihnen helfen, sich in solchen Situationen unsere Gespräche in Erinnerung zu rufen. Manchmal ist es auch erleichternd, sich an eine Angehörige oder eine Freundin zu wenden. Wenn Sie das Gefühl haben, die Kontrolle restlos zu verlieren, müssen Sie die Notaufnahme aufsuchen oder den Notarzt rufen.

Trotzdem kann es Krisensituationen geben, in denen es auch angemessen ist, mich zwischen den Sitzungen anzurufen. Als eine solche Krise betrachte ich unvorhergesehene schwerwiegende Ereignisse, die jedem Menschen zu schaffen machen würden, z. B. wenn es in Ihrem Haus gebrannt hat oder bei Ihrem Ehemann Krebs diagnostiziert wurde. Solche Belastungssituationen rechtfertigen es, mich anzurufen. Vielleicht kann ich Ihnen telefonisch helfen, mit bestimmten Aspekten Ihrer Reaktion besser fertig zu werden; vielleicht erscheint es mir auch sinnvoll, eine Extrastunde zu vereinbaren. Aber selbst in einem solchen Fall dürfen Sie nicht vergessen, dass ich keinen Beeper habe und dass mehrere Stunden vergehen können, bis ich Ihre Nachricht abhören und Sie zurückrufen kann. Es muss klar sein, dass ich eine fortlaufende Therapie anbiete, die Ihnen langfristig helfen wird. Ich bin aber nicht in der Lage, rund um die Uhr Notdienst zu machen. Und selbst wenn ich es könnte, wäre es unserer Arbeit und unseren Zielen nicht förderlich.

Damit der Patient weiß, was er ganz realistisch zu erwarten hat, ist es wichtig, dass der Therapeut ihm mitteilt, wann er wie erreichbar ist (z. B.: »Ich höre meinen Anrufbeantworter an Wochentagen um 9 Uhr früh, um 17 Uhr und um 21 Uhr ab und am Wochenende irgendwann im Laufe des Nachmittags.«).

Dieser detaillierte Hinweis auf seine Verfügbarkeit ist aber nicht nur wichtig, um unrealistischen Erwartungen des Patienten zuvorzukommen. Er dient auch als Modell eines wohlüberlegten, berechenbaren, konstanten Verhaltens im Gegensatz zu impulsgesteuerten chaotischen Aktionen. Nicht selten werfen Patienten ihren Therapeuten vor, ihnen nicht zu helfen, wenn es ihnen zwischen den Sitzungen schlecht geht. In der angebotenen Therapie aber soll der Patient die Fähigkeit erlangen, ein durchgängig positives inneres Bild vom Anderen zu entwickeln und eine Bindung an ihn aufzubauen. Dies geschieht, indem ihm die Deutungsarbeit aufzeigt, dass seine eigenen Affekte die Stabilität solcher inneren Bilder immer wieder zu zerstören drohen (Kap. 6 Behandlungstechniken).

Die Haltung des Therapeuten in Bezug auf Telefonanrufe des Patienten kann je nach Situationsdynamik variieren. Das oben geschilderte Beispiel betrifft eine Patientin, die sich durch ihre Anrufe den sekundären Krankheitsgewinn eines zusätzlichen Kontakts zum Therapeuten verschaffte – eine zwar befriedigende, aber dem Veränderungsprozess nicht zuträgliche Erfahrung. Wie der Therapeut im oben geschilderten Beispiel erklärt, sind Anrufe in Notfällen gerechtfertigt, z.B. wenn eine Patientin, die normalerweise zwischen den Sitzungen nicht anruft, Verzweiflungs- und Angstzustände in einer Therapiephase entwickelt, in der ihre charakterologische Abwehrstruktur erschüttert wird. Ein Beispiel wäre die narzisstische Borderline-Patientin, deren innere Struktur auf einem grandiosen, aber fragilen Selbstgefühl und einer entwertenden Haltung gegenüber anderen beruht. Mit der Entwertung geht zumeist auch ein tiefes Misstrauen einher, eine Überzeugung, dass man sich von anderen nicht abhängig machen darf, weil man sonst mit Sicherheit fallengelassen und verletzt wird. Wenn eine solche Patientin merkt, dass sie eine Abhängigkeit vom Therapeuten entwickelt (die sie anfangs wahrscheinlich verheimlicht), wächst ihre Angst. Dies kann sich in dem Wunsch, die Therapie zu beenden, oder auch in Suizidgedanken äußern.

In solchen Situationen – in denen die notwendigen Veränderungen, die sich in der inneren Welt vollziehen (im geschilderten Beispiel das Abhängigkeitsgefühl in einer inneren Welt, die Abhängigkeit nicht erlaubt), für die Patientin fast unerträglich verstörend sind – kann sich der Therapeut aktiver verhalten und der Patientin vermitteln, dass er ihre akuten Schwierigkeiten versteht. Sodann wird er ihr erklären, dass diese Erfahrung einen notwendigen Schritt auf dem Weg zur Veränderung darstellt, auch wenn sie schmerzlich ist und ihr das Gefühl vermittelt, sich auf furchterregendem »unbekanntem Terrain« zu bewegen. In dieser schwierigen Phase *dürfe* sie ihn anrufen, wenn sie den Impuls verspüre, die Therapie beenden oder sich das Leben nehmen zu müssen. Der Therapeut bestätigt an dieser Stelle noch einmal, dass die Angst der Patientin in Anbetracht der inneren Veränderungen verständlich ist. Er kann auch eine zusätzliche Sitzung anbieten, um diese Angst zu bearbeiten.

Dieses Vorgehen scheint dem Grundsatz, dass Telefonanrufe nur in Notfällen gerechtfertigt sind, zu widersprechen; tatsächlich aber können im Laufe der Therapie akute Krisen in der Übertragung auftauchen. Dies geschieht typischerweise dann, wenn der Patient im Kontext einer chronisch narzisstischen oder chronisch paranoiden Übertragung (»Sie bedeuten mir nichts« bzw. »Sie haben Schlimmes mit mir vor«) Abhängigkeitsgefühle entwickelt. Wenn er auch nach Abklingen der Krise (die allerdings wiederholt auftreten kann) zwischen den Sitzungen weiterhin anruft, muss der Therapeut abklären, ob der sekundäre Krankheitsgewinn des häufigeren Kontakts die Ursache ist, und entsprechende Grenzen aufzeigen.

5.1.5 Der Therapeut-Patient-Dialog im Prozess der Vertragsvereinbarung

Das Aushandeln des Behandlungsvertrags ist ein interaktiver Prozess. Auch wenn viele Vertragspunkte als Minimalvoraussetzungen der Therapie nicht verhandelbar sind, müssen die Vereinbarungen besprochen werden. Der Therapeut hat die Aufgabe, die Reaktion des Patienten auf seine Erläuterung der Behandlungsparameter zu untersuchen. Erhebt der Patient Einwände gegen die Bedingungen, bittet er ihn, die Gründe dafür zu erklären, und versucht, ihm die Notwendigkeit der Parameter trotz seines Widerstrebens verständlich zu machen.

Ist der Vertrag für den Patienten verständlich und akzeptabel?

Während der Behandler der Reihe nach jeden Aspekt des Behandlungsvertrags erläutert, muss er die Reaktion des Patienten im Blick behalten, um beurteilen zu können, welchen Stellenwert er den einzelnen Punkten beimisst und welche Übertragungsmuster sich abzuzeichnen beginnen. Der Therapeut muss sich erstens sicher sein, dass der Patient ihm wirklich zugehört und nicht etwa ungeduldig darauf gewartet hat, dass er mit seinen Erklärungen zum Ende kommt und die Therapie beginnen kann. Wenn der Patient zugehört hat, ist zweitens zu klären, wie er auf die Parameter reagiert.

Der Behandler muss darüber hinaus auch die Bereitschaft des Patienten prüfen, sich auf die Vertragsbedingungen einzulassen. Sowohl die Bereitschaft zuzuhören als auch die Bereitschaft, den Vertrag zu akzeptieren, sind variabel. Wenn der Patient sich die Vertragsbedingungen aufmerksam angehört und sie verstanden hat, kann er beschließen, sie abzulehnen. Zur Ablehnung des Vertrags neigen vor allem narzisstische Borderline-Patienten. Sie empfinden bereits die Vorstellung, einen Vertrag eingehen zu sollen, als Beleidigung, weil sie glauben, so wichtig zu sein, dass ihnen die Behandlung selbstverständlich zusteht. Der Prozess der Vertragsvereinbarung kann solche Patienten veranlassen, jede Kooperation zu verweigern. Manchmal äußern sie ihren Widerstand auf herausfordernde Weise: »Wenn ich mich mit diesen Dingen einverstanden erklären soll, sind Sie nicht der richtige Therapeut für mich.« Oder weniger aggressiv: »Ich halte es für besser, dass wir auf diese Regelungen verzichten. Warum vereinbaren wir nicht einfach ein paar Termine, um zu sehen, wie es mit der Zusammenarbeit klappt?« (Bestimmte Modifizierungen des Vereinbarungsprozesses, die bei narzisstischen Patienten produktiv sein können, werden von Diamond, Yeomans und Stern, in Vorber., erläutert.)

Mit einer weiteren Variante der Vertragsablehnung wartet der Patient auf, der sich vordergründig einverstanden erklärt, aber durch ebendiese Oberflächlichkeit signalisiert, dass er den Vertrag nicht ernst nimmt. Solche Patienten unterbrechen die Erläuterungen des Therapeuten z. B. mit den Worten: »Schon gut, schon gut, ich probiere es aus. Fangen wir doch gleich an, statt die Zeit mit solchen Details zu vergeuden.«

Vielversprechender reagiert der Patient, der *nicht* behauptet, mit allen Punkten einverstanden zu sein, aber auch keine gravierenden Einwände gegen die Grundbedingungen erhebt, sondern zu erkennen gibt, dass er über sie nachgedacht hat. Sein Einverständnis ist eher ein »Ja, aber …« und bedeutet in etwa: »Ich verstehe, was Sie meinen, wenn Sie sagen, dass ich alles aussprechen soll, was mir in den Sinn kommt, aber ich bin nicht sicher, dass ich das kann.« Der Patient, der in dieser Phase durchdachte Einwände geltend machen kann, wird in der Therapie eher kooperieren als jemand, der jeden Aspekt völlig vorbehaltlos akzeptiert. Tatsächlich sollte eine pauschale Zustimmung dem Therapeuten Anlass geben, noch einmal nachzuhaken: »Woran liegt es, dass Sie zu all den Punkten, die ich als Bedingung genannt habe, keine Fragen haben und Ihnen alles recht zu sein scheint?«

Da für Patienten mit Borderline-Persönlichkeit unterschiedliche Behandlungsmethoden zur Verfügung stehen, fragen sie gelegentlich, weshalb ein psychodynamischer Ansatz besser als andere Verfahren geeignet sei. Wenn der Therapeut die

Indikationen in der Weise, wie wir es in Kap. 4 beschrieben haben, erwogen hat, kann er antworten, dass er eine TFP empfiehlt, weil er überzeugt ist, dass es für die Bewältigung der Schwierigkeiten des Patienten keine gründlichere Methode gibt als die Bearbeitung der psychischen Struktur, aus der die spezifischen Symptome hervorgehen, und dass die Arbeit auf dieser Ebene dem Patienten die größte Chance gibt, ein normales Funktionsniveau in den Bereichen Arbeit, Liebe, interpersonale Beziehungen, Kreativität und Freizeitaktivitäten zu erreichen.

Die Arbeit mit der Reaktion des Patienten

Der Prozess der Vertragsvereinbarung unterliegt der Dynamik der Patient-Therapeut-Dyade. Die Herstellung des Rahmens setzt weit mehr voraus als das Ausbuchstabieren der jeweiligen Verantwortlichkeiten. Nachdem der Therapeut dem Patienten die allgemeinen Behandlungsbedingungen erläutert, seine Reaktion aufmerksam beobachtet und seinen Kommentaren zugehört hat, muss er entscheiden, ob diese Reaktion es rechtfertigt, die Behandlung aufzunehmen, oder ob es notwendig ist, den stummen oder ausdrücklichen Widerstand des Patienten zu untersuchen. Durch seine Fähigkeit, die Reaktionen auf die verschiedenen Vertragsbestandteile zu beurteilen, wird die Herstellung eines angemessenen Behandlungsrahmens maßgeblich beeinflusst. Ein ungeschickter und/oder unerfahrener Therapeut sieht sich durch Einwände des Patienten womöglich zu Rechtfertigungen veranlasst, verzichtet auf bestimmte Voraussetzungen oder versagt voll und ganz in seiner Rolle und lässt den Patienten die Bedingungen bestimmen.

Konfrontiert mit einem schwierigen, entwertenden Patienten, entscheidet sich der Therapeut u. U., zunächst nicht alle, sondern nur einen Teil der Verantwortlichkeiten aufzulisten, damit der Patient sich langsam an die Bedingungen gewöhnen kann. Wann immer der Therapeut es vermeidet, diesen oder jenen Vertragspunkt zu erwähnen und zu erörtern, hat er ein Gegenübertragungsproblem, das es ihm verwehrt, offen zu sprechen. Dieselbe Schwierigkeit wird sich auch später in der Therapie einstellen und zur Folge haben, dass er es vermeidet, die Grandiosität, die Aggression oder die Anspruchshaltung des Patienten zu hinterfragen oder zu deuten. Dies ist der Grund, weshalb der Therapeut den Vertrag und den Behandlungsrahmen tief verinnerlicht haben muss, bevor er sich auf den Prozess einlässt. Unter dieser Voraussetzung wird er jede Versuchung, diese Bedingungen aufzuweichen, sensibel registrieren und als Warnsignal begreifen, das ihn dazu anhält, seine Gegenübertragung – sei's Angst, Mitleid oder eine andere emotionale Reaktion, die ihn befangen macht – zu untersuchen.

Das gleiche Problem kann sich auch auf andere Weise äußern. In diesem Fall legt der Therapeut dem Patienten zwar sämtliche Verantwortlichkeiten dar, schränkt sie dann aber ein. Dies illustrieren die beiden folgenden Beispiele:

1. Unmittelbar nachdem sich beide Beteiligte darauf verständigt haben, dass der Patient pünktlich zu seinen Sitzungen erscheinen muss, fügt der Therapeut hinzu: »Natürlich wird es Tage geben, an denen Sie es nicht rechtzeitig schaffen, und in solchen Fällen werde ich mich bemühen, die fehlende Zeit hinten anzuhängen.«

2. In Reaktion auf den vehementen Protest der Patientin gegen jede vertragliche Vereinbarung sagt der Behandler: »Dass Sie von Anfang an alle Bedingungen akzeptieren, ist vielleicht zu viel verlangt. Wir könnten versuchen, uns Schritt für Schritt heranzutasten.«

Denkbar ist auch, dass der Therapeut die Bedingungen zwar buchstabengetreu vorträgt, durch seinen Tonfall aber ein ganz anderes Bild vermittelt. Ein Therapeut, dem bei der Vertragsvereinbarung unbehaglich zumute ist, versucht womöglich, das Thema schnell hinter sich zu bringen. Er listet die Verantwortlichkeiten des Patienten der Reihe nach auf, ohne ihm Zeit zu lassen, darüber nachzudenken und sich zu äußern.

Eine andere Form der Relativierung oder Untergrabung der Vertragsbedingungen durch den Therapeuten besteht darin, die Einwände des Patienten zu ignorieren und so zu tun, als habe man sich geeinigt. Eine solche Pseudovereinbarung umgeht die Konfrontation, führt jedoch später, in der Behandlung, zu Schwierigkeiten. Einen besseren, aber gleichfalls unzulänglichen Umgang mit der Vertragsvereinbarung praktiziert der Therapeut, der in Reaktion auf einen Einwand der Patientin zwar um eine genauere Erklärung bittet, aber nicht noch einmal betont, dass an der Bedingung, um die es geht, nicht zu rütteln ist[8], sondern sagt: »Erzählen Sie mir bitte ausführlicher, weshalb Sie glauben, nicht regelmäßig zu Ihren Sitzungen kommen zu können.« Die Patientin gibt an, dass sie die Zeit manchmal brauchen wird, um für ihr Studium zu lernen, und der Therapeut geht kommentarlos zum nächsten Punkt über.

Dass der Therapeut die Notwendigkeit des Behandlungsrahmens wiederholt begründen muss, ist nicht ungewöhnlich (»Eine Therapie kann nur stattfinden, wenn Sie hier sind«). Er wird den Einwänden der Patientin nachforschen und sich vergewissern, ob sie begreift, dass die Therapie ein hochspezifischer Prozess mit ganz bestimmten Voraussetzungen ist – die es ungeachtet der intensiven Gefühle, die sie in ihr wecken, zu erfüllen gilt. Geduld, Beharrlichkeit und Wiederholung sind Kennzeichen der therapeutischen Arbeit mit Borderline-Patienten.

Auf der anderen Seite des Spektrums steht der unerfahrene Therapeut, der völlig unrealistisch ein unbeirrtes, buchstabengetreues Einhalten des Vertrags erwartet (und in der Gegenübertragung wahrscheinlich ein strenges, strafendes Objekt verkörpert). TFP-Therapeuten bemühen sich um eine angemessene Flexibilität, wenn sie mit dem Patienten über dessen Reaktion auf die Bedingungen sprechen.

Freilich gibt es Patienten, die nicht allen Empfehlungen zustimmen, sich aber so kooperativ verhalten, dass der Therapeut den Eindruck hat, mit der Behand-

---

8 Wir beschreiben hier nicht jene Punkte des Behandlungsvertrags, die speziell in Reaktion auf bestimmte therapieschädigende Verhaltensweisen des individuellen Patienten in die Vereinbarung aufgenommen werden. Vielmehr haben wir uns in diesem Kapitel bislang ausschließlich auf die *Minimalvoraussetzungen* für die Durchführung einer explorativen Psychotherapie konzentriert. Ebendiese Bedingungen werden durch das Therapieverfahren an sich und nicht durch den Therapeuten vorgegeben, auch wenn der Patient dies oft anders sieht und dem Behandler vorwirft, ihm willkürliche Regeln aufzuzwingen, um sich selbst das Leben zu erleichtern.

lung beginnen zu können. Letztlich muss seine klinische Urteilsfähigkeit ihm sagen, dass er sich auf die erforderliche Compliance verlassen kann. Wenn man mit Borderline-Patienten arbeitet, wäre es in den meisten Fällen naiv zu erwarten, dass sie auf der Stelle ihr vorbehaltloses Einverständnis mit sämtlichen Vertragspunkten erklären. Der Therapeut muss beurteilen, wann der Patient den Sinn der Bedingungen begriffen hat und bereit ist, sie zu erfüllen, auch wenn es ihm schwer fällt. Der Kliniker muss vermitteln, dass er um die Ambivalenz weiß, und den Patienten darauf hinweisen, dass er unverzüglich informiert werden möchte, wenn diese Ambivalenz in einen massiven inneren Widerstand umschlägt.

Das Verhalten des Patienten entspricht in der Phase der Vertragsvereinbarung nicht unbedingt seiner verbalen Zustimmung. In diesem Fall muss der Therapeut den offensichtlichen Widerspruch thematisieren: »Obwohl Sie sich einverstanden erklärt haben, zweimal in der Woche zu kommen, falls wir mit der Behandlung beginnen, haben Sie nun schon während der Vorgespräche über die Vertragsbedingungen zwei Sitzungen versäumt.« Es ist zwar wichtig, dass der Therapeut nicht unmerklich vom Besprechen des Vertrags zur therapeutischen Arbeit überwechselt; trotzdem muss er das Verhalten des Patienten im Zusammenhang mit den Vertragsfragen ansprechen. Andernfalls würde er eine wichtige Informationsquelle ignorieren. Er könnte beispielsweise sagen: »Es ist jetzt nicht die Zeit, um die tieferen Gründe für Ihr Nichterscheinen zu untersuchen. Vorerst besteht unsere Aufgabe darin, uns über die Behandlungsbedingungen zu verständigen. Dass Sie zwei Sitzungen haben ausfallen lassen, ist für mich ein Zeichen dafür, dass Sie das regelmäßige Erscheinen nicht wirklich ernst nehmen, obwohl Sie sich dazu bereit erklärt haben. Es ist wichtig, dass Sie hier offen über Ihre Vorbehalte sprechen. Andernfalls wird sich Ihr Widerstand weiterhin in Ihrem Verhalten äußern, und das könnte die Therapie infrage stellen.«

Mithin geht die Vereinbarung des Behandlungsvertrags der Therapie zwar voraus, doch all die intensiven Affekte und Kräfte, die es später zu bearbeiten gilt, machen ihren Einfluss bereits in dieser Phase geltend. Nur wenn der Therapeut sich durch die Borderline-Pathologie nicht einschüchtern lässt und nicht das Gefühl bekommt, seiner Kompetenz beraubt zu werden, wird es ihm gelingen, die Vertragsvereinbarung erfolgreich abzuschließen.

5.2 Individualisierte Vertragspunkte

Zusätzlich zu den generellen Vereinbarungen, denen jeder TFP-Patient zustimmen muss, besteht ein wesentliches Ziel dieser Phase darin, zu erkennen, mit welchen Widerständen gegen die explorative Arbeit zu rechnen ist. Weil solche Widerstände die Fortsetzung der Therapie gefährden können, müssen sie durch die Einführung spezifischer Parameter reduziert werden. Dieser subtile und komplizierte Prozess unterscheidet sich von Patient zu Patient. Der Therapeut muss die für diesen Teil der Vertragsvereinbarung erforderliche Argumentation und Begründung sicher beherrschen, denn es ist nicht nur in dieser Vorbereitungsphase notwendig, Therapiegefährdungen durch die Einführung spezifischer Parameter entgegenzuwirken.

Sehr häufig entwickeln Patienten im Laufe der Behandlung neue Widerstände und Verhaltensweisen, die ihre Behandlung infrage stellen. Der Therapeut muss darauf eingestellt sein, in solchen Situationen den in diesem Kapitel beschriebenen Prozess erneut aufzunehmen.

5.2.1 Verhaltenswiderstände gegen die Behandlung

Potentielle Gefährdungen der Therapie reichen von ernsthaften suizidalen und selbstdestruktiven Verhaltensweisen bis hin zu eher indirekten Aktionen, z. B. einem provozierten Zerwürfnis mit Eltern, die für die Behandlungskosten aufkommen (Box 5-1). Widerstände können Ausdruck in Verhaltensweisen finden, die unmittelbare Folgen für die Therapie und/oder den Therapeuten haben oder äußere Situationen erzeugen, die die Behandlung gefährden. Letzteres ist z. B. der Fall, wenn sich der Patient mit einem Angehörigen überwirft, ohne dessen finanzielle Unterstützung er sich die Therapie nicht leisten kann, wenn er seinen Job durch chronisches Zuspätkommen aufs Spiel setzt oder einen Angehörigen so sehr gegen den Therapeuten aufbringt, dass dieser den Behandler bedroht.

Box 5-1 Beispiele für Widerstände und andere Gefährdungen der Behandlung

1. Suizidale und gravierend selbstdestruktive Verhaltensweise
2. Mordimpulse oder-versuche einschließlich der Bedrohung des Therapeuten
3. Lügen oder Verschweigen von Informationen
4. Substanzabhängigkeit und Substanzmissbrauch
5. Essgestörtes Verhalten
6. Mäßig selbstdestruktive Verhaltensweisen (Ritzen im Gegensatz zum Schneiden)
7. Unregelmäßiges Erscheinen zu den Sitzungen
8. Häufige Telefonanrufe oder andere Versuche, ins Leben des Therapeuten einzudringen
9. Nicht-Zahlen der Rechnungen, Umstände provozieren, die die Zahlung unmöglich machen
10. Schaffung von Problemen außerhalb der Therapie, die eine Fortführung der Behandlung erschweren
11. Festhalten an einer chronisch passiven Lebensweise, die den sekundären Krankheitsgewinn steigert

Gefährdungen der Behandlung sind im Allgemeinen auf den Widerstand zurückzuführen, der aus primitiven Abwehrmechanismen resultiert und einen prekären Status quo aufrechterhalten soll, in dem einander bekämpfende Anteile der inneren Welt voneinander abgespalten bleiben und in der Außenwelt agiert werden. Auch das Bedürfnis, den sekundären Krankheitsgewinn nicht einzubüßen, kann die gesamte Therapie gefährden. Die Ausschaltung des sekundären Krankheitsgewinns zählt deshalb zu den Aufgaben der ersten Behandlungsphase. Im weiteren Verlauf bewirkt sie in der Regel, dass der Patient sich engagierter an der therapeutischen Arbeit beteiligt und primitive Abwehrmechanismen nach und nach erfolgreich gedeutet werden können.

Wenn Patienten davon sprechen, sich selbst oder andere verletzen zu wollen, erzeugen sie eine angespannte Atmosphäre, die den Therapeuten daran hindern kann, in der Sitzung frei und spontan zu denken. Dies bringt die Gefahr mit sich, dass er zu agieren beginnt (z. B. den Patienten in die Notaufnahme begleitet, ihm die Polizei ins Haus schickt usw.). Sobald der Therapeut ins Leben des Patienten eingreift, agiert er eine Rolle aus dessen innerer Welt, aus seinen inneren Objektbeziehungen, und büßt die Fähigkeit ein, ihm zu helfen, die Beschaffenheit dieser inneren Welt und ihren Einfluss auf sein Funktionsniveau und sein Verhalten zu beobachten, darüber nachzudenken und es zu verstehen.

Eine erfolgreiche Behandlung kann nicht nur durch aktive Verhaltensweisen, sondern auch durch Passivität vereitelt werden. Wenn ein Patient ein dermaßen passives und sozial isoliertes Leben führt, dass die Therapie tatsächlich seine einzige Aktivität ist, kann der Therapeut die Aufnahme einer Erwerbstätigkeit, einer Ausbildung oder eines Studiums zur Voraussetzung der Behandlung machen. Lediglich zu akzeptieren, dass der Patient auf unabsehbare Zeit nichts anderes tun wird, als zu seinen Sitzung zu erscheinen, wäre eine Kollusion: Der Therapeut würde ihn in seiner Auffassung bestätigen, auf ewig ein hilfloser, passiver, abhängiger Empfänger der Fürsorge anderer zu bleiben. Unserer Erfahrung nach sind die allermeisten Borderline-Patienten in der Lage, dank der Therapie einen gewissen Grad an Selbstständigkeit zu entwickeln. Behandler vertreten jedoch oft eine weniger optimistische Sicht. Tatsächlich wird die Weiterentwicklung vieler Patienten gerade durch den Pessimismus zahlreicher Therapeuten und die dadurch mitbedingte Möglichkeit, die Vorteile einer Invalidität zeitlich unbegrenzt in Anspruch zu nehmen, erschwert. Die Aussicht, unbegrenzt abhängig zu bleiben, kann verlockend sein; unserer Erfahrung nach aber regt sich in vielen Patienten eine Seite, die einem höheren Funktionsniveau zustrebt; sie sprechen auf die Botschaft, dass sie wahrscheinlich aus eigener Kraft mehr tun können, durchaus an, wenn auch nicht ganz konfliktfrei und ohne inneren Kampf.

5.2.2 Beurteilung spezifischer Gefährdungen der Therapie

Diagnostischer Eindruck

Es ist wichtig, nicht zu vergessen, dass die diagnostische Beurteilung für den Behandlungsplan maßgeblich ist. Deshalb muss sich der Therapeut *vor* der Vertragsvereinbarung sicher sein, dass der Patient auf einem Borderline-Niveau organisiert ist und aktuell keine weitere gravierende Pathologie, etwa eine Major Depression oder eine Psychose, vorliegt. Wenn der Therapeut mit der Vertragsbesprechung beginnt und dann merkt, dass er einen anderen Kurs einschlägt, weil er den Verdacht hegt, dass der Patient depressiv oder psychotisch ist, muss er klären, ob seine Zweifel realistisch sind oder ob sie aus seiner Gegenübertragung resultieren (der Patient könnte ihn z. B. glauben machen, dass er zu viel von ihm erwartet, und dadurch Zweifel und Schuldgefühle in ihm hervorrufen). Das angemessene technische Vorgehen besteht in dieser Situation darin, einen Schritt zurückzugehen, um die Diagnose gründlich zu überprüfen, und die Vertragsvereinbarung bis zur Klärung aufzuschieben. Wenn der Therapeut aufgrund seiner Zweifel an der Diagnose die zu vereinbarenden Bedingungen änderte, so als ob diese Zweifel augenblicklich andere Vertragsvereinbarungen erforderten, liefe er Gefahr, seine Gegenübertragung zu agieren. Im therapeutischen Sinn ist es besser, wenn er – wie im folgenden Beispiel illustriert – seine Reaktion gründlich untersucht und zugleich auch seinen Eindruck vom Patienten überprüft, um zu sehen, welche weiteren Informationen über dessen Affekterleben und seine Objektbeziehungen er daraus gewinnen hat.

Fallbeispiel

Eine Patientin mit narzisstischer Persönlichkeitsstörung (NPS) auf Borderline-Organisationsniveau bemühte sich um einen Behandlungsplatz. Typisch für sie waren antisoziale Züge, die sich u. a. darin äußerten, dass sie wegen einer »behandlungsresistenten Depression« eine Erwerbsunfähigkeitsrente bezog. In den Diagnosegesprächen wirkte sie nicht depressiv. Die NPS-Diagnose des Therapeuten beruhte u. a. auf dem Eindruck, dass die Depressionen, von denen die Patientin berichtete, mit einer Diskrepanz zwischen der Rolle, in der sie sich selbst sah (berühmte Schriftstellerin), und ihrer durch ihr sehr bescheidendes Funktionsniveau gekennzeichneten Lebensrealität, das sie auf die vermeintliche Depression zurückführte, zusammenhing. Die Patientin war bereit, die neue Diagnose einer Persönlichkeitsstörung in Betracht zu ziehen, und erklärte sich mit den Behandlungsbedingungen (regelmäßiges Erscheinen, freies Assoziieren usw.) umstandslos einverstanden. Als der Therapeut aber erklärte, dass sie irgendeine Form der Arbeit oder eine Ausbildung aufnehmen müsse, antwortete die Patientin, dass jegliche Aktivität dieser Art mit Sicherheit einen Rückfall in eine tiefe, lebensbedrohliche Depression auslösen würde. Der Therapeut fühlte sich durch ihre Worte und die Art, wie sie sprach, regelrecht bedroht und empfand in seiner spontanen Gegenübertragungsreaktion ein schuldbewusstes Bedauern, der Patientin eine derart gesundheitsschädliche Behandlungsbedingung zugemutet zu haben. Nachdem er sich aber innerlich nochmals der Grundlagen seines diagnostischen Eindrucks vergewissert hatte, fand er in einen ruhigeren Affektzustand zurück und erläuterte ihr, dass ihre Behauptung, durch eine berufliche Tätigkeit depressiv zu werden, seiner Ansicht nach auf ihre passiven antisozialen Eigenschaften zurückzuführen sei. Weil er überzeugt war, dass sie sich einen sekundären Krankheitsgewinn zu sichern versuchte, erläuterte er die Vorteile einer strukturierten Aktivität und erinnerte sie daran, dass die Entscheidung, die Behandlung aufzunehmen oder nicht, in ihrer Hand liege.

Man kann die Bedeutsamkeit der diagnostischen Schlussfolgerung gar nicht überschätzen, denn Borderline-Patienten machen u. U. kurze psychotische Episoden, aber auch episodische Übertragungspsychosen und/oder kurze Phasen affektiver Erkrankungen durch. Solche Phänomene zu verstehen und zu meistern zählt im weiteren Behandlungsverlauf zu den schwierigsten Aufgaben. Sie müssen bei der Vereinbarung des Vertrags berücksichtigt werden, weil dieser verlangt, dass der Patient selbst Verantwortung für sein Leben übernimmt und sie nicht an andere delegiert.

Berücksichtigung früherer Therapien und die Interaktion im Hier und Jetzt

Bevor der Therapeut entscheidet, welche spezifischen Punkte mit dem Patienten zu regeln sind, muss er sowohl den Entwicklungen in früheren Therapien – insbesondere jenen Faktoren, die zu Unterbrechungen und/oder Beendigungen der Behandlungen führten – als auch der Art und Weise, wie der Patient ihm selbst im Hier und Jetzt begegnet, besondere Aufmerksamkeit widmen. Die Einstellungen und Verhaltensweisen des Patienten in den Sitzungen sind deshalb so aufschlussreich, weil der Therapeut sie direkt selbst beobachten kann und nicht auf Beschreibungen (des Patienten, früherer Behandler, Familienangehöriger etc.) angewiesen ist. Theoretisch können sich beide Beteiligte über die Interpretation der so gewonnenen Information einigen. Meinungsverschiedenheiten bezüglich dieser Einschätzung geben allerdings wertvolle Hinweise auf die Dynamik, die sich in der Patient-Therapeut-Dyade entfaltet. Wenn der Patient z. B. zu drei diagnostischen Gesprächen zu spät gekommen ist, wäre es ein Versäumnis, die Unpünktlichkeit nicht als potenzielles Behandlungshindernis anzusprechen und mit dem Patienten zu überlegen, wie damit umzugehen ist. Es ist also durchaus günstig, wenn sich Verhaltensweisen, die der Therapie abträglich sind, schon in der Diagnosephase zeigen, denn dann können sich beide Beteiligte wahrscheinlich zumindest darauf einigen, dass es zu diesem Verhalten tatsächlich gekommen ist, auch wenn sie die Implikationen für die künftige Arbeit unterschiedlich einschätzen. Sie können beispielsweise übereinstimmend konstatieren, dass sich der Patient mehrmals verspätet hat. Er selbst bestreitet, dass sich dieses Verhalten wiederholen wird, »wenn die Therapie erst einmal begonnen hat«. Der Therapeut muss nun zumindest untersuchen, weshalb der Patient glaubt, künftig pünktlich zu sein, und das Risiko des chronischen Zuspätkommens ggf. als erläuterungsbedürftigen Punkt in den Therapievertrag aufnehmen.

Die zweitwichtigste Quelle, die Aufschluss über mögliche Gefährdungen der Therapie gibt, ist die Behandlungsvorgeschichte des Patienten. Schon relativ junge Borderline-Patienten blicken oft auf eine langjährige Therapieerfahrung zurück. Besonders wichtig sind folgende Punkte:

1. Welche Erwartungen richtete der Patient an seine Therapie(n), seine Therapeuten und an sich selbst?
2. Inwiefern, wenn überhaupt, haben sich sein Verständnis der Therapie, seine Einstellung zur Behandlung und die damit verknüpften Wünsche und Erwartungen infolge seiner konkreten Erfahrungen verändert?
3. Was hätte in den früheren Therapien seiner Ansicht nach anders gemacht müssen?
4. Inwiefern, wenn überhaupt, hat der Patient seiner Ansicht nach die vorzeitige Beendigung der Therapie mit herbeigeführt?
5. In welcher Form sollten diese Informationen seiner Ansicht nach bei der Herstellung eines neuen Therapiesettings berücksichtigt werden?

Natürlich ist es wichtig, dass der Therapeut mit Einverständnis des Patienten Kontakt zu früheren Behandlern aufnimmt, um deren Sichtweise zu erfahren. Gleichermaßen wichtig ist es, die Ergebnisse dann mit dem Patienten zu besprechen und aufmerksam zu beobachten, wie er auf Abweichungen von seiner eigenen Einschätzung reagiert.

Der Therapeut muss dem Patienten die Gründe für spezifische Bedenken verständlich erklären, indem er besorgniserregende Informationen, die auf die Notwendigkeit eines Interventionsplanes verweisen, direkt anspricht: »Sie haben mir berichtet, dass drei frühere Therapie endeten, weil Sie die Therapeuten spätabends zu Hause angerufen haben. Deshalb müssen wir, bevor wir beginnen, eine Vereinbarung über Telefonate treffen, damit diese Therapie nicht dasselbe Schicksal erleidet.« Die Reaktion des Patienten auf diese Intervention gibt zu erkennen, wie ernst er sein eigenes Verhalten nimmt.

Indem der Therapeut das Augenmerk auf früheres oder aktuelles Verhalten des Patienten richtet, gibt er zu verstehen, dass seine Beurteilung möglicher Therapiegefährdungen *direkt* auf diesem Verhalten beruht und nicht etwa seiner persönlichen Willkür oder eine Laune entspringt. Oft erleben Patienten die Einführung eines Parameters im Sinne einer negativen Objektrepräsentation als Nötigung durch ein selbstsüchtiges oder strafendes Objekt. Der Therapeut muss diese Repräsentation infrage stellen, indem er keinen Zweifel daran lässt, dass er dem Patienten helfen möchte und die Parameter zum Schutz der Behandlung dienen. Auf Einwände – »Warum ist all das nötig?« oder: »Warum bestehen Sie darauf?« – kann er erwidern, dass der Patient die Schutzmaßnahmen durch sein eigenes Verhalten notwendig macht: »Sie sind zu den beiden letzten Sitzungen betrunken gekommen und haben selbst zugegeben, dass Sie nicht klar denken konnten. Dass die Trinkerei ein Problem ist, ist also nicht meine willkürliche Einschätzung. Sie sagen selbst, dass der Alkohol sich störend auf Ihr Denkvermögen und folglich auf Ihre Sitzungen auswirkt. Weil Sie Hilfe suchen, um besser über sich selbst nachdenken zu können, sagen Sie mir nichts anderes, als dass Alkohol und Sitzung sich nicht miteinander vertragen.« (Sodann wäre auch über die Teilnahme an einem Abstinenzprogramm, z. B. einer AA-Gruppe, sowie über die Möglichkeit zu sprechen, von Zeit zu Zeit ohne Vorwarnung einen Alkoholtest durchzuführen und die Nüchternheit als Parameter in den Behandlungsvertrag aufzunehmen.)

Wenn der Behandler potenzielle Gefährdungen der Therapie einzuschätzen versucht, darf er nicht vergessen, dass die entscheidende Funktion des Vertrags darin besteht, einen Rahmen zu schaffen, in dem sich der therapeutische Prozess entfalten kann, eine Umwelt also, in der beide Beteiligte hinreichend geschützt sind, um ihre jeweiligen Aufgaben bewältigen zu können. Der Patient muss in der Lage sein, sein inneres Geschehen vor sich selbst und dem Therapeuten möglichst weitgehend anzuerkennen und in Worte zu fassen und den Einfluss, den der Therapeut und der Prozess auf seine Überzeugungen, Gefühle und Reaktionen ausüben, zuzulassen. Der Behandler wiederum muss in der Lage sein, möglichst entspannt und unvoreingenommen zuzuhören und sich sein Wissen, seine frühere Erfahrung und sein emotionales und rationales Erleben der Therapie ungehemmt zunutze zu machen. Um therapeutisch intervenieren zu können, muss er darüber hinaus bereit sein, seine Meinung aufgrund neu auftauchenden Materials zu revidieren. Patient wie auch Therapeut dürfen sich durch nichts, was im Behandlungsprozess geschieht, so sehr bedroht fühlen, dass sie zu einer spontanen, nachdenklichen und kreativen Zusammenarbeit nicht mehr fähig sind.

Es ist kein Zufall, dass die Liste der potenziellen Gefährdungen (Box 5-1, S.108) in etwa mit der Hierarchie der Prioritäten übereinstimmt, die der Therapeut ansprechen muss (Kap. 7), denn die ersten Punkte, die es in einer Sitzung zu thematisieren gilt, stellen – sofern sie relevant sind – Gefahren für die Therapie dar. Wenn im Kontext der Vertragsvereinbarung spezifische Risiken besprochen werden, ist insbesondere das Agieren in all seinen unterschiedlichen Ausdrucksformen zu bedenken. Abgesehen von den häufigsten destruktiven Verhaltensweisen – Schneiden und Medikamentenüberdosierung – sind selbstzugefügte Brandverletzungen, rücksichtsloses Autofahren, Promiskuität, Drogen- und Alkoholmissbrauch usw. zu bedenken. Patienten können ihre Behandlung durch Verhaltensweisen sowohl in den Sitzungen als außerhalb der Therapie gefährden.

5.2.3 Die Aufnahme spezifischer Behandlungsgefährdungen in den Vertrag

Im Prinzip werden die spezifischen Gefährdungen der Therapie zwar genauso besprochen wie die allgemeingültigen Behandlungsbedingungen, aber es gibt auch Unterschiede. Zum einen muss der Therapeut im individuellen Fall beurteilen, ob bestimmte Aspekte des Verhaltens oder der Vorgeschichte des Patienten die Behandlung gefährden könnten und ob die Gefährdung so gravierend ist, dass die Therapie einen Parameter voraussetzt (z. B.: »Sie müssen den Drogenkonsum vollständig einstellen und regelmäßig ein 12-Schritte-Programm besuchen, bevor die Therapie beginnen kann«), oder ob er die Therapie mit dem Patienten aufnimmt und das behandlungsgefährdende Verhalten dann in den Sitzungen bearbeitet (z. B.: »Ich weiß, dass Sie mit Ihrem anorektischen Essverhalten zu kämpfen haben, aber solange Sie bereit sind, regelmäßig mit Ihrer Ernährungsberaterin zu sprechen und Ihr Minimalgewicht nicht zu unterschreiten, können wir die Behandlung durchführen«). Zweitens weckt die Vertragsvereinbarung bezüglich der spezifischen Punkte oft stärkeren Widerstand als die Einigung über die allgemeinen Bedingungen, weil die Patienten das Gefühl haben, dass gerade jene Verhaltensweisen, die der Therapeut als Gefährdung der Behandlung ansieht, ihnen helfen, Druck abzubauen oder zu überleben. Folglich widerstrebt es ihnen, darauf zu verzichten. Eine Patientin war beispielsweise überzeugt, den Stress der Therapie und des Lebens generell ohne ihre täglichen suchterzeugenden Tranquilizer nicht zu ertragen. Nicht selten bagatellisieren Patienten die Verhaltensweisen, die Therapeuten als potenzielle Gefährdung der Therapie betrachten, und behaupten, dass dieses Verhalten falsch oder übertrieben dargestellt wurde oder ohnehin nicht mehr vorkomme.

Die vordringliche Aufgabe des Therapeuten besteht also darin, unmissverständlich darzulegen, was er als therapiegefährdend ansieht, und den Patienten zu fragen, ob er diese Bedenken nachvollziehen kann. Stimmt der Patient zu, ist zu überlegen, was man tun kann, um die Therapie möglichst weitgehend zu schützen. Wenn der Patient die Bedenken des Therapeuten jedoch nicht teilt, muss dieser seine Gründe näher erläutern. Er könnte z. B. Folgendes geltend machen: »Zwei Ihrer früheren Therapeuten sagen, dass die Behandlung beendet wurde, weil Sie nach einer Weile so selten zu Ihren Sitzungen kamen, dass keine Arbeit im eigentlichen

Sinn möglich war. Darüber hinaus haben Sie zwei der diagnostischen Sitzungen, die ich mit Ihnen vereinbart hatte, versäumt. Das ist der Grund, weshalb ich es für nötig erachte, Vorkehrungen zu treffen, damit dieses Verhalten nicht noch eine weitere Therapie untergräbt.« Sollte der Patient die Bedenken nach wie vor für ungerechtfertigt halten, bleibt dem Therapeuten keine andere Wahl als zu konstatieren, dass kein Behandlungsvertrag geschlossen werden kann, weil die beiden Beteiligten sich über therapiegefährdende Verhaltensweisen nicht einigen können.

Die meisten Patienten sind mit einem Vertrag einverstanden, einige aber bestreiten, dass ihr Verhalten die Therapie erschweren kann, oder weigern sich, an diesem Risiko etwas zu ändern. Diese Einstellung macht eine erfolgreiche Behandlung unmöglich. In solchen Fällen sollte der Therapeut seine Erläuterungen so formulieren, dass dem Patienten die Option bleibt, zu einem späteren Zeitpunkt zurückzukehren, wenn es ihm leichter fällt, die Relevanz der umstrittenen Punkte anzuerkennen. Der Therapeut kann etwa folgende Worte wählen:

> »Offensichtlich können wir uns im Augenblick nicht darauf einigen, dass Ihr Trinken die Behandlung infrage stellt. Aus Ihrer Sicht übertreibe ich die Gefahr. Nun habe ich es aber selbst erlebt, dass Sie zu einer Ihrer diagnostischen Sitzungen betrunken erschienen sind. Zudem habe ich mit Ihren früheren Therapeuten gesprochen, und all dies zeigt mir, dass jede Behandlung, die von Anfang unter diesem Risiko steht, nicht nur mit hoher Wahrscheinlichkeit scheitern wird, sondern mich darüber hinaus in die Lage versetzen würde, Sie in Ihrer völlig unrealistischen Annahme zu unterstützen, dass Sie weiterhin stark trinken und gleichzeitig in Ihrer Therapie mitarbeiten können. Ich weiß nicht, weshalb Sie an dieser Überzeugung festhalten. Wenn Sie in Behandlung wären, müsste ebendies unbedingt erforscht werden. Unter den gegebenen Bedingungen ist eine effektive Behandlung aber nicht möglich. Wenn Ihnen meine Argumentation irgendwann einleuchtet und Sie noch einmal mit mir über eine Therapiemöglichkeit sprechen möchten, bin ich gern dazu bereit.«

Planung der Parameter zum Schutz der Behandlung

Wenn der Patient die Bedenken des Therapeuten anerkennt, besteht der nächste Schritt darin, gemeinsam Vorkehrungen zum Schutz der Behandlung zu treffen. Man kann den Patienten direkt fragen: »Wie können wir die Therapie vor der Gefahr Ihrer Suiziddrohungen schützen, an der in der Vergangenheit schon drei Behandlungsversuche gescheitert sind und die Sie selbst fast das Leben gekostet hätte?« Wenn der Patient sich aktiv an der Planung entsprechender Schutzmaßnahmen beteiligt, seine Bedenken und Einwände bezüglich der Vorschläge des Therapeuten in Worte fasst und gleichzeitig fähig ist, Alternativen zu seinen eigenen Vorstellungen ernsthaft in Betracht zu ziehen, ist dies prognostisch höchst vielversprechend.

Vereinbarungen bezüglich suizidaler Verhaltensweisen

Das Suizidrisiko ist wahrscheinlich die größte Schwierigkeit, mit der Borderline-Patienten ihre Therapeuten konfrontieren. Deshalb ist es wichtig, den Umgang damit vorab zu planen. Tab. 5-3 zeigt die folgenden Erläuterungen in der Zusammenfassung.

Wenn der Therapeut den Behandlungsplan für einen Patienten formuliert, dessen selbstdestruktives Verhalten in der Vergangenheit zu Therapieabbrüchen geführt hat, legt er unmissverständlich dar, dass solche Verhaltensweisen in der künftigen Therapie bearbeitet und behandelt werden müssen. Dazu ein Beispiel:

Therapeut: In der Vergangenheit konzentrierten sich die Interaktionen mit Ihren Therapeuten auf Ihre Suizidversuche und suizidalen Handlungen. In Ihrer letzten Therapie haben Sie Dr. Black spätabends oder nachts angerufen, um ihr zu sagen, dass Sie suizidal seien. Oder Sie haben sich geweigert, am Ende der Sitzung die Praxis zu verlassen, weil Sie sich suizidal fühlten. Dr. Black hat dann die Sitzung verlängert oder das Krisenteam benachrichtigt und Sie in die Notaufnahme bringen lassen. Man könnte sagen, dass Ihre Therapeutin rund um die Uhr für Sie Notdienst gemacht hat. Dies ist *ein* möglicher Versuch, Ihnen zu helfen, mit Ihrer Selbstdestruktivität umzugehen.

Ein gravierender Nachteil besteht allerdings darin, dass eine solche Behandlung sich so stark auf Ihr Verhalten konzentriert, dass es schwierig wird, Ihre tieferen Gefühle und Motive zu erforschen. Genau dies ist auch in der Therapie bei Dr. Black passiert. Im Übrigen hat sich Ihre Suizidalität auch nicht gebessert. Ich bin in unseren diagnostischen Gesprächen zu der Überzeugung gelangt, dass Ihnen am ehesten eine Therapie helfen kann, die sich darauf konzentriert, die Gefühle und Konflikte zu verstehen, die Sie derzeit gar *nicht bewusst wahrnehmen können*. Diese Gefühle und Konflikte bewirken, dass Sie immer wieder Beziehungen abbrechen, Ihren Job verlieren, wütend und verzweifelt werden, Suizidversuche unternehmen usw.

Sie sagen zwar, dass Sie dieser Einschätzung zustimmen, erkennen aber keinen Widerspruch zwischen dieser Sichtweise und Ihrem Verhalten in der Therapie bei Dr. Black. Ich sehe das anders. Wenn wir eine Therapie beginnen, um Ihre inneren Gefühle und Konflikte zu erforschen, würde jede Maßnahme, mit der ich aktiv in Ihr Leben eingriffe, meine Fähigkeit beeinträchtigen, Ihr Verhalten zu beobachten, darüber nachzudenken und zu versuchen, die zugrunde liegenden Motive zu verstehen. Ich kann mich nicht aktiv in Ihr Leben einschalten und gleichzeitig eine explorative Therapie mit Ihnen durchführen.[9]

Wenn es Sie interessiert, würde ich Ihnen gern erklären, wie der Umgang mit Ihren suizidalen Gefühlen in dieser Art von Therapie aussähe. [Der Patient bekundet sein Interesse.] Wenn Sie Suizidgedanken haben, liegt es in Ihrer Verantwortung, zu beurteilen, ob Sie das Gefühl selbst kontrollieren und beherrschen können.[10]

Wenn Sie glauben, das Gefühl unter Kontrolle zu haben, können wir in der nächsten Sitzung darüber sprechen. Wenn Sie glauben, es nicht mehr kontrollieren zu können, sind Sie selbst dafür verantwortlich, die nötigen Schritte zu unternehmen, um Ihr Leben zu schützen. Sie können z. B. Angehörige oder Freunde anrufen, den Notarzt rufen oder die Notaufnahme einer Klinik aufsuchen. Der Arzt dort kann sich mit mir in Verbindung setzen, um sich zu informieren, aber es ist seine und nicht meine Entscheidung, ob Sie stationär aufgenommen werden oder nicht, denn er ist derjenige, der Ihren Zustand aktuell am besten beurteilen kann.

---

9 Der Therapeut beschreibt hier in einer für den Laien verständlichen Sprache das Gebot der therapeutischen Neutralität.

10 Nach unserer klinischen Erfahrung erkennen Patienten im Allgemeinen, dass sie den Suizidimpuls nicht mehr beherrschen können. Dann ist es an der Zeit, sich an die Notdienste zu wenden.

Tab. 5-3 Vertragliche Vereinbarung bezüglich der Suizidalität einer chronisch suizidalen Borderline-Patientin ohne Major Depression.

<table>
<tr><th colspan="2">Wenn die Patientin zwischen den Sitzungen den Impuls verspürt, sich zu töten, sind folgende Szenarien denkbar:</th></tr>
<tr><td colspan="2">Szenarium I</td></tr>
<tr><td colspan="2">• Die Patientin hat Suizidgedanken und das Gefühl, ihr Verhalten kontrollieren zu können: (Im Einklang mit dem Behandlungsvertrag)
• Sie ruft den Therapeuten nicht an, sondern bringt den Impuls in der nächsten Sitzung zur Sprache.</td></tr>
<tr><td colspan="2">Szenarium II</td></tr>
<tr><td colspan="2">Die Patientin hat das Gefühl, den Impuls nicht kontrollieren zu können. Es gibt zwei Möglichkeiten:</td></tr>
<tr><td>Szenario A</td><td>Szenario B</td></tr>
<tr><td>(Im Einklang mit dem Behandlungsvertrag)
Patientin sucht die Notaufnahme auf:
• Sie wird entweder nach einem Gespräch entlassen und erscheint zur nächsten Therapiesitzung oder
• ihr wird eine stationäre Behandlung empfohlen.
Wenn eine stationäre Behandlung empfohlen wird,
• willigt die Patientin ein und kehrt nach der Entlassung in die Therapie zurück, oder
• die Patientin lehnt die stationäre Aufnahme ab, mit der Konsequenz, dass sie in eine andere ambulante Therapie überwiesen werden muss.</td><td>(Dem Behandlungsvertrag zuwiderlaufend)
Die Patientin ruft den Therapeuten an, der sie an den Vertrag erinnert:
• Entweder sucht die Patientin die Notaufnahme auf, oder
• die Patientin weigert sich, die Notaufnahme aufzusuchen. In diesem Fall ergreift der Therapeut die notwendigen Maßnahmen, um die Sicherheit der Patientin zu schützen. Sobald sichere Bedingungen hergestellt sind, bespricht er mit der Patientin, ob die Therapie fortgesetzt werden kann.</td></tr>
<tr><td colspan="2">Szenarium III</td></tr>
<tr><td colspan="2">Die Patientin hat versucht, sich zu töten. Es gibt folgende Möglichkeiten:</td></tr>
<tr><td>Szenarium A</td><td>Szenarium B</td></tr>
<tr><td>(Im Einklang mit dem Behandlungsvertrag)
Die Patientin ruft einen Angehörigen, eine Freundin oder den Notarzt an, damit sie im Krankenhaus untersucht werden kann. Hier wird entschieden, ob sie stationär weiterbehandelt wird oder die Therapie fortsetzen kann.</td><td>(Dem Behandlungsvertrag zuwiderlaufend)
Die Patientin ruft den Therapeuten an, der alle ihm zur Verfügung stehenden Maßnahmen ergreift, damit das Leben der Patientin gerettet werden kann. Sobald sich die Situation beruhigt hat und die Neutralität wiederhergestellt wurde, bespricht der Therapeut mit ihr, ob diese Art von Therapie fortgesetzt werden kann oder ein anderes Verfahren zu bevorzugen ist.</td></tr>
</table>

Eine solche Vereinbarung reduziert den sekundären Krankheitsgewinn, von dem die Patientin profitiert, wenn sie den Therapeuten in ihr Leben einbezieht, denn die Regelung sorgt dafür, dass dieser an der Entscheidung und dem Ergreifen konkreter Maßnahmen nicht beteiligt ist. Der Klinikarzt kann sich zwar bei ihm über die Patientin informieren, darüber hinaus aber ist der Therapeut nicht involviert.

Therapeut: In einem solchen Fall liegt es in Ihrer Hand, die Empfehlung des Klinikarztes zu akzeptieren. Wenn er Ihnen zu einer stationären Aufnahme rät und Sie dies ablehnen, kann ich die Therapie mit Ihnen nicht fortsetzen, denn Sie hätten sich selbst in eine Situation gebracht, die der untersuchende Arzt für gefährlich hält. Diese Therapie verlangt, dass wir risikofrei erforschen können, was Ihnen durch den Kopf geht. Das ist nicht möglich, wenn wir beide wissen, dass Sie eine stationäre Aufnahme, die ein Arzt für erforderlich hielt, abgelehnt haben. Wenn Sie sich stationär aufnehmen lassen, wäre das Stationsteam für Sie zuständig, und ich wäre an Ihrer Behandlung erst dann wieder beteiligt, wenn die Entlassung geplant werden muss. Zu diesem Zeitpunkt würde ich mit Ihnen und Ihrem stationären Therapeuten darüber sprechen, ob wir die Therapie wiederaufnehmen können. Das wäre für uns beide ein wichtiger Moment, um nachzudenken – Sie müssen sich noch einmal überlegen, welche Art von Therapie Sie für die hilfreichste halten, und ich müsste mir Gedanken darüber machen, ob unsere Behandlungsvereinbarungen Änderungen erfordern. Klingt das soweit vernünftig?
Patientin: Nun, es hört sich jedenfalls anders an als alles, was ich bislang kenne. Einerseits klingt es so, als wollten Sie mit meinen realen Problemen nicht belästigt werden – so als wären Sie gern der Therapeut, der einfach da sitzt, Bonbons lutscht und schlaue Bemerkungen macht. Andererseits habe ich schon drei Jahre Therapie hinter mir, war immer wieder stationär und hatte eine phantastische Therapeutin, die ihr Leben für mich gegeben hätte, aber ich fürchte, es geht mir nicht besser. Also, vielleicht wissen Sie am Ende doch, wovon Sie sprechen.
Therapeut: Okay, dann fahre ich fort, aber wenn Sie Ihre Meinung ändern und den Verdacht bekommen, dass ich nicht weiß, wovon ich spreche, müssen Sie es mir unbedingt sagen. Was ich Ihnen bislang erklärt habe, setzt voraus, dass Sie die Notaufnahme aufsuchen, bevor Sie anfangen, sich zu verletzen. Sie könnten in eine Situation geraten, in der Sie niemanden kontaktiert und stattdessen suizidal gehandelt haben. Das Risiko, dass Sie sich das Leben nehmen, ist real. Wie schon gesagt, Ihr Leben liegt in Ihrer Hand. Auch wenn ich Ihnen dabei helfen möchte, Ihre Selbstdestruktivität besser in den Griff zu bekommen, kann ich für Ihre Sicherheit nicht garantieren – das können nur Sie selbst. Wenn Sie also Ihr Leben aufs Spiel gesetzt und z. B. eine Überdosis genommen haben und dann beschließen, Ihr Leben zu retten, liegt es in Ihrer Verantwortung, dafür zu sorgen, dass Sie notärztlich behandelt und dann von einem Psychiater untersucht werden. Auch in dieser Situation ist es Ihre Entscheidung, ob Sie Angehörige, Freunde oder den Notarzt anrufen. Wenn Sie aus ärztlicher Sicht nicht stabil sind, müssen Sie zunächst medizinisch versorgt werden, bevor Sie sich mit einem Psychiater in Verbindung setzen können. Wenn Sie eine stationäre Einweisung ablehnen, bringen Sie mich in die Position, dass ich Ihre Therapie beenden muss, denn ich werde das Verhalten, mit dem Sie sich selbst gefährden, nicht unterstützen. Das Gleiche gilt, wie schon erwähnt, wenn Sie die empfohlene Einweisung in die Psychiatrie ablehnen.

Nachdem der Therapeut der Patientin erklärt hat, welchen Umgang mit ihren Suizidimpulsen er von ihr erwartet, bittet er sie zu beschreiben, wie sie diese Therapiebedingungen erlebt und beurteilt. Gemeinsam besprechen sie ihre Reaktion auf diese Erwartungen, und danach erläutert der Therapeut die Parameter, an denen er sich orientieren wird, falls die Patientin sich nicht an die Vereinbarungen halten sollte.

Therapeut: Wenn Sie mich zwischen den Sitzungen anrufen, weil Sie den Drang haben, sich selbst zu verletzen, werde ich Sie daran erinnern, dass wir diese Gefühle in unserer nächsten Sitzung besprechen können. Wenn Sie glauben, nicht so lange warten zu können, werde ich Sie an die Vereinbarung erinnern, dass Sie sich an den Notdienst wenden. Sollten Sie das ablehnen, werde ich alles tun, was möglich ist, um die erforderliche Krisenintervention für Sie zu organisieren. Nach der Krise werden wir darüber sprechen müssen, was das Ganze bedeutete. Wir werden überlegen müssen, ob diese Therapie, die darauf zielt, Ihre Selbstständigkeit zu verbessern, für Sie das Richtige ist. Ganz ähnlich gehe ich vor, wenn Sie mich anrufen, um mir zu sagen, dass Sie sich umbringen wollen oder z. B. schon eine Überdosis genommen haben, statt sich wie vereinbart an einen Notdienst zu wenden. Auch in dieser Situation werde ich alles tun, um Ihr Leben zu retten. Wenn Sie sich wieder stabilisiert haben, werden wir gemeinsam überlegen, ob es ratsam ist, die Therapie unter diesen Umständen fortzusetzen, oder ob Ihr Verhalten zum Ausdruck bringt, dass Sie diese Art von Behandlung, auf die wir uns geeinigt hatten, eigentlich nicht wollen. In diesem Fall würde ich Sie in eine andere Therapie überweisen.

Es ist gut möglich, dass die Patientin dem Therapeuten an dieser Stelle vorwirft, seinen Pflichten nicht nachzukommen:

Patientin: Aha, Sie bieten mir also eigentlich keine richtige Hilfe an. Ihre Planung sieht so aus, dass ich Sie dafür bezahle, sich um mich zu kümmern, während es Ihnen in Wirklichkeit vor allem darum geht, von mir in Ruhe gelassen zu werden.

Bevor die Patientin versteht, dass die Bedingungen nicht der Laune oder den persönlichen Wünschen des Therapeuten entspringen, sondern durch die Behandlung an sich vorgegeben werden, müssen die Art der Therapie und die Notwendigkeit, einen Rahmen festzulegen, wiederholt erklärt werden. Andernfalls wird die Behandlung genauso scheitern wie andere Therapien zuvor. Die Art und Weise, wie die Patientin den Prozess der Vertragsvereinbarung und den Therapeuten erlebt – z. B. als gleichgültig und nicht fürsorglich –, wird von ihren Objektrepräsentationen beeinflusst. Der Therapeut kann seinen Wunsch, ihr zu helfen, explizit zum Ausdruck bringen und erläutern, wie er sich diese Hilfe vorstellt. Er betont jedoch auch, dass dafür bestimmte Voraussetzungen erfüllt sein müssen:

Ich bin hier, weil ich versuchen will, Ihnen zu helfen. Aus ebendiesem Grund bespreche ich unsere Therapievereinbarungen mit Ihnen. Der Plan, den ich Ihnen vorschlage, beruht auf dem, was ich in unseren diagnostischen Sitzungen über Sie, Ihre Lebensgeschichte und Ihre früheren Therapien erfahren habe. Doch bevor wir darauf näher eingehen, möchte ich Ihnen noch einmal erklären, dass die Art der Therapie, die ich Ihnen empfehle, ganz auf die Erforschung Ihrer inneren Gefühle und Konflikte konzentriert ist. Sie haben gesagt, dass Sie dafür zahlen, dass ich mich um Sie »kümmere« – diese Formulierung zeigt mir, dass Sie sich eine andere

Art von Behandlung vorstellen, eher eine Betreuung durch einen Sozialarbeiter, der Ihnen bei Entscheidungen hilft und Sie im Alltag unterstützt, weil Sie beide sich darauf geeinigt haben, dass Sie nicht selbstständig genug sind, um allein zurechtzukommen. Auch eine solche Begleitung ist eine Option für Sie, aber ich habe Sie Ihnen nicht empfohlen, weil Sie diese Art von Hilfe in der Vergangenheit schon bekommen haben, ohne dass das Leben dadurch einfacher und befriedigender für Sie geworden wäre. Tatsächlich haben Sie Ihren Wunsch, sich in eine explorative Therapie zu begeben, u. a. damit begründet, dass Sie die Zusammenarbeit mit mehreren Sozialarbeitern abgebrochen haben, weil Sie das Gefühl hatten, dass diese Betreuer gezielt gegen Sie arbeiteten und es deshalb immer wieder zu heftigen Auseinandersetzungen kam. Sie haben nach wie vor die Möglichkeit, es noch einmal mit einer solchen Betreuung zu versuchen. Wir können darüber sprechen. Die entscheidende Frage aber lautet, weshalb Sie diese Art von Hilfe in der Vergangenheit nicht nutzen konnten, um an Ihren Verhaltensmustern etwas zu ändern. Wenn Sie überzeugt sind, dass Sie wieder eine sozialpädagogische Betreuung brauchen oder auch eine andere Art von Psychotherapie, als ich sie Ihnen empfehle, wäre es wichtig, dies jetzt klar zu sagen.

Ich habe den Eindruck, dass hier noch etwas anderes im Spiel ist und dass Sie mich als einen gleichgültigen, uneinfühlsamen, eigennützigen Menschen erleben, der nur so tut, als wolle er Ihnen helfen. Ich sehe dies anders. Ich bin überzeugt, alles zu tun, was in meiner Kraft steht, um Ihnen zu helfen. Wenn wir eine Therapie vereinbaren, wäre es gut, diese unterschiedlichen Sichtweisen zu begreifen. Aber wir können mit einer Therapie erst beginnen, wenn wir uns über die Probleme und die Art, wie wir sie zu lösen versuchen, geeinigt haben. Wenn Sie mehr über diese Art von Therapie hören möchten, kann ich etwas zu Ihren Befürchtungen sagen, dass die Behandlungsbedingungen meinen eigenen Interessen dienen und nicht zu Ihrem Nutzen gedacht sind. [Die Patientin bittet ihn um weitere Erläuterungen.]

Wie gesagt, diese Bedingungen beruhen auf dem, was wir über Sie und Ihre Lebensgeschichte wissen. Wir wissen, dass Sie Ihre frühere Therapeutin, Dr. Black, so oft zwischen den Sitzungen angerufen haben, um über Ihre suizidalen Impulse zu sprechen, dass sie zwischen einer wirklichen Notsituation und einem blinden Alarm nicht mehr unterscheiden konnte. Aus diesem Grund hielt sie es für allzu gefährlich, die Therapie fortzusetzen. Sie hat auch berichtet, dass es ihr schwergefallen sei, Ihnen in den Sitzungen neutral und objektiv zuzuhören, weil Sie wegen Ihrer ständigen nächtlichen Anrufe tagsüber müde war. Diese Anrufe hatten u. a. zur Folge, dass sie Ihnen nicht mehr objektiv mit ungeteilter Aufmerksamkeit und voller Konzentration zuhören konnte. So gesehen, enthält Ihr Vorwurf, dass meine Bedingungen Sie daran hindern sollen, mich »zu belästigen«, ein Körnchen Wahrheit. Nachdem Ihr Verhalten zwischen den Sitzungen Dr. Black so sehr zugesetzt hat, dass sie mit Ihnen nicht länger arbeiten konnte, schlage ich Bedingungen vor, die die Behandlung und damit auch meine Fähigkeit schützen, therapeutisch mit Ihnen zu arbeiten.

Vereinbarungen zu Drogen- und Alkoholmissbrauch oder -abhängigkeit

In den diagnostischen Gesprächen muss der Therapeut abklären, ob der Drogen- und/oder Alkoholkonsum einen Substanzmissbrauch oder eine Abhängigkeit darstellt. Eine TFP macht nur Sinn, wenn der Patient clean und nüchtern ist. Unserer Erfahrung nach sollten Patienten vor Beginn der Therapie mindestens drei Monate lang völlig abstinent gelebt haben. Dadurch beweisen sie, dass sie es mit der Abstinenz ernst meinen und in der Lage sind, die äußere Unterstützung, zumeist ein 12-Schritte-Programm, anzuerkennen und für sich zu nutzen. Patienten mit schwerer Alkohol- oder Drogenabhängigkeit sollten zunächst stationär entgiften und anschließend an einem Rehabilitationsprogramm teilnehmen, bevor eine ambulante Therapie infrage kommt. Zu empfehlen ist in diesem Fall die Überweisung an einen Spezialisten für Suchterkrankungen.

Wenn der Patient clean und trocken ist, erläutert der Therapeut ihm die Behandlungsparameter zur Vermeidung von Rückfällen. Dazu zählen die Verpflichtung zur Abstinenz und die Teilnahme an einem 12-Schritte-Programm. Wenn der Patient bereits zahlreiche Rückfälle hatte oder der Therapeut an seiner Ehrlichkeit in Bezug auf Drogen- oder Alkoholkonsum zweifelt, sind unangekündigte Drogen- und Alkoholtests als notwendige Behandlungsparameter zu empfehlen.

Vereinbarungen zu Essstörungen

Ebenso wie Alkohol- und Drogenkonsum treten auch Essstörungen in unterschiedlichen Schweregraden auf. Im schlimmsten Fall ist eine Anorexie lebensbedrohlich. Wenn das Gewicht der Patientin unterhalb einer gesunden Grenze liegt, muss vor Beginn einer TFP eine Ernährungsberaterin oder eine Internistin konsultiert werden, die das gesunde Mindestgewicht bestimmt. Solange die Patientin dieses Gewicht nicht erreicht, ist eine verhaltenstherapeutische Behandlung der Essstörung angezeigt, die je nach Schweregrad stationär oder ambulant erfolgen kann. Wenn die Patientin das gesunde Mindestgewicht überschritten hat, kann der TFP-Therapeut mit der Behandlungsplanung beginnen. Ein Parameter ist in jedem Fall, dass die Patientin in der Anfangsphase der Therapie regelmäßig von der Ernährungsberaterin oder Internistin gewogen wird. Fällt das Gewicht unter die gesunde Grenze, wird die TFP ausgesetzt; die Patientin nimmt erneut die verhaltenstherapeutische Behandlung auf, bis ihr Gewicht das akzeptable Minimum erreicht hat.

Verglichen mit der Anorexie ist das unmittelbare Gesundheitsrisiko bei der Bulimie geringer. Essattacken mit anschließendem Erbrechen stellen in den meisten Fällen eine sich langsam entwickelnde, chronische Form selbstdestruktiven Verhaltens dar, die in der Therapie bearbeitet werden kann. Wenn eine Patientin jedoch mehrmals täglich erbricht, ist eine Überweisung an eine Internistin erforderlich, die untersucht, ob das Verhalten ein medizinisches Risiko darstellt und z. B. den Elektrolythaushalt entgleisen lässt. In solchen Fällen kann die fortlaufende internistische Kontrolle als Parameter in die frühe Behandlungsphase eingeführt werden. Im Allgemeinen bewirken die in der Therapie erzielten Fortschritte, dass diese und andere Formen des Agierens nach und nach verschwinden.

Vereinbarungen im Zusammenhang mit der sozialen Abhängigkeit

Zahlreiche Borderline-Patienten gelten, bevor sie sich in Behandlung begeben, als behindert und arbeitsunfähig und beziehen deshalb Sozialhilfe. Manchmal wird der Therapeut über diese Situation unverzüglich informiert, manchmal erfährt er erst nach geraumer Zeit davon, weil der Patient das Thema nicht zur Sprache bringt. Aus diesem Grund muss der TFP-Therapeut sich grundsätzlich erkundigen, wovon der Patient lebt. Bezieht er Sozialhilfe, ist erstens zu klären, ob er arbeiten kann, und zweitens, ob er bereit ist, eine Erwerbstätigkeit aufzunehmen, oder ob sein Widerstand aufgrund des psychischen und finanziellen Sekundärgewinns, der seine Inaktivität fördert, stärker ist.

Wir behaupten keineswegs, dass alle Borderline-Patienten zu Beginn ihrer Therapie völlig untätig seien. Viele gehen zur Schule, sind für ein Studium eingeschrieben, jobben oder üben einen Beruf aus. Auch BPO-Patienten, die von staatlicher Unterstützung leben, stehen der eigenen Passivität und Abhängigkeit oft ambivalent gegenüber. Wenngleich manche Patienten den Therapieversuch abbrechen, sobald ihnen klar wird, dass in dieser Behandlung eine angemessene Aktivität von ihnen erwartet wird, fühlen sich andere, die ihre Untätigkeit selbst als frustrierend erleben, gerade dadurch angesprochen. Es entbehrt nicht der Ironie, dass Patienten, deren Erkrankung sich in erster Linie als unreife Abhängigkeit und als Streben nach sekundärem Krankheitsgewinn äußert und die gar nicht »so krank« wirken wie Patienten mit schweren Selbstverletzungen, sich in der Therapie manchmal weniger gut entwickeln als letztere, weil es ihnen leichter fällt, sich mit ihrer Pathologie zu arrangieren. Für Patienten, die sich gefährliche Verletzungen zufügen, ist es schwieriger, den Schweregrad ihrer Krankheit zu verleugnen. Pathologisch abhängige Patienten neigen eher dazu, Therapien zu vermeiden oder abzubrechen, die an die Wurzeln ihrer Erkrankung rühren und grundlegende Veränderungen herbeizuführen versuchen. Sie arrangieren sich gern mit dem Status des chronischen Patienten, vor allem wenn die soziale Umgebung ihr Verhalten durch Unterstützungssysteme und alternative Therapiemöglichkeiten begünstigt. Die beste Strategie des TFP-Therapeuten besteht darin, das Bedürfnis nach chronischer Abhängigkeit zu hinterfragen und die Selbstanteile, die nach größerer Autonomie und verstärkter Aktivität streben, zu unterstützen.

Bei der Vereinbarung der Behandlungsbedingungen muss der Therapeut stets das aktuelle Funktionsniveau des Patienten berücksichtigen und ein angemessenes Maß an strukturierter Alltagsaktivität mit ihm absprechen. Solche Aktivitäten reichen von der Teilnahme an einem Tagesprogramm bis hin zur Suche nach sinnvoller Arbeit. Zu bedenken ist eine Vielfalt möglicher Szenarien:

1. Bei Patienten, die keiner Arbeit nachgehen, ohne dass eindeutige psychische oder körperliche Gründe dafür vorliegen, muss das Ziel, innerhalb einer festgelegten Frist ins Erwerbsleben einzutreten, in der Phase der Vertragsbesprechung vereinbart werden. Im Allgemeinen sind Patienten mit Borderline-Persönlichkeitsorganisation (BPO) in der Lage, zu arbeiten oder eine Ausbildung zu absolvieren. BPO-Patienten mit passiven, infantilen, abhängigen und/oder antisozialen Zügen gehen dieser Herausforderung aber oft aus dem Weg und nutzen ihr soziales System – die staatlichen Hilfseinrichtungen oder unterstützungsbereite Familienangehörige – aus. Zugrunde liegen kann diesem Verhalten ein innerer Konflikt (in der inneren Welt des Patienten ist eine defizitäre, inkompetente Selbstrepräsentation der gnadenlos strengen Kritik einer Objektrepräsentation ausgesetzt) in Verbindung mit der emotionalen Reaktivität gegenüber anderen Menschen (die wiederum auf einer Kombination aus genetischer Ausstattung und inneren Repräsentationen beruht) und dem Wunsch, von der äußeren Welt für die in der Vergangenheit real erlebte oder subjektiv empfundene Vernach-

lässigung oder Misshandlung entschädigt zu werden. Selbst wenn diese Probleme vorliegen, sind die meisten Patienten nach unserer Erfahrung fähig, einer regelmäßigen, strukturierten Tätigkeit nachzugehen; eine solche Aufgabe trägt wesentlich zur psychischen Weiterentwicklung des Patienten bei (sie fordert zu Entscheidungen heraus, wirkt auf diese Weise der Identitätsdiffusion entgegen und stärkt das Selbst des Patienten in interpersonalen Situationen, in denen stressreiche Belastungen erlebt, besprochen und verstanden werden können).

2. Bei Patienten, die aufgrund von Depression und Angst nicht im Erwerbsleben stehen, sind die Symptomursachen abzuklären. Wenn der Patient eine schwere depressive Episode durchmacht, ist u. U. eine medikamentöse Behandlung mit Antidepressiva notwendig, bevor er sein Funktionsniveau verbessern kann. Patienten mit einer Angsterkrankung profitieren manchmal von niedrig dosierten atypischen Neuroleptika. Freilich ist es hilfreich, die Angst, die den Patienten in seinem Funktionieren beeinträchtigt, genauer zu untersuchen. Wir haben festgestellt, dass sie häufig mit einer paranoiden Einstellung gegenüber anderen Menschen zusammenhängt: Der Patient erwartet, dass Mitschüler, Kommilitonen oder Arbeitskollegen ihn kritisieren oder ablehnen und hinter seinem Rücken über ihn tuscheln. Wenn diese Ängste besprochen werden und der Therapeut erläutert, dass gewöhnlich eine strenge innere Objektrepräsentation aus ihnen spricht, die auf die Objekte in der Außenwelt projiziert wird, kann der Patient seine Passivität oft überwinden. Diese Erläuterungen sind vor allem dann sinnvoll, wenn die Dynamik in der Beziehung zum Therapeuten auftaucht und unmittelbar untersucht werden kann.
3. Wenn Patienten einer Erwerbstätigkeit nachgehen, in der sie ihr Potenzial nicht ausschöpfen, sollte der Therapeut darauf hinweisen, dass die Gründe dafür in der Therapie untersucht werden müssen, damit sich der Patient ggf. um eine Verbesserung seines Leistungsniveaus bemühen kann.
4. Eine weitere Variante der Probleme, die im Zusammenhang mit dem Funktionsniveau auftauchen, betrifft Patienten, deren Erwerbstätigkeit gefährlich ist oder antisoziale Züge trägt (z. B. Prostitution). In solchen Fällen empfehlen wir dem Therapeuten, eine berufliche Umorientierung zu einer weniger gefährlichen und/oder antisozialen Tätigkeit als Behandlungsziel zu vereinbaren.

5.2.4 Grenzen der Vertragsvereinbarung

Der Vertrag führt die Schwierigkeiten, die den Behandlungsprozess gefährden könnten, sowie die Maßnahmen auf, die ein Entgleisen der Therapie verhindern sollen. Es wäre naiv zu glauben, dass die Vertragsvereinbarung erst erfolgen könne, wenn der Patient keine Zweifel und Vorbehalte mehr hege. Irgendwo zwischen den extremen Positionen – der generellen Weigerung, das eigene Verhalten zu ändern (z. B.: »Aber Frau Doktor, wenn ich das könnte, wäre ich doch nicht hier«), und der Erwartung, dass sich alle Probleme durch die Einführung der Parameter in Luft auflösen werden – liegt der Punkt, an dem die Phase der Vertragsvereinbarung beendet ist und die Therapie beginnt.

Abweichungen vom Vertrag oder Behandlungsrahmen als Warnsignale

Der vereinbarte Vertrag legt die Grenzen der Verantwortlichkeiten beider Beteiligter fest. Er definiert die Realität der therapeutischen Beziehung. Im Laufe des Prozesses wird der Therapeut immer wieder Situationen erleben, in denen er nicht sicher ist, ob er die Interaktion tatsächlich objektiv wahrnimmt oder ob sein Erleben von Elementen beeinflusst wird, die der Patient aus seiner inneren Welt nach außen projiziert hat. Wenn er befürchtet, sich in Gegenübertragungsreaktionen zu verstricken, kann er anhand des Vertrags überprüfen, ob seine Reaktionen mit der Behandlungsmethode und den Behandlungszielen im Einklang stehen oder ob sie dem Einfluss des Patienten unterliegen. Wenn der Patient ihm beispielsweise im Laufe der Behandlung vorwirft, gefühlskalt und unsensibel zu sein, und sich in seiner Gegenübertragung die Befürchtung regt, dass die Vorwürfe womöglich berechtigt sind, wird es dem Behandler überaus schwer fallen zu beurteilen, ob seine Weigerung, mit dem Patienten, ohne dass eine Notsituation vorliegt, zu telefonieren, nicht tatsächlich herzlos ist. Wenn es sich aber um einen Patienten handelt, der seine früheren Therapeuten ständig angerufen hat, und wenn dieses Verhalten als potenzielle Gefährdung der aktuellen Therapie erkannt und besprochen wurde, kann sich der Therapeut in Situationen, in denen ihm seine eigene Motivation zweifelhaft erscheint, auf den Vertrag besinnen. Dann wird ihm klar, dass seine Befürchtung, dem Patienten zu schaden, nicht zutrifft, sondern dass sie ein Gegenübertragungsproblem signalisiert. Diese Erkenntnis hilft ihm, ein Agieren zu vermeiden und die aktivierte Dyade zu erforschen, statt sich in Telefongespräche verwickeln zu lassen.

Dem Therapeuten dient der Vertrag in der explorativen Therapie als Orientierungshilfe. Sollte der Patient von den Vereinbarungen abzuweichen beginnen, kann er auf sie verweisen und versuchen, zusammen mit dem Patienten die Gründe für dessen Verhalten zu verstehen. Dies ist eine Möglichkeit, wichtiges dynamisches Material zu bearbeiten, bevor es in Form eines schweren Agierens »durchbricht«. Der Therapeut kann z. B. sagen: »Vor Beginn der Behandlung haben wir uns darauf geeinigt, dass Ihre Ambivalenz gegenüber der Therapie sich darin äußern könnte, dass Sie die Schule hinschmeißen, was zur Folge hätte, dass Ihr Vater die Rechnung nicht mehr bezahlt. Jetzt sagen Sie mir, dass Sie nicht lernen und mit dem Gedanken spielen, Ihre Prüfungen sausen zu lassen. Wenn Sie Bedenken wegen der Therapie bekommen haben, wäre es besser, das hier zu besprechen, statt die Vorbehalte völlig gedankenlos zu agieren.«

Der Therapeut muss potenzielle Gefährdungen der Therapie zum Anlass nehmen, die Probleme präzise zu benennen und umsichtig und sensibel auf die Reaktionen des Patienten einzugehen. Die Vertragsvereinbarung schafft das Problem *nicht* aus der Welt; aber *sie schärft die Aufmerksamkeit* beider Beteiligter sowohl für die Art der Gefährdung als auch für die Notwendigkeit, einen Plan zur Gefahrenkontrolle auszuarbeiten. Sie dient dem Behandler als Referenzpunkt, auf den er sich stützen kann, sobald sich die Gefahr in der Therapie abzeichnet: »Wir haben vor Beginn unserer Zusammenarbeit besprochen, dass Ihre Tendenz zu diesem Verhalten auch in dieser Therapie auftauchen wird. Nun ist genau dies eingetreten. Wir müssen jetzt herausfinden, weshalb es zu diesem Zeitpunkt passiert, aber zuerst müssen wir uns mit dem Anteil Ihrer selbst beschäftigen, der die Behandlung gefährdet und sich durch Agieren Ausdruck verschafft. Wir müssen ihn zu verstehen versuchen, damit Sie nach Möglichkeit davon abgehalten werden, ihn auszuagieren.« Wenn der Patient nach Beginn der Therapie gegen einen Vertragspunkt verstößt, gilt es, seine Motive zu deuten und abermals zu erklären, aus welchen Gründe die Grenzen vereinbart wurden.

Wichtig ist, dass der Patient eine zweite Chance bekommt, nachdem er gegen den Vertrag verstoßen hat. Allerdings muss der Therapeut ihn fortan konsequent auf das Risiko hinweisen, dass die Behandlung im Falle einer weiteren Vertragsverletzung sofort enden wird. Die Bedeutung eines solchen Risikos, insbesondere im Hinblick auf die starken selbstschädigenden Impulse des Patienten, muss in die Deutungsarbeit integriert werden. Andernfalls könnte ein Kreislauf aus wiederholtem Agieren der unbearbeiteten aggressiven und autoaggressiven Impulse in Gang kommen. Dies ist zwar einleuchtend, doch in der klinischen Praxis droht die Gefahr, dass der Therapeut zusammen mit dem Patienten die umfängliche Erforschung solchen Agierens vermeidet. Er geht eine Art der Kollusion mit einer dissoziativen Abwehr ein, um sich vor der bewussten Wahrnehmung der verstörenden, unbehaglichen Affekte zu schützen, die dem schweren Agieren zugrunde liegen.

Häufige Probleme des Therapeuten im Kontext der Vertragsvereinbarung

Der Prozess der Vertragsvereinbarung konstituiert gleichsam einen Mikrokosmos der Dynamik, die sich später in der Therapie entfalten wird. Aus diesem Grund muss der Therapeut den Schwierigkeiten Rechnung tragen, die in diesem Kontext auftauchen können. Er darf die Phase der Vertragsvereinbarung also keinesfalls vorzeitig beenden, um mit der Therapie zu beginnen. Das bedeutet, dass er sich nicht verleiten lässt, Widerstände zu deuten, noch bevor die Bedingungen der Behandlung festgelegt wurden. Stattdessen konzentriert er sich auf die Techniken der Vertragsvereinbarung, die in erster Linie aus der wiederholten Darlegung und Erklärung der unabdingbaren Therapievoraussetzungen sowie aus der Klärung der Reaktionen bestehen, zu denen sie den Patienten veranlassen. Freilich hat jede Regel Ausnahmen. Wenn eine Deutung in der Vereinbarungsphase darüber entscheiden kann, ob der Patient sich zur Therapie entschließt oder nicht, sollte sie ihm natürlich angeboten werden. Der Therapeut könnte folgende Worte wählen:

> Nachdem ich Ihnen erklärt habe, wie wichtig es ist, dass Sie alles sagen, was Ihnen durch den Kopf geht, und nichts verschweigen, habe ich gehört, wie Sie vor sich hin flüsterten: »Ohne mich!« Mir schien, als mache Ihnen irgendetwas Angst. Wir können das zwar erst richtig verstehen, wenn die Therapie begonnen hat, aber ich frage mich trotzdem, was Ihre Reaktion bedeutet. Vielleicht befürchten Sie, von mir kritisiert zu werden, wenn Sie offen sprechen, oder dass hier eine Nähe entsteht, die Ihnen nicht geheuer ist. Vielleicht steckt auch etwas ganz anderes dahinter. Wenn Sie sich zu der Therapie entschließen, können wir alle Möglichkeiten erforschen. Vorerst aber können wir festhalten, dass es Gründe gibt, weshalb Sie Angst bekommen und das Gespräch möglicherweise nicht fortsetzen möchten.

Vernachlässigung der Reaktionen des Patienten

Die Vertragsvereinbarung bleibt unvollständig, wenn der Therapeut zwar sämtliche Behandlungsbedingungen angemessen erläutert, es aber versäumt, den Reaktionen des Patienten auf den Grund zu gehen. Dieser Fehler wird häufig gemacht, weil viele Patienten sich leichtfertig mit allem einverstanden erklären und wenig oder gar nichts darüber sagen, was sie wirklich denken. Eine oberflächliche Antwort wie: »Das klingt okay für mich«, muss untersucht werden, denn der Therapeut muss sich vergewissern, ob der Patient ihm zugehört, seine Worte aufgenommen und über sie nachgedacht hat. Er könnte z. B. sagen: »Würden Sie mir bitte selbst noch einmal erläutern, auf welche Bedingungen Sie sich einlassen?« Ein weiterer Grund, weshalb Therapeuten die Patientenreaktion häufig vernachlässigen, hängt damit zusammen, dass sie den Schwierigkeiten und Widerständen ausweichen möchten, die im Zuge einer gründlichen Untersuchung auftauchen könnten. Diese Haltung ist nichts anderes als ein naives »Wegschauen« von Problemen, die in der Therapie mit Sicherheit zutage treten werden. Ein Prinzip der TFP besagt, dass der Therapeut diese Schwierigkeiten klar zur Sprache bringt, damit sie nicht später in der Behandlung agiert werden.

Auch die Angst vor Widerspruch oder Wut kann den Therapeuten davor zurückschrecken lassen, sich zu vergewissern, inwieweit der Patient die Bedingungen verstanden hat. Häufig beruht die Befürchtung, dass der Patient Einwände erheben wird, auf der Sorge, dass er das Therapieangebot am Ende ausschlagen könnte. Diese Sorge ist für unerfahrene Therapeuten typisch, die ihren Erfolg oder Misserfolg oft daran messen, ob sie Patienten in Behandlung halten können oder nicht. Der Therapeut muss sich aber vor Augen führen, dass der entscheidende Teil der Arbeit in dieser Phase darin besteht, die Behandlungsbedingungen zu klären, ohne die eine explorative Therapie nicht möglich ist. Keinem Patienten ist mit einer Behandlung geholfen, in der er, weil es keinen klaren Rahmen gibt, die Konflikte und Affekte ausleben kann, die seinem fehlangepassten Verhalten zugrunde liegen, statt sie bewusst wahrzunehmen und zu erforschen. Manche Autoren sind zwar der Ansicht, dass nichts wichtiger sei als den Patienten »da abzuholen, wo er ist«, doch nach unserer Erfahrung sind Borderline-Patienten, die oft zahllose gescheiterte Behandlungen hinter sich haben, im Allgemeinen in der Lage, die von ihnen erwartete Verantwortung zu übernehmen, auch wenn sie sich dies vorher nicht zugetraut haben und auch ihre früheren Therapeuten es als Überforderung betrachteten. In vielen Fällen hat keiner dieser Therapeuten jemals von ihnen erwartet, ein gewisses Maß an Verantwortung zu übernehmen und das eigene Verhalten selbst zu steuern. Unsere klinische Erfahrung zeigt jedoch, dass dies sehr wohl möglich ist.

Abgesehen von der Befürchtung, dass der Patient das Therapieangebot ausschlagen könnte, rechnet der Therapeut u. U. auch damit, durch die Aufdeckung starker Widerstände gegen die Vertragsbedingungen eine negative Übertragung zu aktivieren. In dieser Situation gilt es, sich unbedingt die Rolle der Übertragungs-Gegenübertragungsaspekte in der Phase der Vertragsvereinbarung vor Augen zu führen, zumal der Begriff *Vertrag* an sich schon auf einen von Grund auf kognitiven Prozess verweist. Dennoch illustrieren die in dieser Phase typischerweise auftauchenden Schwierigkeiten, dass selbst die hochgradig kognitiven und rationalen Behandlungselemente zum Schauplatz werden können, auf dem sich die intrapsychische Dynamik entfaltet. Wir betonen hier, dass der Therapeut die Übertragung und Gegenübertragung im Prozess der Vertragsvereinbarung aufmerksam *wahrnehmen* muss, ohne sie jedoch zu analysieren. Das Augenmerk auf diese Aspekte zu richten ist wichtig, weil sie den Interventionen in dieser Phase die Richtung vorgeben. Gleichzeitig beschränkt sich die Deutungsarbeit auf ein Minimum, denn im Vordergrund stehen Klärung und angemessene Konfrontation von Widersprüchen etc. Sollte der Patient erste Anzeichen einer negativen Übertragung zu erkennen geben (»Mir wird langsam klar, dass es Ihnen überhaupt nicht um mich geht, sondern einzig und allein um die ›Reinheit‹ Ihrer Therapie«), vermittelt der Therapeut, dass er die Gefühle des Patienten anerkennt und dass er, sobald die Therapie begonnen hat, gern mehr über sie erfahren möchte; vorerst aber bestehe die Aufgabe darin, die Gründe für die Behandlungsbedingungen zu erklären, um herauszufinden, ob der Patient sich darauf einlassen möchte. Für den Patienten ist es beruhigend zu erleben, dass der Therapeut seine negative Reaktion ernst nimmt und neugierig auf sie ist, statt sich in die Defensive gedrängt zu sehen. Eine wichtige Funktion des Therapeuten besteht in dieser frühen Phase darin, zu vermitteln, dass er die negativen Affekte des Patienten containen kann.

Wenn sich der Therapeut davor fürchtet, auf massive Einwände gegen die Vertragsbedingungen zu treffen, spürt er vermutlich, dass der Patient zu einer wütenden und entwertenden Reaktion imstande ist und schreckt dann davor zurück, diese Widerstände anzusprechen. Sein Ausweichen ist aber in zweierlei Hinsicht ein Fehler. Erstens würde er die Therapie in der Illusion beginnen, die Reaktionen und Verhaltensweisen des Patienten kontrollieren zu können. Dies ist nicht nur illusorisch, weil er eine solche Kontrolle gar nicht ausüben kann und sein eigenes Verhalten in der Sitzung durch den Patienten kontrolliert würde. Zweitens ist sein Zurückschrecken ein Versuch, das Auftauchen einer negativen Übertragung zu vermeiden. Übertragung und Gegenübertragung entwickeln sich in der Therapie von Borderline-Patienten schon sehr frühzeitig, und die Arbeit mit der negativen Übertragung ist bei dieser Patientengruppe von größter Bedeutung. Je früher diese in der Behandlung zutage tritt und je früher der Therapeut zeigt, dass sie in der Therapie containt werden kann, desto höher ist nach unserer Erfahrung die Wahrscheinlichkeit, dass die Behandlung weiterläuft und die zentralen Schwierigkeiten bearbeitet werden können.

Aggressive Reaktion auf den Patienten

Die Reaktion des Patienten auf die Vertragsbedingungen kann den Therapeuten auch veranlassen, eine ganz andere Seite zu zeigen: Statt einer Erforschung der Einwände auszuweichen, setzt er dem Patienten mit einer an Aggressivität grenzenden Hartnäckigkeit zu, indem er ihn z. B. ein ums andere Mal fragt, ob er den Vertrag verstanden hat, wie er die Bedingungen versteht und ob er sie akzeptieren kann. Diese Situation zeigt beispielhaft, dass jedes Material, das in der Therapie zur Sprache kommt, ungeachtet seines manifesten Inhalts vom Therapeuten ebenso wie vom Patienten zu Abwehrzwecken benutzt werden kann. Im geschilderten Fall wäre denkbar, dass der Therapeut bereits in einer projektiven Identifizierung verstrickt ist und dass er agiert, indem er dem Patienten, von dem die Aggression eigentlich ausgeht, zusetzt. Alternativ wäre denkbar, dass der Therapeut seine eigene Aggression agiert, die entweder primär ist oder in Reaktion auf die Angst auftauchte, die durch die Aussicht, mit einem potenziell schwierigen Patienten zu arbeiten, in ihm geweckt wird. Therapeuten können für solche Widerstände, die sich in ihnen selbst regen und sie zu Verhaltensweisen veranlassen, die dazu beitragen, dass der Patient die Behandlung abbricht, blind sein. Das Rekurrieren auf den Behandlungsvertrag, der ja eigentlich der Stabilisierung und dem Fortschritt der Therapie dienen soll, kann in eine anmaßende, herrische Haltung umschlagen, wenn der Therapeut dadurch seine eigene Ambivalenz auslebt. Infolgedessen muss sich die Aufmerksamkeit des Behandlers gleichermaßen auf seine eigene Beteiligung am Prozess der Vertragsvereinbarung konzentrieren wie auf die Mitarbeit des Patienten. Wenn er Vorbehalte gegen die Behandlung eines bestimmten Patienten oder generell gegen die Therapie von Borderline-Patienten hat, muss er sich direkt mit dieser Schwierigkeit auseinandersetzen, statt den Prozess zu instrumentalisieren, um einen unwillkommenen Patienten loszuwerden. Dem Behandlungsvertrag und -rahmen kommt auch deshalb eine so große Bedeutung zu, weil der Therapeut sich bei seiner Arbeit sicher genug fühlen muss, um solche Ängste gar nicht erst zu entwickeln.

Ambivalenz des Therapeuten gegenüber dem Behandlungsvertrag

Komplizierter wird es, wenn der Therapeut den Prozess der Vertragsvereinbarung zwar theoretisch wie auch praktisch beherrscht, ihn aber nicht als eine therapeutische Technik anerkennen kann und entsprechende Vorbehalte hegt. Dieses Problem taucht gewöhnlich bei Klinikern auf, die überzeugt sind, dass eine Therapie dem Patienten nichts abverlangen dürfe, sondern ihm innerhalb eines locker fixierten Behandlungsrahmens die Führung überlassen müsse. Einerseits können sich die Vorbehalte des Therapeuten gegen das Behandlungsverfahren an sich richten; in diesem Fall sollte er die TFP nicht praktizieren. Andererseits können sie mit dem Verständnis der Borderline-Pathologie zusammenhängen. Ein Therapeut könnte die Borderline-Störung einer Patientin z. B. darauf zurückführen, dass sie sexuell missbraucht wurde, und in diesem Zusammenhang betonen, dass Borderline-Patienten zu Unrecht als schwierige Patienten bezeichnet werden. Dieser Sichtweise entsprechend würde eine gezielte Fokussierung auf die Vertragsbedingungen die Stigmatisierung fortsetzen und die Patientin demütigen, indem sie sie nötigt, einem besonders strengen Behandlungsrahmen zuzustimmen. Die unterschiedlichen Sichtweisen der Borderline-Pathologie geben nach wie vor Anlass zu intensiven Diskussionen. Wir halten die Einstellung, Patientinnen und Patienten auf den Opferstatus zu reduzieren, für den Ausdruck einer spezifischen Gegenübertragungsposition, in der der Therapeut auf eine konkordante Gegenübertragung fixiert ist. Ihr entspricht die Selbstrepräsentation des Patienten als schwaches Opfer. Die mit Aggression besetzten inneren Repräsentationen bleiben abgespalten und finden mit hoher Wahrscheinlichkeit Ausdruck in Aktionen und/oder werden an einem äußeren Objekt festgemacht. Für den Prozess der Vertragsvereinbarung ist diese

Einstellung deshalb relevant, weil Therapeuten, die ihre Aufmerksamkeit ganz auf die Opferrolle des Patienten konzentrieren, gegen diesen Aspekt der TFP häufig Vorbehalte hegen oder Schwierigkeiten mit ihm haben.

Eine andere Gegenübertragung ist typisch für Therapeuten, in deren Augen Borderline-Patienten unter einem so ausgeprägten konstitutionellen Defizit leiden, dass die Vertragsbedingungen sie überfordern würden: »Könnte der Patient diesen Erwartungen gerecht werden, bräuchte er keine Therapie mehr. Die Behandlung könnte beendet werden.« Natürlich ist die Vereinbarung des Behandlungsvertrags eine Herausforderung. Sie setzt Erfahrung und Geschick seitens des Therapeuten voraus und verlangt vom Patienten, dass er ein Maß an Verantwortung übernimmt, zu dem er in der Vergangenheit wahrscheinlich noch nie bereit war. Der Therapeut, der die Vertragsbedingungen für unrealistisch hält, muss sich fragen, ob er Angst davor hat, Patienten, die zu impulsiven Reaktionen neigen und ihre Wut manchmal nicht beherrschen können, mit Erwartungen und Grenzen zu konfrontieren. Wir haben es hier einmal mehr mit dem subtilen Thema der Grenze zwischen der inneren Welt des Patienten und einer objektiveren äußeren Realität zu tun.

5.2.5 Überleitung von der Vertragsvereinbarung zur Therapie und erneute Bearbeitung vereinbarter Punkte

Der Therapeut hat die Aufgabe zu entscheiden, wann eine hinreichend tragfähige Vereinbarung mit dem Patienten erreicht ist, so dass die Gespräche über die Behandlungsbedingungen abgeschlossen werden können und die Therapie beginnen kann. Er kann den Übergang z. B. mit folgenden Worten ankündigen: »Ich habe den Eindruck, dass wir uns über unsere Zusammenarbeit hinreichend verständigt haben, so dass wir nun mit der Arbeit beginnen können. Wenn Sie keine weiteren Fragen haben, schlage ich vor, dass wir anfangen und Sie mir, wie besprochen, alles sagen, was Ihnen durch den Kopf geht.«

Ganz gleich, wie gewissenhaft der Therapeut den Prozess der Vertragsvereinbarung durchgeführt hat, wird es im Laufe der Therapie wiederholt notwendig sein, einzelne Punkte abermals zu besprechen, weil womöglich ein neues Problem auftaucht, das zu Beginn der Behandlung noch nicht absehbar war (z. B. eine erstmalige Selbstverletzung oder erstmaliger Drogenkonsum), oder weil der Patient sich über Absprachen hinwegsetzt. Falls sich neue Schwierigkeiten abzeichnen, muss der Therapeut sie zum Anlass nehmen, die Notwendigkeit weiterer Parameter zu begründen: »Da wir es nun mit einem neuen Problem zu tun haben, müssen wir zusammen klären, wie es sich auf Ihre Therapie auswirkt und wie wir ihm am besten begegnen können.«

Das zweite Problem, die fehlende Adhärenz, ist eine häufige Form des Widerstands. Ausführlich erläutert wird der Umgang mit solchen Vertragsverstößen in Kap 7. An dieser Stelle weisen wir lediglich darauf hin, dass der Therapeut den Behandlungsrahmen abermals klar absteckt und gleichzeitig analysiert, welche Bedeutung der Vertragsbruch für den Patienten besitzt. Wir raten, dem Patienten eine zweite Chance zu geben und die Möglichkeit in Betracht zu ziehen, dass er den Therapeuten zum Agieren einer strengen, strafenden Objektrepräsentation zu provozieren versucht. Der Therapeut könnte sagen: »Wir hatten uns darauf geeinigt, dass die Therapie nur stattfindet, wenn Sie trocken bleiben. Jetzt höre ich, dass Sie nicht mehr zu Ihren AA-Treffen gehen und dass Sie wieder trinken. Das ist ein Alarmsignal. Damit wir unsere Arbeit fortsetzen können, müssen Sie sich erneut verpflichten, unserer ursprünglichen Vereinbarung zu folgen. Nur dann haben wir eine Chance, herauszufinden, was diesem Rückfall in selbstdestruktives Verhalten zugrunde liegt.« In einer solchen Situation gilt es, dem Patienten nachdrücklich vor Augen zu führen, dass die von ihm herbeigeführte Situation die gesamte Therapie infrage stellt. Indem er sich abermals auf die Parameter besinnt, kann er selbst für die Fortsetzung der Behandlung sorgen. Ein neuerlicher Vertragsbruch aber wäre als Zeichen seiner Unfähigkeit oder mangelnden Bereitschaft, in diesem therapeutischen Verfahren zu kooperieren, ernst zu nehmen. In diesem Fall empfiehlt sich die Überweisung in eine andere Behandlung.

5.3 Kombinationen der TFP mit anderen Interventionen

Die Übertragungsfokussierte Psychotherapie kann mit anderen Interventionen kombiniert werden, einschließlich der medikamentösen Behandlung spezifischer Symptomkonstellationen und verhaltenstherapeutisch orientierter Verfahren für spezifische Symptomverhaltensweisen wie Essstörungen, Substanzmissbrauch oder Skilldefiziten (siehe Koenigsberg et al. 2000b).

5.3.1 TFP und medikamentöse Behandlung

Die Kombination von psychotherapeutischer und medikamentöser Behandlung besitzt in der Therapie von Borderline-Patienten ein beträchtliches synergetisches Potenzial. Die Pharmakotherapie kann ihnen helfen, die Psychotherapie besser für sich zu nutzen. So ist beispielsweise die Wirkung der Deutungen in nicht unerheblichem Maß von dem Affektzustand abhängig, in dem der Patient sie aufnimmt. Aufgrund der Intensität und Instabilität ihrer Affekte durchlaufen Borderline-Patienten immer wieder Phasen, in denen sie für verbale Interventionen nicht empfänglich sind. Medikamente, die diese extremen Affekte dämpfen, verbessern die Aufnahmefähigkeit (die freilich durch eine Überdosierung beeinträchtigt werden kann). Auch vorübergehende psychotische Phänomene, etwa Realitätsverzerrungen oder Denkstörungen, können den psychotherapeutischen Prozess beeinträchtigen. In dieser Situation ist u. U. ein niedrigdosiertes Neuroleptikum sinnvoll. Medikamente, die die Impulskontrolle verbessern, können das Agieren, das die gesamte Behandlung infrage stellen kann, reduzieren.

Da es keine spezifische psychopharmakologische Behandlung für Patienten mit BPO oder BPS gibt, versucht man im Allgemeinen, die je spezifischen Zielsymptome medikamentös zu lindern. Auch wenn die einschlägigen Untersuchungen zu unterschiedlichen Ergebnissen gelangten (die zum Teil auf unterschiedliche Kriterien der Probandenauswahl zurückzuführen sind), zeichnen sich erkennbare Symptomreaktionsmuster ab.

Mithin lassen sich spezifische Symptome der BPO – Dysregulation des Affekts, fehlende Kontrolle des Impulsverhaltens und kognitiv-perzeptuelle Schwierigkeiten – erfolgreich medikamentös behandeln; es gibt jedoch keine eindeutige Behandlung der Wahl für ein bestimmtes Symptom. Darüber hinaus sind die Wirkungen der medikamentösen Behandlung insgesamt nicht nur schwach und unspezifisch, sondern lassen im Laufe der Zeit auch nach. Zudem sind Borderline-Patienten offenbar für Nebenwirkungen besonders anfällig (Silk und Friedel 2015). Um Wirkung und Nebenwirkungen systematisch kontrollieren zu können, empfehlen Silk und Friedel deshalb die sukzessive Gabe von jeweils nur einem einzigen Medikament. Einen solchen Plan zu realisieren ist nicht immer einfach, da gerade diese Patienten auf rasche Linderung drängen und die Symptome, die sie schildern, sich rasch verändern können. Weil die Wirkung der Medikamente mit der Zeit so häufig nachzulassen scheint, empfehlen Silk und Friedel, das jeweilige Mittel nur dann weiter zu verabreichen, wenn der Patient auch nach mindestens drei Monaten zweifelsfrei davon profitiert. Seit einigen Jahren spielen Mood-Stabilizer und niedrigdosierte Antipsychotika in der psychopharmakologischen Behandlung spezifischer BPS-Symptome eine immer wichtigere Rolle; demgegenüber verlieren die Antidepressiva, die lange Zeit als First-Line-Therapie galten, ein wenig an Bedeutung (Silk und Friedel 2015; Stoffers et al. 2010).

Weil Charakterpathologien medikamentös nicht zu heilen sind, ist es für den Kliniker wichtig, sich der Grenzen der psychopharmakologischen Behandlung bewusst zu bleiben und der Versuchung, die Medikationsstrategie sukzessive zu forcieren, zu widerstehen. Das Risiko, dass Therapeuten, die sich von der medikamentösen Behandlung allzu viel versprechen und ein Mittel nach dem anderen ausprobieren, die Psychodynamik aus dem Blick verlieren, ist nicht von der Hand zu weisen, zumal in den Interaktionen rund um die Medikamentenverschreibung wichtige dynamische Aspekte agiert werden können (Abschnitt »Bedeutung(en) der medikamentösen Behandlung für den Patienten und den Therapeuten«, S. 131).

BPO-Patienten, die sich in Psychotherapie begeben, sind zumeist auch mit einer medikamentösen Behandlung einverstanden. Unter Umständen ist es sinnvoll, diese auch nach Beginn der Therapie fortzusetzen, wenn sie gut begründet ist und der Patient gut darauf anspricht. Grundsätzlich aber zielt die Psychotherapie darauf, die psychopharmakologische Behandlung nach und nach zu reduzieren. Freilich setzt dies eine sorgfältige diagnostische Differenzierung z. B. zwischen einer charakterologischen Depression und Phasen einer Major Depression voraus. Manche Patienten können im Laufe der Therapie auf ihre Medikamente verzichten, andere aber profitieren von der fortgesetzten Einnahme. Der Unterschied zwischen den beiden Gruppen hängt vielleicht mit der Rolle zusammen, die biologische bzw. entwicklungspsychologische Faktoren für die Erkrankung des individuellen Patienten spielen.

Symptome, die im Laufe der Psychotherapie auftauchen

Borderline-Patienten können im Laufe ihrer Psychotherapie schwere depressive, manische oder psychotische Phasen durchmachen. Diese komorbiden Störungen erfordern angemessene psychopharmakologische Interventionen. Depressive Verstimmungen, vorübergehende psychotische Symptome, Panikattacken, Impulsivität oder Stimmungslabilität können aber auch als Manifestationen der Persönlichkeitspathologie auftreten, die es von komorbiden Störungen zu unterscheiden gilt. Deshalb ist es von wesentlicher Bedeutung, dass der Therapeut die Symptome gründlich evaluiert und sie im Behandlungskontext versteht. Wenn sich solche Symptome als Reaktionen auf Übertragungsentwicklungen oder auf bestimmte aktuelle Geschehnisse erweisen, besteht die effektivste Behandlung darin, dem Patienten zu helfen, ihren Ursprung und ihre Bedeutung zu verstehen.

Kombination von Psychotherapie und medikamentöser Behandlung

Die aufmerksame Beobachtung des psychotherapeutischen Prozesses leistet einen wesentlichen Beitrag zur Verbesserung der Medikamentencompliance und fördert die Bereitschaft des Patienten, die Behandlung so lange fortzusetzen, bis die Medikamente tatsächlich greifen. Eine effektive psychopharmakologische Behandlung setzt ein Bündnis voraus, in dem der Patient aufrichtig über die positiven und negativen Wirkungen der Medikation sprechen kann. Typisch für das subjektive Erleben von Borderline-Patienten sind rasche Wechsel der kognitiven und affektiven Zustände, weil die innere Welt von abgespaltenen Objektrepräsentationen beherrscht wird, die abwechselnd in den Vordergrund treten. Infolgedessen sind die Berichte der Patienten über die Medikamentenwirkung oft verzerrt. Eine parallel durchgeführte Psychotherapie gibt Gelegenheit, solche Verzerrungen zu erkennen und durch die deutende Bearbeitung der inneren Objektwelt zu reduzieren.

Bedeutung(en) der medikamentösen Behandlung für den Patienten und den Therapeuten

Dass die Bedeutung, die der Patient seinen Medikamenten zuschreibt, von größter Wichtigkeit ist, wird durch Studien über den Placebo-Effekt regelmäßig belegt. Wenn während der Psychotherapie mit einer medikamentösen Behandlung begonnen wird, muss der Therapeut deren Bedeutung unter drei Blickwinkeln erforschen. Zu ergründen sind

1. die bewussten Überzeugungen und Phantasien, die der Patient bezüglich der Medikation und ihrer Wirkungen hegt;
2. die Bedeutung(en), die sie in der aktuellen Übertragungssituation für ihn besitzt; und
3. die Bedeutung, die ihr der Therapeut in seiner Gegenübertragung zuschreibt.

Die Reaktion des Patienten auf die Medikation wird durch die aktuelle Übertragungssituation maßgeblich beeinflusst. Die psychopharmakologische Behandlung kann als Ausdruck der Kontrolle durch den Therapeuten, aber auch als Zeichen seiner Fürsorge verstanden werden, als Geschenk, als Beweis seiner Unfähigkeit, die Affektzustände des Patienten zu ertragen, oder als Besiegelung seiner Resignation. Die Klärung der Übertragungsbedeutung erleichtert es dem Therapeuten, nicht nur die Wechselfälle der Übertragung und ihre affektiven Intensivierungen zu verstehen, sondern auch die unbewussten Beweggründe einer Non-Compliance, die er dann entsprechend deuten kann. Wenn er im Zusammenhang mit der medikamentösen Behandlung mit einem massiven Agieren rechnet, kann er schon vorab mit dem Patienten darüber sprechen und solche Inszenierungen deuten.

Auch der Zustand der Gegenübertragung ist zu berücksichtigen, sobald eine Medikation in Betracht gezogen wird. Einen positiven Einfluss der Medikamente erhoffen sich Therapeuten mitunter in Situationen, in denen sie dem Verhalten oder der Einstellung ihrer Patienten ganz besonders hilflos gegenüberstehen. Sie beurteilen die Therapie pessimistisch oder fühlen sich so inkompetent, dass sie über eine begleitende medikamentöse Behandlung nachdenken. Die Verabreichung von Medikamenten kann es dem Psychotherapeuten darüber hinaus auch erleichtern, sich vom Patienten zu distanzieren.

Symptome, Nebenwirkungen und Medikation als Abwehr der explorativen Arbeit

Zwar können Patienten aus jeder Diagnosegruppe ihre Symptome als Kommunikationskanal einsetzen, doch Borderline-Patienten neigen in besonderem Maß dazu, durch die Schilderung ihrer Symptome spezifische Reaktionen im Therapeuten hervorzurufen. Veränderungen der Intensität ihrer Beschwerden oder das Auftauchen verstörender Nebenwirkungen können Übertragungsveränderungen, aber ebenso gut auch Medikamentenwirkungen widerspiegeln. Falls die Symptome und Nebenwirkungen eine dynamische Bedeutung besitzen, ist es wichtig, diese zu ergründen. Manchmal versuchen Patienten, das Verhalten ihres Therapeuten durch die Art und Weise, wie sie ihre Symptome und deren Nebenwirkungen schildern, zu steuern – in der Regel mit dem Ziel, die explorierende Arbeit abzuwehren. Therapeuten, die sich bei dieser Art von Arbeit und/oder im Management von Medikamentenregimen unsicher fühlen, neigen u. U. dazu, dem Patienten die Entscheidung über seine Medikamente und ihre Dosierung zu überlassen. Infolgedessen erhalten BPS-Patienten häufig die falschen Medikamente oder nehmen die richtigen über einen langen Zeitraum in allzu geringer oder allzu hoher Dosis ein.

Ein Grundsatz der medikamentösen Behandlung von Borderline-Patienten besagt, dass Medikamente gemäß den anerkannten Leitlinien bezüglich der Dauer von Probebehandlungen zu testen und abrupte Medikamentenwechsel zu vermeiden sind. Die Affektlabilität dieser Patienten und ihr unberechenbares Verhalten macht es für den Kliniker nicht einfach zu bestimmen, ob Symptombesserungen oder -verschlechterungen auf die Wirkung der Medikamente zurückzuführen sind. Um die genuinen Wirkungen von Psychopharmaka abklären zu können, muss der Therapeut die längerfristige Entwicklung im Gesamtkontext wechselnder Affektzustände und Übertragungen aufmerksam beobachten.

Komplikationen in der Kombinationsbehandlung von Borderline-Patienten

Patienten können durch die Art der Behandlung (Psychotherapie und/oder psychopharmakologische Behandlung), die sie erhalten, veranlasst werden, sich entweder als biologisches Selbst oder als psychisches Selbst zu repräsentieren. Wenn das biologische Selbstbild vorherrscht, führen sie Impulse und Gefühlszustände auf chemische und physiologische Vorgänge zurück. Steht das psychische Selbstbild im Vordergrund, erfolgt die Zuschreibung an bewusste oder unbewusste Bedürfnisse, Ängste und Wertvorstellungen. Durch eine Kombinationsbehandlung werden beide Modelle aktiviert, und Borderline-Patienten können zu Abwehrzwecken auf beide Beziehungsrahmen rekurrieren. Sie wehren die Implikationen intrapsychischer Konflikte oder interpersonaler Erfahrungen ab, indem sie ihre Gefühlszustände ausschließlich auf biologische Ursachen zurückführen. Oder sie leugnen den Stellenwert der Medikamente, indem sie sich nicht an die Einnahmevorschriften halten, eine medikamentös bedingte Besserung bagatellisieren oder eindeutig physiologische Veränderungen mit psychischen Prozessen erklären. Dies gilt insbesondere für Patienten mit narzisstischen Zügen, die die Notwendigkeit der medikamentösen Behandlung als Zeichen der Schwäche oder Unvollkommenheit betrachten. Eine der Aufgaben des Therapeuten besteht mithin darin, solche Abwehrpositionen in einer medikamentös unterstützten intensiven Psychotherapie zu deuten.

Wer ist für das Medikamentenmanagement verantwortlich?

Wird eine psychopharmakologische Behandlung für notwendig erachtet, so ist zunächst zu klären, wer diese übernimmt: Sollte der Psychotherapeut, sofern er Psychiater ist, auch für die medikamentöse Behandlung Sorge tragen? Unter welchen Voraussetzungen ist die Delegation an einen zweiten Behandler zu empfehlen? Wenn der Psychotherapeut nicht gleichzeitig auch Arzt ist, müssen die Kommunikationsgrundlagen zwischen ihm und dem verschreibenden Psychiater geklärt werden. Die Frage, wer für die medikamentöse Behandlung verantwortlich sein sollte, lässt sich also nicht pauschal beantworten. Gleichwohl gelten folgende Prinzipien:

1. Bei Zuständigkeit von zwei Behandlern muss der für das Medikamentenmanagement verantwortliche Psychiater mit dem psychodynamischen Therapiemodell vertraut sein. Einschlägige Kenntnisse sind zwar keine Garantie dafür, dass es nicht zu Spaltungen zwischen den beiden Behandlern kommt, stellen aber zumindest sicher, dass solche Entwicklungen innerhalb des Behandlungsrahmens besprochen werden können. Ein wesentlicher Aspekt der Behandlung, den der verschreibende Psychiater akzeptieren muss, hängt damit zusammen, dass Symptome – insbesondere depressive Gefühle, Angst und Stimmungsschwankungen – u. U. innere Affektzustände zum Ausdruck bringen, die durch Übertragungsentwicklungen oder durch aktuelle Ereignisse im Leben des Patienten ausgelöst werden.
2. Wenn der Psychotherapeut zugleich auch die Medikamente verschreibt, muss er über deren Wirkung ausreichend informiert sein, um realistisch einschätzen zu können, was von ihnen zu erwarten ist. Andernfalls läuft er Gefahr, sich im

Falle therapeutischer Sackgassen, die es psychotherapeutisch zu bewältigen gilt, Hilfe von einem Medikament zu erhoffen.

Vorteile und Nachteile der Rollenüberschneidung

Ob der Psychotherapeut auch die medikamentöse Behandlung des Patienten übernimmt oder nicht, hängt von seinem klinischen Urteil ab. In der Vergangenheit hat man die Verantwortlichkeiten getrennt, weil man annahm, dass die Evaluierung und Beobachtung der Symptome in Kombination mit dem Medikamentenmanagement die Explorationsarbeit des Therapeuten beeinträchtigt; mittlerweile hat sich gezeigt, dass ein gut ausgebildeter, erfahrener Therapeut die Dynamik, die sich infolge der Einbeziehung dieser Aspekte in die explorative Therapie entwickelt, durchaus im Blick behalten kann. Ein mögliches Risiko hängt mit der Tatsache zusammen, dass der Pharmakotherapeut mitunter gezwungen ist, sich direktiv zu verhalten, Symptomveränderungen und Nebenwirkungen aktiv zu erfragen und auch Änderungen der Dosierung zu empfehlen. Diese Aufgabe kann für psychodynamische Psychotherapeuten, die sich in einer weniger direktiven Rolle wohler fühlen und Abweichungen von der technischen Neutralität nach Möglichkeit vermeiden möchten, als schwierig erweisen.

Therapeuten, die die Doppelfunktion übernehmen, müssen klären, wie sie die Medikamentenbesprechung in den Rahmen integrieren möchten. Man kann an dem Prinzip festhalten, dass der Patient die Sitzung eröffnet, und das Thema Medikamente bei passender Gelegenheit zur Sprache bringen. Wenn sich eine solche Gelegenheit in der Sitzung nicht auf natürliche Weise ergibt, kann man kurz vor Ende der Stunde darauf hinweisen, dass die Medikation noch besprochen werden muss. Alternativ kann man auch einen festen Zeitpunkt vereinbaren, um z. B. einmal wöchentlich zu Beginn einer Sitzung Medikamentenfragen zu besprechen, Rezepte auszustellen und die Wirkungen und Nebenwirkungen zu erläutern.

Vorteile und Risiken der Aufteilung beider Rollen

Zumeist werden Psychotherapie und medikamentöse Behandlungen von zwei Verantwortlichen durchgeführt. Dieses Arrangement verlangt eine gewissenhafte Koordination und setzt voraus, dass beide Beteiligte aufmerksam auf mögliche Spaltungsprozesse achten. Patienten behandeln den Pharmakotherapeuten häufig als das »gute Objekt«, zumal dieser die therapeutischen Grenzen und die technische Neutralität gewöhnlich weniger streng handhabt und dem Patienten infolgedessen offener, zugänglicher und warmherziger erscheint als der Psychotherapeut, der tendenziell als distanziert und versagend erlebt wird. Der Therapeut kann diese gespaltenen Objektrepräsentationen erforschen und sie bearbeiten.

Möglich ist indes auch, dass der Pharmakotherapeut als das »böse Objekt« wahrgenommen wird, das den Patienten zur unpassenden Zeit einbestellt, trotz telefonischer Nachricht auf dem Anrufbeantworter nicht zurückruft, in ruppigem Ton spricht, nicht zuhört, unkonzentriert wirkt usw. Diese Wahrnehmung kann den Psychotherapeuten in ein Dilemma bringen, denn er muss sich über die Berechtigung solcher Beschwerden Gedanken machen und beginnt womöglich, an der Professionalität seiner Kollegin oder seines Kollegen zu zweifeln. Wichtig ist, dass er erstens den medikamentös behandelnden Kollegen gut kennt und sich auf dessen Professionalität verlassen kann und dass er zweitens weiß, dass die Abklärung und Untersuchung der negativen Wahrnehmung des Patienten keinesfalls bedeutet, ihn einer verzerrten Darstellung oder gar der Lüge zu bezichtigen (auch wenn der Patient es womöglich so auffasst); vielmehr geht es darum, potenzielle übertragungsbedingte Wahrnehmungsverzerrungen zu verstehen, um die Objektrepräsentation in der inneren Welt des Patienten zutreffender beschreiben zu können.

5.3.2 Kombination von TFP und Fertigkeitentraining

Letztlich soll die Übertragungsfokussierte Psychotherapie die Integration der Selbst- und Objektkonzepte verbessern und die Stimmungsstabilität, die interpersonalen Beziehungen und die Befriedigung durch Liebe und Arbeit positiv beeinflussen. Wenngleich bestimmte Aspekte der TFP, z. B. der Behandlungsvertrag, dem Patienten maßgeblich dabei helfen können, problematische Verhaltensweisen besser zu kontrollieren, und sie im Allgemeinen gute Voraussetzungen für die explorative Arbeit schaffen, empfiehlt es sich in manchen Situationen, die TFP mit supportiven oder edukativen Programmen oder Fertigkeitentrainings in der Gruppe oder als Einzeltherapie zu kombinieren; solche Programme werden dann von einem weiteren Therapeuten durchgeführt (siehe Koenigsberg et al. 2000b). Geeignete begleitende Maßnahmen sind z. B. 12-Schritte-Programme (Anonyme Alkoholiker, Anonyme Narkotiker usw.), Weight Watchers, die Hinzuziehung einer Ernährungsberaterin, einer Fachärztin für Innere Medizin, Fertigkeitentrainings, Paartherapien und – für die Patienten mit sehr niedrigem Funktionsniveau – Tagesklinikprogramme. Immer häufiger begeben sich Patienten, die symptomatisch von kognitiv-behavioralen Verfahren profitiert haben, z. B. von einer dialektischen Verhaltenstherapie (Linehan 1993), in eine Übertragungsfokussierte Psychotherapie, um Identitätsprobleme sowie interpersonale und lebenspraktische Schwierigkeiten gründlicher zu bearbeiten. Diese Abfolge mehrerer Therapien hat sich in zahlreichen Fällen als vorteilhaft erwiesen.

Klinische Schlüsselkonzepte

- Der Behandlungsvertrag fixiert die Parameter, die den Patienten, den Therapeuten und die Therapie schützen und es dem Therapeuten im Laufe der Therapie erleichtern, die innere Welt des Patienten zu verstehen.
- Der mündliche Vertrag zwischen Patient und Therapeut spezifiziert die Verantwortlichkeiten, zu denen sich beide Beteiligte gegenüber der Therapie verpflichten.
- Im Prozess der Vertragsvereinbarung wird die Realität der therapeutischen Beziehung definiert; dies erleichtert es dem Therapeuten, die innere Welt des Patienten zu verstehen, wenn dessen Einstellung zum Therapeuten und zur Behandlung und sein Verhalten in den Sitzungen von der im Vertrag definierten Beziehung abweichen.

- Eine sorgfältige Abklärung der Lebensgeschichte des Patienten und vorangegangener Behandlungen liefert Informationen über Verhaltenswiderstände, die der Patient möglicherweise gegen den therapeutischen Prozess mobilisieren wird. Behandlungsparameter dienen als Vorkehrung gegen diese möglichen Widerstände, indem sie die zugrunde liegenden Affekte in die Therapie umleiten.
- Je nach den Symptomen des individuellen Patienten und seinen Beeinträchtigungen kann die TFP mit einer medikamentösen Behandlung und weiteren begleitenden Programmen kombiniert werden.

Ausgewählte Lektüre

Silk KR, Friedel RO (2015). Psychcopharmacological considerations in integrated treatment. In: Livesley WJ, DiMaggio G, Clarkin JF (Hg.). Integrated Treatment for Personality Disorder. A Modular Approach. New York (Guilford).

Yeomans FE, Selzer MA, Clarkin JF (1992). Treating the Borderline Patient: A Contract-Based Approach. New York (Basic Books).

6 Behandlungstechniken

Kontinuierliche Deutungsarbeit und Mechanismen der Veränderung

Die Techniken der Übertragungsfokussierten Psychotherapie (TFP) sind die Interventionen, die der Therapeut in der Sitzung fortlaufend verwendet. In diesem Kapitel beschreiben wir die vier Grundtechniken, mit denen wir in der TFP arbeiten: Deutung, Übertragungsanalyse, technische Neutralität und Gegenübertragungsanalyse. Wir erläutern sie der Reihe nach, erinnern aber daran, dass der Therapeut sie immer auch zum Behandlungsrahmen in Beziehung setzt.

Die Art und Weise, wie Borderline-Patienten den Therapeuten in der Interaktion von Sekunde zu Sekunde erleben, wird von ihrer fragmentierten inneren Welt vorgegeben und kann sich von einem Augenblick zum nächsten radikal verändern. In dieser Übertragungsbeziehung zum Therapeuten leben Wahrnehmungen, Einstellungen, Affekte und Phantasien als unbewusste Wiederholungen internalisierter Wahrnehmungen wieder auf. Diese Übertragungen wiederholen in der Gegenwart die Muster der internalisierten Objektbeziehungen des Patienten. Die Strukturen, die sich daraus entwickelt haben, bestimmen, wie der Betroffene die aktuelle Realität und insbesondere seine Beziehungen erlebt. In den internalisierten Beziehungsparadigmen von Borderline-Patienten sind primitive Eigenschaften erhalten geblieben, die sich aus frühkindlichen unbewältigten Konflikten zwischen Liebe und Hass herleiten und in der Gegenwart pathologische Beziehungen zum Selbst und zu anderen Menschen zur Folge haben. Da sich diese inneren Paradigmen auch in den Reaktionen des Patienten auf den Therapeuten entfalten, dienen sie diesem als überaus wichtige Möglichkeit, die innere Welt des Patienten zu verstehen und sie zu beeinflussen.

Die Objektbeziehungstheorie betont, dass an der Aktivierung der Übertragung dyadische Grundeinheiten beteiligt sind, die aus jeweils einer Selbst- und einer Objektrepräsentation bestehen. Zusammengehalten werden diese beiden Repräsentationen durch einen spezifischen, für die jeweilige Dyade charakteristischen Affekt. Diese dyadischen Einheiten üben einen wesentlichen Einfluss darauf aus, wie das Individuum seine Triebstrebungen äußert und seine Affekte erlebt. In ihnen finden die unterschiedlichen Triebe ebenso Ausdruck wie die Triebhemmung. Deshalb werden diese Objektbeziehungsdyaden auch zu Trägern des intrapsychischen Konflikts. Unter normalen Umständen entwickeln sich die dyadischen Einheiten unserer frühesten affektiven Erfahrungen zu triadischen Einheiten, sobald das Kind sich der Beziehung zwischen den Eltern bewusst wird. Aus dieser Fähigkeit, triadische Einheiten zu repräsentieren, geht auch die Fähigkeit hervor, über die Beschaffenheit innerer Einheiten nachzudenken – ein wesentlicher Aspekt des Mentalisierens. In der therapeutischen Beziehung wird diese Fähigkeit durch die deutenden Klärungen des Therapeuten und durch die Deutung der dyadischen Einheiten in der Übertragung auf die Probe gestellt. Die Fähigkeit, sich mit einer solchen »Sicht der dritten Person« zu identifizieren, ist bei Borderline-Patienten mehr oder weniger stark eingeschränkt. Die Unfähigkeit, die Triangulierung oder die Beobachterperspektive zu tolerieren (Britton 2001 [2004]), kennzeichnet eine besonders schwerwiegende Verzerrung der internalisierten Objektbeziehungen, eine Regression, in der der Patient keinerlei Gedanken zu tolerieren vermag, die von seinen eigenen abweichen. Die Rolle des Therapeuten besteht unter diesen Umständen *zunächst* darin, die Sichtweise des Patienten zu bestätigen und ihn der Realität und Stabilität dieses gemeinsamen Erlebens zu versichern, statt ihn mit einer bedrohlichen Welt unterschiedlicher Sichtweisen zu konfrontieren, die seine Angst augenblicklich verstärken würde.

Wir stellen hier eine wichtige Erweiterung des Konzepts der in der Übertragung *aktivierten Dyaden* vor. Falls der Patient überhaupt in der Lage ist, eine Beziehung zum Therapeuten zum Ausdruck zu bringen, besteht eine potenzielle, implizite – und zu diesem Zeitpunkt weitgehend unbewusste – Hoffnung, dass der Therapeut die Probleme der Vergangenheit nicht fortsetzen, sondern einen neuen »Akteur« in die Beziehung einbringen wird. In entsprechender Weise hat der Therapeut die Aufgabe, seine vorübergehende Identifizierung mit der Selbstrepräsentation oder mit der Objektrepräsentation, die der Patient auf ihn projiziert hat, bewusst wahrzunehmen und sich gleichzeitig als Beobachter von dieser Rolle, die er in der Wiederbelebung der emotionalen Beziehung spielt, zu distanzieren. Der Therapeut wird zum ausgeschlossenen Dritten, der die primitive Objektbeziehung durch seine deutenden Interventionen unterbricht; in diese arbeitet er das Wissen ein, das er erwirbt, indem er dem verbalen Diskurs des Patienten zuhört, dessen nonverbales Verhalten beobachtet und seine eigene Gegenübertragung analysiert. Mithin sind die dyadischen Beziehungen in der Übertragung ständig mit einer potenziell triadischen konfrontiert.

Die in der Übertragung aktivierten Dyaden können Triebimpulse oder deren Abwehr repräsentieren. Für die Übertragungsreaktion des Patienten auf den Therapeuten ist es typisch, dass die Trieb-Abwehr-Organisation zuerst in Form einer Objektbeziehung aktiviert wird, die die defensive Seite des Konflikts zum Ausdruck bringt. Zum Beispiel kann ein Patient, der den Therapeuten zunächst zornig entwertet und ihn der Kälte und Gleichgültigkeit beschuldigt, einen libidinösen Impuls abwehren, der aus einer abgespaltenen Dyade resultiert, in der der Therapeut als die ersehnte nährende Andere wahrgenommen wird. Ein anderes Beispiel wäre der Patient, der seinen Therapeuten zunächst idealisiert, um abgespaltene paranoide und aggressive Gefühle abzuwehren. Später taucht dann in der Übertragung die Objektbeziehung auf, die die Triebaspekte des Konflikts widerspiegelt. Der objektbeziehungstheoretische Blickwinkel dient dem Therapeuten als Rahmen, innerhalb dessen er die zunächst chaotische wirkende Beziehung verstehen und nach und nach das Muster im Schwanken und Alternieren der Objektbeziehungsdyaden wahrnehmen kann, die in der Übertragung aktiviert werden. Dieses Verständnis schafft die Grundlage, von der aus er mit den Techniken interveniert, die wir in diesem Kapitel beschreiben.

Die Objektbeziehungen, die in den Übertragungen von Borderline-Patienten stimuliert werden, lassen sich am besten als eine Kombination aus realistischen und phantasierten, verzerrten Repräsentationen früherer Beziehungen zu wichtigen anderen Menschen verstehen. Infolgedessen unterscheiden sich die Übertragungsdeutungen, die TFP-Therapeuten diesen Patienten geben, von den Übertragungsdeutungen für Patienten, die auf einem neurotischen Niveau organisiert sind. Bei neurotischen Patienten sind die primitiveren, stärker verzerrten, abgespaltenen inneren Repräsentationen früher Entwicklungsstufen bereits zu komplexeren, zusammenhängenden intrapsychischen Strukturen integriert, die das Selbst, die innere Objektwelt (mit einem relativ klaren Identitätsgefühl) und das Über-Ich (mit einem relativ stimmigen Empfinden für moralische Werte und innere Verbote) konstituieren. In ihrer Therapie aktiviert die Analyse des Widerstands in der Übertragung regelmäßig relativ globale Eigenschaften dieser Strukturen (z. B. Über-Ich-Verbote gegenüber den Es-Trieben). Diese Strukturen sind kohärent, weil die Selbstaspekte ebenso wie die Objektaspekte bei neurotischen Personen miteinander zusammenhängen, anders formuliert: Jede Selbstrepräsentation »haftet« am übrigen Selbst, und das Gleiche gilt für die Objektrepräsentationen. Zu einem Austausch zwischen abgespaltenen, unintegrierten Selbst- und Objektrepräsentationen kommt es bei Neurotikern nur im Rahmen extremer Regressionen.

Hingegen bleiben bei Borderline-Patienten die primitiven inneren Repräsentationen von den übrigen Repräsentationen des Selbst und anderer Menschen abgespalten, so dass die fehlende Integration zu einer umfassenderen Struktur mit höherer Kohärenz einen chronischen Zustand darstellt. Er liegt dem chaotischen subjektiven Erleben, dem sprunghaften Verhalten und den gestörten zwischenmenschlichen Beziehungen zugrunde. Innere Konflikte kommen nicht in Form eines stimmigen Musters mit klaren Triebstrebungen und entsprechenden hemmenden Mechanismen zum Ausdruck, sondern als dissoziierte, auf der primitiven Abwehr der Spaltung beruhende Ich-Zustände. Diese können abrupt wechseln; das heißt, der Patient wechselt von einem Moment zum nächsten von der Identifizierung mit einer Seite des Konflikts zur Identifizierung mit der anderen Seite.

6.1 Techniken der TFP

In der Übertragungsfokussierten Psychotherapie finden vier Grundtechniken Anwendung: der Deutungsprozess, die Übertragungsanalyse, die Nutzbarmachung der technischen Neutralität und die Arbeit mit der Gegenübertragung.

6.1.1 Der Deutungsprozess

Der Deutungsprozess soll unbewusste, entweder vorwiegend verdrängte oder dissoziierte/abgespaltene Konflikte aufdecken. Zu den unbewussten Konflikten, die bei Borderline-Patienten in der Übertragung reaktiviert werden, zählen relativ typische ödipale Entwicklungen mit den entsprechenden Triebwünschen, widersprüchlichen Strebungen, Rivalität sowie Schuldgefühlen und Angst; verdichtet werden sie durch präödipale Anteile, zum Beispiel ein intensives Zuwendungsbedürfnis, Angst, verlassen zu werden, und Wut auf vermeintliche Verfolger. Obwohl ödipale Konflikte, und zwar insbesondere aggressiv bestimmte, durchgängig vorhanden sind, überwiegen doch die prä-ödipalen. Sie gehen mit sehr frühen Bindungskonflikten einher, die mitunter stark verdichtete andersartige Konflikte verbergen, die erst später zutage treten.

In der frühen Phase der TFP unterscheidet sich der Deutungsprozess von der traditionellen psychoanalytischen Arbeit. Dies ist darauf zurückzuführen, dass die Übertragung zunächst einen außergewöhnlichen Charakter trägt. Die in ihr aktivierten primitiven Objektbeziehungen werden anfangs lediglich als starke Affekte erlebt (gewöhnlich als eine Spielart von Hass oder aber Idealisierung), von denen die klinische Interaktion geradezu überflutet wird. Der Patient nimmt den Therapeuten auf konkretistische Weise wahr, weil seine Fähigkeit, zwischen innerer und äußerer Realität zu unterscheiden, sehr begrenzt ist. Der Therapeut ist nicht *wie* eine zurückweisende Andere, er *ist* eine zurückweisende Andere. Die aktivierte Objektbeziehung wird erlebt, ohne jedoch kognitiv repräsentiert zu werden. Anfangs ist der Patient vermutlich nicht in der Lage, sein unmittelbares Übertragungserleben aus einer gewissen Distanz zu beobachten. Beide Beteiligte sind verwirrt und empfinden Angst. Die Übertragungstendenzen finden u. U. am deutlichsten im Verhalten des Patienten und/oder in der Gegenübertragung des Therapeuten Ausdruck. Weil die Distanz fehlt, weiß der Patient mit den herkömmlichen Deutungen der zugrunde liegenden Ängste und Abwehrmechanismen, die sein Erleben organisieren, zunächst nichts anzufangen. Darüber hinaus empfindet er womöglich jede Art der Intervention als Kritik oder als Angriff. Helfen können ihm in dieser Situation vermutlich basale Interventionen, die das Affekterleben containen und halten und die Entwicklung der Fähigkeit fördern, es kognitiv zu repräsentieren. Durch seine eigene Fähigkeit, den Affekt zu containen, vermittelt der Therapeut dem Patienten, dass dieser Affekt tatsächlich ohne katastrophale Folgen ausgehalten und wahrgenommen werden kann. In solchen Situationen besteht der erste Schritt des Deutungsprozesses darin, das augenblickliche Geschehen oder Gefühl zu *benennen*; später erst wird es möglich, zu *erklären*, was dem Erleben zugrunde liegt.

Ein Beispiel für diesen Prozess des Benennens ist in Video 2, »Prevacation Session«, zu sehen. Der Therapeut, Dr. Em, bietet Betty zunächst eine eher klassische Deutung an, indem er ihre Wut und ihre verächtliche Haltung als Reaktion auf ihre Überzeugung erläutert, dass er nicht die ideale Bezugsperson ist, nach der sie sich sehnt. Da sie seine Worte offensichtlich nicht versteht, sagt er schlicht: »Was hier jetzt gerade passiert (Wut und Entwertung), ist eine wirklich heftige Reaktion auf das Gefühl, dass Sie eine Bindung zu jemandem entwickeln, und genau das findet statt, wenn der Prozess anläuft.« Dr. Em stützte seine Intervention auf Elemente von Bettys nonverbaler Kommunikation – in vorangegangenen Sitzungen war bisweilen eine unausgesprochene Warmherzigkeit zutage getreten – und auf seine Gegenübertragung, in der er trotz der Wut, die ihm die Patientin entgegenschleuderte, auch libidinöse Elemente wahrnahm. Seine Erläuterung ist eine Deutung, denn auch wenn sie keine Erklärung enthält, regt sie Betty doch an, sich nicht allein auf das zu konzentrieren, was sie im Augenblick zu sehen vermag, sondern weiterzublicken. Die Deutung bringt sie mit der von ihr abgewehrten libidinösen Dyade in Verbindung, die Dr. Em durch die übrigen Kommunikationskanäle vermittelt wurden. Indem er den Affekt hält und Betty dabei hilft, ihn zu benennen, fördert er das Auftauchen ihrer Fähigkeit, Übertragungsgefühle in Worte zu fassen und zu reflektieren, die zuvor nur agiert werden konnten (Winnicott 1983 [1949]).

Video 2-1: Sitzung vor den Ferien, Teil 1 (9:24)
https://www.klett-cotta.de/OM43160

Video 2-1: Sitzung vor den Ferien, Teil 2 (6:12)
https://www.klett-cotta.de/OM43160

Bevor wir den Deutungsprozess detailliert erläutern, beschreiben wir in groben Zügen, wie diese Technik nach unserem Verständnis in der Arbeit mit Borderline-Patienten einzusetzen ist. Weil bei diesen Patienten die auf Spaltungen (und nicht auf Verdrängung) beruhenden Abwehrmaßnahmen dominieren, konzentriert sich die Deutung auf gemeinsam dissoziierte Aspekte des Erlebens, die dem Bewusstsein hin und wieder zugänglich (und nicht durchgängig verdrängt) sind. Sobald die Behandlung Fortschritte macht und die innere psychische Struktur sich zunehmend integriert, tritt die Abwehr durch Dissoziation gegenüber der Verdrängungsabwehr in den Hintergrund, so dass Deutungen sich mehr und mehr auf verdrängte psychische Inhalte richten können. Gemäß den Grundstrategien der TFP (Kap. 3 Strategien der Übertragungsfokussierten Psychotherapie) soll der Deutungsprozess die Integration des Identitätsgefühls fördern. Deshalb fokussiert die Deutung zunächst ganz allgemein auf die Beschaffenheit der dominanten Objektbeziehung und die Schwierigkeit des Patienten, sich mit beiden Seiten dieser Dyade zu identifizieren. In der frühen Therapiephase thematisieren Deutungen zudem immer nur eine einzige Dyade sowie deren Kehrseite. Nach und nach wendet sich der Prozess der defensiven Spaltung zwischen verfolgenden Dyaden einerseits und idealisierten Dyaden andererseits zu, um zu erforschen, aus welchen Gründen sie voneinander getrennt gehalten werden müssen.

Klären, konfrontieren und deuten

Ein wenig vereinfacht, kann man den Deutungsprozess auf vier Schritte herunterbrechen (Caligor et al. 2009). Der Therapeut hat die Aufgabe,

1. den augenblicklichen Selbstzustand der Patientin und in entsprechender Weise den Selbstzustand des Anderen/Therapeuten zu identifizieren und zu verstehen;
2. die augenblickliche Erlebensweise des Anderen/Therapeuten zu überprüfen und sich unter Berücksichtigung der möglichen Rollenumkehrungen in der Dyade klar zu machen, dass sich diese Erlebensweise vom Erleben der Patientin unterscheiden kann;
3. den untersuchten Moment in einen größeren Kontext einzuordnen und die Art und Weise, wie das Selbst und der Therapeut aktuell wahrgenommen werden, mit der Wahrnehmung in anderen Situationen zu vergleichen;

4. die verschiedenen Ebenen der Dyaden (die Spaltung, die sie voneinander getrennt hält), Spaltungen und Konflikte aufzugreifen, indem er die Gründe für die Spaltung zwischen Dyaden mit gegensätzlichen affektiven Valenzen deutet.

Klärung und Konfrontation sind Elemente des Deutungsprozesses, die die Deutung im eigentlichen Sinn vorbereiten. Oft wird die Deutung als Grundtechnik psychoanalytisch orientierter Therapien verstanden. Man kann sie auf unterschiedliche Weise anbieten. Wenn wir mit Borderline-Patienten arbeiten, legen wir auf die Deutung der Übertragungsinteraktion im Hier und Jetzt größeren Wert als auf sogenannte genetische Deutungen, die auf die Entwicklung des Patienten abheben. Wir betonen auch, dass die Deutungsarbeit einen Prozess darstellt, der von der Klärung über die Konfrontation zur Deutung an sich verläuft.

Den drei Kommunikationskanälen zuhören Effektive Klärungen, Konfrontationen und Deutungen setzten voraus, dass der Therapeut seine Aufmerksamkeit allen drei Kommunikationskanälen widmet: Die Patientin kommuniziert durch ihre Worte, durch ihre Handlungen, ihr Verhalten und andere nonverbale Äußerungen und schließlich durch Projektionsprozesse, deren Inhalt der Therapeut mithilfe seiner Gegenübertragung erschließen kann. Häufig treten die zu konfrontierenden Diskrepanzen, Konflikte oder Widersprüche der Kommunikation zutage, wenn er die Kommunikation auf einem Kanal mit der Kommunikation auf einem anderen vergleicht.

Klärung Die Klärung ist der erste Schritt des Deutungsprozesses. Sie beginnt damit, dass der Therapeut die Patientin ermuntert, jede Information, die unklar, verschwommen, rätselhaft oder in sich widersprüchlich ist, näher zu untersuchen und zu erklären. Diese Klärung kann sich auf Aspekte der äußeren Realität beziehen, auf die Vergangenheit der Patientin oder ihre Wahrnehmung des Augenblicks; in jedem Fall aber soll sie den Weg zu einem möglichst umfassenden Verständnis ihres subjektiven Erlebens bahnen. Die Klärung erfüllt die doppelte Funktion, Licht auf spezifisches Material zu werfen und herauszufinden, wie die Patientin Dinge erlebt und inwieweit sie das Material versteht. Der Klärungsprozess erleichtert es ihr, neue Elemente ihrer Mitteilung in Worte zu fassen, die dann wiederum unverständliche oder unbekannte Aspekte erhellen können.
Im Allgemeinen reagieren Therapeuten auf Borderline-Patienten zunächst verwirrt. Diese Verwirrung ist auf den unintegrierten Zustand der inneren Welt des Patienten zurückzuführen, aber auch darauf, dass dieser die äußere Realität nach Maßgabe einer inneren Objektbeziehung wahrnimmt, die der Außenwelt u. U. keineswegs entspricht. Zudem können die inneren Objektbeziehungen, die für die Realitätssicht des Patienten bestimmend sind, von einem Moment zum nächsten abrupt hin- und herwechseln. Doch nicht nur diese Besonderheiten sind verwirrend; auch der Kommunikationsstil von Borderline-Patienten kann Verwirrung erzeugen, weil diese Menschen sich nicht im Klaren darüber sind, was sie mitzuteilen versuchen. Sie gehen von der narzisstischen Annahme aus, dass der Zuhörer sie auch ohne

genauere Erklärungen verstehen wird. Manchmal ist die Verwirrung auch schlicht auf Angst zurückzuführen.

Therapeuten verhalten sich, was eine konsequente Klärung angeht, oft zögerlich. Viele Patienten erwarten ausdrücklich oder stillschweigend, auf der Stelle verstanden zu werden, und entwerten den Therapeuten, der zu erkennen gibt, dass ein Verständnis ihm nicht zufliegt, sondern erarbeitet werden muss. Trotz des Drucks, der auf sie ausgeübt wird, dürfen Therapeuten jedoch nicht zögern, den Patienten zu einer weitergehenden Klärung aufzufordern. In der ersten Phase der Therapie wird dies häufig sogar eine gängige Intervention sein. Das Gefühl des Therapeuten, seinen Patienten von Anfang an verstehen zu müssen, und das damit zusammenhängende Zaudern, was die Bitte um weitere Klärung betrifft, spiegeln nicht nur die Angst vor der Entwertung durch den Patienten wider; sie können auch ein unbewusster Versuch sein, die primitive Rolle des allwissenden Anderen, die der Patient auf den Therapeuten projiziert, auszufüllen. Es ist jedoch unvermeidlich, dass der Therapeut zu Beginn der Behandlung die Verwirrung des Patienten teilt. Er nimmt sie vermutlich bewusster wahr als der Patient, der durch die Dissoziierung seiner unterschiedlichen Zustände zu einem gewissen Grad vor ihr geschützt ist. Wie dem auch sei: Sobald der Therapeut merkt, dass er zögert, seinen Patienten um Klärung zu bitten, ganz gleich, wie einfach die Angelegenheit auch erscheinen mag, muss er seine Gegenübertragung analysieren. Die folgenden Beispiele illustrieren Klärungsbemühungen des Therapeuten:

- »Sie haben vorhin einen gewissen John erwähnt, aber mir ist nicht klar, wer das ist.« (Möglicherweise zögert der Therapeut schon bei einer so einfachen Frage, weil er fürchtet, dass die Patientin John schon einmal erwähnt hat und er durch seine Bitte um Klärung verraten würde, dass er es vergessen hat. Dass dem Therapeuten angesichts der Möglichkeit, wie ein ganz normaler Mensch auch einmal etwas zu vergessen, beklommen zumute wird, entspricht dem Bedürfnis der Patientin nach einem perfekten Gegenüber.)
- »Könnten Sie ein wenig ausführlicher erklären, was Sie meinten, als Sie sagten, Sie seien ein ›durchschnittlicher Teenager‹ gewesen?«
- »Könnten Sie mir bitte erklären, was in den Clubs, von denen Sie sprachen, passiert?«
- »Was haben Sie gemeint, als Sie Ihre Mutter als ›Heilige‹ bezeichneten?«
- »Sie haben gesagt, dass der Sex mit Ihrem Freund trotz der sexuellen Probleme, die Sie haben, ›absolut unschlagbar‹ sei. Können Sie das etwas näher erläutern, damit ich es verstehe?«
- »Sie sagten, in Gegenwart Ihrer Mutter seien Sie so verwirrt, dass Sie ›nicht mehr klar denken‹ können. Worauf lässt sich diese Verwirrung zurückführen?«

Konfrontation Ebenso wie die Klärung dient auch die Konfrontation zur Vorbereitung der Deutung. Und wie die Klärung kommt auch sie in den Frühphasen der Therapie häufiger als die Deutung zum Zuge (von Krisensituationen in der Behandlung abgesehen, in denen der Therapeut mitunter sehr rasch tiefe Deutungen anbieten muss, um die Therapie zu retten). Das Ziel der Konfrontation besteht darin, die Patientin zu ermutigen, über unstimmige Aspekte des Materials, das sie verbal und nonverbal kommuniziert, nachzudenken. Auf diese Weise wird die bewusste Wahrnehmung innerer Widersprüche und Konflikte geschärft. Man könnte die Technik der Konfrontation auch als »Aufforderung zum Nachdenken« bezeichnen. Als zweiter Schritt auf dem Weg zur Deutung führt sie bewusstes und vorbewusstes oder unbewusstes Material zusammen, das die Patientin nur isoliert wahrnehmen kann, weil die verschiedenen Elemente voneinander abgespalten sind, oder das sie – im Falle des unbewussten Materials – gar nicht kognitiv wahrnimmt, sondern agiert. Die Konfrontation lenkt die Aufmerksamkeit der Patientin auf Material, das sie entweder aus dem Bewusstsein verbannt hat oder als vollkommen natürlich betrachtet, obwohl es anderen Vorstellungen, Haltungen oder Verhaltensweisen zuwiderläuft. Im Grunde rückt sie die dissoziierten Aspekte des Selbst ins Zentrum der Aufmerksamkeit.

Im Allgemeinen geht es bei der Konfrontation darum, Licht auf Widersprüche in dem über die verschiedenen Kanäle kommunizierten Material zu werfen. Auch wenn das Wort *Konfrontation* im herkömmlichen Sprachgebrauch eher auf eine gegnerische Auseinandersetzung verweist, muss die Konfrontation als therapeutische Technik höflich und taktvoll und vor allem mit authentischer Wissbegier erfolgen. Gleichwohl wird auch eine taktvolle Konfrontation vom Patienten mitunter als feindselig erlebt, weil die Intervention sein Abwehrsystem, die Abspaltung widersprüchlicher Vorstellungen und Affekte, infrage stellt. Während die Klärung allein auf Erhellung und Verdeutlichung zielt, steht hinter der Konfrontation auch der Eindruck des Therapeuten, dass bestimmte beobachtete Fakten dynamisch und therapeutisch signifikant sind. Eine Konfrontation kann sich auf jegliches Material des Patienten beziehen, einschließlich seiner Affekte, der äußeren Realität, seiner Übertragung oder seiner Vergangenheit. Wenn der Patient über die Konfrontation nachzudenken vermag, ist er vielleicht auch in der Lage, selbst ein Stück Deutungsarbeit zu leisten. Er könnte beispielsweise sagen: »Sie haben recht. Ich war schon ›geladen‹, als ich heute herkam, obwohl ich letzte Woche in Bezug auf die Therapie ein gutes Gefühl hatte. Vielleicht irre ich mich, wenn ich behaupte, dass Ihre Abwesenheit in der kommenden Woche mir nichts ausmacht, aber es fällt mir schwer, offen dazu zu stehen.« Die beiden folgenden Beispiele illustrieren typische Konfrontationen:

- »Als Sie berichtet haben, dass es Ihnen so schlecht ging, dass Sie sich schneiden mussten, um den Schmerz zu lindern, haben Sie auf eine bestimmte Weise gelächelt. Wie erklären Sie sich das?«
- »Zu Beginn dieser Sitzung haben Sie mir für meine Bereitschaft gedankt, Sie in Therapie zu nehmen, und jetzt erklären Sie mir, dass Sie nichts mit mir anfangen können und dass Sie hier nur Ihre Zeit verschwenden. Wie bringen Sie diese beiden Dinge zusammen?«

Deutung Für seine Deutungen benutzt der Therapeut Informationen, die er aus den Klärungen und Konfrontationen gewonnen hat, um Material, das dem Patienten bewusst ist, mit mutmaßlich unbewusstem hypothetischem Material in Verbindung zu bringen, das die Strebungen und das Funktionsniveau des Patienten seiner Meinung nach beeinflusst. Der Therapeut formuliert eine Hypothese zu unbewussten

oder dissoziierten intrapsychischen Konflikten des Patienten, die dessen Worte oder Verhaltensweisen erklären könnten. Das Ziel einer Deutung besteht darin, die Konflikthaftigkeit des im Widerstreit zwischen abgespaltenen intrapsychischen Anteilen wurzelnden Materials und Verhaltens aufzulösen. Vor allem bei Borderline-Patienten tritt diese Konflikthaftigkeit oft im Verhalten zutage. Der Prozess beruht auf der Annahme, dass ein Verständnis der unbewussten Motive und Abwehrmechanismen es dem Patienten ermöglichen wird, Widersprüche und fehlangepasste Verhaltensweisen zu bearbeiten. Der Therapeut kann seine Deutungen auf das Hier und Jetzt der Übertragung konzentrieren, auf die aktuelle oder frühere äußere Realität des Patienten oder auf dessen typische Abwehrmechanismen. Er kann diese Elemente auch mit der mutmaßlichen unbewussten Vergangenheit in Verbindung bringen (sogenannte genetische Deutungen, die in erster Linie in fortgeschrittenen Therapiephasen angeboten werden).
Für den Erfolg der Therapie sind wirksame Deutungen von ausschlaggebender Bedeutung. Das heißt, dass der TFP-Therapeut diese Technik beherrschen muss. Die folgenden Deutungsmerkmale beweisen seine Kompetenz:

1. Die Klarheit der Deutung,
2. die Geschwindigkeit, mit der er interveniert,
3. die Relevanz der Deutung und
4. die dem Hier und Jetzt angemessene Tiefe der Deutung.

Bei der Vorbereitung der Deutung ist über die bewusste Kommunikation des Patienten hinaus auch zu berücksichtigen, welche Aspekte seiner inneren Welt für ihn unerträglich sind und welche Abwehr er einsetzt, um sich vor unerträglichen Wahrnehmungen zu schützen. Der Therapeut erfährt, was der Patient nicht zu tolerieren vermag, indem er die übrigen Kommunikationskanäle – das nonverbale Verhalten des Patienten und seine eigene Gegenübertragung – aufmerksam beobachtet. In diesem Prozess muss er die Gegenübertragung auf tieferen Ebenen analysieren, um Zugang zu Material zu finden, das sich dem bewussten Gewahrsein des Patienten verschließt. Sobald er den Eindruck hat, genügend Material für eine detaillierte Deutung gesammelt zu haben, kann er sie anbieten. Es trifft zwar zu, dass eine Deutung eine Hypothese ist und der Therapeut dies auch einräumen sollte; gleichwohl empfehlen wir, Deutungen nur dann anzubieten, wenn man von ihnen überzeugt ist, weil man sie auf eine sorgfältige Analyse des Materials stützen kann. Die Überzeugungskraft ist auch deshalb wichtig, weil der Patient auf die Deutung vermutlich mit heftigem Widerstand und primitiven Abwehrmechanismen reagieren wird. Video 2 illustriert eine solche Situation.

Manchmal ist es hilfreich, wenn der Therapeut eine Deutung mit einer kurzen Erklärung einleitet, die der Patientin zeigt, dass er sich in ihre innere Spaltung und ihren Widerstand gegen die Bewusstmachung unerträglichen Materials einfühlen kann. In einer Situation, in der er sich anschickt, einen bestimmten Anteil der inneren Welt (z. B. die Aggression) zu deuten, der abgespalten ist und den die Patientin weit von sich weisen würde, wenn er in ihr Bewusstsein gelangte, könnte der Therapeut etwa vorausschicken: »Vielleicht werden Sie das, was ich Ihnen sagen möchte, als Kritik auffassen, aber es lohnt sich, einen Moment lang darüber nachzudenken, auch wenn es Ihnen nicht gefällt.«

6.1.2 Übertragungsanalyse

Die Übertragungsanalyse ist die laufende Analyse der Verzerrungen der »normalen«, »realen« therapeutischen Beziehung, so wie sie im Behandlungsvertrag definiert ist (Kap. 5 Herstellung des Behandlungsrahmens). Jede Abweichung von der im Vertrag definierten Beziehung enthält Informationen über die innere Welt des Patienten. Bei solchen Abweichungen kann es sich um bestimmte Bemerkungen oder Aktionen handeln oder auch um eine allgemeine Haltung in den Sitzungen. Der Therapeut untersucht diese Entwicklungen und Veränderungen, die er in der Behandlungsbeziehung beobachtet, und bringt sie mit ähnlichen Verzerrungen in Verbindung, die in den außertherapeutischen Beziehungen des Patienten auftauchen. Die Übertragungsanalyse hat große Ähnlichkeit mit der Charakteranalyse, die Reich (2010 [1933]) in den ersten sechs Kapiteln seines Buches beschreibt. Der folgende Dialog ist ein Beispiel für die Übertragungsanalyse, die ihren Ausgang von einer Bemerkung der Patientin nimmt:

Patientin: Aber Sie *müssen* mir sagen, ob ich ihn heiraten soll! Sie wissen, dass ich es nicht selbst entscheiden kann und auf Hilfe angewiesen bin.
Therapeut: Natürlich könnte ich Ihnen sagen, was ich davon halte. Aber wir sollten uns noch einmal an unsere Vereinbarung erinnern. Wir haben vereinbart, so miteinander zu arbeiten, dass Sie sich weiterentwickeln und mehr Verantwortung für Ihr Leben übernehmen können. Wir haben vereinbart, dass es am besten für Sie wäre, herauszufinden, weshalb es Ihnen so schwerfällt, im Leben klarzukommen. Dies ist einer dieser Momente, in denen Ihre Gefühle mir gegenüber ein Teil des Problems sein könnten. Sie haben offenbar den Eindruck, dass ich mehr weiß als Sie selbst und die garantiert richtige Antwort auf Ihre komplizierte Frage geben könnte [Hinweis auf das innere ideale Objekt]. Darüber und über die anderen Elemente, die es Ihnen so schwer machen, eigene Entscheidungen zu treffen, sollten wir nachdenken.

Dieses Beispiel macht deutlich, dass die Arbeit der Übertragungsanalyse die technische Neutralität des Therapeuten voraussetzt. Mehr dazu im Abschnitt »Handhabung der technischen Neutralität« (siehe S. 153).

Der folgende Dialog illustriert die Übertragungsanalyse, ausgehend von einer allgemeinen Einstellung:

Patient [leitet die Sitzung mit einer Bemerkung ein, die er so oder ähnlich jeden Montag äußert]: Wie war Ihr Wochenende? Haben Sie ein paar Runden Golf gespielt?
Therapeutin: Ich kann verstehen, dass Sie gern wissen möchten, ob ich Ihr Interesse am Golfspiel teile und wir darüber sprechen können. Therapeutisch wäre es aber vielleicht hilfreich, über die Art und Weise, wie Sie die Montagssitzungen beginnen, nachzudenken. Vor Beginn der Therapie haben wir vereinbart, dass Ihre Aufgabe darin besteht, zu den Sitzungen zu kommen und alles zu sagen, was Ihnen in Bezug auf die Probleme, derentwegen Sie sich in Behandlung

begeben haben, durch den Kopf geht. Jetzt könnte es natürlich einen Zusammenhang zwischen Ihren Problemen und Ihren Fragen nach meinem Wochenende geben, aber ich vermag ihn im Augenblick nicht zu erkennen. Fällt Ihnen irgendetwas dazu ein?

Die Therapeutin leitet den Deutungsprozess mit einer Frage ein, einer Bitte um Klärung. Sie versucht zu ergründen, inwieweit der Patient die Beweggründe seines Verhaltens versteht. Je nach Tiefe dieses Verständnisses setzt sie die Deutungsarbeit fort. Wahrscheinlich ist, dass die Untersuchung narzisstische Charakterzüge zutage fördert, die es dem Patienten schwierig machen, einen Statusunterschied zu tolerieren (einen Unterschied, den er auf einer tieferen Wahrnehmungsebene vermutlich sogar übertreibt), so dass er eine Ebenbürtigkeit in der Beziehung herzustellen oder die Therapeutin sogar subtil zu entwerten versucht.

Ein einfaches Hilfsmittel erleichtert dem Therapeuten, der dem Material zuhört und das Geschehen beobachtet, die Übertragungsanalyse: Im Hinterkopf sollte er sich stets fragen, ob und wodurch sich das, was er wahrnimmt, von einer »normalen« Reaktion (nämlich der Therapiesitzung, so wie sie per Vertrag definiert ist) unterscheidet. Eine weitere hilfreiche innere Frage lautet: »Welche Beziehung konstruiert die Patientin, indem sie in diesem Augenblick dieses spezifische Material zur Sprache bringt?«

Übertragungsdeutungen sind in der Fachliteratur umstritten. Dies gilt insbesondere für Übertragungsdeutungen in der Behandlung von Borderline-Patienten (Bateman und Fonagy [2008] 2004; Gabbard 1991). Es liegen nur wenige einschlägige Studien vor, an denen zudem nur wenige Probanden teilnahmen, und die Ergebnisse sind widersprüchlich (Crits-Christoph et al. 2013). Aufschlussreich sind vor allem Untersuchungen über die Wirkung von Übertragungsdeutungen und ihre Beeinflussung durch Moderatorvariablen. So hingen in einer Studie über psychodynamische Kurzzeittherapien hohe Grade an Übertragungsdeutungen nur bei solchen Patienten mit einem schlechten Behandlungsergebnis zusammen, deren Objektbeziehungen zu Beginn der Therapie von hoher Qualität waren (Piper et al. 1991). In einer anderen Untersuchung über psychodynamische Kurzzeittherapien waren hohe Grade an Übertragungsdeutungen jedoch bei Patienten mit einem schlechten Behandlungsergebnis assoziiert, deren Beziehungen zu Beginn der Behandlung von niedriger Qualität waren (Connolly et al. 1999).

Mittlerweile zeigen aktuellere Studien ein stimmigeres Bild. Eine über ein Jahr laufende Untersuchung psychodynamischer Therapien (Høglend et al. 2008) wies für Patienten mit Objektbeziehungen schlechter Qualität, in deren Therapien zahlreiche Übertragungsdeutungen angeboten wurden, bessere Behandlungsergebnisse nach als bei Patienten in Therapien, in denen die Behandler Übertragungsdeutungen nach Möglichkeit vermieden. Dieses Ergebnis widerspricht zwar der herkömmlichen Überzeugung, dass lediglich »psychologisch geneigte« Patienten, also Patienten mit hohem Funktionsniveau, von Übertragungsdeutungen profitieren, doch man könnte behaupten, dass die Patienten mit schlechten Objektbeziehungen aus Übertragungsdeutungen gerade deshalb Nutzen ziehen können, weil diese Deutungen weniger abstrakt sind. Sie fassen den unmittelbaren Affekt – das Erleben des Patienten im Hier und Jetzt und in seiner Beziehung zum Therapeuten – in Worte und versuchen, ihn zu erklären und zu verstehen.

Unter unserem Blickwinkel betrachtet, dürfen Übertragungsdeutungen in der klinischen Praxis und in der Forschung weder als ein vom therapeutischen Prozess isolierter therapeutischer Vorgang konzeptualisiert noch isoliert beurteilt werden. Wir zeigen in diesem Handbuch, dass wir Deutungen in den Kontext einer Interaktionssequenz zwischen Therapeut und Patientin einbetten. Diese Sequenz beinhaltet das gesamte Verständnis der Patientin (das durch die Bemühungen des Therapeuten, ihre mentalen Zustände klärend zu erhellen, unterstützt wird) sowie das Auftauchen widersprüchlicher Elemente. Sodann wird die Patientin aufgefordert, über solche Widersprüche nachzudenken (Konfrontation), und erst im Anschluss an diesen Schritt formuliert der Therapeut eine Hypothese (Deutung) bezüglich der möglichen Bedeutungen und Motive ihrer Gedanken, Gefühle Verhaltensweisen.

Analyse der negativen und positiven Übertragung

Eine einfache Klassifizierung der Übertragungsentwicklungen ist die Unterscheidung zwischen positiver und negativer Übertragung. Beide müssen gedeutet werden, denn in der Borderline-Organisation entsprechen sie den idealisierten bzw. verfolgenden Anteilen der inneren Welt. Die direkte Bearbeitung der primitiven Konflikte, die im Zusammenhang mit Aggression im Borderline-Patienten auftauchen, und seiner Unfähigkeit, ambivalente Gefühle zu ertragen, trägt entscheidend zur Stärkung des therapeutischen Bündnisses bei. Anders formuliert: Ein bedeutsames therapeutisches Bündnis ist mehr als ein positives Gefühl zwischen Patient und Behandler. Es beruht auf der Zuversicht des Patienten, als aktiv Beteiligter seiner Therapie willkommen zu sein, ganz gleich, wie intensiv und negativ die in ihm auftauchenden Gefühle auch sein mögen. Die Übertragung stellt sich als vorherrschendes affektives Material gleich zu Beginn der Behandlung ein und sollte deshalb auch frühzeitig thematisiert werden. Es gilt, die negative Übertragung bewusst wahrzunehmen, sie möglichst umfassend zu erforschen und zu deuten. Im Allgemeinen lässt die Analyse der negativen Übertragung positivere Übertragungsgefühle und damit auch die Ambivalenz auftauchen. Wenn die Patientin spürt, dass der Therapeut ihrer negativen Übertragung ausweicht, sieht sie sich in ihrer Angst oder Überzeugung bestätigt, dass ihre Affekte so destruktiv sind, dass sie nicht toleriert werden können. Sie reagiert darauf u. U. mit dem Versuch, ihre negativen Gefühle entweder zu unterdrücken oder zu verschieben oder indem sie den Therapeuten triumphierend und/oder voller Zerstörungslust »fertig macht«.

Es ist wichtig, hinter scheinbar unambivalenter Feindseligkeit die ersten Anzeichen für Ambivalenz zu erkennen. Normalerweise finden die positiveren Aspekte zunächst auf der Verhaltensebene Ausdruck. Aufgrund der Effektivität der Spaltungsmechanismen erzeugen sie in der Patientin, die vermeintlich eine absolut negative Position bezieht, keinen Konflikt. Der Hinweis auf positive Entwicklungen, beispielsweise Momente einer guten Zusammenarbeit, kann das Gefühl der Patientin, durch und durch schlecht zu sein, lindern. Er kann Neugier und Explorationsdrang wecken sowie den Wunsch, diese verborgenen und labilen Affekte zu verstehen. Werden positive Aspekte nicht wahrgenommen oder anerkannt, kann die starke Gewichtung der negativen Übertragung die Patientin in ihrer Überzeugung bestätigen, ein abgrundtief schlechter Mensch zu sein.[11] Um dem vorzubeugen, kann der Therapeut z. B. folgende Worte wählen: »Sie sagen zwar, dass ich als Therapeut nutzlos sei, doch mittlerweile kommen Sie ganz regelmäßig und immer pünktlich zu Ihren Sitzungen. Dies könnte vielleicht zeigen, dass Sie tief in Ihrem Innern den Eindruck gewonnen haben, dass ich doch nicht so kalt und herzlos bin, wie Sie mich beschreiben.«

Was die positive Übertragung betrifft, so sollte die Deutung auf die primitiven, übertriebenen Idealisierungen fokussieren, die die Spaltung zwischen ausschließlich guten und ausschließlich bösen Objektbeziehungen zu erkennen geben. Es ist wichtig, die idealisierte positive Übertragung von dem besser integrierten und realistischen positiven Arbeitsbündnis zu unterscheiden, dessen Herstellung zu den Zielen der Behandlung zählt. Die idealisierten Repräsentationen müssen systematisch gedeutet werden; dies ist Teil des Durcharbeitens der primitiven Abwehrmechanismen und des Bemühens um eine bessere Integration der Selbst- und Objektrepräsentationen. Das Pendant der primitiven Idealisierung ist das Verfolgungsgefühl. Anders als die idealisierten Elemente sollten die weniger primitiven, realistischeren Aspekte der positiven Übertragung in der frühen Phase nicht gedeutet, sondern als Zeichen für einen gewissen Grad an Ich-Aktivität anerkannt werden. Die Respektierung dieser Übertragungsaspekte fördert die allmähliche Entwicklung des therapeutischen Bündnisses. Nicht gedeutet werden sollten z. B. Hinweise darauf, dass die Patientin den Therapeuten für einen hilfreichen, interessanten Menschen hält; wenn die Patientin ihn aber vorbehaltlos idealisiert, ist eine Erläuterung wie: »Sie behandeln mich, als ob ich fehlerlos wäre«, oder: »Offenbar glauben Sie, ich sei im Besitz eines Zaubermittels, das ich an Sie weitergeben kann«, angemessen und notwendig.

Nachdem die intensive negative Übertragung analysiert wurde, laufen Therapeuten in den späteren Behandlungsphasen oft Gefahr, ihre Analyse einer idealisierten positiven Übertragung und deren Beeinträchtigung des Integrationsprozesses weniger konsequent zu verfolgen. Eine idealisierte Übertragung, in die auch Aspekte der Abhängigkeit und/oder erotisierte Anteile eingehen können, dient u. U. zur Abwehr der Weiterentwicklung zur depressiven Position und der damit verbundenen Anerkennung, dass von der Welt eine Mischung aus Gutem und Bösem zu erwarten ist und man in ihr auch an Grenzen gerät. Ein Beispiel dafür ist eine junge Frau, die infolge ihrer von Grund auf paranoiden Übertragung und des daraus resultierenden Misstrauens die Möglichkeit einer positiven Beziehung zu ihrem Therapeuten anfangs heftig abwehrte, obwohl sie sich gleichzeitig danach sehnte. Nachdem dies im ersten Therapiejahr analysiert worden war, trat nach und nach eine idealisierende Übertragung in den Vordergrund. Sie sah den Therapeuten ohne

---

11 Wenn im Laufe der Zeit keine positiven Beziehungsaspekte zutage treten, muss der Therapeut die Diagnose einer antisozialen Persönlichkeitsstörung in Erwägung ziehen. Für diese Störung scheint das vollständige Fehlen einer auf Zuneigung beruhenden Bindungssehnsucht charakteristisch zu sein.

Fehl und Tadel: intelligent, gebildet und kultiviert, mit vollendetem Geschmack auf allen Gebieten. In ihren Augen führte er ein perfektes Leben, in krassem Gegensatz zu ihrem Ehemann, dessen Unzulänglichkeiten und Grenzen ihr zunehmend unerträglich erschienen. Es war klar, dass diese Patientin einer Integration in ihrer inneren Welt trotz eingehender Analyse ihrer negativen Übertragung nicht nähergekommen war. Sie rekurrierte weiterhin auf Spaltungen, externalisierte das böse Objekt und projizierte es auf ihren Ehemann, während der Therapeut ein unrealistisch perfektes gutes Objekt repräsentierte. Immer wieder erläuterte er, dass das Bild, das sie von ihm hatte, ihrer Phantasie entspringe, weil sie in der Realität kaum etwas über ihn wisse. Schließlich verstand die Patientin, wie unrealistisch ihr Bild war. Ihr Bild von ihrem Ehemann, den sie nun nicht länger als »größten Esel der Welt« bezeichnete, verbesserte sich und damit einhergehend veränderte sich auch die gemeinsame Beziehung zum Guten.

Analyse der primitiven Abwehrmechanismen im Kontext der Übertragungsanalyse

Das subjektive Erleben des Borderline-Patienten ist von primitiven Abwehrmechanismen geprägt. Ein Ziel der Therapie besteht deshalb darin, dem Patienten dabei zu helfen, sich dieser Mechanismen und der Gründe für ihre Aktivierung bewusst zu werden. Als basale primitive Abwehrmechanismen bezeichnen wir die Spaltung, projektive Identifizierung, Idealisierung/Entwertung, primitive Verleugnung, Omnipotenz und omnipotente Kontrolle. Da die Analyse der in den Übertragungsentwicklungen auftauchenden primitiven Abwehrmechanismen die Crux der Therapie bildet, geht es bei der Beschreibung dieser Behandlung darum zu zeigen, wie man sie durchführt. In diesem Abschnitt holen wir deshalb nicht zu einer erschöpfenden Erklärung der Technik aus, sondern beschränken uns darauf, anhand typischer Beispiele zu demonstrieren, wie wir primitive Abwehrmechanismen und Übertragungsentwicklungen analysieren, sobald die Voraussetzungen für die Arbeit auf dieser Deutungsebene geschaffen wurden.

Fallbeispiel

Analyse der Spaltung in der Übertragung

Im ersten Jahr stand die Therapie einer Patientin im Zeichen einer vorwiegend negativen Übertragung und heftiger Affektstürme. Eines Tages sagte sie zu Beginn einer Sitzung: »Ich glaube, es ist ein großes Glück, Sie als Therapeuten zu haben. Meine anderen Therapien haben mir allesamt nicht wirklich geholfen, und ich habe auch Freunde, die von ihren Therapien überhaupt nicht profitieren. Ich denke, Sie sind genau das, was ich brauche.« Im weiteren Verlauf der Sitzung brachte die Patientin zur Sprache, dass sie eine neue Arbeitsunfähigkeitsbescheinigung benötige. Sie bat den Therapeuten, die notwendigen Formulare auszufüllen. Als er an einer aktuellen Arbeitsunfähigkeit zweifelte, wurde die Patientin wütend und erklärte: »Ich weiß überhaupt nicht, weshalb ich mir die Mühe mache, hierher zu kommen. Diese Sitzungen sind die reine Zeitverschwendung, ich habe absolut nichts davon. Sie behaupten, Patienten zu helfen, tun aber rein gar nichts. Das einzige, was mir sinnvoll erscheint, wäre, Sie wegen Betrugs bei den Behörden zu melden.«

Daraufhin konfrontierte der Therapeut die Patientin mit den beiden gegensätzlichen Bildern, die sie von ihm hatte. Er fragte sie, ob sie sich noch an die Gefühle erinnern könne, über die sie zu Beginn der Sitzung gesprochen hatte, und ob sie verstehe, weshalb sie nun etwas ganz anderes empfinde. Entschlossen, an der Entwertung festzuhalten, erklärte die Patientin, dass ihre früheren Worte ein Versuch gewesen seien, das Beste aus der miesen Situation zu machen und sich selbst einzureden, dass die Therapie ihr helfe, obwohl sie in Wirklichkeit völlig nutzlos sei. Sie erklärte auch, dass sie nun anders spreche, weil sie sich unmöglich weiterhin vormachen könne, von der Therapie zu profitieren.
Der Therapeut begann, die Spaltung zu analysieren, die in der Übertragung der Patientin Ausdruck fand: »Das Gefühl mir gegenüber, das Sie zu Beginn dieser Sitzung beschrieben haben, könnte einen tief verwurzelten Wunsch widerspiegeln, bei mir oder auch bei jemand anderem die perfekte Zuwendung zu finden, die Sie heimlich ersehnen. Ihr Wunsch, einen solchen Menschen zu finden, und Ihre Überzeugung, ihn finden zu können, sind für Sie so wichtig, dass Sie einer möglichen Enttäuschung zuvorkommen müssen, indem Sie die Welt als einen kalten, gleichgültigen Ort sehen, an dem es niemanden gibt, der sich um Sie kümmert, sondern nur Menschen, die Ihnen sogar schaden wollen. Zu Beginn unserer gemeinsamen Arbeit haben Sie auch mich mit diesen Augen gesehen, obwohl Ihr Verhalten – z. B. Ihr regelmäßiges Erscheinen zu den Sitzungen – den tieferen Wunsch oder die Überzeugung widerspiegelte, in mir womöglich wirklich den perfekten Helfer zu finden. Sie haben das Gefühl einer gewissen Verbundenheit entwickelt und den Eindruck gewonnen, dass mir daran gelegen ist, Ihnen zu helfen, aber dieses Gefühl weckt auch Ihre Angst, von mir enttäuscht zu werden. Die Gedanken und Gefühle, die Sie jetzt hegen, bewirken, dass Sie jede noch so kleine Enttäuschung, jede meiner Unzulänglichkeiten, mit der ich Ihnen die perfekte Fürsorge und Hilfe vorenthalte, als Beweis dafür nehmen, dass Sie von mir nichts erwarten können und dass es richtig ist, in mir das Gegenteil des perfekten Helfers zu sehen – jemanden, der ihnen grausam jeden Wunsch versagt. Ihr Rückzug auf diese Sichtweise erleichtert es Ihnen, sich Ihre tiefe Überzeugung zu bewahren, einen perfekt fürsorglichen, zugewandten Menschen finden zu können. Gleichzeitig aber verwehrt dieser Rückzug es Ihnen, das Gute, das Beziehungen wie die unsere zu bieten haben, wahrzunehmen und anzunehmen. Um sich Ihren Wunsch nach der perfekten Zuwendung und Fürsorge zu erhalten, berauben Sie sich daher selbst der realen Fürsorge, die Sie in der Welt finden könnten. Aber mittlerweile haben Sie eine Stufe erreicht, auf der Sie dies infrage stellen können. Ihre Wut auf mich und die Entwertung meiner Arbeit und meiner Person scheinen eine Reaktion auf Ihre Wahrnehmung zu sein, dass ich mich nicht um Sie kümmere. Man könnte aber fragen, ob ich tatsächlich fürsorglich wäre, wenn ich Ihre Arbeitsunfähigkeit bestätigte, und man könnte auch fragen, ob Ihr Wunsch nach einer Verlängerung der Krankschreibung nicht in Wirklichkeit ein weiterer Ausdruck Ihres starken Bedürfnisses nach perfekter Fürsorge ist, das es Ihnen so schwer gemacht, sich im Erwachsenenleben zurechtzufinden.«

Der Therapeut erläutert nicht nur die Spaltung – die defensive Trennung zwischen einer Beziehungsdyade, die auf einem perfekt nährenden Objekt beruht, und einer Dyade, die auf einem grausam versagenden Objekt beruht –, sondern hilft der Patientin auch, die Gründe für diese Abwehr zu verstehen, nämlich ihr Bedürfnis, an einem inneren Bild der sehnlich erwünschten, perfekt nährenden Bezugsperson festzuhalten. Ebendieser Wunsch ist ihrer Anpassung an die Realitäten des Lebens nicht zuträglich.

Das folgende Beispiel für die Analyse primitiver Abwehrmechanismen in der Übertragung illustriert auch die Bearbeitung der omnipotenten Kontrolle. Charakteristisch für diese Abwehr ist die Phantasie, den Anderen zu kontrollieren und/ oder kontrollieren zu wollen. Sie ist Ausdruck des Wunsches, 1) den idealisierten Zustand der Verschmelzung mit dem guten Objekt aufrechtzuerhalten und 2) das böse Objekt zu beherrschen und zu kontrollieren, um es zu bestrafen und um seiner gefürchteten Rache und Verfolgung zuvorzukommen. Omnipotente Kontrolle kann vor der mit dem Verlust des idealen Objekts verbundenen Depression schützen, aber auch vor der Angst, die durch die auf das »böse« Objekt projizierte Aggression geweckt wird (Kernberg 1998 [1995]).

Fallbeispiel

Analyse der omnipotenten Kontrolle in der Übertragung

Im zweiten Jahr ihrer Therapie fragte eine Patientin den Therapeuten zu Beginn ihrer Sitzung, weshalb er ihr an diesem Tag keinen Nachmittagstermin habe geben können, obwohl sie telefonisch darum gebeten habe. (Wir weisen darauf hin, dass Patienten im zweiten Behandlungsjahr u. U. bereits über ein Grundverständnis bestimmter dynamischer Entwicklungen verfügen, so dass Deutungen nun auch die historische/genetische Ebene einbeziehen können.) Der Therapeut wiederholte, was er bereits am Telefon gesagt hatte, nämlich dass er wegen anderer Verpflichtungen keinen späteren Termin frei habe. Verärgert erwiderte die Patientin, sie habe ja zuvor schon erwähnt, dass ihr ein späterer Termin lieber wäre. Es sei »offensichtlich«, dass der Therapeut anderen Patienten den Vorzug gäbe. Der Therapeut erwiderte, dass er sich ihrer Wahrnehmung bewusst sei und dass er auch wisse, wie wütend sie auf ihn sei. Diese Patientin hatte ihre Mutter so erlebt, als verstärke sie die Rivalität unter ihren Kindern, indem sie ihnen Liebe und Zuwendung vorenthielt und die Geschwister damit provozierte.

Die Patientin ließ nicht locker und forderte den Therapeuten auf, am Ende des Tages, wenn alle übrigen Termine abgehakt seien, noch eine Sitzung für sie zu reservieren. Er erläuterte, dass sie ihre Sitzung soeben habe, aber die 50 Minuten offensichtlich zu nutzen gedenke, um ihren Willen durchzusetzen, statt die Themen zu erforschen, die sie mit in die Sitzung gebracht hätte. Sie blieb bei ihrer Meinung, dass dieser Sitzungstermin ihr so ungelegen komme, dass sie ihn zwar wahrgenommen habe, aber die Zeit nicht effektiv nutzen könne. Der Therapeut äußerte nun die Vermutung, dass ihr Beharren auf einer Extrasitzung und ihre Weigerung, die aktuelle Sitzung zu nutzen, den Wunsch zu erkennen gebe, ihn zu bestrafen. Auf einer oberflächlichen Ebene bestrafe sie ihn, weil er sich ihrem Willen nicht beuge, aber auf einer tieferen Ebene bestrafe sie auch sich selbst, indem sie die Chance in den Wind schlage, von der Sitzung zu profitieren und ihn als jemanden zu erleben, der ihr helfen könne.

Voller Zorn fragte die Patientin erneut, weshalb er nicht bereit sei, sie am Abend noch einmal zu sehen. Der Therapeut erklärte ihr, dass es dem gemeinsamen therapeutischen Verstehen sehr zuträglich wäre, zu untersuchen, weshalb sie ihn für gleichgültig und desinteressiert halte und ihn, wenn nötig mit Gewalt, in einen »gebenden« Therapeuten verwandeln wolle, der ihr eine Extrastunde gewährte. Die Patientin dachte über seine Worte nicht nach, sondern drehte den Spieß um und erklärte, er habe ja nun selbst zugegeben, dass er gleichgültig und desinteressiert sei. Voller Wut wiederholte sie ihre Forderung nach einer Extrasitzung. Weil sie ihn jedes Mal, wenn er zum Sprechen anhob, unterbrach, beschloss er, vorerst zu schweigen.

Nachdem die Patientin ihre Vorwürfe wieder und wieder vorgebracht hatte, fragte der Therapeut, welche Funktion diese Beschuldigungen erfüllten. Die Patientin schwieg. Ein

paar Minuten später fiel ihm auf, dass sie ihn voller Hass und Verachtung ansah. Er fragte, ob ihr Schweigen demselben Zweck diene wie zuvor die Beschuldigungen: Sie wolle eine feindselige Atmosphäre aufrechterhalten, die es unmöglich mache, gemeinsam herauszufinden, weshalb sie so wütend sei. Sodann erläuterte er, dass die wütenden Tiraden der Patientin ihn an ihre Beschreibungen ihrer Mutter erinnerten, von der sie als Kind mit Vorwürfen überschüttet worden war. Die Mutter hatte sie, so die Schilderung der Patientin, schlimmer Vergehen beschuldigt, während die Patientin selbst sich als hilfloses Opfer dieser Attacken erlebte. Indem sie nun in die Rolle der Anklägerin schlüpfe, so fuhr er fort, könne sie sich ihm gegenüber stark und mächtig fühlen, und dies sei die eigentliche Ursache ihrer Wut. Er erläuterte, dass es grundsätzlich angenehmer sei, sich mächtig und nicht als wehrloses Opfer zu fühlen; offenbar aber könne sie sich nur auf indirekte Weise stark fühlen, indem sie die Identität des Opfers oberflächlich beibehalte. Dies bringe ihre Angst und Ambivalenz in Bezug auf Macht und Selbstbehauptung zum Ausdruck, denn sie assoziiere diese Eigenschaften mit der unannehmbar extremen Version, die sie immer wieder mit ihrer Mutter durchlebt habe. Der Therapeut unterstrich, dass ihre gegenwärtige Art zu denken und zu fühlen Situationen entstehen lasse, in denen es ihr wichtiger sei, das Machtgefühl zu empfinden, als ihr konkretes Ziel zu erreichen (im aktuellen Fall die Extrasitzung). Abschließend äußerte er die Vermutung, dass ihre Ambivalenz in Bezug auf Macht und Stärke es ihr erschwere, bewusst über ihr eigenes Machtstreben nachzudenken. Dies hindere sie dann daran, ihre Stärken einzusetzen, um wünschenswerte Ziele zu erreichen. (Diese Deutung war nicht neu; der Therapeut hatte die Tendenz der Patientin, eine aggressive Beziehung in der Übertragung in Szene zu setzen und abwechselnd in die Rolle der Angreiferin und des Opfers zu schlüpfen, schon in zahlreichen Sitzungen gedeutet.)
Die Patientin gab zur Antwort, dass sie zwar noch wütend sei, aber seine Worte gehört habe und darüber nachdenke. Der Therapeut fragte, ob sie seine Überlegungen nun tatsächlich für bedenkenswert halte oder ob sie ihn als mächtige, Gehorsam erwartende Mutter und sich selbst als ungezogenes Kind erlebe, das etwas wiedergutzumachen habe. Sie erwiderte, dass sie nicht glaube, etwas wiedergutmachen zu müssen. Als sie die Praxis am Ende der Sitzung verließ, war sie deutlich entspannter.

In diesem Beispiel thematisiert der Therapeut das Bemühen um omnipotente Kontrolle, das in den beharrlichen Forderungen nach einer Extrastunde und in ihren Tiraden Ausdruck fand, die ihn kaum zu Wort kommen ließen. Er deutet dies als die Dyade von mächtigem Objekt und wehrlosem Selbst bzw. mächtigem Selbst und hilflosem Objekt, die in der Therapie dieser Patientin eines der dominierenden Übertragungsparadigmen war. Die weiteren Deutungen konzentrierten sich auf die tieferen Beweggründe für diese omnipotente Kontrolle, nämlich den Versuch, in der inneren Welt die Verbindung zu dem phantasierten, alles gebenden Objekt aufrechtzuerhalten, das versagende Objekt zu bestrafen und sich gleichzeitig vor dessen Rache zu schützen.

6.1.3 Handhabung der technischen Neutralität

Technische oder behandlungstechnische Neutralität bedeutet, dass der Therapeut sich mit keiner der Kräfte verbündet, zwischen denen sich die intrapsychischen Konflikte der Patientin abspielen. Bei diesen Kräften handelt es sich um rivalisierende Triebe sowie um die gegen sie gerichteten Verbote, aber auch um die durch die äußere Realität auferlegten Versagungen. Die technische Neutralität kennzeichnet eine Position, die zu all diesen rivalisierenden Kräften die gleiche Distanz aufrechterhält und auf diese Weise ihre Beobachtung und Analyse erleichtert – ein Prozess, an dem sich auch die Patientin beteiligen soll. Unter diesem Blickwinkel betrachtet, kann der Therapeut jegliches Material, das die Patientin liefert, erläutern, solange er mit ihrem verfügbaren oder potenziell beobachtenden Ich verbündet bleibt. Das beobachtende Ich ist derjenige Persönlichkeitsanteil, der sowohl die inneren Kräfte (Triebregungen und Verbote) als auch Elemente der äußeren Realität wahrzunehmen und zu beurteilen vermag, die Einfluss auf die Affekte, die Motivation und das Verhalten des Individuums nehmen. Das beobachtende Ich unterscheidet sich von defensiven Ich-Anteilen – den höher organisierten Abwehrmechanismen wie Intellektualisierung, Rationalisierung, Unterdrückung und Reaktionsbildung.

Die Haltung der technischen Neutralität und die expressive Psychotherapie generell werden häufig missverstanden und mit einer passiven, gänzlich unbeteiligten Einstellung des Therapeuten gegenüber der Patientin gleichgesetzt. In Wirklichkeit aber ist der erfolgreich arbeitende Therapeut immer aktiv, selbst wenn er schweigend zuhört. Seine wache Aufmerksamkeit ist Ausdruck seines Wunsches zu verstehen und seiner Entschlossenheit, die Hindernisse, die sich gesunderen Beziehungen und einem erfüllteren Leben der Patientin entgegenstellen, zu identifizieren und zu beseitigen. Weil er sich vorbehaltlos mit ihrem gesunden, beobachtenden Ich-Anteil verbündet, können wir sagen, dass die Haltung der technischen Neutralität in einen Rahmen eingebettet ist, der dem Wohlergehen der Patientin zugutekommt.

Bei Borderline-Patienten kann das beobachtende Ich bisweilen von stärkeren Kräften vollständig überwältigt werden. In solchen Situationen hat es den Anschein, als spräche der Therapeut von einer Außenseiterposition aus, ohne jeden Bezug zu irgendeinem Persönlichkeitsanteil der Patientin. Der Therapeut muss ihr deshalb erläutern, dass er für einen Anteil ihrer selbst spricht, der im Augenblick abgespalten ist. Er bricht zudem als »ausgeschlossener, beobachtender Dritter« in die innere dyadische Beziehung ein, die sich der vollständigen Kontrolle der Situation anheischig macht und die Patientin daran hindert, sich auf tiefe, wechselseitige und von Intimität getragene Beziehungen einzulassen.

Die Fähigkeit des Therapeuten, zu jedem Zeitpunkt der Behandlung das gerade aktive dominante Übertragungsparadigma zu erkennen, zu klären und zu deuten, beruht auf seiner Position des neutralen Beobachters. Technische Neutralität in der Behandlung neurotischer Patienten wurde als eine Position beschrieben, die dem beobachtenden Ich der Patientin nahe ist und zu ihrem Es, Über-Ich sowie zu Abwehraspekten des Ich und zur äußeren Realität die gleiche Distanz wahrt. Da sich die dissoziierte innere Welt von Borderline-Patienten noch nicht zu kohärenten Ich- und Über-Ich-Strukturen konsolidiert hat, bedeutet technische Neutralität in ihren Behandlungen die gleiche Distanz zu den einander widerstrebenden Selbst- und Objektrepräsentationen sowie zu den voneinander abgespaltenen ausschließlich guten bzw. ausschließlich bösen Objektbeziehungsdyaden; diese Repräsentationen und Dyaden sind die Elemente, die später zusammenkommen werden, um ein kohärenteres Ich und Über-Ich sowie eine integrierte Identität entstehen zu lassen.

Im Gegensatz zu den erläuterten neutralen Interventionen des Therapeuten sind Interventionen, die sich mit einem Pol des inneren Konflikts der Patientin verbünden, nicht neutral. Die Übertragungsfokussierte Psychotherapie setzt eine grundsätzlich neutrale Haltung voraus, weil allein diese Position es dem Therapeuten ermöglicht, all die an den inneren Konflikten beteiligten Kräfte zu beobachten und zu verstehen, die Interaktionen zwischen diesen Kräften zu analysieren und die Patientin anzuregen, sich der Beobachtung und Reflexion anzuschließen, um ihre Fähigkeit, emotionale Konflikte zu lösen, zu verbessern und ihre Autonomie zu stärken.

Das folgende Fallbeispiel illustriert die am Prinzip der technischen Neutralität orientierte Arbeit und ihre Unterschiede zur supportiven Therapie:

Fallbeispiel

Behandlungstechnische Neutralität

Eine intelligente junge Bankangestellte mit höher strukturierter Borderline-Persönlichkeitsorganisation hat infolge lautstarker, aggressiver Auseinandersetzungen mit Vorgesetzten wiederholt ihren Job verloren. Ihr erster, supportiv arbeitender Therapeut empfahl ihr, sich eine Stelle im Verkauf zu suchen, weil eine solche Tätigkeit besser zu ihrer »temperamentvollen und selbstbewussten Art« passen würde. Die Patientin stimmte zu, geriet aber an ihrem neuen Arbeitsplatz in die gleichen zwischenmenschlichen Schwierigkeiten. Der stützend arbeitende Therapeut war nicht technisch neutral geblieben, sondern hatte sich mit defensiven Aspekten ihres Ichs verbündet und versucht, ihre Aggression rationalisierend zu akzeptieren, statt sie zu erforschen und ihrer Funktion im Kontext innerer und interpersonaler Konflikte auf den Grund zu gehen. Ebendiese Strategie verfolgte der TFP-Therapeut, zu dem die Patientin wechselte. Als die Aggression im Kontext der gesamten psychischen Struktur untersucht wurde, stellte sich heraus, dass sie einer oberflächlichen Selbstrepräsentation entsprach, die zur Abwehr einer sehr abhängigen, tiefen Selbstrepräsentation diente. Solange dieser Aspekt des Selbst im Verborgenen blieb, wiederholte die Patientin ihr aggressives Verhalten, das zu nichts Gutem führte, weil es nicht auf unambivalenter Rivalität beruhte, sondern auf einem Wunsch nach Abhängigkeit, der die aggressive Selbstbehauptung unbewusst scheitern ließ. Diese Kompromissbildung brachte zum einen den indirekten, unbeholfenen Versuch zum Ausdruck, um Hilfe zu bitten, weil die Patientin nicht direkt darum bitten konnte, und diente zum anderen als wiederholte Bestrafung, die sie wegen ihrer Abhängigkeitswünsche und ihres aggressiven Verhaltens verdient zu haben glaubte. Hätte der Therapeut die technische Neutralität nicht gewahrt, wäre die Komplexität dieser Kräfte nicht verstanden worden.

Ein zweites Beispiel zeigt, dass sich die technische Neutralität im Laufe der Therapie als schwierig erweisen und mit der Gegenübertragung interagieren kann:

Fallbeispiel

Neutralität und Gegenübertragung

Maria, eine intelligente 33-jährige Frau aus unterprivilegierten Verhältnissen, begab sich mit folgenden Zielen in Therapie: Sie wollte an ihrer chronisch depressiven Stimmung arbeiten, eine stabile Beziehung finden, um irgendwann eine Familie zu gründen, auf sämtliche Drogen und auf Alkohol verzichten und ihren College-Abschluss erwerben, um einen besser bezahlten und inhaltlich befriedigenden Job zu finden. Im Einklang mit diesem beruflichen Ziel vereinbarte sie mit ihrer Therapeutin, Dr. Carla, in den Behandlungsplan die Fortsetzung ihres Ganztagsjobs und die Anmeldung zu zwei College-Kursen aufzunehmen, die jeweils abends stattfanden. Sechs Monate lang lief die Therapie recht zufriedenstellend. Maria bekam gute Rückmeldungen von ihren Lehrern, auch wenn sie in ihren Kursen nicht die beste war. Eines Tages leitete sie ihre Sitzung mit den Worten ein: »Ich höre mit dem College auf [was sie zuvor schon dreimal getan hatte], und ich höre auch mit der Therapie auf! Ich habe es satt, mich von Ihnen unter Druck setzen zu lassen, dass ich meinen Abschluss mache!« Dr. Carlas Gegenübertragungsreaktion fand Ausdruck in ihrer Überlegung: »Das ist eine Katastrophe. Wie kann ich sie daran hindern, sich ihre Chancen zunichte zu machen?« Innerlich suchte sie nach Argumenten, um Maria zu überzeugen, weiterhin die College-Kurse zu besuchen und auch die Therapie fortzusetzen. Dann kam ihr zu Bewusstsein, dass eine neutrale Position therapeutisch sinnvoller wäre. Sie sagte: »Erinnern Sie sich an den Beginn unserer Zusammenarbeit? Mir scheint, als sei es Ihre eigene Idee gewesen, den College-Abschluss zu machen.« Maria stimmte zu. Dr. Carla fuhr fort: »Dann ist es interessant, dass Sie jetzt sagen, Sie hätten es satt, von mir unter Druck gesetzt zu werden.« Maria hörte zu, und Dr. Carla erläuterte: »Könnte es sein, dass Sie gespalten sind in einen Teil, der das College erfolgreich abschließen möchte, und einen anderen Teil, der Ihnen so stark zusetzt, dass es ›zu viel‹ für Sie wird?« Schweigend hörte Maria weiterhin zu, als Dr. Carla fortfuhr: »Es könnte sein, dass es für Sie einfacher ist zu denken, der Druck käme von außen – auf diese Weise könnten Sie sich ihm entziehen, indem Sie die Therapie abbrechen. Aber ich frage mich, ob nicht der größere Druck von Ihnen selbst ausgeht. Sie scheinen gute Fortschritte zu machen, aber vielleicht sind Ihre inneren Ansprüche damit noch nicht zufriedengestellt. Vielleicht haben Sie deshalb das College dreimal abgebrochen. Sie sind ja nie geflogen, aber Sie leben womöglich mit dermaßen hohen inneren Ansprüchen, dass Sie nur noch die Flucht antreten möchten – indem Sie abbrechen und, wenn das nicht funktioniert, indem Sie Drogen nehmen. Möglicherweise haben wir hier etwas erkannt, das dringend weiter bearbeitet werden muss.« Maria stimmte zu, akzeptierte es, dass Dr. Carla den Konflikt, den sie selbst zu externalisieren versucht hatte, erneut als einen intrapsychischen identifizierte, und setzte die Therapie fort. Hätte Dr. Carla die Neutralität nicht gewahrt, sondern Maria zugeredet, weiter an den College-Kursen teilzunehmen, hätte die Patientin die Therapie womöglich beendet, um sich dem Druck, dem sie dort ausgesetzt zu sein glaubte, zu entziehen.

In diesem Fall hätte die Therapeutin hinzufügen können: »Ihr Muster, jedes Mal einen Grund zu finden, um Ihre Pläne fallenzulassen, könnte mich in die Position bringen, Ihnen zu sinnvolleren Aktivitäten zu raten. Sie wissen aber, dass es allein Ihre Entscheidung ist, ob Sie ein passives oder ein aktives Leben führen wollen. Es trifft zu, dass diese Therapie einem aktiven Leben gegenüber einem passiven den Vorzug gibt, aber Sie haben selbst die Wahl, und wenn Sie es möchten, kann ich Ihnen helfen, eine Therapie zu finden, die Sie dabei unterstützen würde, mit dem Leben, so wie Sie es bisher geführt haben, besser zurechtzukommen.« Wenn dem

Patienten erläutert wird, dass er eine Seite seines inneren Konflikts nach außen projiziert, kann er diesen Konflikt häufig anerkennen und folglich auch bearbeiten.

Zusammenfassend halten wir fest: Die technische Neutralität ermöglicht es dem Therapeuten, die unbewussten Konflikte seines Patienten mit anteilnehmender Objektivität zu analysieren, statt sich auf eine Seite des Konflikts zu schlagen. Er würde also, um ein klassisches Beispiel zu nennen, nicht sagen: »Dass Sie Ihre Frau betrügen, weckt so starke Schuldgefühle in Ihnen, dass ich denke, Sie sollten es bleibenlassen.« Stattdessen würde er die Schuldgefühle und Bedürfnisse des Patienten mitsamt ihren Implikationen erforschen.

Es ist wichtig zu betonen, dass *technische Neutralität nicht bedeutet, emotions- und ausdruckslos zu sprechen.* Gerade weil das beobachtende Ich von Borderline-Patienten so schwach ist, muss der Therapeut mit natürlichem Affekt sprechen und seine Interventionen in Momenten, in denen der gesunde, beobachtende Persönlichkeitsanteil von intensiven Affekten überwältigt wird, mit fester Stimme, wenngleich warmherzig und teilnahmsvoll, anbieten. Im Folgenden erörtern wir Situationen, die den Therapeuten zwingen, von der technischen Neutralität abzuweichen.

Abweichen von der technischen Neutralität

Während die technische Neutralität in der Behandlung gesunderer Patientin durchgängig gewahrt bleiben kann, wird der Therapeut durch die Tendenz von Borderline-Patienten, auf eine für sie selbst, für andere Menschen oder für die Therapie gefährliche Weise zu agieren, gelegentlich gezwungen, das Neutralitätsprinzip hintanzustellen. Die technische Neutralität ist also als die erwünschte Grundhaltung zu verstehen, die gleichwohl Abweichungen zulässt. In diesem Fall muss sie im Anschluss an die Deutung wiederhergestellt werden.

Abweichungen von der Neutralität sind zumeist auf die Notwendigkeit zurückzuführen, agierendes Verhalten, das den Patienten, andere Menschen oder die Behandlung zu gefährden droht, entschlossen zu thematisieren. Die üblichen supportiven Aspekte einer therapeutischen Situation (die Bemühungen des Therapeuten, seinen Patienten zu verstehen, die Frequenz und Regelmäßigkeit der Sitzungen, die Warmherzigkeit und das Verständnis des Behandlers usw.) können diesen Patienten mitunter nicht als hinreichend haltende Umwelt dienen. Manchmal werden sie von Borderline-Patienten sogar als intrusiv, gefährlich und überwältigend erlebt. Diese Umstände zwingen den Therapeuten, die neutrale Haltung ein Stück weit aufzugeben und strukturierende Parameter einzuführen, um das Agieren oder das Risiko des Agierens unter Kontrolle zu bringen. Er könnte zum Beispiel eine klare Meinung äußern: »Was oberflächlich betrachtet wie eine Rebellion aussieht, ist vielleicht in Wirklichkeit eine selbstschädigende Bestrafung für die Rebellion, und Sie sollten der Versuchung, die Schule abzubrechen, keinesfalls nachgeben.«

Solange diese Parameter – spezifische, fokussierte, vorübergehende Positionen des Therapeuten – gelten, kann der durch sie kontrollierte unbewusste Konflikt nur begrenzt gedeutet werden, weil die Konzentration dem Parameter an sich gelten muss und zu klären ist, weshalb der Patient den Therapeuten überhaupt nötigt,

Parameter zu setzen. Der Therapeut muss also die Bedeutungen erforschen und deuten, die der Patient seinen Maßnahmen zuschreibt; darüber hinaus muss er erklären, wie er selbst die Interaktion versteht. Dieser Schritt kann den Prozess einleiten, in dem die Parameter nach und nach aufgehoben werden können und es möglich wird, den ursprünglichen Konflikt unter einer neuen Perspektive zu deuten.

Rückkehr zur technischen Neutralität

Weil die technische Neutralität die Deutung der Übertragung erleichtert, muss die Therapeutin sie immer wieder herstellen. Hätte Maria in dem vorangegangenen Beispiel an ihrem Entschluss, ihren College-Kurs abzubrechen, festgehalten, hätte Dr. Carla ihre Neutralität vorübergehend hintanstellen und ausdrücklich sagen können, dass sie es für wichtig halte, dass Maria weitermache. In diesem Fall hätte sie ihr auch ihre Gründe dafür auseinandergesetzt. Sobald Maria bereit gewesen wäre, den Kurs weiterhin zu besuchen, hätte Dr. Carla ausdrücklich erläutert, dass sie in diesem Konflikt Partei ergriffen habe, und zusammen mit Maria herauszufinden versucht, warum und wie es zu dieser Parteinahme gekommen war. Auf diese Weise hätte sie zu einer neutraleren Position zurückgefunden. Dazu ein Beispiel:

> In der vergangenen Woche habe ich Ihnen geraten, den Kurs nicht abzubrechen, weil es mir zu dem Zeitpunkt so vorkam, als hätten sie Ihre Sorge für sich selbst an mich delegiert und gleichzeitig getestet, ob ich zulassen würde, dass Sie vor die Hunde gehen. Da Sie den Kurs nun weiterhin besuchen, ist es wichtig, dass wir *alle* Ihre Gefühle, die damit zusammenhängen, untersuchen, die positiven genauso wie die negativen. Und ich denke, wir sollten auch darüber sprechen, welche Bedeutung es für sie hatte, mich zu veranlassen, Ihnen die weitere Teilnahme am Kurs zu empfehlen.

Sobald der Therapeut von der technischen Neutralität abweicht, läuft er Gefahr, vom Patienten als restriktiv, verurteilend, kontrollierend, ja sogar sadistisch erlebt zu werden und womöglich einen Teufelskreis aus Projektionen und Re-Introjektionen der Selbst- und Objektrepräsentationen des Patienten in Gang zu setzen. Dieser Gefahr kann er entgegenwirken, indem er die Übertragung deutet, sodann die erforderlichen strukturierenden Parameter einführt und die Übertragung dann abermals deutet, ohne die Parameter außer Kraft zu setzen. Das folgende Beispiel illustriert eine solche Deutung: »Ich habe Sie ausdrücklich auf die Gefahren hingewiesen, in die Sie sich begeben, wenn Sie in Ihrer gesellschaftlich exponierten Position Männer aufreißen. Es war nötig, dass ich Sie warne, weil Sie sich zu dem Zeitpunkt nicht gut um sich selbst gekümmert haben. Sie mussten testen, ob meine Sorge um sie und um Ihre Behandlung echt ist.«

Damit der Therapeut innerlich frei genug bleibt, um seine eigenen emotionalen Reaktionen auf das Material des Patienten und seine entsprechenden Phantasiebildungen zu erforschen, muss er sorgfältig darauf achten, wirklich nur dann von der technischen Neutralität abzuweichen, wenn die Intention oder das Verhalten des Patienten eine Gefährdung der Behandlung darstellen, die sich durch Klärung, Konfrontation und Deutung nicht auflösen lässt. Von solchen Situationen abgesehen, ist es wichtig, durchgängig abstinent zu bleiben – das heißt, die Forderungen nach unverzüglicher Gratifikation primitiver Abhängigkeitsbedürfnisse oder aggressiver oder sexueller Strebungen in der Übertragung nicht zu erfüllen, sondern sie stattdessen konsequent und umfassend zu deuten. Die Menschlichkeit, Wärme und Anteilnahme des Therapeuten finden ihren natürlichen Ausdruck in seiner nicht nachlassenden Aufmerksamkeit für die Schwierigkeiten, mit denen der Patient in der Übertragung ringt, und in seiner Fähigkeit, den Druck, der von dessen primitiven Bedürfnissen ausgeht, abzufangen und ihm nicht nachzugeben.

Zu vermeiden ist auch, dass die befriedende, schützende therapeutische Beziehung das normale Leben ersetzt. Andernfalls droht die Gefahr, dass der Patient seine primitiven Bedürfnisse durch ein Agieren der Übertragung (z. B. der Abhängigkeit) in den Sitzungen und außerhalb der Therapie befriedigt. In aller Regel begeben Patienten sich zwar mit dem erklärten Ziel in Behandlung, sich ändern zu wollen, doch häufig ist gleichzeitig eine gegenläufige Tendenz in ihnen aktiv und sie versuchen, die Therapie zu instrumentalisieren, um Bedürfnisse zu befriedigen, die anderswo frustriert werden. Eine solche Abweichung vom Sinn und Zweck der Therapie muss bearbeitet werden:

> »Zu Beginn der Therapie wirkten Sie sehr besorgt wegen Ihrer vergeblichen Bemühungen, einen Mann zu finden, mit dem Sie eine Familie gründen können. Nun arbeiten wir seit einigen Monaten zusammen, und es scheint, als sei es Ihnen hier und außerhalb der Sitzungen gar nicht mehr wichtig, Ihre Beziehungsschwierigkeiten zu bearbeiten. Einerseits ist es gut, dass Sie ruhiger geworden sind. Andererseits aber halte ich eine unterschwellige Entwicklung für denkbar, die durchaus Anlass zur Sorge geben könnte. Ist es vielleicht möglich, dass Sie die Therapie zwar mit einem Wunsch nach Veränderung begonnen haben, sich aber nun mit der Beziehung zu mir arrangiert haben, die Sie als so zuverlässig und angenehm empfinden, dass Ihr Veränderungswunsch in den Hintergrund getreten ist? Sie wären sich selbst gegenüber unfair, wenn Sie Ihr Ziel, eine eigene Familie zu gründen, aufgäben und die therapeutische Beziehung zu mir für die befriedigendste Beziehung hielten, die das Leben Ihnen zu bieten hat.«

Der Therapeut muss also einen möglichen sekundären Krankheitsgewinn stets im Blick behalten und bereit sein, ihn zu deuten.

Wenn eine Patientin ihre Behandlung mit einem sehr niedrigen Funktionsniveau beginnt, können praktische Interventionen erforderlich sein, um sie auf den Weg zur Autonomie zu bringen. In solchen Fällen kann der Therapeut soziale Unterstützungssysteme rekrutieren (Fallmanager, Betreuer, Berufsberater usw.), statt die technische Neutralität aufs Spiel zu setzen, indem er selbst aktiv ins äußere Leben der Patientin eingreift. Er muss die Situation aufmerksam beobachten, denn es besteht die Gefahr, dass die Patientin das Unterstützungssystem benutzt, um ihre Abhängigkeitsbedürfnisse zu befriedigen.

Der folgende Fall illustriert die Aufrechterhaltung der Neutralität im Zusammenhang mit selbstdestruktivem Verhalten.

Fallbeispiel

Neutralität und selbstdestruktives Verhalten

Eine Patientin berichtete, sie habe sich angewöhnt, am Morgen nicht zur Arbeit zu fahren, sondern mehrere Stunden in der U-Bahn-Station zu verbringen und sich vorzustellen, vor einen Zug zu springen. Ihr Therapeut verspürte den Impuls, ein telefonisches Kontaktsystem mit der Patientin selbst und ihrem Ehemann einzurichten, um diesem Verhalten ein Ende zu bereiten. Er gab seinem Impuls aber nicht, sondern bot der Patientin folgende Deutung an: »Sie wissen, dass ich möchte, dass Sie am Leben bleiben (Verbündung mit dem gesunden Persönlichkeitsanteil, der im Augenblick nicht sichtbar ist), aber garantieren kann ich Ihr Überleben nicht. Ich verstehe Ihr Verhalten so, dass Sie versuchen, den Selbstanteil, der leben möchte, in mich hinein zu verlegen, damit Sie sich besser mit dem Teil identifizieren können, der Sie angreift und zu zerstören droht. Hier gibt es einige Dinge, die wir verstehen müssen. Zunächst einmal haben Sie offenbar die Phantasie, dass ich Sie werde retten können, solange ich möchte, dass Sie am Leben bleiben – ganz gleich, was Sie auch tun. Zweitens verhalten Sie sich so, als ob Ihr destruktiver Anteil irgendwie überleben und sich darüber freuen würde, dass Sie tot sind. Aber in Wirklichkeit wäre auch dieser Anteil tot. Bevor wir diese Punkte jedoch genauer untersuchen, muss ich Ihnen ganz klar sagen, dass Ihr Versuch, Ihren Anteil, der leben will, in mich zu verlegen, damit Sie selbst sich ungehindert mit dem destruktiven Anteil identifizieren können, auf einer falschen Voraussetzung beruht. Er verleugnet die Tatsache, dass Sie sich in einem Konflikt befinden. Auch wenn der destruktive Selbstanteil den Teil, der leben möchte, überwältigt, ist es meine Aufgabe, Ihnen klar zu machen, dass beide Anteile zu Ihnen gehören und wir den Konflikt bearbeiten müssen, der sich in Ihnen abspielt.«

Die Patientin stimmte dieser Deutung zu und erläuterte, dass es einfacher für sie sei, so zu tun, als gäbe es keinen Konflikt in ihr. Sie räumte ein inneres Dilemma ein, denn andernfalls hätte sie sich tatsächlich vor einen Zug geworfen. Gemeinsam erforschten Therapeut und Patientin die innere Dynamik des sadistischen Angriffs und deren Inszenierung in der Übertragung, in der die Patientin den Therapeuten mit den Schilderungen ihres Beinahe-Suizids quälte. In diesem Beispiel bezieht der Therapeut zwar Stellung (»Ich möchte, dass Sie am Leben bleiben«), verhält sich aber technisch neutral, indem er den inneren Konflikt der Patientin thematisiert, statt ihn gemeinsam mit ihr zu inszenieren und die Rolle des Retters zu übernehmen.

Vermeiden der Parteinahme

Patienten versuchen häufig, den Therapeuten zu veranlassen, im Konflikt zwischen ihren Selbstanteilen Partei für eine Seite zu ergreifen; mitunter geht es ihnen auch darum, im Therapeuten einen Verbündeten gegen eine dritte Person zu finden. Sich dem Druck zu beugen hieße, gegen das Gebot der technischen Neutralität zu verstoßen, es sei denn, der Therapeut verbündet sich mit dem gesunden beobachtenden Ich. Wie schon erwähnt, verhält sich der Therapeut *innerhalb eines Rahmens, der dem inneren Wachstum und dem Wohlergehen der Patienten zuträglich ist*, neutral. Ein Prinzip lautet, dass der Patient als erwachsene Person mit einer gewissen Reflexionsfähigkeit angesprochen wird. Das heißt, der Therapeut kommuniziert mit dem gesunden beobachtenden Ich des Patienten und vermeidet es, in die Inszenierung einer primitiven Beziehung verstrickt zu werden. Mit anderen Worten: Der

Therapeut vermeidet es, sich in ein Übertragungs-Gegenübertragungsenactment verwickeln zu lassen, auch wenn er einen entsprechenden Druck verspürt. Er nutzt diese Beobachtungen, um die Dynamik der Interaktion zu deuten. Technische Neutralität und bewusste Wahrnehmung der Gegenübertragung gehen Hand in Hand.

Gleichwohl gibt es, wie oben erläutert, Situationen, in denen der Therapeut tatsächlich Partei ergreift, wenn er die Patientin, jemanden anderen oder die Behandlung durch diese Parteinahme vor aggressiven Trieben schützen kann. Sehr deutlich wird dies bei der anfänglichen Strukturierung der Therapie und in Situationen, in denen er Grenzen setzen muss. Wenn dem Therapeuten jedoch klar wird, dass er sich ständig mit dem Leben gegen die Aggression verbündet, muss er in Betracht ziehen, die Externalisierung eines inneren Konflikts zu deuten (Kap. 6.2.6 Ebene 1: Deutung der primitiven Abwehrmechanismen).

6.1.4 Die Arbeit mit der Gegenübertragung

Der dritte Kanal der Kommunikation zwischen Patient und Therapeut ist – neben der verbalen Kommunikation des Patienten und seinem nonverbalen Verhalten – die Gegenübertragung. Darunter verstehen wir die Gesamtheit der emotionalen Reaktionen, die der Therapeut in der Behandlung auf den Patienten entwickelt; diese Sichtweise entspricht der Art und Weise, wie man das Konzept heute in der psychoanalytischen Literatur verwendet (Auchincloss und Samberg 2012). Bestimmend für die Gegenübertragungsreaktionen sind

1. die Übertragungen der Patientin auf den Therapeuten,
2. die Lebensrealität der Patientin (u. U. entwickelt der Therapeut persönliche Reaktionen auf ihre Lebensumstände),
3. die Übertragungsdispositionen des Therapeuten selbst, die von seiner inneren Welt vorgegeben werden (aufgrund dieses Aspekts der Gegenübertragung sollte sich der Therapeut einer explorativen Therapie unterzogen und die bewusste Wahrnehmung seiner habituellen Reaktionen geschärft haben), und
4. die Lebensrealität des Therapeuten (ist er womöglich in seiner Ehe dermaßen frustriert, dass seine Reaktionen auf Verführungsversuche der Patientin dadurch beeinflusst werden?).

Weil diese vier Einflussfaktoren allesamt auf die Gegenübertragung einwirken, muss der Therapeut die Ursachen seiner inneren Reaktionen auf den Patienten gewissenhaft erforschen. Als Grundregel gilt, dass die Übertragung mit umso höherer Wahrscheinlichkeit Gegenübertragungsreaktionen hervorruft, je kränker der Patient ist. Dies ist darauf zurückzuführen, dass Patienten mit schwerer Pathologie häufiger auf primitive Abwehrmechanismen, v. a. die projektive Identifizierung, rekurrieren; durch projektive Identifizierung verlegt der Patient Elemente seiner inneren Welt in den Therapeuten, um seinen eigenen inneren Konflikt nicht in aller Intensität erleben zu müssen. Bei Borderline-Patienten, v. a. bei solchen mit niedrigem Funktionsniveau, wird infolgedessen ein Großteil der Gegenübertragung durch die inneren Objektbeziehungen des Patienten vorgegeben, die in der Beziehung zum Therapeuten auftauchen.

Die Gegenübertragung ist entweder konkordant oder komplementär (Racker 1978 [1957]). Eine konkordante Identifizierung in der Gegenübertragung liegt vor, wenn der Therapeut sich affektiv mit dem augenblicklichen subjektiven affektiven Erleben des Patienten (der sich seines eigenen emotionalen Zustands mehr oder weniger bewusst sein kann) identifiziert. Mit anderen Worten: Der Therapeut fühlt sich empathisch in die augenblicklich aktive Selbstrepräsentation des Patienten ein. Man könnte auch sagen, dass er die Art und Weise, wie der Patient sich fühlt, im Falle einer konkordanten Gegenübertragung durch eine Art Probeidentifizierung kennenlernt.

Hingegen ist die komplementäre Identifizierung in der Gegenübertragung eine Identifizierung mit Anteilen, die der Patient nicht zu ertragen vermag und deshalb auf den Therapeuten projiziert. Wenn der Patient mit seiner Selbstrepräsentation identifiziert ist, fühlt sich der Therapeut mit der entsprechenden Objektrepräsentation der aktiven Dyade identifiziert. Wenn sich der Patient aber mit seiner Objektrepräsentation identifiziert, wird er seine Selbstrepräsentation vermutlich auf den Therapeuten projizieren, der dann in seiner Gegenübertragung eine entsprechende Identifizierung entwickelt.[12] Eine komplementäre Gegenübertragung kann es dem Therapeuten erleichtern, ein besseres Gefühl für die abgespaltenen inneren Objekte und folglich für die Gesamtheit der augenblicklich aktiven Dyade zu bekommen. Wenn die Patientin beispielsweise sagt: »Ich bin durch die Prüfung gefallen«, und danach schweigt, wird der Therapeut möglicherweise traurig. Dies wäre eine konkordante Gegenübertragung, und der Therapeut könnte erwidern: »Vielleicht schweigen Sie, weil Sie traurig und enttäuscht sind und glauben, dass nun alles aus ist.« Aber der Therapeut könnte in derselben Situation auch zornig werden und die Patientin mit sehr kritischen Augen betrachten. Diese komplementäre Gegenübertragung könnte ihn zu folgenden Worten veranlassen: »Vielleicht schweigen Sie nun, weil Sie Kritik von mir erwarten.« In diesem Fall erkennt der Therapeut, dass seine Verärgerung aus einer Identifizierung mit dem verfolgenden Objekt resultiert, das die Patientin projiziert hat. In einer konkordanten Gegenübertragung wiederum identifiziert er sich mit jenem intrapsychischen Anteil der Patientin, den diese als ihr Selbst erlebt; das innere Erleben des Therapeuten entspricht dem der Patientin, genauer: der Selbstrepräsentation, deren sie sich bewusst ist. Einer komplementären Gegenübertragung liegt die Identifizierung des Therapeuten mit der Objektrepräsentation zugrunde, die der im betreffenden Augenblick projizierten Selbstrepräsentation der Patientin entspricht.

Die Gegenübertragung kann innerhalb der spezifischen Objektbeziehungsdyade, die im Patienten gerade aktiv ist, zwischen konkordanter und komplementärer

---

12 Die Begriffe *Selbstrepräsentation* und *Objektrepräsentation* sind im Grunde Kürzel, die nicht vermitteln, dass der Patient letztlich mit beiden Repräsentationen identifiziert ist. Anders ausgedrückt: Auf einer tiefen Ebene sind Selbst- wie auch Objektrepräsentationen eigentlich Selbstrepräsentationen. Als Kürzel bezeichnet *Selbstrepräsentation* den Pol der Dyade, mit dem der Patient bewusster identifiziert ist, *Objektrepräsentation* hingegen den Pol, den er tendenziell im Gegenüber sieht oder den er agiert, ohne sich der Bedeutsamkeit dieses Agierens vollauf bewusst zu sein.

schwanken. Darüber hinaus verändert sie sich u. U. gemäß den Veränderungen in der Dyade, die das Erleben des Patienten unablässig prägen. Dass der Therapeut seine Gegenübertragung und deren Zusammenhang mit der inneren Objektwelt des Patienten aufmerksam beobachtet, ist eine wesentliche Voraussetzung der oben beschriebenen Interventionsstrategien.

Zu unterscheiden ist auch zwischen akuten und chronischen Gegenübertragungsreaktionen. *Akute Gegenübertragungsreaktionen* können sich in der Behandlung als ausgesprochen hilfreich erweisen. Sie können sich in der Sitzung abhängig von den Übertragungsentwicklungen verändern. *Chronische Gegenübertragungsreaktionen* sind problematischer, weil sie gewöhnlich chronische, unbewältigte Übertragungs- und Gegenübertragungsentwicklungen oder eine Behandlungssackgasse zu erkennen geben. Sie können sich quasi unbemerkt einschleichen, über mehrere Wochen oder sogar Monate aktiv sein und die Position der technischen Neutralität beeinträchtigen, indem sie dem Therapeuten den vollen Blick auf die innere Welt des Patienten verstellen.

In der klinischen Praxis hilft die vorbehaltlose innere Aneignung der Bedingungen des Behandlungsvertrags dem Therapeuten, sich seiner Gegenübertragungsreaktionen bewusst zu werden. Jede Versuchung, vom vereinbarten Therapierahmen abzuweichen oder Abweichungen des Patienten zu akzeptieren, ist als Hinweis auf eine Gegenübertragungsreaktion zu verstehen, die einem Element in der inneren Welt des Patienten entspricht. Wenn der Therapeut beispielsweise eine Neigung verspürt, der Meinung des Patienten beizupflichten, dass die Vereinbarung einer regelmäßigen Teilnahme an den Sitzungen übertrieben streng und rigide sei, darf er sich keinesfalls zu einer Modifizierung der Vereinbarung hinreißen lassen. Stattdessen gilt es, in der Übertragung nach einer Beziehungsdyade mit einer strengen, unerbittlichen und möglicherweise sogar sadistischen Repräsentation zu suchen. Diese Daten sollten dann in die Formulierung eingehen, die nach und nach im Therapeuten auftaucht, zum Beispiel: »Ich spüre, dass ich sadistische Gefühle gegenüber der Patientin entwickele und sie bestrafen möchte. Ich muss den mit dieser Beziehungsdyade zusammenhängenden Affekt beobachten und mir darüber im Klaren sein, dass die Pole der Dyade wechseln können und ich dann auf einer tieferen Ebene oder zu einem späteren Zeitpunkt selbst der Bestrafung und dem Sadismus ausgesetzt sein werde.«

Ignoriert der Therapeut seine Gegenübertragung und die Notwendigkeit, sie in Bezug auf die aktiven Objektbeziehungen zu erforschen, läuft er Gefahr, sie auf eine Weise, die dem Widerstand der Patienten zuarbeitet, auszuagieren. Zum Beispiel könnte er zu dem Schluss gelangen, dass die Patientin zu Recht Einspruch gegen die regelmäßige Teilnahme an den Sitzungen erhebt. Diese Reaktion ließe eine oberflächlich positive Beziehung unangetastet, könnte aber Ausdruck einer negativen Beziehung auf einer tieferen Ebene sein. Diese bliebe unerforscht, wenn der Therapeut tatsächlich Abstriche machte und es zuließe, dass die Patientin nicht regelmäßig in Therapie kommt. So würde eine Situation geschaffen, die auf den ersten Blick freundlich und hilfreich erscheint, in Wirklichkeit aber eine tiefere Ebene der inneren Welt abwehrt, die mit unverantwortlichen, nachlässigen oder sogar missbräuchlichen Beziehungselementen zusammenhängt, die Therapeut und

Patientin nun in einer Kollusion gemeinsam agieren, um ihrer Untersuchung auszuweichen.

Weil Gegenübertragungsreaktionen ebenso wohl in der inneren Welt des Therapeuten wie in der des Patienten wurzeln können, muss der Therapeut die Quelle seiner eigenen Reaktionen vorbehaltlos erforschen. Dies ist ganz besonders wichtig in Situationen, in denen der Patient sich über sein Verhalten äußert (»Sie scheinen wütend zu sein«, oder: »Sie haben mir in den Ausschnitt geguckt.«).

Die aufmerksame Beobachtung und Kontrolle der Gegenübertragung ist eines der wichtigsten Instrumente, um die primitiven Abwehrmechanismen des Patienten, v. a. projektive Identifizierung und Spaltung, sowie die Beschaffenheit der Partialobjektrepräsentationen in seiner inneren Welt zu verstehen. Kurzum, die Reaktion erleichtert es dem Therapeuten, die in der frühen Behandlungsphase zentrale Frage – »In welcher Beziehung steht der Patient zu mir?« – zu beantworten, indem er sich fragt: »Welche Gefühle werden in mir geweckt?«

Weitere Bemerkungen zur Gegenübertragung

Um sich mit dem beobachtenden Ich des Patienten verbinden zu können, muss der Therapeut einen sympathischen, authentischen menschlichen Anteil in ihm wahrnehmen, einen Bereich des potenziellen Ich-Wachstums, der die anfangs zwar schmale, aber unverzichtbare Basis für eine authentische Therapeut-Patient-Kommunikation bildet. Mit anderen Worten: Die Position der technischen Neutralität impliziert auch die Erwartung oder Hoffnung, dass der Patient einen zugänglichen Kern von Beziehungsfähigkeit, einen Kern von Menschlichkeit in sich trägt, der trotz aller Probleme, derentwegen er sich in Therapie begeben hat, auf eine Fähigkeit zu authentischer Abhängigkeit hoffen lässt und die Herstellung einer therapeutischen Beziehung verspricht.

Die Erläuterungen des Therapeuten setzen an einem impliziten Bündnis zwischen seiner Rolle als Behandler und dem beziehungssuchenden Aspekt der Persönlichkeit des Patienten an; dieses Bündnis bildet die Grundlage der fortlaufenden Deutung jener Aspekte des inneren Lebens sowie des Verhaltens des Patienten, die ausschließlich sadistische bzw. ausschließlich idealisierte abgespaltene Partialrepräsentationen des Selbst und anderer Menschen widerspiegeln. Zu Anfang kann der Therapeut u. U. nur vermuten, dass sich irgendwo in der alptraumhaften Welt des Patienten eine einigermaßen normale Selbstrepräsentation verbirgt. Diese Vermutung ermöglicht es ihm, den Patienten systematisch mit seinem Gefangensein in dieser Welt zu konfrontieren, ohne jedoch durch die Deutung der primitiven Anteile das Selbst des Patienten anzugreifen. Auch wenn dieser z. B. Vorläufer eines strengen Über-Ich auf den Therapeuten projiziert und infolgedessen jede kritische Bemerkung des Behandlers als einen wütenden Angriff empfindet, den es abzuwehren gilt, ist es daher wichtig, dass der Therapeut erstens eine moralische Haltung verkörpert, ohne zu moralisieren, und zweitens eine kritische, analytische Haltung, ohne sich indes zu einer Identifizierung mit projizierten sadistischen Repräsentationen oder zu einem defensiven Kommunikationsstil verleiten zu lassen, der die Verleugnung der massiven, in der inneren Welt des Patienten wurzelnden Aggression noch verstärken würde.

Das provozierende Verhalten des Patienten kann den Therapeuten dazu drängen, die Position der technischen Neutralität und genuinen menschlichen Anteilnahme zu verlassen und eine der folgenden Rollen zu übernehmen: Er kann zum sadistischen Verfolger des Patienten werden, zu einem Opfer der vom Patienten verleugneten Aggression oder zu einem gleichgültigen Anderen, der sich emotional vom Patienten zurückzieht. Mitunter wird in einer auf den ersten Blick positiven Therapie die in der Übertragung-Gegenübertragung enthaltene Aggression verleugnet; unter der freundlichen Oberfläche verbirgt sich eine Pseudobesetzung der Behandlung durch den Therapeuten, die es nicht zulässt, die Verleugnungs- und Spaltungsprozesse aufzulösen, die den Patienten in der paranoid-schizoiden Position festhalten und jede tiefe, intensive Beziehung vereiteln.

Weil der Therapeut in der Behandlung starken emotionalen Kräften ausgesetzt ist, kann er den Prozess nur dann auf genuine Weise libidinös besetzen, wenn seine reale Sicherheit gewährleistet ist. Wann immer er sich bedroht fühlt, muss der erste Schritt darin bestehen, für seine eigene körperliche, emotionale und rechtliche Sicherheit Sorge zu tragen. Diese Sicherheit hat oberste Priorität, weil sie die unerlässliche Voraussetzung für eine authentische Besetzung der psychotherapeutischen Arbeit und deshalb auch für das Überleben und die Effektivität der Therapie ist. Genuines therapeutisches Engagement bedeutet, jederzeit realistisch einzuschätzen, was möglich ist. Die Haltung des messianischen Helfers und Retters hingegen – die Vorstellung, solchen Patienten auch angesichts ihres provozierenden Verhaltens um jeden Preis eine »korrigierende emotionale Erfahrung« der vollständigen Hingabe vermitteln zu müssen – ist mit dem Risiko verbunden, dass der Therapeut die negativen Aspekte seiner Gegenübertragung verleugnet. Daraufhin können sich anfangs unbewusste und schließlich bewusste negative Gegenübertragungsgefühle in ihm aufstauen und ihn irgendwann veranlassen, zu agieren und die Therapie zu beenden. Der Therapeut muss fähig sein, intensive negative Gegenübertragungsreaktionen auf Patienten, die in der Übertragung starke Hassgefühle projizieren, zu tolerieren, um die Rolle des Hasses in der Psychodynamik dieser Patienten verstehen zu können.

Fallbeispiel

Eine erfahrene Therapeutin fühlte sich in Gegenwart einer Borderline-Patientin, deren Leben aufgrund ihrer sadomasochistischen Männerbeziehungen, ihrer Gewaltausbrüche, ihrer Unzuverlässigkeit am Arbeitsplatz und ihrer Bulimie ein einziges Chaos war, wie paralysiert. In den Sitzungen lümmelte die Patientin im Sessel und schimpfte über all die Dinge, die in ihrem Leben schief gelaufen waren. Dabei sprang sie von einem Thema zum anderen und sprach mit monotoner Stimme, ohne die Therapeutin je anzublicken. Diese fühlte sich angesichts solcher Tiraden völlig inkompetent und merkte, dass sie sich über das resignative, passive, zugleich aber auch hochmütige, arrogante Verhalten der Patientin zunehmend ärgerte.

Die Patientin hatte ihre Mutter als grandiose, egozentrische, arrogante und pflichtvergessene Person beschrieben, und ihre Klagen implizierten, dass die Therapeutin sich genauso wie diese Mutter verhalten würde, wenn sie nichts unternähme, um sie aus ihrer tagtäglichen Misere zu erlösen. Erst durch eine innere Erforschung ihrer durchgängigen, starken Gegenübertragung konnte die Therapeutin sich klar machen, dass die Patientin ihr gegenüber das Verhalten ihrer eigenen Mutter wiederholte. Daraufhin konnte sie die vorherrschende Übertragungssituation analysieren und die endlosen Tiraden und die verzweifelten inneren Reaktionen der Patientin in die aktive Erforschung der Beziehung zwischen einer grandiosen, arroganten, gleichgültigen Mutter und ihrem hilflosen, paralysierten Opfer überführen. Beide Rollen wurden von der Patientin in der Übertragung abwechselnd agiert.

Ein fester, beständiger Behandlungsrahmen vermittelt dem Therapeuten genügend Sicherheit, um die Gegenübertragung zu erforschen, ohne sich zu konkretem Handeln gedrängt zu fühlen. Gleichwohl ist mit Situationen zu rechnen, in denen das provozierende Verhalten des Patienten ihn zu einem gewissen Gegenübertragungsagieren veranlassen wird (d. h., seine Interventionen werden von seinen eigenen emotionalen Reaktionen beeinflusst). Hasserfüllte Patienten konstatieren dann womöglich triumphierend, dass der Therapeut kurz angebunden und gereizt ist; der Behandler muss dieses Verhalten anerkennen, statt es zu verleugnen oder übertriebene Schuldgefühle zu entwickeln. Dass die Position der technischen Neutralität gelegentlich Abstriche hinnehmen muss, ist sowohl ein Zeichen der Menschlichkeit des Therapeuten als auch die zu erwartende Konsequenz eines extrem sadistischen oder provozierenden Verhaltens seitens des Patienten.

Der Therapeut hat die Aufgabe, Grenzen zu setzen, damit seine eigene Zeit, sein Raum und seine Lebenssituation durch den Patienten nicht beeinträchtigt werden, und er muss diese Grenzen konsequent schützen, statt sie in Reaktion auf dringende Hilfsappelle in der Übertragung zu kompromittieren. Die Beständigkeit seines Verhaltens ermöglicht es ihm, die Verlockung zum Gegenübertragungsagieren zu diagnostizieren und seine Reaktion auf die Analyse der Gesamtsituation von Übertragung und Gegenübertragung zurückzuführen. Er muss die Integrität des therapeutischen Settings, die physische Integrität und den Raum seiner Umwelt sowie die Privatsphäre seines Lebens außerhalb der therapeutischen Beziehungen schützen. Dass aggressive wie auch libidinöse Persönlichkeitsanteile des Patienten gegen die Grenzen der Therapeut-Patient-Beziehung opponieren werden, ist ganz natürlich; Grenzen herauszufordern ist ein Versuch, den Therapeuten zu veranlassen, seine Position der technischen Neutralität aufzugeben und einen Aspekt der inneren Konflikte des Patienten zu agieren.

6.2 Charakteristische Merkmale einer gelungenen Deutung

Gute Deutungen, d. h. gleichermaßen kompetent formulierte wie angebotene Deutungen, erfüllen vier weitere Kriterien, nämlich die der

1. Klarheit,
2. Geschwindigkeit,
3. Relevanz und
4. Tiefe.

6.2.1 Klarheit der Deutung

Eine Deutung ist klar, wenn sie präzise und unmittelbar zum Thema formuliert ist. Auch wenn Deutungen Hypothesen über das intrapsychische Funktionieren des Patienten sind, sollten sie direkt und unmissverständlich formuliert werden. Freilich mag sich der Therapeut seiner Sache mal mehr, mal weniger sicher sein, und der Tonfall seiner Stimme kann diese unterschiedlichen Grade an Gewissheit durchaus zu erkennen geben; dennoch aber sind zaghaft formulierte und angebotene Deutungen in der Regel Ausdruck eines Agierens der Gegenübertragung. Wenn die Deutung nicht korrekt ist, wird sich dies ohnehin herausstellen. Ein übervorsichtiges, zaghaftes Anbieten der Deutungen aber wird den Therapieverlauf verzögern.

Fallbeispiel

Einer Patientin, die sich zunehmend depressiv fühlte und erneut Suizidgedanken hatte, empfahl der Therapeut, den Psychiater zu konsultieren, der die medikamentöse Behandlung durchführte. In der Sitzung nach dem Besuch beim Psychiater bezeichnete die Patientin diesen als »Idioten«, dessen Empfehlungen nichts taugten.

Beispiel für mangelnde Klarheit

Der Therapeut erläuterte: »Ich glaube, dass das, was Sie über Dr. Sutton sagen, etwas mit mir zu tun hat. Sie wissen, dass er und ich als Team zusammenarbeiten. Da Sie so negativ auf ihn reagieren, nehme ich an, dass Sie auch mir gegenüber negative Gefühle haben. Diese könnten auch mit Ihrer depressiven Stimmung und Ihren Suizidgedanken zusammenhängen. Manchmal entwickeln Menschen Neid auf andere, die ihnen helfen könnten. Vielleicht ist dies der Grund, weshalb Sie negativ reagieren. Und dann geraten Sie völlig durcheinander, denn ein Teil Ihrer selbst möchte sich ja wirklich helfen lassen.«

Deutung mit gleichem, aber klar formuliertem Inhalt

»Sie reagieren auf Dr. Suttons Bemühungen, Ihnen zu helfen, mit Verachtung. Es könnte sein, dass Ihre neuerlichen Suizidgedanken Ausdruck der Verachtung sind, die Sie auch für meine Bemühungen, Ihnen zu helfen, empfinden. Ihre Depression könnte eine realistische Reaktion auf diesen Konflikt sein, der sich gerade jetzt in Ihnen abspielt, nämlich zwischen einem Anteil von Ihnen, der verzweifelt um Hilfe ruft, und einem anderen, der jenen, die Hilfe anbieten, misstraut, sie beneidet, wütend auf sie ist und sie angreift. Das ist in der Tat ein Dilemma.«

6.2.2 Geschwindigkeit der Deutung

Deutungen müssen zügig gegeben werden, damit der Deutungsprozess eine möglichst intensive, tiefe Wirkung erzielen kann. Eine Hauptursache fehlender Zügigkeit ist der fragmentierte Charakter der verbalen Äußerungen von Borderline-Patienten. In ihm gibt sich ein defensives Vermeiden traumatischer Erfahrungen zu erkennen (die von Green [2002 {2000}] beschriebene »zentrale phobische Position«, der von Bion [2013 {1959}] identifizierte »Angriff auf Verbindungen« und eine Ablehnung des Denkens). Wir haben in Supervisionen die Erfahrung gemacht, dass manche Therapeuten allzu lange warten, bevor sie eine Deutung anbieten. Sie begründen dies zumeist damit, dass sie mehr Material benötigen, um eine zutreffende Deutung geben zu können. Wir haben jedoch den Eindruck, dass viele Therapeuten das Deuten wiederholt, manchmal sogar um Wochen, aufschieben, weil sie sich vor der Reaktion des Patienten fürchten. Diese Tendenz ist Ausdruck eines generellen Widerstrebens zahlreicher Therapeuten, zu akzeptieren, dass sie ein wichtiges Objekt im Leben des Patienten sind und dass der Behandlungsprozess unabdingbar verlangt, dass sich dessen intensivste Gefühle in den Sitzungen entfalten.

Dieser Warnung vor dem Verzögern der Deutungsarbeit eingedenk, sind Deutungen jedoch nur dann anzubieten, wenn der Therapeut

1. auf der Grundlage der Mitteilungen des Patienten und/oder seiner eigenen Erkenntnisse über die Interaktion eine klare Hypothese zu formulieren vermag;
2. sich verhältnismäßig sicher sein kann, dass diese Hypothese die Selbstkenntnis vertiefen oder, sollte sie falsch sein, einen Beitrag zur Verbesserung seines eigenen Verständnisses leisten wird;
3. es für unwahrscheinlich hält, dass der Patient selbstständig und ohne Deutungen als Hilfestellung zu dieser Hypothese gelangen wird.

Sind diese drei Bedingungen nicht erfüllt, sollte der Therapeut entweder schweigen oder die Techniken der Klärung und Konfrontation benutzen (sofern nicht eine frühe tiefe Deutung erforderlich ist; unten »Tiefe der Deutung«).

Sobald die drei Bedingungen erfüllt sind, ist die Deutung möglichst zügig zu geben, denn abgesehen von ihrem therapeutischen Wert gibt sie auch Gelegenheit, die Reaktion des Patienten unter folgenden Aspekten zu beurteilen:

1. Ist der Patient bereit, zuzuhören?
2. Weiß er mit der Deutung etwas anzufangen, indem er sie z. B. weiter ausführt oder Assoziationen zu ihr hat?
3. Wie erlebt er die Deutung im Kontext seiner Beziehung zum Therapeuten – als fruchtbare Erweiterung des Verständnisses, als Beweis für die magischen Kräfte des Therapeuten, als narzisstische Kränkung, als Geschenk, als nutzlos usw.?

Vor allem der dritte Aspekt – Wie erlebt der Patient die Deutung? – gewährt Einblick in die Übertragung.

6.2.3 Relevanz der Deutung

Deutungen sind relevant, wenn sie auf das Material mit der höchsten affektiven Besetzung fokussieren (ökonomisches Prinzip der Deutung) und der Therapeut dieses in der Sitzung dominante Thema anspricht.

Fallbeispiel

Beispiel für eine nicht relevante Deutung

Wütend schildert eine Patientin gleich zu Beginn ihrer Sitzung einen Traum. Die Therapeutin reagiert, indem sie auf den Trauminhalt fokussiert und eine Deutung anbietet, die auf den wütenden Affekt der Patientin nicht Bezug nimmt. Eine relevante Deutung hätte den Affekt gegenüber der Therapeutin thematisiert, ohne unbedingt auf den Trauminhalt einzugehen.

Beispiel für eine partiell relevante Deutung

Ein Therapeut, der seit mehreren Monaten mit einer zurückgezogenen und gehemmten Borderline-Patientin arbeitete, kommentiert die Gleichgültigkeit, mit der sie ihm begegnet: »Sie verhalten sich so, als hätten Sie mir gegenüber keinerlei Gefühle. Ich halte dies für ein Zeichen dafür, dass Ihnen die Gefühle, die Sie für mich empfinden, Angst machen.«

Beispiel für eine Deutung mit höherer Relevanz

Ein Therapeut reagiert auf die scheinbare Gleichgültigkeit, die eine Patientin ihm gegenüber zeigt, mit den Worten: »Sie verhalten sich so, als hätten Sie mir gegenüber keinerlei Gefühle. Ich glaube, diese vermeintliche Gleichgültigkeit verdeckt, dass ich Ihnen sehr wichtig bin, und schützt sie vor diesem Gefühl und vor Ihrem tiefen Wunsch, dass ich mich um sie kümmern möge. Ich stütze diese Hypothese auf mehrere Beobachtungen. Zum Beispiel kommen Sie immer sehr früh zu Ihren Sitzungen und wirken dann so, als hätten Sie voller Ungeduld auf mich gewartet. Und jedes Mal, wenn ich Ihnen mitteile, dass ich eine Weile nicht da sein werde, sagen Sie zwar, das sei völlig egal, vermitteln mir aber nonverbal, dass Sie sich Sorgen machen und sich nicht wohl fühlen. Wenn meine Vermutung zutrifft, sollten wir im nächsten Schritt versuchen, herauszufinden, weshalb es Ihnen so schwerfällt, die Gefühle, die Sie mir gegenüber vielleicht hegen, bewusst wahrzunehmen und anzuerkennen.«

Was deuten und wie?

Das ökonomische Prinzip, das dynamische Prinzip und das strukturelle Prinzip geben auch den Fokus und Inhalt der Deutungen vor (siehe auch Kap. 7 Behandlungstaktiken und klinische Herausforderungen, Abschnitt »Taktik 3: Identifizierung und Bearbeitung des vorrangigen Themas«). Das *ökonomische Prinzip* besagt, dass die Deutung auf den in der Sitzung vorherrschenden Affekt Bezug nehmen muss, denn der Affektzustand des Patienten zeigt an, welche der unbewussten Objektbeziehungen stimuliert wurde. Die mit dem dominanten Affekt assoziierte Objektbeziehung entspricht in aller Regel der Objektbeziehung, die in der Übertragung vorherrscht. Dennoch gibt es Situationen, in denen die affektiv dominante Dyade mit einer Person oder Situation außerhalb der Übertragung zusammenhängt und keine direkte Verbindung mit der im Augenblick aktiven Übertragung aufweist. In diesem Fall empfehlen wir dem Therapeuten, den Bereich zu erforschen, in dem der Affekt am stärksten ist, auch wenn dies bedeutet, das Übertragungsmaterial vorübergehend unberücksichtigt zu lassen. Freilich haben wir gesehen, dass auch affektiv besetztes Material, das zunächst nicht mit der Übertragung zusammenzuhängen scheint, sich früher oder später beinahe unvermeidlich als Übertragungsmaterial erweist.

Das *dynamische Prinzip* besagt, dass die Deutung die Kräfte des intrapsychischen Konflikts thematisiert und der Therapeut sich von der Oberfläche in die Tiefe und

Tab. 6-1 Arbeit von der Oberfläche in die Tiefe

Abwehr an der Oberfläche:	**Die Patientin schweigt mit wütendem Gesichtsausdruck**
Abgewehrter Impuls (Motivation der Abwehr):	**Intensive Aggression**
Der Therapeut spricht dies mit den Worten an: »Die Vorstellung zu sprechen scheint Ihnen Angst zu machen. Vielleicht haben Sie Angst zu explodieren?« Die Patientin stimmt der Hypothese zu.	
Nächste Ebene der Abwehr:	**Aggression als Schutz vor Abhängigkeit**
Der Therapeut bietet folgende Deutung an: »Ihre Angst zu explodieren hindert Sie daran, mit mir zu interagieren.«	
Nächste Ebene des Triebs:	**Abhängigkeitswünsche**
Der Therapeut bietet die Deutung an: »Vielleicht dient der Drang zu explodieren dazu, eine Interaktion zu vermeiden, in der Gefühle der Abhängigkeit zutage treten könnten.« Im weiteren Verlauf der Arbeit stellen Therapeut und Patientin dann vielleicht fest, dass die Abhängigkeitswünsche zur Abwehr ödipaler Rivalitätsstrebungen dienen. Die Arbeit kann von einer Ebene zur nächsten voranschreiten. Die dissoziative Abwehr von BPO-Patienten bewirkt darüber hinaus, dass eine *abgewehrte* Ebene zu einem anderen Zeitpunkt an die Oberfläche treten kann und dann ihrerseits eine Abwehrfunktion erfüllt. Die einzige Konstante besteht darin, dass die am Konflikt beteiligten Kräfte voneinander dissoziiert bleiben, solange sie nicht gedeutet und durchgearbeitet werden können.	

von der Abwehr über die Motivation zum Triebimpuls vorarbeitet (Tab. 6-1). Der Therapeut sollte grundsätzlich mit dem Material beginnen, das dem Patienten spontan zugänglich ist, und ihm ein Verständnis der unbewussten Bedeutung seiner Mitteilungen im Hier und Jetzt anbieten, ohne jedoch sofort auf die Genese des Materials einzugehen. Er könnte beispielsweise sagen: »Sie verhalten sich hier so, wie sich ein wütendes Kind gegenüber einer wütenden und strafenden Mutter verhielte«, statt vorauszusetzen, dass die inszenierte Objektbeziehung historisch zutreffend sei und zu sagen: »Die Wut, die Sie noch immer in sich verspüren, hängt mit der strengen Behandlung und den Bestrafungen durch Ihre Eltern zusammen.« Eine solche Intervention kann nicht nur unzutreffend sein, sondern löst den augenblicklichen Affekt des Patienten zudem aus der unmittelbaren Situation mit dem Therapeuten heraus.

Im Allgemeinen ist zuerst das bewusstseinsnähere Material zu deuten. Ausnahmen von dieser Regel erläutern wir im Abschnitt »Komplikationen bei der Arbeit von der Oberfläche in die Tiefe« (S. 179). In den frühen Behandlungsphasen richten sich Deutungen in erster Linie auf den Abwehrcharakter des vom Patienten produzierten Materials. Instinktiv tendieren Patienten dazu, primitive Affekte und innere Fragmentierung aus der bewussten Wahrnehmung zu bannen, doch diese schmerzlichen Gefühle brechen sich im Verhalten und in den zwischenmenschlichen Beziehungen Bahn. Ein Großteil der Arbeit in den frühen Phasen besteht deshalb darin, den Patienten zu helfen, selbst zu erkennen, dass sie durch ihr Verhalten innerhalb wie außerhalb der Sitzungen versuchen, das Material, das unbedingt gesehen und verstanden werden muss, nicht zu sehen. Diese Realität der klinischen Arbeit ist einer der Faktoren, auf dem die Hierarchie der Prioritäten beruht, die es der Reihe nach abzuarbeiten gilt (Kap. 7. Abschnitt »Festhalten an der inhaltlichen Rangfolge«). Verhaltensweisen, in denen sich ein Widerstand gegen die explorative Therapie manifestiert, müssen bearbeitet werden, bevor die Exploration fortgesetzt werden kann.

Das *strukturelle Prinzip* besagt, dass Deutungen auf die intrapsychische Struktur fokussieren müssen, die an der Abwehr und/oder am Triebimpuls beteiligt ist – d. h. auf die Ebene der dreiteiligen Struktur (Es, Ich und Über-Ich) bei neurotischen Patienten und auf die Ebene der dominanten Objektbeziehungsdyaden bei Patienten mit Borderline-Persönlichkeitsorganisation. Bei BPO-Patienten besteht das Ziel darin, die Objektbeziehungsdyade zu verstehen und zu deuten, die eine Abwehrfunktion erfüllt, und die tiefere Dyade, welche abgewehrt wird und mit dem Triebimpuls verknüpft ist, ins Bewusstsein zu heben. Wenn der Therapeut seine Interventionen am ökonomischen, dynamischen und strukturellen Prinzip orientiert, wird seine Deutung auch die notwendige Relevanz aufweisen.

6.2.4 Tiefe der Deutung

Die Tiefe der Deutung hängt mit dem Voranschreiten des Deutungsprozesses vom bewussten Erleben und Verhalten des Patienten zur Beschreibung der zugrunde liegenden psychischen Struktur – sowie der in ihr enthaltenen Konflikte – zusammen, die das Verhalten motiviert. An intrapsychischen Konflikten sind immer mehrere übereinander gelagerte Ebenen der Impuls-Abwehr-Konfigurationen beteiligt (Tab. 6-1).

Im Idealfall deutet der Therapeut weder allzu sehr an der Oberfläche (also Material, dass der Oberfläche nahe und dem Patienten infolgedessen womöglich schon bewusst ist) noch allzu tief (Material, das vom Patienten noch nicht assimiliert werden kann). Die optimale Deutungsebene findet man nur durch Versuch und Irrtum. Das Kriterium der Tiefe der Deutung bezieht sich auf die Bemühungen des Therapeuten, seine Deutung möglichst zu vertiefen und zu testen, auf welcher Ebene der Patient sie verstehen und in sich aufnehmen kann.

Jeder Abwehr hat eine Motivation – einen Grund, weshalb der entsprechende Impuls vom Patienten nicht bewusst akzeptiert werden kann. Eine tiefe Deutung fasst das Abwehrverhalten, dessen Motivation durch den entgegengesetzten Triebimpuls und den Impuls an sich vollständig in Worte.

6.2.5 Deutungen auf drei Ebenen

Eine Deutung kann auf einer von drei Ebenen gegeben werden:

1. Deuten der Art und Weise, wie das Agieren oder die primitiven Abwehrmechanismen eingesetzt werden, um die bewusste Wahrnehmung des inneren Erlebens zu vermeiden;
2. Deuten einer augenblicklich aktiven Objektbeziehung (Beschreibung der Selbst- und Objektrepräsentationen in der Dyade und des Rollenwechsels innerhalb der Dyade);
3. Deuten der Objektbeziehung, die durch die im Augenblick aktive Objektbeziehung abgewehrt wird.

Ebene 1: Deutung der primitiven Abwehrmechanismen

Weil Deutungen im Allgemeinen von der Oberfläche aus in die Tiefe gehen, erläutern wir zunächst die Deutung primitiver Abwehrmechanismen. Im Allgemeinen dient die Abwehr zur Vermeidung unerträglicher Konflikte – Konflikte zwischen verschiedenen Anteilen der Psyche sowie zwischen Teilen der Psyche und Elementen der äußeren Realität. Im Gegensatz zu reifen Abwehrmechanismen streben die primitiven eine Konfliktvermeidung an, indem sie eine scharfe, unrealistische intrapsychische Trennung zwischen liebevollen und hasserfüllten Aspekten des Selbst und anderer Menschen aufrechterhalten, so dass die im Konflikt liegenden Parteien einander auf dem Schauplatz des psychischen Gewahrseins des Patienten gar nicht begegnen. Selbst wenn diese gegenläufigen Zustände ins Bewusstsein vordringen können, gelingt ihnen dies nur zu unterschiedlichen Zeiten und vollständig isoliert voneinander (allerding kann ein Zustand bewusst erlebt werden, während gleichzeitig ein entgegengesetzter Zustand agiert wird, ohne dem Patienten jedoch bewusst zu sein). Diese extreme Trennung zwischen unversöhnlichen Zuständen hat zur Folge, dass der Patient Anteile seiner eigenen inneren Welt, die er nicht gleichzeitig mit dem Anteil, den er bewusst wahrnimmt, tolerieren kann, so erlebt, als gehörten sie zur Außenwelt.

Die Spaltung, der zentrale Mechanismus der primitiven Abwehr, hält extreme, verzerrte Repräsentationen des Selbst und anderer Menschen in der inneren Welt des Patienten voneinander fern, um die geliebten »guten« Imagines vor dem mit den »bösen« Imagines verbundenen Hass zu schützen. Der Preis, den der Patient für diese Trennung der inneren Repräsentationen zahlt, ist die Fähigkeit, mit Menschen und Situationen umzugehen, denen die für die reale Welt charakteristische Flexibilität und Komplexität zu eigen ist. Was sein subjektives Erleben betrifft, so führen die Spaltungsprozesse zu einer unberechenbaren Diskontinuität seiner Selbstwahrnehmung sowie seiner Wahrnehmungen anderer Menschen und der Welt. In manchen Fällen lässt die Spaltung eine fixierte, starre, aber brüchige Scheinstabilität entstehen, die auf der ständigen Projektion böser innerer Objekte auf die äußere Welt beruht; typisch ist dies für Patienten mit narzisstischer Persönlichkeitsstörung, deren innere Welt um das pathologische Größenselbst strukturiert ist (Diamond, Yeomans und Stern, A Clinical Guide for Treating Narcissistic Pathology: A Transference Focused Psychotherapy, in Vorbereitung). Im Allgemeinen bewirken die primitiven Abwehrmechanismen der omnipotenten Kontrolle, projektiven Identifizierung, Idealisierung, Entwertung und primitiven Verleugnung, dass die Spaltung aufrechterhalten werden kann. Sie machen den Patienten glauben, dass unakzeptable Selbstanteile in anderen und nicht im Selbst lokalisiert sind, lassen ihm böse Objekte in manchen Situationen gut erscheinen und überzeugen ihn davon, dass diese Widersprüche keinerlei emotionale Konsequenzen haben.

Um die Partialselbst- und Partialobjektrepräsentationen ins Bewusstsein zu heben, muss der Therapeut sie häufig von den Schauplätzen, auf die sie projiziert wurden, zurückholen, indem er der Patientin den Einsatz von Abwehrmechanismen wie Projektion, projektive Identifizierung und omnipotente Kontrolle erläutert. Auch die Mobilisierung von primitiver Idealisierung, Entwertung und Verleugnung wird gedeutet, um der Patientin dabei zu helfen, zu einer realistischeren Beurteilung (gut, böse oder sowohl gut als auch böse) ihrer Selbst- und Objektimagines zu gelangen. Nachdem der Therapeut der Patientin das Repertoire an verzerrten Imagines demonstriert hat, die ihre Beziehungen beeinflussen (Behandlungsstrategie 1, Kap. 3), besteht die nächste Aufgabe darin, die Selbst- und die Objektfragmente zusammenzuführen. Dabei spielt die Deutung primitiver Abwehrmechanismen eine besonders hilfreiche Rolle. Im Folgenden werden diese Abwehrmechanismen der Reihe nach erläutert.

1. Spaltung Spaltungsvorgänge geben sich am deutlichsten zu erkennen, wenn die Patientin den Therapeuten oder ihr Selbst als ausschließlich gut oder ausschließlich böse wahrnimmt und es jederzeit möglich ist, dass das jeweilige Bild ins genaue Gegenteil umschlägt. Primitive Idealisierung, Entwertung, omnipotente Kontrolle und projektive Identifizierung gehen allesamt aus der gespaltenen psychischen Struktur hervor.

Therapeut: Sie sagen mir jetzt also, dass ich warmherzig sei und dass Sie sich in meiner Gegenwart völlig entspannt fühlten.
Patientin: Ja, und was soll daran verkehrt sein?
Therapeut: Nichts, aber mir ist nicht ganz klar, wie es zu dem passt, was Sie vor 10 Minuten gesagt haben – dass Sie glauben, ich würde Sie verletzen wollen und Sie müssten mich mit Argusaugen beobachten.
Patientin: Aber ich *sehe* ja, dass Sie nicht gefährlich sind, ich spüre es einfach. Wahrscheinlich habe ich mich vorhin geirrt.
Therapeut: Aber Sie waren fest davon überzeugt, dass ich gefährlich sei. Wie soll es möglich sein, dass ich mich so schnell dermaßen verändert habe? Offenbar wissen Sie mit mir nur dann etwas anzufangen, wenn Sie mich als entweder extrem gefährlich oder als extrem gütig sehen. Diese Art, mich wahrzunehmen, könnte eine Methode sein, die Angst zu vermeiden, die Sie bekämen, wenn keines dieser Extreme auf mich zuträfe.

2. Primitive Idealisierung und Entwertung Diese beiden primitiven Abwehrmechanismen resultieren aus der Tendenz, äußere Objekte als entweder ausschließlich gut oder ausschließlich böse wahrzunehmen, was dadurch möglich wird, dass ihre guten Eigenschaften oder ihre Wertlosigkeit auf willkürliche, pathologische Weise übersteigert werden (in extremen Fällen sind entwertete Objekte nicht nur wertlos, sondern sogar böse). Die primitive Idealisierung erzeugt unrealistische, ausschließlich gute, mächtige Imagines; dies spiegelt sich in der Weise wider, wie die Patientin den Therapeuten oder andere Menschen, aber auch sich selbst behandelt: als ideale, omnipotente, womöglich göttliche Gestalt, auf die sie bedingungslos bauen kann. Unter Umständen wird der Therapeut als potenzieller Verbündeter gegen gleichermaßen mächtige (und gleichermaßen unrealistische), ausschließlich böse Objekte betrachtet. Zu anderen Zeiten nimmt die Patientin den Therapeuten, andere Menschen oder sich selbst als vollständig wertlos, nutzlos und/oder böse wahr.

3. Omnipotente Kontrolle Diese Abwehr soll den Patienten vor der Gefahr bewahren, die von den auf äußere Objekte projizierten aggressiven Kräften ausgeht. Das bedeutet freilich, dass die andere Person, auf welche die Aggression projiziert wurde und in der sie daraufhin wahrgenommen wird, kontrolliert werden muss, um das Selbst vor ebendieser Aggression zu schützen. Die einzige Möglichkeit, eine Beziehung aufrechtzuerhalten, ist deshalb die ständige Kontrolle (Kernberg 1998 [1995]). Tragischerweise hat häufig gerade diese kontrollierende Haltung des Patienten zur Folge, dass andere sich von ihm abwenden. Omnipotente Kontrolle kommt u. a. auch in der Sprechweise zum Ausdruck: Das überstürzte, hastige Sprechen – manchmal mit abrupten Themenwechseln – kann defensiv eingesetzt werden, um dem Therapeuten keine Gelegenheit zu geben, wirksam zu intervenieren; es ist wichtig, dieses »Schnellfeuersprechen« von der schnellen Sprechweise bei einer manischen Episode zu unterscheiden.

4. Projektive Identifizierung Im Gegensatz zu weiterentwickelten Projektionen, bei denen der Patient einem anderen Menschen einen Impuls zuschreibt, den er in sich selbst verdrängt, sind primitive Formen der Projektion und insbesondere die projektive Identifizierung dadurch gekennzeichnet, dass

1. der Patient den auf einen anderen projizierten Impuls agieren und vorübergehend sogar selbst bewusst wahrnehmen kann,
2. die andere Person, die nun unter dem Einfluss des projizierten Impulses oder Affekts zu stehen scheint, aus ebendiesem Grund gefürchtet wird,
3. es infolgedessen notwendig ist, diese Person zu kontrollieren (Zusammenhang mit omnipotenter Kontrolle),
4. der gefürchtete und projizierte Affekt bewusst in dieser anderen Person induziert wird.

Projektive Identifizierungen gehen also mit Interaktionen einher; dies kann sich in der Übertragung auf dramatische Weise widerspiegeln und dem Therapeuten durch seine Gegenübertragung wichtige Informationen vermitteln.

In der Therapie können projektive Identifizierungen auf zweierlei Weise in Erscheinung treten. Zunächst versucht die Patientin, sich vor einem Aspekt ihrer eigenen inneren Welt zu schützen, indem sie unbewusst einen inakzeptablen Affekt im Therapeuten hervorruft und ihn dann ebendieses Affektes oder einer entsprechenden Reaktion beschuldigt. Ein Beispiel: Die Patientin wirft dem Therapeuten vor, sie zu hassen, behandelt ihn aber ihrerseits kalt, kontrollierend und verächtlich und hat gleichzeitig das Gefühl, sich vor ihm schützen zu müssen. Des Weiteren ist denkbar, dass der Therapeut einen Affekt in sich wahrnimmt, der von seinen üblichen Reaktionen stark abweicht. Er wird sich infolgedessen nach dem Ursprung dieses Gegenübertragungselementes fragen. Der Affekt, der u. U. gar nicht direkt mit dem manifesten Material der Patientin zusammenhängt, kann einen unterschwelligen Prozess der projektiven Identifizierung zu erkennen geben, d. h., die Patientin hat einen Selbstanteil, der für sie unerträglich ist, auf den Therapeuten projiziert, der diesen Affekt nun in sich wahrnimmt. Dieser Aspekt ihres inneren Erlebens wird möglicherweise allein durch die Gegenübertragung zugänglich.

Ein Beispiel für eine häufig auftretende Identifizierung betrifft den anfänglichen Konflikt zwischen inneren aggressiven, auf Zerstörung drängenden Kräften und libidinösen Kräften, die das Leben und das Streben nach gesunden Beziehungen unterstützen. In der Frühphase der Therapie behaupten Patienten oft, nur einen einzigen Wunsch zu haben, nämlich tot zu sein, und dass der Therapeut und die Behandlung sich diesem Wunsch widersetzten – eine Projektion des inneren, libidinös besetzten Anteils auf den Therapeuten. Diese Projektion ist ein Versuch des Patienten, sich von dem inneren Konflikt zu befreien, und bringt sowohl ihn selbst als auch die Therapie in Gefahr. Folglich muss der Therapeut den Konflikt deuten:

> Sie sagen, dass Sie einzig und allein den Wunsch haben, zu sterben, und sehen in mir ein frustrierendes Hindernis, das Sie davon abzuhalten versucht. Dies ist eine gefährliche und durchaus schwierige Situation. Ich denke, in Ihnen spielt sich ein Konflikt ab. Sie sind nicht voll und ganz mit dem Wunsch zu sterben identifiziert. Dies mache ich zum Beispiel daran fest, dass Sie mich aufgesucht haben. Auch die Tatsache, dass Ihre Suizidversuche gescheitert sind, lässt vermuten, dass Ihr Wunsch zu sterben nicht konfliktfrei ist. Aber Sie versuchen, den Konflikt nicht in sich selbst wahrzunehmen, und betrachten ihn deshalb als einen Kampf, den Sie mit anderen, z. B. mit mir, austragen müssen. Dies ist ein gefährliches Spiel, denn es könnte damit enden, dass Sie tot sind. Es ist wichtig, dass Sie Ihren inneren Konflikt anerkennen und mit der Seite zusammenarbeiten, die leben möchte, auch wenn diese Seite im Moment sehr schwach zu sein scheint.

Eine vollständigeres Fallbeispiel für die Bearbeitung einer solchen Projektion eines inneren Konflikts enthält das folgende Kapitel (Kap. 7, Abschnitt »Stationäre Behandlung«).

5. Projektion Dieser Abwehrmechanismus ist der Borderline-Persönlichkeitsorganisation nicht vorbehalten, kann aber in der Borderline-Pathologie eine aktive Rolle spielen. Der Patient, der es nicht erträgt, beide Seiten eines intrapsychischen Konflikts gleichzeitig bewusst wahrzunehmen, erlebt zumeist eine Seite bewusst, während die andere verdrängt und (in einer spezifischen Objektrepräsentation verkörpert) auf den Therapeuten projiziert wird. Die Projektion ist ein höher entwickelter Abwehrmechanismus als die projektive Identifizierung. Weil sie auf der Dominanz der Verdrängung beruht und nicht auf der für BPS-Patienten typischen

Dominanz von Spaltungsmechanismen, sind ihre Manifestationen subtilerer Art. Anders als bei der projektiven Identifizierung wird der projizierte Affekt im Therapeuten nicht unbewusst durch den Patienten hervorgerufen, und dieser versucht auch nicht, den Therapeuten unter dem Einfluss dieser Projektion zu kontrollieren.

6. Primitive Verleugnung Bei Borderline-Patienten trägt diese Abwehr zur Verstärkung der Spaltungsprozesse bei. Verleugnet werden im Allgemeinen Gefühle, die mit Gedanken oder Erinnerungen zusammenhängen. Diese Patienten können sich an Wahrnehmungen, Gedanken und Gefühle erinnern, die sie selbst oder andere Menschen betreffen und das völlige Gegenteil ihrer augenblicklichen Wahrnehmungen, Gedanken und Gefühle sind; aber die Erinnerung hat keine emotionale Komponente und kann das, was sie aktuell empfinden, überhaupt nicht beeinflussen. Eine primitive Verleugnung kann auch als fehlende emotionale Reaktion auf ein starkes Bedürfnis, einen schweren Konflikt oder eine ernsthafte Gefahr Ausdruck finden. Die Patientin vermittelt, dass sie die Situation kognitiv registriert, verleugnet aber ihre emotionalen Implikationen oder verbannt einen gesamten Bereich aus ihrem bewussten Gewahrsein, um sich vor einem möglichen Konflikt zu schützen.

Die systematische Deutung der primitiven Abwehrmechanismen verändert die in der Sitzung aktivierten Objektbeziehungen. Solche Veränderungen sind von hohem Wert, weil sie zu erkennen geben, inwieweit die Deutungen des Therapeuten korrekt sind. Im Laufe der Zeit wird sich die Patientin ihrer widersprüchlichen internalisierten Objektrepräsentationen bewusst. Sobald sich ganze, dreidimensionale Selbst- und Objektrepräsentationen gebildet haben, hat sie die fortgeschrittene Behandlungsphase erreicht, die wir im 10. Kapitel beschreiben (Kap. 10 Fortgeschrittene Behandlungsphase und Beendigung).

Ebene 2: Deutung der augenblicklich aktiven Objektbeziehung

Die zweite Ebene der Deutung entspricht der konsequenten Anwendung der in Kap. 3 erläuterten Strategie 1. Der Therapeut kann Deutungen auf dieser Ebene durch einen vorbereitenden Schritt einleiten, indem er explizit die Selbst- und Objektrepräsentationen des Patienten beschreibt, die noch nicht an die Oberfläche getreten sind. Dieser Schritt ist v. a. in Situationen hilfreich, in denen die in der Übertragung agierten Rollen maskiert sind (d. h., wenn der äußere Anschein über die eigentlich inszenierten Rollen hinwegtäuschen soll), oder wenn die Patientin unter Berufung auf ein Körnchen Wahrheit behauptet, dass ihre Wahrnehmung und ihr Erleben einer Interaktion absolut realistisch sei, und es ihr schwer fällt zu erkennen, dass ihre innere Welt ihre Wahrnehmung der Situation prägt. Deutungen auf dieser Ebene beschreiben zunächst die Interaktion im Hier und Jetzt, bevor der Therapeut einen Schritt tiefer vordringt und erläutert, *weshalb* die Patientin die Interaktion nach Maßgabe dieser Rolle erlebt. Dazu ein Beispiel für die Vorbereitung einer Deutung auf dieser Ebene:

Auf die meisten Beobachter würden Sie im Augenblick wie ein hilfloses Kind wirken. Ich hatte tatsächlich selbst diesen Eindruck, aber in Wirklichkeit sind Sie auf kaum merkliche Weise durchgängig sehr stark. Sie stellen sich so dar, als könne Ihnen niemand helfen. Sie lehnen all meine Bemühungen, unser Verständnis zu verbessern, ab. Sie scheinen das, was ich sage, nicht hören zu wollen oder nicht zu hören. Man könnte all dies als Ausdruck Ihrer Hilflosigkeit verstehen, aber meiner Erfahrung nach sind hilflose Menschen offen für Hilfsangebote. Die Hartnäckigkeit, mit der Sie Ihre Hilflosigkeit behaupten, und Ihre ablehnende Einstellung gegenüber allem, was ich sage, erzeugt eine interessante Situation, in der Sie die Starke sind und ich schwach und nutzlos, ja sogar hilflos wirke. Es könnte sich lohnen, diese Situation gründlicher zu untersuchen.

Ein weiteres Beispiel für die Vorbereitung einer Deutung auf dieser Ebene:

Therapeut: Ich habe mit meiner Sekretärin Rücksprache genommen, und es stimmt, dass sie Sie gebeten hat, später noch einmal anzurufen, weil sie im Moment sehr beschäftigt war. Aber ich denke, wir sollten Ihre Reaktion darauf genauer untersuchen. Sie haben gesagt, dass Sie die Therapie bei mir nur dann fortsetzen können, wenn ich meine Sekretärin entlasse.
Patientin: Wie soll ich bei jemandem in Therapie bleiben, dem ich nicht vertraue? Ich habe Ihnen gesagt, dass Ihre Sekretärin verantwortungslos ist, und wenn Sie nichts unternehmen, sind Sie genauso verantwortungslos.
Therapeut: Ob sich meine Sekretärin verantwortungslos verhalten hat oder nicht, ist eine Sache. Für uns ist wichtig, was Sie aus dem Vorfall machen. Sie betrachten ihn als Beweis dafür, dass ich genau die verantwortungslose, pflichtvergessene Kreatur bin, die Sie schon früher in mir gesehen haben. Sie haben mich als ein Ungeheuer bezeichnet, dem es gleichgültig ist, ob Sie leben oder tot sind. Wir sind uns einig über das, was meine Sekretärin gesagt hat, aber Sie benutzen es, um ein Bild von mir zu verteidigen, das offensichtlich einen ganz anderen Ursprung hat. Genau das müssen wir uns nun gemeinsam ansehen, um es zu verstehen.

Sodann hebt der Therapeut zu einer Deutung auf Ebene 2 an:

Therapeut: Auf eine interessante Weise wirken Sie entspannter, wenn Sie mich als Ungeheuer bezeichnen. Dies steht in krassem Gegensatz zu Ihrem Unbehagen in der letzten Sitzung, als ich Ihre Bitte um eine Terminverlegung erfüllen konnte. Aus irgendeinem Grund, den wir noch verstehen müssen, fühlen Sie sich offenbar wohler, wenn Sie ein Ungeheuer in mir sehen können, dem Sie auf Schritt auf Tritt misstrauen, als wenn Sie merken, dass Sie es mit jemandem zu tun haben, der es womöglich gut mit Ihnen meint. Es scheint, als hätten Sie das Gefühl, sich auf vertrautem Gelände zu bewegen, wenn Sie mich als Ungeheuer sehen. Es macht Sie zwar nicht glücklich, mich für ein Ungeheuer zu halten, aber es macht Ihnen auch keine Angst. Eine Erklärung für diese fehlende Angst könnte die tiefe Überzeugung sein, dass ich nur hier bin, um Sie zu benutzen oder auszunutzen, statt Ihnen zu helfen. Wenn ich es gut zu meinen scheine, entspreche ich nicht Ihren Erwartungen, und Sie glauben, dass meine Freundlichkeit Sie täuschen soll, damit ich Sie umso schlechter behandeln kann. Es könnte auch sein, dass Sie wegen Ihrer Wut auf mich und der schlechten Behandlung, die Sie mir haben zukommen lassen, Schuldgefühle empfinden, wenn Sie mich als freundlich erleben.

Bei der Bearbeitung der für die frühe Behandlungsphase typischen paranoiden Übertragung kann der Therapeut eine Deutung anbieten, in der er die Projektion des Patienten mit der Theorie des Geistes (ToM) in Verbindung bringt. So könnte er beispielsweise sagen: »Ich frage mich, ob Ihre Angst, von mir ›herausgeworfen‹ zu werden, wenn Sie ›etwas Falsches‹ sagen, mit Ihrer Vorstellung zusammenhängt, dass ich genauso denke wie Sie selbst. Sie haben mir zahlreiche Beispiele geschildert für Beziehungen, in denen Ihnen jemand zuerst sehr sympathisch war, bis er irgendetwas Falsches sagte oder tat und Sie diese Person dann völlig abstoßend fanden.«

Ebene 3: Deutung der Objektbeziehung, die abgewehrt wird

Auf der dritten Ebene wird die Deutungsarbeit vervollständigt, weil sie nun auf die gespaltene psychische Struktur fokussiert. Der Therapeut bietet eine Deutung auf dieser Ebene an, sobald er genügend Informationen zu besitzen glaubt, um die Art der Beziehung, die der Patient abwehrt und die an der Oberfläche nicht unbedingt erkennbar sein muss, verstehen zu können (Abb. 3-1, S. 56). Das folgende Beispiel illustriert eine solche Deutung:

> Mir ist aufgefallen, dass Sie jedes Mal, wenn Sie eine Sitzung mit einem guten Gefühl verlassen haben – mit dem Gefühl, dass es eine positive Verbindung zwischen uns gibt, ganz gleich, wie subtil sie sein mag –, Folgendes tun: Entweder Sie hinterlassen mir auf dem Anrufbeantworter die Nachricht, dass Sie Ihre Behandlung nicht fortsetzen möchten – dass die Therapie nichts bringe und Sie abbrechen möchten –, oder Sie kommen mit zornigem, trotzigem Gesicht in die nächste Sitzung und erklären, dass Sie nichts zu sagen haben. Die interessante Frage lautet, wodurch diese Reaktionen in Ihnen ausgelöst werden. Sie haben gesagt, es sei »Realität«, dass Sie mir nicht trauen können und ich Ihnen nicht helfen kann. Ich habe hingegen den Eindruck, dass diese wiederholten negativen Reaktionen ausgelöst werden, wenn Sie einen Moment lang mit einem Selbstanteil in Berührung kommen, der Ihnen große Angst macht – einem Anteil, der sich dringend wünscht, jemandem vertrauen zu können und Hilfe zu finden, und dies wäre bei mir möglich. In diesen Momenten wirken Sie gar nicht wütend; Sie scheinen eher eine zögerliche, ängstliche Sehnsucht nach echter Verbundenheit zu empfinden – wie die Beziehung zu einer nährenden, fürsorglichen Mutter. Das Gefühl verschwindet, wenn der wütende und verächtliche Selbstanteil, der Ihnen besser vertraut ist, sich wieder meldet und die Möglichkeit einer genuinen Verbundenheit mit jemandem zu zerstören droht, Ihnen aber ein Gefühl der Sicherheit vermittelt.

Die Arbeit mit den Deutungsebenen

Bei der Arbeit auf jeder der drei Deutungsebenen beobachtet der Therapeut aufmerksam die drei Kommunikationskanäle, um die Informationen zu sammeln, die er zur Formulierung seiner Deutungen benötigt. In der Regel gehen jeder Deutung, ganz gleich auf welcher Ebene, Klärung und Konfrontation voraus. Manchmal macht eine Konfrontation, die ihren Zweck erfüllt und den Patienten zum Nachdenken – zur Erarbeitung eigener Einsichten – anregt, eine Deutung überflüssig.

Der Therapeut sollte erst dann deuten, wenn kein Zweifel daran besteht, dass der Patient ohne diese Hilfe keine Einsicht erzielen wird. Deshalb muss er ihn zunächst fragen, wie er selbst die betreffenden Informationen versteht:

Therapeut: Können Sie es erklären, weshalb Sie verspätet zu den letzten beiden Sitzungen kamen und mir dann berichteten, dass Sie sich unentwegt fragen, weshalb niemand etwas mit Ihnen zu tun haben will?
Patient: Denken Sie etwa, dass ich anderen die Behandlung zukommen lasse, über die ich mich selbst immer beschwere? [Der Patient gibt eine neu auftauchende Einsicht bezüglich des Rollenwechsels in der Dyade zu erkennen.]

Interventionen sollten den Patienten zur Integration auf einer neuen, über das bislang erreichte Gewahrsein hinausgehenden Ebene anregen.

6.2.6 Komplikationen bei der Arbeit von der Oberfläche in die Tiefe

Für Therapeuten, die mit Borderline-Patienten arbeiten, erweist sich die Frage nach der angemessenen Tiefe der Deutung oft als heikel. Der allgemeine Grundsatz, zuerst die defensiven Aspekte des Materials und danach den Inhalt zu deuten (Oberfläche vor Tiefe), kann wegen der besonderen Schwierigkeit, die Oberfläche von dem, was darunter liegt, zu unterscheiden, nicht ohne Weiteres befolgt werden. Zurückzuführen sind diese Komplikationen auf die Art der Spaltung. Diese hat nicht nur zur Folge, dass eine oberflächennahe Dyade die entsprechende tiefere, entgegengesetzte Dyade abwehren kann, sondern dass die Dyaden gewissermaßen ihren Platz tauschen können, so dass die tiefere der Oberfläche näher kommt und diejenige, die zunächst oberflächennah war, zum Ziel der Abwehr wird. Ebendies illustriert das folgende Beispiel:

Fallbeispiel

Das Verhalten einer Patientin gegenüber dem Therapeuten war zornig und hasserfüllt und fand in erster Linie auf verbaler, aber auch auf nonverbaler Ebene Ausdruck. Gleichzeitig nahm der Therapeut in ihrem nonverbalen Verhalten auch andere Aspekte wahr, die eine Sehnsucht nach Nähe zu erkennen gaben. In seiner Gegenübertragung reagierte er sowohl mit dem Wunsch, eine wütende, angriffslustige Person loszuwerden (konkordante Gegenübertragung), als auch mit dem Impuls, ein verletzliches, kindliches Wesen zu beschützen (komplementäre Gegenübertragung). In ihrer Gesamtheit könnten all diese Informationen ihn zu dem Schluss veranlassen, dass die oberflächennahe Dyade – eine wütende Person, voller Hass auf eine andere Person, von der sie sich schlecht behandelt fühlt – die Wahrnehmung einer Dyade abwehrt, die sich im Moment auf einer tieferen Ebene befindet. Die fragile und unsichere Selbstrepräsentation dieser Dyade sehnt sich nach jemandem, der sie liebt und umsorgt. Der Therapeut könnte der Patientin eine entsprechende Deutung anbieten. Indes besteht die Möglichkeit, dass die oberflächennahe Dyade und die abgewehrte Dyade die Plätze tauschen. In Reaktion auf einen inneren oder äußeren Stimulus könnte die Patientin abrupt dazu übergehen, ihre Bedürftigkeit und ihre Sehnsucht zu kommunizieren, von einem liebevollen Anderen umsorgt zu werden. In dieser Situation werden vermutlich ihre nonverbale Kommunikation sowie die Gegenübertragung des Therapeuten Informationen über die nun von der Oberfläche in die Tiefe gewanderten Dyade liefern, also über die aus einem misstrauischen, hasserfüllten Selbst und einem gefährlichen Anderen bestehende Dyade. In der Gegenübertragung tauchen nun möglicherweise Angst oder eine besondere Wachsamkeit auf.

Potentiell verwirrend ist für den Therapeuten, dass die Abwehr und der tiefere Inhalt wechseln können – d. h., »Oberfläche« und »Tiefe« sind austauschbar. Ebendies kennzeichnet das Wesen der Spaltung. Der Therapeut, der mit Borderline-Patienten arbeitet, muss damit zurechtkommen, dass es in der Psyche der Patientin keine stabile Abwehr-Impuls-Konstellation gibt. Stattdessen ist die Situation in ständiger Veränderung begriffen, so dass er sämtliche Anteile im Blick behalten muss, um der Patientin erläutern zu können, weshalb sie voneinander abgespalten werden. Diese Situation bedeutet natürlich auch, dass die Patientin nicht *entweder* ein hilfloses, sich nach Zuwendung sehnendes Kind ist *oder* ein zorniger Ankläger, sondern *sowohl* ein hilfloses Kind *als auch* ein zorniger Ankläger. In dem soeben zitierten Fallbeispiel könnte der Therapeut, nachdem er die beiden entgegengesetzten Dyaden identifiziert hat, folgende Deutung geben:

Sie behandeln mich manchmal, als sei ich Ihr Feind, den es zu meiden oder zu vernichten gilt. In anderen Situationen zeigen Sie mir eine Seite von sich, die keinen sehnlicheren Wunsch hat, als von mir umsorgt zu werden. Das Nebeneinander dieser beiden Selbstanteile macht es Ihnen unmöglich, auch nur einen Schritt weiterzukommen. Wenn in Ihnen die Sehnsucht auftaucht, von mir umsorgt zu werden, sagt Ihnen Ihre misstrauische Seite, dass ich der Feind bin, dem nicht zu trauen ist. Wenn Sie Hass auf mich verspüren und mich vernichten wollen, verspielen Sie die Möglichkeit, von mir umsorgt zu werden. Sie können nicht gewinnen. Sie kommen nicht voran. Beide Seiten verwehren es Ihnen, mich auf eine realistische Weise zu sehen und meine Anteilnahme anzuerkennen und zu würdigen, ohne das Gefühl zu bekommen, vollständig von jemandem abhängig zu sein, der nicht vertrauenswürdig ist, weil er nicht perfekt ist.

6.3 Weitere Elemente des Deutungsprozesses

6.3.1 Die frühe tiefe Deutung der Übertragung

Da die Neigung zu primitiven Übertragungen häufige rasche Wechsel zu tieferen Ebenen des Erlebens mit sich bringt, muss der mit Borderline-Patienten arbeitende Therapeut darauf eingestellt sein, den Fokus von der realistischen Objektbeziehung im Hier und Jetzt auf die in der Übertragung aktivierte unrealistischere, phantasierte Objektbeziehung zu verlagern. Diese phantasierte Objektbeziehung besitzt häufig extreme und primitive Eigenschaften, die der Therapeut, so gut er sie versteht, in Worte fassen muss. Solche Deutungen werden zu einem frühen Zeitpunkt der Behandlung gegeben, wenn die Gefahr droht, dass der Patient sein inneres Erleben in einer für ihn selbst, jemand anderen oder die Therapie gefährlichen Weise agieren wird. In einer solchen Situation wählt Therapeut z. B. folgende Worte:

Dies ist nun gerade einmal die zweite Sitzung, seitdem wir den Behandlungsvertrag abgeschlossen und unsere Zusammenarbeit vereinbart haben, und nun haben Sie die erste Hälfte der Sitzung schweigend verbracht bzw. erklärt, dass Sie überlegen, die Therapie abzubrechen. Auch wenn ich noch nicht viel dazu sagen kann, fällt mir doch Ihr Gesichtsausdruck auf. Sie neigen den Kopf zur Seite und sehen mich trotzig an. Auf mich machen Sie den Eindruck, als ob Sie mit Ihrem Schweigen über mich triumphierten; etwas zu sagen würde für Sie nicht etwa bedeuten, mit mir zusammenzuarbeiten, sondern sich mir zu unterwerfen. Es scheint, als gäbe es hier nur die Möglichkeit eines Machtkampfes, aus dem einer von uns beiden als der Stärkere hervorgehen wird. In diesem Sinn verstehe ich Ihren Gesichtsausdruck, fühle mich aber auch durch das bestätigt, was Sie mir über Ihre Beziehungen zu Liebhabern und Vorgesetzten erzählt haben. Wenn meine Vermutungen zutreffen, müssen wir über diesen Machtkampf, den Sie hier erleben, sprechen. Die Alternative bestünde darin, dass Sie die Therapie abbrechen und einen Moment lang triumphieren können; danach aber bliebe Ihnen die Hilfe, auf die Sie angewiesen sind, verwehrt.

Frühe tiefe Deutungen bringen gewisse Risiken mit sich. Weil der Therapeut seine Intervention auf nur sehr wenige Informationen stützen kann, besteht die Gefahr, dass der Patient sich durch seine zutreffenden Beobachtungen und Schlussfolgerungen in der primitiven Überzeugung bestätigt fühlt, dass andere magische Fähigkeiten besitzen, durch die sie ihn heilen können, ohne dass er selbst in der Therapie arbeiten müsste. Er könnte die Deutung also tatsächlich als Beweis dafür verstehen, dass sein primitiver Glaube an einen allwissenden Anderen völlig realistisch sei.

Fallbeispiel

Die Therapeutin deutet, dass der Patient mörderische Wut auf sie empfinde und sich für die schweren Ungerechtigkeiten, die er in der Vergangenheit erlitten hat, rächen wolle. Darauf gibt er zur Antwort, er habe das Gefühl, dass sie ihn nun auf eine Weise verstehe, wie noch kein Mensch zuvor ihn verstanden habe. Die Therapeutin könnte Folgendes erwidern: »Mir fällt auf, dass Ihnen Ihre Überzeugung, ich hätte magische Fähigkeiten, wichtiger ist als der Versuch, Ihre Wut auf mich und die Ursachen dieser Gefühle zu verstehen. Jedesmal, wenn ich etwas sage, verhalten Sie sich, als hätten Sie ein außergewöhnliches Geschenk bekommen. Gleichzeitig aber zeigen mir Ihre Reaktionen, dass Sie sich für das, was ich sage, eigentlich gar nicht interessieren. Für Sie scheint nur zu zählen, dass ich Ihnen etwas gebe, aber das, was ich Ihnen gebe, scheint sofort wieder verloren zu gehen. Als ich über Ihren Wunsch, mich ›umzubringen‹, und über die Gründe dafür gesprochen habe, konnte ich lediglich spekulieren, indem ich von dem, was Sie mir erzählt hatten, ausging. Die Wahrheit ist, dass ich Ihre Gedanken nicht lesen kann. Sie sind der Einzige, der sagen kann, ob meine Vermutungen zutreffen oder nicht. Es könnte sein, dass sich unter den Themen, die wir hier erörtern, noch eine andere Ebene verbirgt, auf der Sie sich sehnlichst wünschen, jemanden zu finden, der ›auf magische Weise alles versteht und alles zum Guten wendet‹.«

Frühe tiefe Deutungen bringen jedoch noch weitere Risiken mit sich. Die Patientin verwirft die Deutung möglicherweise, weil ihre starke Abwehr es ihr nach wie vor unmöglich macht, über sie nachzudenken. Oder die Deutung wird auf eine intellektualisierende Weise internalisiert und in den Dienst des Widerstandes gegen ein emotionales Verstehen im eigentlichen Sinn gestellt. Im Allgemeinen kann der

Therapeut solche potenziellen Fehlzündungen korrigieren, indem er wie in dem o. g. Beispiel aufmerksam beobachtet, wie die Patientin auf die Deutung reagiert.

Wann immer die Therapeutin den tieferen Aspekt der Psyche des Patienten deutet, muss sie auch die Ursachen seiner Abwehrhaltung miteinbeziehen. Indem sie erläutert, weshalb er diese Position so entschlossen verteidigt, erhöht sie die Wahrscheinlichkeit, dass er ihr wirklich zuhört und über ihre Worte nachdenkt. Deshalb muss die Deutung anerkennen, dass der Patient seine Abwehr aktiviert, um sich vor Triebimpulsen, Gedanken oder Gefühlen zu schützen, die ihm unerträglich, gefährlich oder verboten erscheinen.

6.3.2 Beschreibung des Konflikts

Deutungen haben die Funktion, den Konflikt des Patienten zu thematisieren. Weil die Spaltung ein Versuch ist, einem intrapsychischem Konflikt auszuweichen, der daraufhin auf der Verhaltensebene Ausdruck findet, muss der Therapeut die Aufmerksamkeit des Patienten auf den abgewehrten Konflikt lenken. Im Allgemeinen wird er also die Abwehr deuten und danach zur Deutung des abgewehrten Inhalts übergehen. Die oberflächliche Manifestation ist zumeist eher ich-synton, während das, was abgewehrt wird, für den Patienten weniger akzeptabel und deshalb potenziell angsterregend ist. Diese beiden Prinzipien illustriert die folgende Intervention:

Dem Therapeuten fällt auf, dass die Patientin schweigt. Ihre zur Faust geballten Hände und ihr Gesichtsausdruck lassen ihn vermuten, dass ihr Schweigen eine Abwehr ihrer Wut auf ihn darstellt. Er sagt: »Ich frage mich, ob Sie schweigen und mit geballten Fäusten dasitzen, weil Sie befürchten, Ihren Ärger nicht mehr beherrschen zu können, sobald Sie etwas sagen, und dadurch einen von uns beiden oder uns beide zu verletzen.« Der Therapeut macht die Patientin zuerst auf das, was sie tut, aufmerksam. In diesem Fall beschreibt er ihr Verhalten: ihr Schweigen, die geballten Fäuste. Sodann formuliert er eine Hypothese über die mögliche Ursache des Schweigens: Angst vor der eigenen Aggression (und vielleicht auch vor seiner Rache).

Dieser Prozess der Beschreibung des Konflikts beruht auf Klärung, Konfrontation und Deutung und fokussiert häufig auf Diskrepanzen zwischen den verschiedenen Kommunikationskanälen.

6.3.3 Welche Bedeutung hat es für den Patienten, eine Deutung zu bekommen?

In der frühen Behandlungsphase erleben Borderline-Patienten die Handlungen des Therapeuten oft als konkrete hohe Belohnungen oder schwere Bestrafungen. Weil die wirkmächtigste Handlung des Therapeuten gewöhnlich in der Formulierung einer Deutung besteht (auch wenn eine Konfrontation ebenfalls als beeindruckende Intervention wahrgenommen werden kann), erlebt der Patient sie u. U. als das

Medium, durch das der Therapeut seine magischen Kräfte praktiziert oder Tadel erteilt. Die Deutung als wundersames Geschenk wahrzunehmen ist Ausdruck einer Idealisierung; sie für nutzlos zu halten ist Ausdruck der Entwertung. In jedem Fall aber reagiert der Patient auf die Intervention nach Maßgabe seiner Charakterstruktur und seiner inneren Welt, ohne ihrem Inhalt nennenswerte Beachtung zu schenken. Dies ist in den frühen Therapiephasen nicht anders zu erwarten und der Grund, weshalb der Therapeut ebenfalls stärker auf den Prozess – die Art und Weise, wie er vonstatten geht – fokussieren muss als auf den Inhalt (Reich 2010 [1933]).

Der folgende Dialog ist ein Beispiel für die Wahrnehmung der Deutung als Geschenk. Dem Therapeuten war aufgefallen, dass die Patientin sich in der Sitzung Notizen machte:

Therapeut: Ich sehe, dass Sie jedes Mal, wenn ich eine Bemerkung mache, etwas notieren.
Patientin: Ja. Ich zähle, wie oft Sie sprechen.
Therapeut: Warum tun Sie das?
Patientin: So kann ich besser beurteilen, ob Ihnen etwas an mir liegt. Ich zähle mit, wie oft Sie etwas sagen, und zuhause vergleiche ich es mit der letzten Sitzung. So kann ich zählen, wieviel Sie mir geben.
Therapeut: Spielt es eine Rolle, was ich sage?
Patientin: Weniger. Worauf es ankommt, ist, wie oft Sie mir sagen, weshalb ich das, was ich tue, Ihrer Meinung nach tue. Dann weiß ich, dass Sie mir wirklich zuhören und sich um mich sorgen.
Therapeut: Es ist also sehr wichtig, dass ich mich um Sie sorge, und Sie haben eine Methode gefunden, um diese Frage für sich zu beantworten. Sie scheinen allerdings das, was ich sage, kaum zu beachten. Paradoxerweise bleibe ich bei Ihren Bemühungen, sich zu vergewissern, dass ich mich um Sie sorge, außen vor. Vielleicht wäre es hilfreich, einmal gezielt darüber nachzudenken, weshalb Ihnen die Vorstellung, dass ich mich um Sie sorge, so schwer fällt.

Die letzte Bemerkung des Therapeuten erfüllt mindestens drei Funktionen. Sie bringt erstens zur Sprache, dass die Patientin die Interaktion an sich für wichtiger hält als den Inhalt der Kommunikation. Weil diese Situation tatsächlich häufig vorkommt und die ausschließliche Konzentration auf den Inhalt in den frühen Therapiephasen gewöhnlich zu einer gemeinsamen Vermeidung der wichtigsten Themen führt, müssen Patientin und Therapeut sich ihrer bewusst bleiben. (Der Leser sei daran erinnert, dass der Therapeut zu Beginn dieser Vignette auf das Verhalten der Patientin und nicht auf ihre Worte eingeht.) Zweitens lenkt diese Bemerkung die Aufmerksamkeit auf die zugrunde liegende paranoide Übertragung der Patientin, nämlich ihre Überzeugung, dass der Therapeut sich eigentlich gar nicht für sie interessiert. Der Hinweis schließlich, dass sie den Inhalt seiner Worte überhört, bezieht sich auf einen Rollentausch in der paranoiden Dyade – eine zugrunde liegende Entwertung des Therapeuten, die er schon einmal für eine Untersuchung vormerkt, auch wenn sie der Patientin im Augenblick noch nicht bewusst sein mag.

Eine weitere mögliche Reaktion auf Deutungen besteht darin, diese als Kontrollversuche zu behandeln. Dazu folgendes Beispiel:

Patientin: Ich habe heute mit Absicht diesen kurzen Rock angezogen, um sexy auszusehen. Ich denke, dass es Sie anturnt.
Therapeut: Und was erwarten Sie nun?
Patientin: Dass Sie sich nicht mehr auf Ihre Arbeit konzentrieren können.
Therapeut: Ist es möglich, dass Sie »sexy« sein möchten, um Ihren Ärger über das, was wir beim letzten Mal besprochen haben, auszudrücken, und wollen Sie mich deshalb von meiner Arbeit ablenken?
Patientin: Ich wusste, dass Sie das sagen würden. Ihnen geht es nur darum, mir meine Lust am Sex zu vermiesen. Sie wollen mir Ihre Wertvorstellungen aufzwingen und mich nach Ihren Wünschen formen.
Therapeut: Mit Ihrer sexy Kleidung wollen Sie also meinen vermeintlichen Kontrollversuchen etwas entgegensetzen? Wenn Sie überzeugt sind, dass es mir darum geht, Sie zu kontrollieren, verstehe ich, weshalb es Ihnen so schwerfällt, über meine Worte nachzudenken. Und wenn Sie unsere Interaktion als einen Machtkampf und einen Kampf um Kontrolle begreifen, muss ich mich fragen, was Sie sich von unserer Zusammenarbeit überhaupt versprechen. Ich denke, genau das ist jetzt unser Thema.

6.3.4 Beurteilung der oberflächlichen Compliance

In der Anfangsphase der Behandlung hegen Borderline-Patienten, die sich oft vor Kontrollversuchen, vor Kritik und Ablehnung oder Bloßstellung seitens des Therapeuten fürchten, tiefes Misstrauen und versuchen, seine Bemühungen durch eine oberflächliche Compliance abzuwehren. Auch aus diesem Grund müssen Therapeuten die Wirkung ihrer Deutungen beurteilen. Eine produktive Deutung veranlasst den Patienten zu weiteren spontanen Assoziationen und Ausführungen. Wenn diese ausbleiben und der Patient stattdessen vage zustimmt und nichts weiter sagt oder das Thema wechselt, könnte der Therapeut erläutern: »Auch wenn Sie mir beipflichten, scheinen Sie sich mit dem Thema eigentlich nicht weiter beschäftigen zu wollen.«

6.4 Die aktive Rolle des Therapeuten

Wenngleich der Übertragungsfokussierten Psychotherapie die psychoanalytische Theorie und Technik zugrunde liegt, ist das Maß an Aktivität des TFP-Therapeuten für manche psychoanalytisch ausgebildeten Behandler überraschend. Der folgende Abschnitt ist daher dieser aktiven Rolle gewidmet.

6.4.1 Entschlossene Klärung und Konfrontation

Wann immer der Therapeut nicht genau versteht, was die Patientin sagen möchte, sollte er sie ohne zu zögern um Klärung bitten: »Was Sie gerade gesagt haben, ist mir nicht ganz klar. Können Sie vielleicht ein Beispiel nennen?« Dies ist nicht nur der Arbeit am gemeinsamen Verständnis zuträglich, sondern zeigt auch, dass der Therapeut nicht allwissend ist (und stellt somit durch Konfrontation eine häufige

Objektrepräsentation infrage), sondern sich der Untersuchung und Erforschung verpflichtet fühlt. Darüber hinaus wird die Patientin an ihre Aufgabe erinnert, Material beizusteuern.

Unser Verständnis der Konfrontation scheint dem zentralen Prinzip der meisten psychoanalytischen Psychotherapien zu widersprechen, nämlich der Regel, den Assoziationen des Patienten zu folgen, wohin auch immer sie führen. Die Regel der freien Assoziation hat auch für unser Modell der Arbeit mit Borderline-Patienten Gültigkeit, jedoch mit den folgenden Einschränkungen:

1. In den Assoziationen der Patientin kann eine von den übrigen Repräsentationen abgespaltene Selbst- oder Objektrepräsentation Ausdruck finden. In diesem Fall kann die Bearbeitung dieses abgespaltenen Anteils bis zu einem gewissen Punkt sinnvoll sein. Um jedoch den Prozess voranzubringen und zu vermeiden, dass die Patientin eine Situation aufrechterhält, in der die fragmentierten inneren Repräsentationen voneinander abgespalten bleiben, ist es u. U. erforderlich, sie mit Material zu konfrontieren, das andere abgespaltene Anteile, die in den augenblicklichen Assoziationen nicht enthalten sind, repräsentiert.
2. Freie Assoziationen können eine Abwehrfunktion erfüllen und für den Widerstand in Dienst genommen werden (siehe die Erläuterungen zu therapeutischen Taktiken, zur Hierarchie der Prioritäten und zur Trivialisierung in Kap. 7). In einer solchen Situation muss der Therapeut den Widerstand konfrontieren, indem er z. B. sagt:

> Was bedeutet es, dass Sie in dieser Sitzung des Langen und Breiten und ohne sichtbaren Affekt über ihren Zorn auf ihre Schwester sprechen, wenn Sie mir vorgestern Abend die Nachricht auf Band gesprochen haben, dass diese Sitzung wahrscheinlich ausfallen werde, weil Sie in die Klinik müssen? Offenbar gibt es Gefühle in Ihnen, über die Sie in dieser Sitzung nicht sprechen, aber es wäre wichtig, darüber etwas zu erfahren. Wenn Sie nicht darüber sprechen und die Gelegenheit verstreichen lassen, mehr zu verstehen, werden Sie nach Hause fahren und sich genauso fühlen wie vorgestern Abend.

6.4.2 Flexibilität der Deutungsarbeit

Weil Borderline-Patienten so häufig die Spaltung einsetzen, gehen sie oft davon aus, dass andere Menschen genauso unbeirrt wie sie selbst nur schwarz-weiß sehen. Diese Annahme spiegelt ihre Schwierigkeit wider, zwischen ihrer Selbstwahrnehmung und ihrer Wahrnehmung des Therapeuten zu unterscheiden. Die Theorie des Geistes (ToM) hilft, dieses Problem zu erklären: Die Patienten setzen voraus, dass andere genauso denken und fühlen wie sie selbst. Infolgedessen erfüllt die Flexibilität für den Therapeuten die Funktion, sich vom Patienten abzugrenzen und sich ihm quasi als Modell für eine alternative Wahrnehmungs- und Denkweise anzubieten. Indem er die Fähigkeit demonstriert, alternative Sichtweisen ein und desselben Individuums oder Ereignisses zu bedenken, dient er auch als Vorbild für das Tolerieren von Ambiguität und die Anerkennung von Komplexität. Wenn er z. B. zwei verschiedene Erklärungen für das Verhalten der Patientin in Erwägung zieht, kann er beide in Worte fassen und erläutern, dass er sich nicht sicher ist, welche Deutung die zutreffendere ist: »Es könnte sein, dass Ihre Schwierigkeit, heute herzukommen, aus Ihrer Angst resultierte, ich könnte wütend auf Sie sein. Manches spricht aber auch dafür, dass es eine Botschaft an mich ist, von bestimmten Bereichen, denen wir in der letzten Sitzung nachgeforscht haben, die Finger zu lassen. Ich bin im Moment nicht sicher, welche Erklärung zutrifft, und vielleicht können wir zusammen versuchen, es zu verstehen.«

Der Therapeut muss seine Worte sorgfältig wählen, um die Patientin an ihre Verantwortung zu gemahnen und sie daran zu erinnern, dass letztlich sie diejenige ist, die den Wert seiner Hypothesen beurteilt. Zugleich signalisiert er die Bereitschaft, seine Deutung auf der Grundlage dieser Beurteilung abzuändern: »Sie haben mir klar gemacht, dass meine ursprüngliche Überlegung nicht zutrifft. In Anbetracht Ihrer Worte halte ich es nun für wahrscheinlicher, dass …«

6.4.3 Sequenzierung spezifischer Interventionen

Ebenso wie die Fokussierung auf ein Thema Priorität hat, gibt es auch eine bevorzugte Sequenz der Anwendung spezifischer Techniken. Grundsätzlich ist die Deutung die entscheidende Technik, die in der TFP Veränderung herbeiführt. Deshalb werden die Techniken der Klärung und Konfrontation zur Vorbereitung auf die Deutungen angewendet. Wir haben jedoch in diesem Kapitel gesehen, dass der Therapeut die Ebene seiner Deutungen rascher als gewöhnlich vertiefen muss, wenn der Patient durch sein Verhalten die Behandlung gefährdet (Kap. 6.3.1 Die frühe tiefe Deutung der Übertragung). Wenn diese Interventionen das Agieren nicht verhindern oder für eine solche Sequenzierung keine Zeit bleibt, geht der Therapeut dazu über, Grenzen zu setzen, d. h. die am wenigsten restriktive Intervention anzubringen, die geeignet erscheint, das Verhalten unter Kontrolle zu bringen.

6.5 Techniken, die in der TFP keine Anwendung finden

Zu den Charakteristika der Übertragungsfokussierten Psychotherapie zählt auch der Verzicht auf Techniken verwandter Behandlungsverfahren, z. B. der psychodynamisch orientierten stützenden Therapie für Borderline-Patienten. Anders als die stützende Therapie zielt eine explorative psychodynamische Behandlung auf strukturelle Veränderung und den Zugang zu tieferen psychischen Ebenen; von eindeutig supportiven Techniken wie beruhigenden Maßnahmen, Empfehlungen und Ratschlägen, Belehrungen über Lebensfragen und umweltorientierten Interventionen (Rockland 1992) sieht sie hingegen ab.

Wir begründen diesen Verzicht auf direkt stützende Techniken (kognitive Unterstützung, affektive Unterstützung, Reedukationsmaßnahmen, direkte Interventionen in der Umwelt) damit, dass solche Interventionen die Position der technischen Neutralität kompromittieren, den Therapeuten zu einer Verstärkung der positiven Übertragung verleiten oder ihn zu einer adversarischen Haltung provozieren, wenn der Patient ihn zunächst um Unterstützung bittet und diese dann zurückweist.

Aus all diesen Gründen erschweren supportive Techniken die Deutung der Übertragung.

Es ist wichtig, die Bezeichnung der Technik (explorative bzw. supportive/unterstützende) von deren Ergebnis oder Wirkung zu unterscheiden, genauer: Auch wenn in der »explorativen« oder »expressiven« psychodynamischen Behandlung »supportive Techniken« nicht zur Anwendung kommen, erreichen die explorativen oder expressiven Techniken (Klärung, Konfrontation und Deutung) häufig, dass der Patient sich in seinen Bemühungen um ein vertieftes Verstehen, um die Modulierung seiner Affekte, um befriedigende Beziehungen und um größere Autonomie im Leben durchaus unterstützt fühlt. Manche Kritiker halten die expressive psychodynamische Behandlung für nicht-unterstützend. Unserer Ansicht nach ist dies ein Missverständnis: Das Vermeiden direkt *supportiver Techniken* wird hier mit einer fehlenden *supportiven Wirkung* der Interventionen verwechselt. Wir verzichten nicht deshalb auf supportive Techniken, weil wir unsere Patienten nicht unterstützen wollen, sondern weil wir überzeugt sind, dass die Anwendung solcher Techniken die Arbeit im Rahmen des Übertragungs-Gegenübertragungsparadigmas untergräbt und häufig zu Enactments der Gegenübertragung führt.

Eine besonders harsche Kritik an der psychodynamischen Behandlung lautet, dass deren Techniken nicht nur nicht unterstützend wirkten, sondern dass die Methode an sich auch sehr streng sei, weil der Therapeut z. B. mit Konfrontationen arbeitet. Doch wie wir in diesem Kapitel bereits erläutert haben (S. 144), ist die Konfrontation kein Angriff auf die Patientin, sondern eine sorgfältig formulierte Erläuterung widersprüchlicher Aspekte ihres Verhaltens und ihrer Mitteilungen und eine Aufforderung, über diese Widersprüche nachzudenken. Die Konfrontation – eine expressive Technik – kann bewirken, dass die Patientin disparate Selbstanteile wahrzunehmen und zu integrieren beginnt und sich infolgedessen durch den psychodynamisch arbeitenden Therapeuten auf einer tiefen Ebene verstanden und unterstützt fühlt.

In der Therapie von Borderline-Patienten mit Deutungen zu arbeiten gilt häufig als riskant. Auch dieser Sichtweise liegt ein Missverständnis zugrunde, nämlich die Annahme, die Patientin werde mit Erklärungen ihres Verhaltens bombardiert, die ihre Verständnisfähigkeit überfordern. In der TFP setzen wir an der Oberfläche an – d. h. an einem Punkt, an dem Patientin und Therapeut die unmittelbare Realität übereinstimmend beurteilen; sodann helfen wir der Patientin, Neugier und Wissbegier in Bezug auf einen tieferen Aspekt ihres psychischen Erlebens sowie auf die Gründe, weshalb ihr solche tieferen Aspekte Angst machen oder ihr unannehmbar erscheinen, zu entwickeln. Deshalb haben Deutungen immer einen Ausgangspunkt, an dem beide Beteiligte das innere Erleben der Patientin sowie ihre Wahrnehmung des Therapeuten und seiner Bemühungen, ihr das Verständnis der an ihrem Erleben beteiligten Faktoren zu erleichtern, einhellig beurteilen.

Bevor wir diese Erörterung der Deutung, Übertragungsanalyse, technischen Neutralität und Verwendung der Gegenübertragung beschließen, ist zu betonen, dass die Techniken und ihre Beziehung zum Behandlungsrahmen in den Überlegungen des Therapeuten unablässig ineinandergreifen. Klärung, Konfrontation und Deutung bilden den Kern der Arbeit, aber diese Techniken können auf eine relativ sterile Weise verwendet werden, wenn man sie nicht mit der Übertragungsanalyse, der technischen Neutralität und der Verwendung der Gegenübertragung verbindet. Manchmal sind Therapeuten in der Lage, innere Objektbeziehungen zu verstehen und Themen wie die Angst vor dem verfolgenden oder verlassenden Objekt, die Sehnsucht nach dem idealen Objekt und die Wut und Enttäuschung darüber, es nicht zu finden, zu erläutern. Ihre Interventionen bleiben aber intellektualisierte Übungen, wenn sie nicht hin und wieder den augenblicklichen Affekt des Patienten berühren. Das Ineinandergreifen der Techniken setzt voraus, dass der Therapeut dem Material des Patienten zuhört und innerlich darauf reagiert (Gegenübertragung). Die innere Reaktion muss wahrgenommen und beurteilt werden: Ist sie realitätsangemessen oder gehorcht sie einem vom Patienten ausgehenden Drängen, ein Objekt aus seiner inneren Welt zu agieren? Bleibt der Therapeut in seiner Reaktion auf die Patientin neutral, oder verlässt er die neutrale Position? Und falls es zu einer Abweichung kommt: Was hat sie zu bedeuten? Die Antworten sind vielleicht nicht klar, und häufig kann der Therapeut sich nur erden, indem er auf die durch den Behandlungsrahmen vorgegebene objektive Realität rekurriert. Dieses Ineinandergreifen der Techniken trägt maßgeblich zum erfolgreichen Verlauf der Therapie bei.

6.6 Videos zur Illustration der Techniken – Erläuterungen

6.6.1 Video 1: Technische Neutralität und taktvolle Konfrontation

Wir empfehlen unseren Lesern, sich an dieser Stelle die Videos 1-2 und 1-3 anzusehen. Die Aufnahmen stammen aus einer Sitzung, die Dr. Kernberg mit einem Patienten namens Albert durchführte. »Albert« ist genauso wie alle übrigen Fälle, die wir in diesem Buch beschreiben, eine Montage, in die wir anonymisierte Elemente aus realen Fällen eingearbeitet haben. Im Folgenden kommentieren wir ausgewählte Videosequenzen.

Video 1-2: Technische Neutralität und taktvolle Konfrontation, Teil 1 (9:15)
https://www.klett-cotta.de/OM43160

Albert kam wegen einer Depression in Therapie, nachdem ihn seine Freundin Saskia verlassen hatte. Auf Saskias dringenden Wunsch hin hatten sie fünf Monate zuvor gemeinsam das Behandlungszentrum aufgesucht, und dort hatten die beiden Therapeuten laut Albert Saskia dazu überredet, ihn von einem Tag auf den anderen zu verlassen. Im ersten Teil der Sitzung hört Dr. Kernberg sich dies unwidersprochen an, versucht aber, sich über Alberts Verständnis der Situation größtmögliche Klarheit zu verschaffen. Dass Saskia die Beziehung beendet hat, scheint Albert zu verblüffen. Er schwankt zwischen der Vorstellung, dass die beiden Therapeuten – eine Frau und ein Mann – ihm gegenüber voreingenommen waren, und der vageren Idee, dass er selbst irgendetwas beigetragen haben muss, weil zwei frühere Beziehungen ganz genauso endeten.

Der Klärungsprozess ergibt, dass Saskia sich kurz vor der Trennung über Alberts intrusives und kontrollierendes Verhalten beklagt hat. Dr. Kernberg klärt sodann die Ereignisse, die dazu führten, dass Saskia auf der Konsultation im Behandlungszentrum bestand. An diesem Punkt scheint klar zu sein, dass Albert Saskia für das Problem hält und überzeugt ist, selbst wenig oder nichts damit zu tun haben. Als Dr. Kernberg ihn zu einer weiteren Klärung von Saskias möglichen Beweggründen anhält, berichtet Albert widerstrebend von einer Situation, in der Saskia »sich den Finger brach«. Durch taktvolles Nachfragen findet Dr. Kernberg heraus, dass Albert ihr den Finger gebrochen hat. An dieser Stelle zeichnet sich für ihn ein vollständigeres Bild von einem aggressiven Persönlichkeitsanteil ab, der von Albert verleugnet wird, den er aber agieren kann.

Albert hat sich selbst als einen sehr liebevollen Menschen beschrieben und seine Wutausbrüche, von denen im Laufe der Sitzung mehr zu erfahren ist, mit keinem Wort erwähnt. Dr. Kernberg macht ihn durch eine Konfrontation darauf aufmerksam und regt ihn an, darüber nachzudenken, wie sein liebevolles Wesen und seine Wutausbrüche zusammenpassen. Alberts Reaktion ist eine Demonstration seiner gespaltenen inneren Struktur. Statt über gemischte Gefühle oder eine Bandbreite unterschiedlicher Gefühle zu sprechen, präsentiert er das entgegengesetzte Selbstbild: »Vielleicht bin ich überhaupt nicht liebevoll« (1:45).

An diesem Punkt wendet Dr. Kernberg sich einem weiteren verwirrenden Detail von Alberts Bericht zu: der Vorstellung, das Saskia die Beziehung lediglich auf Anraten der beiden Therapeuten, die sie soeben erst kennengelernt hatte, beendete. Albert meinte, diese Therapeuten, v. a. die Therapeutin, hätten ihm gegenüber Vorbehalte gehabt. Auf der Basis der Informationen, die Dr. Kernberg in der Sitzung gesammelt hat, formuliert er nun eine alternative Version: Vielleicht sei Saskia tatsächlich nicht gut auf Albert zu sprechen gewesen, was dieser sich aber kaum vorstellen könne, weil es ihn zu sehr schmerze. Dr. Kernberg fasst diese alternative Erklärung in Worte, ohne Partei zu ergreifen.

Bis zu diesem Punkt in der Sitzung hat es eine Reihe von Klärungen gegeben und schließlich eine Konfrontation in Form einer an Albert gerichteten Aufforderung, über die Unstimmigkeiten in seiner Wahrnehmung der Ereignisse nachzudenken. Dieser Sequenz schließt sich eine Probedeutung an: Alberts Festhalten an seiner unstimmigen Darstellung könnte damit zusammenhängen, dass es ihm allzu schmerzlich erscheint, eine Alternative in Betracht zu ziehen. Diese Deutung ist eine Hypothese über den Grund von Alberts starkem Bedürfnis, sein Selbstbild des liebevollen Menschen von seiner Wut und seine Vorstellung, dass Saskia sich danach sehne, zu ihm zurückzukehren, von der Möglichkeit abzuspalten, dass sie sich aufgrund seiner negativen Eigenschaften von ihm trennen wollte.

Alberts Reaktion entspricht einer gespaltenen inneren Welt und der Unfähigkeit, komplexe emotionale Zustände zu konzeptualisieren. Er kann sich nicht vorstellen, dass Saskia selbst beschlossen hat, sich von ihm zu trennen, denn »das tut man nur jemandem an, den man hasst« (5:48). Dr. Kernberg bringt daraufhin die Möglichkeit von Übertragungsreaktionen in der Sitzung zur Sprache.

Dr. Kernberg: Könnte es vielleicht sein, dass Sie befürchten, dass ich mich mit dem, was ich sage, tatsächlich auf die Seite dieser beiden Therapeuten schlage und dass Sie es dann abermals mit einem Therapeuten zu tun haben, der Ihnen gegenüber voreingenommen ist?
Albert: Als Sie sagten … Ich hatte das Gefühl, dass Sie mir etwas vorwerfen. Ich habe alles falsch gemacht, alles ist meine Schuld, und es war absolut richtig, dass Saskia mich verlassen hat.
Dr. Kernberg: Wenn ich Sie richtig verstehe, meinen Sie also, dass ich tatsächlich zu dem Schluss gekommen sei, dass Sie Saskia schlecht behandelt haben und dass es richtig von ihr war, sich von Ihnen zu trennen?
Albert: So habe ich Sie verstanden.
Dr. Kernberg: Habe ich das wirklich gesagt? (8:10–9:15) [Ende von Video 1-2]

Video 1-3: Technische Neutralität und taktvolle Konfrontation, Teil 2 (10:08)
https://www.klett-cotta.de/OM43160

An diesem Punkt zahlt es sich aus, dass Dr. Kernberg von der Position der technischen Neutralität während des gesamten Gesprächs nichts abgewichen ist. Weil er Albert zwei Möglichkeiten aufgezeigt hat, ohne für die eine oder andere Seite Partei zu ergreifen, kann er nun ungehindert erforschen, wie Albert ihn und seine Einstellung gegenüber dem Patienten und seiner Situation wahrnimmt. Dr. Kernberg kann Albert helfen, aufmerksamer über das, was im anderen und in ihm selbst vor sich geht, nachzudenken. Dr. Kernberg hat eine alternative Erklärung der Ereignisse aufgezeigt, aber beide Möglichkeiten offengelassen. Er geht davon aus, dass Albert intelligent genug ist, um in Erwägung zu ziehen, dass in seiner Beziehung zu Saskia negative Gefühle aufgetaucht sind, die aber aufgrund seiner inneren Spaltung nicht ins bewusste Gewahrsein gelangten. Denn wenn es negative Gefühle gibt, dann gibt es gemäß Alberts System überhaupt *nichts anderes* als negative Gefühle, präziser: Wenn es in ihm selbst negative Gefühle gibt, dann ist er ein durch und durch schlechter Mensch.

An diesem Punkt illustriert Dr. Kernbergs Arbeit den schwierigsten und subtilsten Aspekt der TFP: Dem Patienten zu helfen, sich des Segments seiner inneren Welt bewusst zu werden, das er abspaltet und projiziert. Diese Bewusstwerdung kann sehr schmerzhaft sein, ist aber für die Integration der Gesamtpersönlichkeit unabdingbar. Dr. Kernberg fasst Alberts Situation zusammen und vermittelt dabei, dass er sich in dessen inneren Konflikt einfühlen kann:

Dr. Kernberg: Sie stecken hier wirklich in einem Dilemma, weil es tatsächlich zwei Möglichkeiten gibt.
Albert: Ja.
Dr. Kernberg: Es könnte zum einen sein, dass alles ein furchtbarer Fehler ist und dass es in Wirklichkeit nicht mit Ihnen zusammenhängt, dass Saskia sich getrennt hat, sondern mit den Therapeuten, die Ihre Freundin gegen Sie aufgehetzt haben. Dann wären der Therapeut und

die Therapeutin das Problem und natürlich Saskia, die sich von ihnen dirigieren lässt. Folglich sollten nicht Sie hier sein, sondern Saskia. Die andere Möglichkeit wäre, dass Sie ein Problem haben, weil Sie die Frauen, mit denen Sie zusammen waren, kontrolliert und ihnen misstraut haben. Manchmal sind Sie gewalttätig geworden und haben den Frauen Angst gemacht haben, ohne es selbst zu merken, und dann standen Sie plötzlich da, und die Frau war weg, und der Grund waren diese gewalttätigen Anteile in Ihnen, die Sie selbst nicht anerkennen und nicht ertragen können. Das wäre dann der Anlass, sich Hilfe zu suchen. In diesem Fall würden Sie auch mir misstrauen und in mir die Feindseligkeit sehen, die Sie in sich selbst nicht ertragen. Das wäre eine Möglichkeit. Die andere wäre, tja, dass ich mich mit den beiden Therapeuten gegen Sie verschwört habe und Sie das Opfer sind und dass Sie selbst gar kein Problem haben. Saskia hat ein Problem, und deshalb hat sie Sie verlassen. Ich kann beide Möglichkeiten nachvollziehen. Verstehen Sie, was ich sagen will?
Albert: Ja, ich verstehe es. Wenn ich versuche, mir klar zu machen, dass Saskia mich womöglich verlassen hat, weil sie selbst es so wollte, aus eigenem Antrieb, dann werde ich … wenn ich das als Möglichkeit in Betracht ziehe, wird mir irgendwie unbehaglich. Wenn ich es unter diesem Blickwinkel zu betrachten versuche, kann ich einfach nicht weiterdenken (4:55–8:17).

An diesem Punkt ist die Grenze von Alberts Reflexionsfähigkeit erreicht, aber der Patient hat zumindest begonnen, über die Angelegenheit nachzudenken – ein kleiner Schritt, aber ein Anfang: Albert hat sich Erläuterungen über seine gespaltene Wahrnehmung angehört, und er hat diesen Überlegungen, die ihm gänzlich unvertraut sind, nicht augenblicklich widersprochen. Er hat über sie nachgedacht, bis der Schmerz, den ihm diese Gedanken bereiten, zu intensiv wurde. Dr. Kernbergs einfühlsame Worte über diesen Schmerz werden Albert auch künftig helfen, diesen Weg weiter zu beschreiten.

Dr. Kernbergs Empathie kommt verdichtet in einer einfachen Formulierung zum Ausdruck: »Es ist beruhigender für Sie, mich für voreingenommen zu halten, denn *dann ist die Welt in Ordnung*« (8:26). Diese Aussage demonstriert zweierlei:

1. Die Benennung der Möglichkeit einer negativen Übertragung (»mich für voreingenommen zu halten«) bewirkt, dass sie im Blick behalten und be-dacht werden kann. Auf einen paranoiden Patienten wirkt es u. U. beruhigend, wenn der Therapeut diese Möglichkeit anerkennt und dadurch vermittelt, dass er versteht, was im Patienten vorgeht.
2. Der Therapeut kann sich in die einfache Ordnung, der die Wahrnehmung des Patienten aufgrund seiner gespaltenen Struktur gehorcht, einfühlen und dies als Ausgangspunkt benutzen, um ihn anzuregen, diese Struktur zu hinterfragen.

6.6.2 Video 2: Sitzung vor den Ferien

Das nächste Video zeigt die ersten 15 Minuten einer Sitzung, die sechs Monate nach Beginn der Therapie stattfand, und zwar am Tag, bevor der Therapeut, Dr. Em, für eine Woche wegfuhr. Betty, die Patientin, beginnt, über ihren Chef, Bob, zu sprechen. Die beiden haben sich »zufällig« angefreundet und tauschen sich über ihre depressiven Zustände aus.

Video 2-1: Sitzung vor den Ferien, Teil 1 (9:24)
https://www.klett-cotta.de/OM43160

Diese Sitzung illustriert, wie die oben erläuterten Elemente der TFP – Übertragung, Gegenübertragung, Behandlungsrahmen, nonverbale Kommunikation und Deutung – ineinander greifen. Der ersten Strategie der Behandlung entsprechend versucht Dr. Em zunächst, die Dyade zu identifizieren, die sich in Bettys Material in Szene setzt. Er registriert eine Diskrepanz zwischen dem Inhalt von Bettys Bemerkung über den Suizid und einer proaktiven Haltung der Patientin, die ihn vermuten lässt, dass sie mit dieser Bemerkung Einfluss auf ihn ausüben oder seine Reaktion testen wollte.

Als Betty berichtet, Bob habe ihr zu einer Gruppentherapie geraten, überlegt Dr. Em, ob dies ein Versuch ist, seine eigene Arbeit mit ihr zu entwerten: »Warum ziehen Sie eine Gruppentherapie in Erwägung, wenn Sie doch hier in Therapie sind?« (1:19) Ihre Reaktion – »Diese Therapie bringt mir nichts« – erhärtet seine Hypothese. Um seine Vermutung, dass Betty eine negative Einstellung zur Therapie hat, ggf. zu erhärten, bringt er ihre nonverbale Kommunikation im Wartezimmer zur Sprache: »Als Sie im Wartezimmer saßen, sahen Sie aus, als wollten Sie jeden Moment einschlafen« (1:33).

Bettys lässige Antwort, sie habe 30 Pillen geschluckt (1:42), löst in Dr. Em Angst aus. Seine Reaktion besteht zunächst darin, die Hierarchie der Prioritäten einzuhalten: Er erläutert Bettys Tabletteneinnahme als eine mögliche Gefährdung ihres Lebens und der Therapie. Auf diese Weise orientiert er sich am Behandlungsrahmen: Er prüft, ob er sich auf den Rahmen (Sicherheitsbedingungen) verlassen – und die explorative Arbeit fortsetzen – kann oder ob er von der Neutralität abweichen und Maßnahmen ergreifen (Betty in die Notaufnahme bringen lassen) muss. Es ist wichtig zu beachten, dass sich selbst in dieser Situation, in der Dr. Em zu einem eher praktischen Diskurs wechselt, dynamische Elemente zwischen den beiden Beteiligten entfalten. Betty scheinen Dr. Ems Verwirrung und Beunruhigung eine gewisse Genugtuung zu bereiten, was auf eine sadomasochistische Dynamik schließen lässt. Welche Macht die innere Welt über die äußere Realität besitzt, zeigt sich ironischerweise darin, dass zwar Betty diejenige ist, deren Gesundheit – und womöglich Leben – gefährdet ist, Dr. Em aber derjenige, der sich deshalb sorgt und ängstigt. Diese Gegenübertragung erweitert sein Verständnis der Patientin und ist für künftige Interventionen von Nutzen.

Nachdem er geklärt hat, dass für Betty kein medizinisches Risiko besteht, nimmt Dr. Em seine neutrale, explorative Arbeit wieder auf. Auch auf der Basis seiner intensiven, überaus besorgten Gegenübertragungsgefühle thematisiert er nun den Zusammenhang zwischen der therapeutischen Beziehung und Bettys Affekten, Gedanken und Verhaltensweisen: »Alles, was Sie heute sagen, zielt irgendwie auf die Beziehung zwischen uns beiden« (3:59). Als Betty sagt: »Vielleicht fühlt sich der Suizid genau so an – man nimmt eine Überdosis und dann fühlt man nichts mehr, man fühlt sich einfach gut«, beschließt Dr. Em, auf die zentrale Bedeutung der Beziehung zu fokussieren, die Betty mit ihm erlebt, statt die in ihrer verbalen

Mitteilung enthaltene Information weiter zu verfolgen. Es wäre zwar hilfreich zu erfahren, was Betty solch tiefe Schmerzen bereitet, dass sie sich lieber sediert und an Suizid denkt, statt diesem Schmerz auf den Grund zu gehen, aber Dr. Em erachtet es für wichtiger, die zugrunde liegende Objektbeziehung zu erforschen, die ihr augenblickliches Erleben und Verhalten vorgibt.

Die Art und Weise, wie Betty auf Dr. Ems Initiative reagiert, die gemeinsame Beziehung ins Zentrum der Aufmerksamkeit zu rücken, ist typisch für einen ängstlichen – unsicher-verstrickt gebundenen – Menschen: Sie distanziert sich vom Hier und Jetzt und bringt erneut die Gruppentherapie zur Sprache (4:21). Dr. Em versucht für sich, diesen scheinbar abrupten Themenwechsel zu verstehen, und gelangt zu der Hypothese, dass Betty Angst bekam, als er die gemeinsame Beziehung ansprach, und es infolgedessen defensiv vermeidet, Aspekte dieser Beziehung zu betrachten und sich Gedanken darüber zu machen. Man könnte sagen, dass dieser Kommentar ihr Bindungssystem aktiviert hat und dadurch Angst ausgelöst wurde. Wir würden dieser Formulierung zustimmen und sind der Überzeugung, dass der Therapeut den Patienten erfolgreich zum Nachdenken über seine Wahrnehmung und sein Erleben der Bindung anhalten kann, wenn das Bindungssystem aktiviert ist.

Um Betty zu helfen, ihr Erleben der augenblicklichen Situation in einem breiteren Kontext zu verstehen, spricht Dr. Em an, dass sie sich in anderen Situationen ihm gegenüber anders verhalten habe. Der Therapeut muss als »Historiker« des therapeutischen Paares fungieren, weil die gesamte Realitätswahrnehmung der Patientin aufgrund ihrer dissoziativen Abwehr durch das vorgegeben wird, was sie im Augenblick empfindet. Dr. Em denkt an frühere Sitzungen, in denen Bettys Einstellung ihm gegenüber positiver war, und sagt: »In den letzten Wochen scheinen Sie mich von sich wegzustoßen« (5:28). Sodann äußert er seine Neugier auf die innere Motivation dieses Verhaltens: »Ich möchte gern versuchen zu verstehen, weshalb Sie dieses Verhalten in den letzten beiden Sitzungen so sehr forciert haben.«

Betty reagiert mit einer klassischen Verleugnung: »Es hat nichts damit zu tun, dass Sie Ferien machen« (5:45), und verrät auf diese Weise, dass Bindungs- und libidinöse Themen ihr Unbehagen bereiten. Dr. Ems Versuch, die Gründe für Bettys entwertende, ablehnende Haltung ihm gegenüber zu deuten, hebt auf ihren Affekt ab und fällt ein wenig intellektualisierend aus: »Ich denke, es ist eine Mischung aus Wut auf mich – weil ich mich nicht so perfekt um Sie kümmere, wie Sie es sich wünschen, und dass ich in der nächsten Woche nicht hier sein werde, bestätigt das wahrscheinlich noch« (6:13). Diese Deutung beruht auf seinem objektbeziehungstheoretischen Verständnis ihrer inneren, auf der paranoid-schizoiden Ebene organisierten Welt, für die der Glaube an das »ideale Objekt«, das vollkommene Fürsorge und Zuwendung gewährt, und die Sehnsucht danach charakteristisch sind. Diese Deutung ist jedoch ein wenig zu intellektuell und der Theorie näher als dem augenblicklichen Erleben. Da Dr. Em merkt, dass diese erste Deutung – eine Deutung der Motivation der oberflächennahen negativen Dyade – auf Widerstand trifft, bietet er eine Deutung an, die sowohl einfacher ist als auch dem Affekt näher kommt, der seinem Eindruck zufolge abgewehrt wird: »Was hier gerade passiert, ist meiner Meinung nach ein wirklich drastisches Beispiel für das, was geschieht, wenn Sie eine Bindung zu jemandem entwickeln« (7:19). Dies ist eine in höherem Maß am Affekt orientierte Deutung der Gründe, weshalb Betty in der negativen Übertragung verharrt und die positive, tiefere Dyade meidet. Die kurze Bemerkung ist eine tiefere Deutung: Dr. Em nimmt sich die Freiheit, vom Oberflächenmaterial ausgehend ein wenig tiefer vorzudringen, und nutzt dabei die Informationen, die er aus Bettys nonverbalem Verhalten und seiner Gegenübertragung gewonnen hat. Diese Informationen haben ihn davon überzeugt, dass es Elemente eines positiven Affekts gibt, auch wenn die Patientin sie abwehrt. Die Deutung ist kein Erklärungsversuch, sondern soll einen noch unbewussten Teil des psychischen Erlebens – die libidinöse Seite von Bettys innerer Spaltung – ins Bewusstsein heben, damit er untersucht und be-dacht werden kann. Dr. Em formuliert seine Hypothese über die Gründe für Bettys Reaktion auf ihre positiven Affekte erst später im Zusammenhang mit der Erforschung der inneren Repräsentationen, die ihre paranoide Übertragung fundieren.

Betty nimmt diese Deutung nicht sofort an, sondern reagiert gemäß ihrer paranoiden Übertragung: »Warum sollte ich alles schlucken, was Sie sagen?« (7:33) Sie fügt hinzu: »Sagen Sie zu all Ihren Patienten das Gleiche?« (7:56) Dr. Em ist berührt davon, wie traurig Bettys subjektives Erleben ist: Ein Mensch, den sie seit sechs Monaten zweimal wöchentlich aufsucht, bringt ihr so wenig Interesse und Anteilnahme entgegen, dass er sie nicht einmal als Individuum anspricht. Er wählt eine Metapher, um auszudrücken, dass er sich in ihren inneren Zustand einfühlt: »Es klingt, als fühlten Sie sich hier wie in einer Massenabfertigung« (8:20). Dass er ihren inneren Zustand versteht, scheint es Betty zu erleichtern, sich kurz aus ihrer paranoiden Übertragung zu lösen und in einen ganz anderen Zustand zu wechseln: »Ich habe es gar nicht verdient, hier zu sein« (8:28). Vermutlich bringen ihre Worte zum Ausdruck, die sie Schuldgefühle empfindet, weil derjenige, den sie angegriffen hat, ihr sein Mitgefühl vermittelt.

Dr. Em wendet sich erneut ihrer nonverbalen Kommunikation zu: »Was meinen Sie, warum fällt es Ihnen jetzt gerade so schwer, mir Ihr Gesicht zu zeigen?« (8:50) Als Betty erwidert, sie wolle sich von ihm nun einmal nicht anblicken lassen, deutet er, weshalb sie die libidinöse Dyade abzuwehren versucht: »Ich glaube, Sie wollen nicht, dass ich die Sehnsucht sehe, die Sie gerade empfinden. Es macht Ihnen nichts aus, mir Ihre Wut und Ihre Ablehnung zu zeigen, aber Sie müssen die Sehnsucht vor mir verbergen, weil Sie befürchten, ich könnte sie ausnutzen, um Sie zu demütigen, indem ich Sie zurückweise oder mich von Ihnen abwende« (9:03–9:24). [Ende von Video 2-1]

Video 2-2: Sitzung vor den Ferien, Teil 2 (6:12)
https://www.klett-cotta.de/OM43160

Im weiteren Verlauf der Sitzung wirkt Betty weniger defensiv, distanziert sich jedoch abermals von Dr. Em. Statt auf seine Bemerkung über die Entwicklung einer Bindung zu reagieren, geht sie zu der augenblicklichen Interaktion auf Abstand und spricht über ihre Selbstfürsorge. Diese Abwehrbewegung ist typisch für Patienten mit paranoider Übertragung und verstricktem Bindungsstil. Dr. Em reagiert mit Geduld auf Bettys Widerstand und ist bereit, vorübergehend auch Dyaden in den Beziehungen zu untersuchen, die sie zu sich selbst und anderen Menschen in der äußeren Realität – außerhalb der Übertragung – unterhält. Er deutet eine Spielart der omnipotenten Kontrolle: »Sie glauben, die Zurückweisung auf diese Art [durch nachlässige Kleidung] selbst kontrollieren zu können … Sie fühlen sich, als säßen Sie selbst auf dem Fahrersitz, und vielleicht schmerzt es dann ein bisschen weniger« (1:02). Dies ist, wie schon erwähnt, eine vorübergehende Abweichung von der Übertragungsanalyse, aber eine Gelegenheit, mehr über Bettys Dynamik außerhalb der aktuellen Übertragung herauszufinden.

Sodann schließt sich eine Sequenz an (1:17–3:14), in der Betty mit ihrer Sehnsucht nach Dr. Em und einer Anerkennung positiver Affekte in der therapeutischen Beziehung zu kämpfen scheint. Gleichzeitig aber geht sie defensiv auf Distanz, indem sie erneut in ihre kontrollierende Art zu sprechen verfällt. Diese Mischung aus Trieb und Abwehr ist für Fortschritte in der Untersuchung der Abwehrstrategie typisch: Betty kann ihre altbewährten Abwehrstrukturen ansatzweise hinterfragen und über sie nachdenken, ohne sie ganz und gar verwerfen zu müssen. Dies ist einer der Gründe, weshalb sich die mittlere Behandlungsphase sehr lang hinziehen kann. Eine Frage, die der Therapeut in dieser Phase im Hinterkopf behalten muss, betrifft das Ausmaß, in dem der positive Affekt eine Funktion idealisierter innerer Repräsentationen ist, die es zu analysieren gilt, oder Ausdruck eines besser integrierten, realistischeren positiven Bündnisses mit dem Therapeuten. Zumeist herrschen die idealisierten Repräsentationen weiterhin vor und müssen analysiert werden.

Dr. Em lenkt die Aufmerksamkeit erneut auf das nonverbale Verhalten und bringt seine Neugier auf Bettys Selbstbeobachtungsfähigkeit zum Ausdruck: »Ihr Tonfall hat sich vor ein paar Minuten von Grund auf verändert. Haben Sie das bemerkt?« (3:14) Betty bejaht die Frage und beschreibt sodann eine Phantasie. Diese repräsentiert zwar eine neuerliche Rückkehr zur negativen Übertragung (»Nun ja, im Wartezimmer hatte ich die Phantasie, Sie zu demütigen« [3:30]), aber die Affekte werden nun *besprochen* und nicht agiert. Zu Beginn der Sitzung hatte Betty agiert, ohne sich dessen bewusst zu sein oder darüber nachzudenken, doch nun kann sie über die negative Übertragung reflektieren: Sie kann sie als eine Phantasie erläutern und der weiteren Reflexion unterziehen, um zu einem vertieften Verständnis zu gelangen.

Abschließend würden wir diese Sitzung wie folgt beurteilen. Dr. Ems Aufmerksamkeit für die Interaktion und seine Fähigkeit, Betty zu helfen, Worte für zuvor chaotische Affektzustände zu finden und anzunehmen, ermöglichten es ihr, auf das Agieren zugunsten der Reflexion zu verzichten. Dem Leser sind zweifellos noch andere Elemente dieser Sitzung aufgefallen, die wir hier nicht erläutert haben. Dass stets etwas auftaucht, das noch nicht verstanden wurde, ist auf die Ergiebigkeit der psychoanalytischen Methode und manchmal auch auf ihre Vergeblichkeit zurückzuführen.

Klinische Schlüsselkonzepte

- Die vier Grundtechniken der TFP sind der Deutungsprozess, die Übertragungsanalyse, die Position der technischen Neutralität und die Arbeit mit der Gegenübertragung.
- Weil Borderline-Patienten über eine eingeschränkte Beobachtungsfähigkeit verfügen, beginnt der Deutungsprozess mit dem Containment starker Affekte, die konkretistisch erlebt und nicht symbolisch repräsentiert werden, und mit der Benennung der Selbst- und Fremdwahrnehmungen, die mit dem Affekt/den Affekten zusammenzuhängen scheinen.
- Im Anschluss an das Containment kann der Deutungsprozess über die Klärung hinaus zur Konfrontation voranschreiten und die Deutung im Hier und Jetzt vorbereiten.
- Die Übertragungsanalyse ist die Untersuchung und Analyse der Verzerrungen der »realen«, im Behandlungsvertrag vereinbarten Therapeut-Patient-Beziehung oder der Beziehung, die der Patient gemäß den Strukturen seiner inneren Welt entwickelt.
- Der TFP-Therapeut bleibt neutral (d.h., er verzichtet auf jegliche Parteinahme für die an den Konflikten des Patienten beteiligten Faktoren), um dem Patienten zu helfen, sich selbst zu beobachten, den inneren Konflikt bewusst wahrzunehmen und darüber nachzudenken.
- Technische Neutralität und Gegenübertragung hängen aufs engste miteinander zusammen. Versehentliche Abweichungen von der Position der technischen Neutralität sind zumeist auf Gegenübertragungsreaktionen zurückzuführen, die der Therapeut nicht erkannt und nicht verstanden hat, mit anderen Worten: Unbeabsichtigte Abweichungen von der Neutralität sind Gegenübertragungsenactments.
- Der Therapeut kann absichtlich von der technischen Neutralität abweichen, wenn eine Gefährdung der Sicherheit besteht, die durch Deutung und Verständnis nicht erfolgreich beseitigt werden kann.

Ausgewählte Lektüre

Caligor E, Diamond D, Yeomans FE et al. (2009). The interpretive process in the psychoanalytic psychotherapy of borderline personality pathology. J Am Psychoanal Assoc 57: 271–301.

Hersoug A, Ulberg R, Høglend P (2014). When is transference work useful in psychodynamic psychotherapy? Main results of the first experimental study of transference word (FEST). Contemporary Psychoanalysis 50: 56–174.

Høglend P, Bogwald KJ, Amlo S et al. (2008). Transference interpretations in dynamic psychotherapy: Do they really yield sustained effects? Am J Psychiatry 165: 763–771. [Übertragungsdeutungen sind als Behandlungstechnik offenbar bei Patienten mit langjährigen, schweren interpersonalen Problemen besonders wichtig.]

Joseph B (1994 [1985]). Übertragung: Die Gesamtsituation. In: dies., Psychisches Gleichgewicht und psychische Veränderung. Übers. von E. Vorspohl. Stuttgart (Klett-Cotta), S. 231–248.

Racker H (1978 [1957]). Bedeutungen und Verwendungsmöglichkeiten der Gegenübertragung. In: ders., Übertragung und Gegenübertragung. Übers. von G. Krichhauff. München (E. Reinhard), S. 124–149.

Winnicott DW (1983 [1949]). Hass in der Gegenübertragung. In: ders., Von der Kinderheilkunde zur Psychoanalyse. Übers. von G. Theusner-Stampa. Frankfurt am Main (Fischer), S. 77–90.

7 Behandlungstaktiken und klinische Herausforderungen

Unter den Taktiken der Übertragungsfokussierten Psychotherapie (TFP) verstehen wir die Manöver, die der Therapeut einsetzt, um die Anwendung der (in Kap. 6 beschriebenen) Techniken in der jeweiligen Sitzung vorzubereiten.

Zu den Taktiken (Box 7-1) zählen Aktivitäten des Therapeuten, die von der Festlegung des Therapierahmens (Vertragsvereinbarung und Setzen von Grenzen) über die Auswahl des zu bearbeitenden Materials (Bestimmung der inhaltlichen Rangfolge) bis zur Wahrung der angemessenen Einstellung gegenüber dem Patienten und dem Material reichen. In diesem Kapitel schildern wir die Taktiken – abgesehen von der Vertragsvereinbarung, der Kap. 5 gewidmet ist – im Überblick. Wir erläutern zudem die wichtigsten Schwierigkeiten, die im Laufe der Behandlung auftauchen können.

Box 7-1 Behandlungstaktiken

1. Vereinbarung des Behandlungsvertrags.
2. Festlegung des Behandlungsrahmens.
3. Auswahl und Bearbeitung des Themas, das im Material des Patienten Priorität hat (dabei gilt es, allen drei Kommunikationskanälen Beachtung zu schenken, den drei Interventionsprinzipien zu folgen und sich an der Hierarchie der Prioritäten des in der Sitzung zur Sprache kommenden Materials zu orientieren).
4. Aufrechterhalten einer angemessenen Balance zwischen der – zur Vorbereitung einer Deutung dienenden – Erweiterung inkompatibler Realitätsauffassungen des Patienten und des Therapeuten und der ausdrücklichen Benennung von Übereinstimmungen.
5. Regulation der Affektintensität.

Die Grundhaltung des Therapeuten ist dadurch charakterisiert, dass er alles, was in seiner Interaktion mit dem Patienten zutage tritt, und insbesondere alles, was von normaler zwischenmenschlicher Interaktion abweicht, sehr aufmerksam beobachtet. Als »normal« betrachten wir hier die üblichen Formen der kulturell konsensualisierten verbalen Kommunikation zwischen einem Patienten und einem Therapeuten und vor allem die im Behandlungsvertrag zu Beginn der gemeinsamen Arbeit getroffenen Vereinbarungen. Der Therapeut erwartet vom Patienten, über sein subjektives Erleben zu sprechen. Wenn der Patient dies nicht tut, vermutet der Therapeut, dass ihm phantasierte, primitive, irrationale Elemente, die in der Interaktion aktiviert wurden, Schwierigkeiten bereiten. Die Identifizierung solcher unrealistischen Aspekte wird durch die Aufmerksamkeit für die durch den Behandlungsrahmen gesetzten Grenzen und für jede Abweichung von den Grenzen der psychotherapeutischen Situation erleichtert.

Die therapeutische Haltung ist ständig gefährdet, weil jederzeit mit einem Agieren von Übertragungsgefühlen zu rechnen ist und auch der Therapeut gelegentlich dazu neigt, seine Gegenübertragung zu agieren. Paradoxerweise ist es umso einfacher, primitive Objektbeziehungen in der Übertragung zu diagnostizieren, je kränker der Patient und je gestörter die interpersonale Interaktion in der psychotherapeutischen Beziehung insgesamt ist. Umgekehrt gestalten sich die Verzerrungen oder Entstellungen in der Interaktion subtiler, je gesünder der Patient oder je höher sein Borderline-Funktionsniveau ist. Deshalb fällt es Therapeuten oft schwerer, sich ein klares Bild von der Dynamik höher strukturierter Borderline-Patienten zu machen.

7.1 Taktik 1: Besprechen des Behandlungsvertrags

Die Verständigung auf die Ziele und Methoden der Behandlung sowie auf den Behandlungsrahmen beginnt mit der Besprechung des Behandlungsvertrags, die der eigentlichen Therapie vorausgeht. Dieser Prozess wurde detailliert in Kap. 5 beschrieben.

7.2 Taktik 2: Aufrechterhalten des Behandlungsrahmens

Die Grenzen der Behandlung zu schützen bedeutet im Allgemeinen, die vertraglich vereinbarten Behandlungsbedingungen einzuhalten. Realisiert wird dies durch eine Kombination von Deutungsarbeit und Grenzsetzung.

7.2.1 Das Agieren in der Sitzung ausschalten

Bestimmte Verhaltensweisen lenken, auch wenn sie bedeutungshaltig sein mögen, von der explorativen Arbeit so stark ab, dass sie den Fortgang der Therapie gefährden. Deshalb gibt es Situationen, in denen der Therapeut dem Verhalten des Patienten Einhalt gebieten muss. Der erste Schritt besteht darin, dass er die Aufmerksamkeit auf das spezifische Verhalten lenkt und herauszufinden versucht, ob der Patient es überhaupt bewusst wahrnimmt und welche Beweggründe er ggf. dahinter vermutet. Anschließend kann der Therapeut das Verhalten deuten. Die Art und Weise, wie der Patient sein eigenes Verhalten versteht, kann bewirken, dass er es künftig unterlässt und die ihm zugrunde liegenden Ursachen auf andere, bessere angepasste Weise äußert. Wenn das störende Verhalten sich durch Deutungen nicht abstellen lässt, kann der Therapeut eine Grenze setzen, um es abzublocken. Im Anschluss daran deutet er das Geschehen, um seine neutrale Position wiederherzustellen.

Fallbeispiel

Mitten in seiner Sitzung hielt sich ein Patient plötzlich beide Ohren zu und begann, der Therapeutin lautstark Obszönitäten entgegenzuschleudern. Die Therapeutin versuchte zunächst, das Verhalten zu deuten, doch der Patient hörte nicht auf zu brüllen, und machte dadurch jedes Gespräch unmöglich. Daraufhin intervenierte die Therapeutin mit dem deutlichen Hinweis: »Sie müssen aufhören, hier herumzubrüllen, sonst müssen wir die Sitzung beenden.

Wenn Sie herumschreien und sich die Ohren zuhalten, können Sie mich nicht hören, und dann ist es für mich unmöglich, Ihnen zu helfen.« Sobald der Patient ruhiger wurde und ihr zuhörte, deutete die Therapeutin sein Verhalten: »Sie sind sehr wütend auf mich und zweifeln gleichzeitig daran, dass Ihre Wut berechtigt ist. Deshalb verhalten Sie sich so, dass Sie nicht hören können, was ich zu sagen habe, denn meine Worte würden Ihre Zweifel womöglich noch verstärken und Ihnen abverlangen, über Ihre Wut nachzudenken.«

Patienten können Einwände gegen eine Deutung erheben, indem sie sich darauf berufen, dass sie laut Vertragsvereinbarung ihre intensivsten Gefühle zum Ausdruck bringen sollen. In diesem Fall erläutert der Therapeut, dass der Prozess es tatsächlich erfordert, Gedanken und Gefühle zu äußern, dass es aber Grenzen gibt, jenseits deren die Art der Äußerung den Behandlungsprozess behindert. Der Therapeut kann auch an die praktische Realität erinnern: »Ich habe gesagt, dass es Ihre Aufgabe sei, all Ihre Gedanken und Gefühle zu äußern. Ihr Gebrüll macht es aber meiner Kollegin nebenan schwer, ihre Arbeit zu tun, und wir müssen die Realität, in der wir arbeiten, respektieren.«

Die Deutung von Verhaltensweisen, die den Behandlungsrahmen gefährden, setzt häufig voraus, dass der Therapeut einen aggressiven Anteil des Patienten thematisiert, der den gesundheitsfördernden Behandlungsprozess angreift, oder dass er den Versuch erläutert, die Angst zu vermeiden, die im Patienten auftaucht, sobald seine primitiven Abwehrmanöver ihren Dienst versagen und komplizierte gemischte Gefühle auftauchen lassen, die dem gewohnten Schwarz-weiß-Schema nicht entsprechen. Zu den agierenden Verhaltensweisen, die das Setzen von Grenzen erzwingen können, zählen Verstöße gegen die Behandlungsgrenzen, etwa in Form der Nichtbeachtung physischer, zeitlicher oder räumlicher Grenzen. Als Beispiele seien genannt: Selbstverletzungen, gewalttätige Angriffe auf den Therapeuten oder Gewalt gegen Gegenstände, die Weigerung, nach der Sitzung die Praxis zu verlassen, sexuelle Zurschaustellung oder Gestik gegenüber dem Therapeuten und eine Lautstärke, die das Gespräch unmöglich macht.

Manchmal ist es erforderlich, bestimmten Verhaltensweisen außerhalb der Sitzung Einhalt zu gebieten. Es wäre zwar unrealistisch anzunehmen, dass jedes Agieren ein Ende habe, sobald der Patient dem Behandlungsvertrag zugestimmt hat. Manche Verhaltensweisen sind aber so gefährlich oder störend, dass sie die therapeutische Arbeit tatsächlich unmöglich machen. Wenn der Patient das Verhalten nicht selbst in den Griff bekommt, erfordert das Setzen entsprechender Grenzen unter Umständen, dass ein weiterer Therapeut hinzugezogen wird. Weil Therapeuten aber im Allgemeinen die Kontrollfähigkeit ihrer Patienten eher unter- als überschätzen, empfehlen wir, zunächst einen Parameter festzulegen, den der Patient zu befolgen hat, und einen zweiten Therapeuten erst dann hinzuziehen, wenn der Patient sein Verhalten zweifelsfrei nicht zu kontrollieren vermag.

Fallbeispiel

Eine Patientin mit Anorexia nervosa hatte sich mit ihrem Therapeuten darauf geeinigt, ein gesundes Minimalgewicht zu halten, sah aber von Sitzung zu Sitzung dünner aus. Die Bemühungen des Therapeuten, dies zu deuten, änderten nichts. Die Patientin wurde so dünn, dass die Sorge über ihren Zustand es dem Therapeuten unmöglich machte, die Problematik in Ruhe zu untersuchen. In dieser Situation erklärte er der Patientin, dass die Behandlung nicht mehr produktiv sei, solange ihr anorektischer Zustand nicht direkt bearbeitet werden könne. Er sagte, sie könne ihre Therapie bei ihm nur fortsetzen, wenn sie sich mit einem Spezialisten für Essstörungen in Verbindung setze und mit ihm einen Plan ausarbeite, um zuzunehmen, sich regelmäßig wiegen zu lassen und ein vereinbartes Minimalgewicht nicht zu unterschreiten.

7.2.2 Den sekundären Krankheitsgewinn ausschalten

Das Konzept des sekundären Krankheitsgewinns wurde entwickelt, nachdem in der Psychoanalyse das Konzept des primären Krankheitsgewinns, den ein Symptom vermitteln kann, formuliert worden war. Ausgehend von der Überlegung, dass Symptome einen Kompromiss zwischen einem Impuls und seinem Verbot repräsentieren und folglich sowohl dem Impuls als auch dem Verbot zu einem gewissen Grad Genüge tun, versteht man unter dem primären Krankheitsgewinn die durch diesen Kompromiss erreichte Linderung der Angst, auch wenn sie nur um den Preis des Symptoms zu haben ist. Wenn sich beispielsweise eine Patientin schneidet, kann dieses Verhalten einen unbewussten Kompromiss zwischen einem aggressiven Impuls (oder einem gemischt aggressiven und sexuellen Impuls) und der Strafe dafür, dass sie einen solchen Impuls verspürt, repräsentieren. Der primäre Krankheitsgewinn des Symptoms, des Schneidens, ist die Linderung der Angst, die eintritt, wenn gleichzeitig sowohl dem Impuls als auch seinem Verbot zu einem gewissen Grad Genüge getan wird. Über diesen primären Krankheitsgewinn hinaus kann die Patientin einen sekundären erleben, wenn das Schneiden z. B. die Aufmerksamkeit und Sorge anderer Menschen weckt und sie zu Interventionen veranlasst. Der sekundäre Krankheitsgewinn besteht also in dem äußeren Nutzen, der freilich das Symptom verstärkt und es für die Patientin noch wertvoller macht.

Der sekundäre Krankheitsgewinn kann die Behandlung gefährden, weil er durch jede Zustandsbesserung der Patientin geschmälert wird. Die schwersten Formen des sekundären Krankheitsgewinns, die sich im Allgemeinen bei Borderline-Patienten finden, sind zum einen die Kontrolle über andere Menschen durch selbstdestruktive oder suizidale Handlungen (ein Beispiel wäre die Patientin, die sich für suizidal erklärt, weil sie sich am Telefon von ihrem Therapeuten abgefertigt fühlt) und zweitens die Zufriedenheit mit einer passiven, abhängigen Patientenrolle einschließlich exzessiver Inanspruchnahme sozialer Hilfen (z. B. Invalidenrente, finanzielle Unterstützung durch Angehörige und u. U. auch die Behandlung an sich) mit der Vorstellung, chronisch krank zu sein. Diese Form des sekundären Krankheitsgewinns findet sich bei Patienten, die mit einer Therapie nicht das Ziel verbinden, etwas zu verändern und autonom zu werden, sondern die Behandlung als eine Art Lebensstil betrachten – als Ersatz für ein aktives, selbstständiges Leben und für Beziehungen. Wir sind der Auffassung, dass Inaktivität die Krankheit verstärkt. Deshalb betrachten wir die Entwicklung hin zu einem aktiveren Leben als Teil des Behandlungsprozesses.

Aufgrund dieser Risiken muss der Therapeut dafür Sorge tragen, dass der Behandlungsrahmen einem sekundären Krankheitsgewinn nicht etwa Vorschub leistet. So stellt er in der Phase der Vertragsvereinbarung klar, dass er sich in die selbstdestruktiven Aktionen des Patienten nicht hineinziehen lässt, sondern dass im Falle von Selbstverletzungen die Notaufnahmen oder Krisendienste zuständig sind – und dass ihn solche Aktionen keineswegs veranlassen werden, dem Patienten Extrastunden usw. einzuräumen. Zweitens nehmen TFP-Therapeuten keine Patienten in Behandlung, die nicht bereit sind, auch außerhalb der Behandlungssituation auf produktive Weise aktiv zu werden. Freilich geben diese Bedingungen im Laufe der Therapie mehr oder weniger häufig Anlass zu Diskussionen, weil der Patient sie infrage stellt. Sehr oft haben wir beobachtet, dass Therapeuten in solchen Situationen, ohne es zu merken, in die Falle tappen und eine immer größere Toleranz gegenüber der Pathologie und dem Verhalten des Patienten an den Tag legen; dies geschieht offenbar vor allem dann, wenn die Pathologie in Form passiver Symptome wie etwa Inaktivität zum Ausdruck kommt. Wir empfehlen, dass der Therapeut dem Patienten den sekundären Krankheitsgewinn allgemeinverständlich erläutert und deutlich macht, dass er mit den Therapiezielen nicht vereinbar ist:

> Mir fällt auf, dass Sie erneut in Ihr altes Muster verfallen und zwar hier in Ihren Sitzungen sehr engagiert wirken, aber außerhalb der Therapie keiner sinnvollen Aktivität nachgehen. Sie wissen, dass ich es für wichtig halte, dass Sie in Ihrer Therapie engagiert mitarbeiten, aber ich mache mir Sorgen, wenn die Therapie zu Ihrer einzigen Beschäftigung wird. Meiner Erfahrung nach gibt es zwei Gründe, weshalb sich Menschen in Therapie begeben: Der erste Grund ist der Wunsch, etwas zu ändern, damit es einem besser geht. Der zweite ist die Vorstellung, sich in der Therapie wohlfühlen zu können, weil man dort Aufmerksamkeit bekommt usw. Sehr häufig ist es eine Mischung aus beiden Gründen, die jemanden veranlassen, sich in Therapie zu begeben. Im Augenblick aber habe ich die Befürchtung, dass bei Ihnen der zweite Grund überwiegt, so wie es früher schon einmal der Fall war, als Sie vier Jahre lang in Therapie waren, ohne dass sich etwas geändert hätte. Wir müssen uns mit diesem Problem auseinandersetzen, weil diese Therapie Ihnen helfen soll, etwas zu ändern. Sie darf Ihnen nicht als Ersatz für andere Beschäftigungen und Aktivitäten dienen.

Das Problem des sekundären Krankheitsgewinns berührt das grundsätzliche Verständnis der Borderline-Pathologie und den gesamten Komplex der gesellschaftlichen Reaktion darauf. Wenn man Borderline-Patienten als chronisch kranke, arbeitsunfähige Menschen betrachtet, ist es sinnvoll, ihnen langfristige finanzielle Unterstützung anzubieten, z. B. in Form von Erwerbsminderungs- oder Erwerbsunfähigkeitsrenten. Wir verstehen die Borderline-Persönlichkeitsstörung (BPS) jedoch als eine Erkrankung, die die meisten Patienten keineswegs daran hindert, in gewissem Umfang sogar zu Beginn der Behandlung zielgerichtet zu funktionieren (und sei es zunächst nur im Rahmen eines psychosozialen Tagesprogramms oder einer ehrenamtlichen Tätigkeit). Und zweitens ist die Mehrheit dieser Patienten in der Lage, sich signifikant weiterzuentwickeln und selbstständig und produktiv zu werden. Deshalb schadet es dem Patienten, wenn das soziale System ihn auf unabsehbare Zeit unterstützt. Nach unserer Erfahrung haben Patienten, die zu Beginn der Therapie eine Erwerbsminderungsrente beziehen oder anderweitig finanziell unterstützt werden, tatsächlich eine schlechtere Prognose. Wenn solche Unterstützung durch Familienangehörige geleistet wird, raten wir dem Therapeuten, in der Phase der Vertragsvereinbarung mit diesen Angehörigen einen Plan auszuarbeiten, der den therapeutischen Zielen der Behandlung entgegenkommt.

7.3 Taktik 3: Identifizierung und Bearbeitung des vorrangigen Themas

Vor allem in der Psychotherapie von Borderline-Patienten besteht eines der häufigsten Probleme des Therapeuten darin, angesichts der Fülle an gleichzeitig präsentiertem Material ein bestimmtes Thema zur Bearbeitung auszuwählen. Oft wirken die Sitzungen chaotisch, denn die Aktivierung einer Reihe disparater Partialselbst- und Partialobjektrepräsentationen kann in einer einzigen Sitzung eine Vielzahl von Themen zutage fördern. Manchmal fühlt sich der Therapeut einer wahren Informationsflut ausgesetzt, weil allzu viel auf einmal zu passieren scheint, oder er ist verunsichert, weil der Patient kaum wirklich interessantes Material präsentiert. Ein Gespür für klare Prioritäten trägt entscheidend dazu bei, dieses Dilemma zu lösen. Zu berücksichtigen sind bei der Auswahl des vorrangigen Themas

1. die drei Kommunikationskanäle,
2. die ökonomischen, dynamischen und strukturellen Interventionsprinzipien und
3. die Rangfolge des Materials, das der Patient zur Sprache bringt.

7.3.1 Beachtung der drei Kommunikationskanäle

Die drei Kommunikationskanäle betreffen

1. den Inhalt der verbalen Äußerungen des Patienten,
2. seine nonverbale Kommunikation einschließlich der Art und Weise, *wie* er spricht (Tonfall, Lautstärke usw.), seine Körpersprache (Körperhaltung, Gestik, Blickkontakt usw.) und die Atmosphäre im Raum sowie
3. die Gegenübertragung des Therapeuten.

Freilich sollten Therapeuten auch in der Behandlung von Patienten ohne Borderline-Störung den drei Kanälen Beachtung schenken. Als allgemeine Regel halten wir gleichwohl fest, dass der zweite und der dritte Kanal – nonverbale Kommunikation und Gegenübertragung – aufgrund der Spaltungen in der inneren Welt des Borderline-Patienten umso wichtiger sind, je primitiver die Pathologie ist. Im Großen und Ganzen sind sich diese Patienten zwar dessen bewusst, was sie sagen, nehmen aber die inneren Widersprüche oder die abgespaltenen Anteile, die nicht ins Bewusstsein vordringen, sondern nur durch Agieren oder Somatisierung Ausdruck finden, nicht bewusst wahr (Green 1993). Die aufmerksame Beachtung aller drei Kanäle ist besonders wichtig, denn wenn ein Therapeut in seiner Ausbildung zwar gelernt hat, konzentriert den Assoziationen des Patienten zu lauschen, aber das subtile Interaktionsverhalten des Patienten und seine eigene Gegenübertragung nicht ebenso konzentriert beobachtet, besteht das Risiko langwieriger Behandlungen ohne jeden Fortschritt.

7.3.2 Das ökonomische, das dynamische und das strukturelle Prinzip

Dem ökonomischen, dynamischen und strukturellen Prinzip liegen psychoanalytische Konzeptualisierungen der in der Psyche aktiven dynamischen Kräfte zugrunde: die Interaktion der Triebe, Affekte, inneren Verbote und der äußeren Realität. Dem *ökonomischen Prinzip* folgend, wählt der Therapeut aus dem Material des Patienten das Thema aus, das affektiv am stärksten besetzt ist, denn diese intensiven Affekte signalisieren ihm, welche Objektbeziehung in der Übertragung vorherrscht. Ein Thema ist z. B. dann affektiv dominant, wenn es mit einem signifikanten Affekt einhergeht oder der ihm angemessene Affekt vollständig fehlt – ein Hinweis darauf, dass der Affekt unterdrückt, verdrängt, verschoben oder abgespalten wurde. Mitunter erscheint der vorherrschende Affekt durchaus angemessen, z. B. wenn der Patient erregt und fassungslos von der Krebsdiagnose seiner Mutter berichtet. Möglich ist jedoch auch, dass er die Krebsdiagnose erwähnt, aber in derselben Sitzung mit deutlich stärkerem Affekt berichtet, dass er vormittags zu spät zur Arbeit gekommen sei. Diesem Affekt gilt es auf den Grund zu gehen.

Wenn ein Affekt dem, was der Therapeut erwartet, ganz und gar nicht entspricht, ist eine Klärung angezeigt. Der Therapeut könnte die Patientin z. B. fragen: »Sie berichten, dass Sie sich nicht sicher sind, ob Sie weiterleben möchten, aber irgendwie scheint Sie das, was Sie da sagen, nicht weiter zu berühren.« Durch ein solches Nachforschen lässt sich u. U. das vorherrschende Thema aufdecken. Wenn das Verhalten der Patientin und ihre Worte nicht übereinstimmen und der dominante Affekt sich nicht klar zu erkennen gibt, ist wahrscheinlich das Verhalten wichtiger als der verbale Inhalt und sollte deshalb zuerst erforscht werden. Auch wenn es selbstverständlich erscheinen mag, sich am vorherrschenden Affekt zu orientieren, ist es ausgesprochen hilfreich, sich das Prinzip immer wieder in Erinnerung zu rufen, z. B. wenn zwischen dem, was logischerweise Priorität besitzen müsste (etwa die Erkrankung eines Partners), und dem affektiv am stärksten besetzten Element (etwa dem Verhalten des Therapeuten in der Wahrnehmung der Patientin) eine Diskrepanz besteht.

Wenn es dem Therapeuten schwer fällt, ein affektiv vorherrschendes Thema zu identifizieren, sollte er die verbalen Äußerungen des Patienten und sein Verhalten nach Hinweisen auf die Übertragung untersuchen (siehe unten) und daran anschließend seine eigene Gegenübertragung überprüfen. Zeichnet sich noch immer kein affektiv dominantes Thema ab, empfiehlt es sich, dem Fluss des Materials weiterhin aufmerksam zu folgen und abzuwarten. Wenn gleichwohl kein stark besetztes Motiv erkennbar wird, liegt die Vermutung nahe, dass der Patient wichtiges Material unterdrückt. Falls es sich tatsächlich so verhält, können die Leitlinien zum

Umgang mit Prioritäten in Notfallsituationen dem Therapeuten die Orientierung erleichtern. In dem geschilderten Beispiel handelt es sich um den Umgang mit trivialer Kommunikation (siehe 7.3.3 »Festhalten an der inhaltlichen Rangfolge«). Das Fehlen affektiv besetzter Themen ist v.a. für narzisstische Patienten mit vermeidendem Bindungsstil charakteristisch.

Nachdem der Therapeut entschieden hat, welches Material affektiv am dringlichsten ist, wendet er sich dessen Dynamik zu. Das *dynamische Prinzip* betrifft die intrapsychischen Kräfte, die im Konflikt miteinander liegen, und besagt, dass ein intensiver Affekt auf einen unbewussten Konflikt verweist, an dem ein abgewehrter Impuls beteiligt ist. Sowohl der Impuls als auch die gegen ihn gerichtete Abwehr werden in der Psyche jeweils durch eine Objektbeziehungsdyade repräsentiert. Weil die internalisierten Beziehungsdyaden des Patienten in der Übertragung am deutlichsten zu beobachten sind, hängt das dynamische Prinzip aufs engste mit der Fokussierung auf die Übertragung zusammen. Es hält den Therapeuten dazu an, sich ausgehend von der Abwehr, die sich an der Oberfläche beobachten lässt, zum Impuls vorzuarbeiten, der auf tieferer Ebene aktiv und nicht bewusst ist.

In der frühen Behandlungsphase beobachtet der Therapeut am häufigsten Übertragungen, die als *Widerstand* gegen die Bearbeitung tieferen Materials dienen. Widerstände sind die klinischen Manifestationen der Abwehr. Wann immer es dem Patienten schwer fällt, in der Therapie so mitzuarbeiten, wie der Behandlungsvertrag es vorsieht, ist ein Widerstand gegen den Zugang zu tieferem Material am Werk. Die Aufgabe, die eigene innere Welt umfassend zu erforschen, weckt zweifellos Angst – vor allem, wenn diese innere Welt aus affektintensiven, nicht integrierten Anteilen besteht. Für den Therapeuten ist es durchaus angemessen, empathisch auf diese Schwierigkeit einzugehen; gleichzeitig aber muss er sich des Risikos, dem Widerstand des Patienten zuzuarbeiten, bewusst bleiben. Unter dem objektbeziehungstheoretischen Blickwinkel betrachtet, liegt eine solche Kollusion vor, wenn der Therapeut die Rolle einer der Objektrepräsentationen des Patienten zu agieren beginnt, ohne die agierte Dyade und den Beitrag, den sie zur Abwehr des Bewusstwerdens anderer innerer Dyaden leistet, zu untersuchen. Ein Beispiel wäre etwa der Therapeut, der die positive Übertragung – die Rolle des Helfers, der es gut meint – annimmt, ohne subtile Hinweise z.B. auf Misstrauen oder Vorbehalte des Patienten zu untersuchen.

Widerstände sind keine Mauern, die es einzureißen gilt. Sie sind vielmehr Teil der psychischen Struktur, besitzen hohen Informationswert und müssen als Dyaden, die in den Dienst der Abwehr gestellt wurden, gedeutet werden. Das heißt, sie sind grundsätzlich in Verbindung mit dem Material, das sie abwehren, zu verstehen. Der Therapeut könnte beispielsweise deuten: »Sie nehmen mich als einen strengen, bedrohlichen Richter wahr [Abwehr], weil es Ihnen allzu große Angst machen würde, sich Ihren Wunsch einzugestehen, von mir umhegt und umsorgt zu werden [der abgewehrte libidinöse Impuls].« Die Deutung von der Oberfläche zur Tiefe wurde im 6. Kapitel ausführlich beschrieben. Das dynamische Prinzip wird hier noch einmal als Orientierungshilfe für die Interventionen erläutert.

Der Therapeut orientiert sich am dynamischen Prinzip, um die Reihenfolge festzulegen, in der er das Material deutet. Er kann sich z.B. die Frage stellen: »Was wird abgewehrt?«, und sollte im Allgemeinen Interventionen anbieten, die zuerst diese Abwehrebene aufgreifen. Auch dazu ein Beispiel:

»Sie haben sehr nachdrücklich betont, dass Sie mich als kalt und versagend erleben. Selbst als ich Ihnen einen Ausweichtermin angeboten habe, weil Sie am Montag nicht kommen können, haben Sie mir vorgeworfen, Ihnen diesen Termin nur deshalb anzubieten, weil er mir in den Kram passt. Mir ist aufgefallen, dass sich Ihr Eindruck, ich sei ein kaltherziger, versagender Mensch, in den letzten Wochen verstärkt hat. Würden Sie zustimmen, dass Sie mich so erleben?«

Diese Intervention beschreibt die Dyade, die im Dienst der Abwehr steht. Wenn die Patientin ihr beipflichtet, könnte der Therapeut folgendermaßen fortfahren:

»Mir scheint, dass dieses Bild, das Sie von mir haben, möglicherweise andere Gefühle verdeckt, die Ihnen Unbehagen bereiten und Ihnen Angst machen. Einerseits scheinen Sie mich zunehmend als kaltherzig zu erleben, aber ich glaube, an subtilen Kleinigkeiten, z. B. Ihrem Augenausdruck, gelegentlich zu erkennen, dass Sie mich eigentlich anders wahrnehmen. Diese subtilen Hinweise lassen mich vermuten, dass Sie positive Gefühle mir gegenüber empfinden, die Ihnen aber aus irgendeinem Grund Angst machen, so dass Sie Ihre Kritik an mir verschärfen, um sich selbst davon zu überzeugen, dass sich zwischen uns beiden nichts Positives entwickeln kann.«

Der Therapeut beginnt also, den Affekt und den abgewehrten Impuls zu thematisieren. Der letzte Schritt in diesem Prozess besteht darin, zu verstehen, weshalb die Patientin das Bedürfnis hat, sich vor diesen Gefühlen schützen zu müssen (Kap. 6 Abschnitt »Deutungen auf drei Ebenen«).

Der dominante Affekt fällt zumeist mit der dominanten Übertragung in eins, doch es gibt auch Situationen, in denen dies nicht der Fall ist. Aber selbst dann steht die Übertragungsimplikation gewöhnlich außer Frage. Wenn die Patientin z. B. in den ersten zehn Minuten einer Sitzung ohne erkennbare innere Beteiligung die unterschiedlichsten Themen zur Sprache bringt und den Therapeuten kaum beachtet, könnte das vorrangige Thema durchaus die Art und Weise sein, wie sie den Therapeuten erlebt und behandelt: »Sie sprechen heute so, als wäre ich gar nicht anwesend.« Auf diesen Aspekt der Übertragung würde sich die anschließende Exploration konzentrieren.

Wenn Affekt und Übertragung nicht in eins fallen – d. h., wenn zwar ein dominantes Übertragungsthema erkennbar wird, ein anderes Thema aber affektiv stärker besetzt ist –, dann sollte dieses Vorrang erhalten. In der Regel stellt sich der Zusammenhang mit der Übertragung später irgendwann heraus. Die Bearbeitung der Übertragung ist auch deshalb eine subtile Angelegenheit, weil Übertragungsthemen nicht immer verbalisiert werden – weder als direkte Bezugnahmen auf den Therapeuten noch indirekt durch Äußerungen über andere Personen, die für die Patientin wichtig sind. Oft wird die Übertragung durch subtile Gesten oder durch eine allgemeine Einstellung vermittelt. Für den Therapeuten kann es beispielsweise aufschlussreicher sein, sich auf ein ironisches Lachen zu konzentrieren, mit dem die

Patientin etwas erzählt hat, als auf den Inhalt ihrer Worte. Manchmal ist es wichtig, zuerst das Misstrauen anzusprechen, das der Augenausdruck der Patientin verrät, und danach zu untersuchen, wie dieses Misstrauen mit dem Inhalt des Gesagten zusammenhängt.

Auch das *strukturelle Prinzip* dient dem Therapeuten als Orientierungshilfe für seine Interventionen. Es hilft ihm, ein Verständnis für die strukturelle Beschaffenheit der Konflikte des Patienten zu entwickeln, und hält ihn dazu an, immer wieder sozusagen einen Schritt zurückzutreten, sich einen Überblick über die spezifischen Dyaden zu verschaffen, die in der Übertragung aktiviert wurden, und zu klären, wie sie in ein größeres Muster hineinpassen. Bei neurotischen Patienten richtet sich die strukturelle Analyse auf Konflikte zwischen Es, Über-Ich, Ich und äußerer Realität oder auf Konflikte mit einem unvereinbaren Element einer ansonsten konsolidierten Identität. Bei Borderline-Patienten, deren Ich und Über-Ich unintegriert geblieben sind, strukturieren sich die Konflikte um die wichtigsten inneren Beziehungsdyaden und deren Beziehungen untereinander. Wenngleich die Anzahl der möglichen Beziehungen immens ist, beobachten wir in der klinischen Praxis, dass Patienten jeweils nur eine begrenzte Anzahl affektiv hochbesetzter Dyaden in der Übertragung aktivieren. Das bedeutet, dass für jede Therapie eine überschaubare Anzahl von Übertragungsthemen charakteristisch ist. Um sich zu orientieren, klärt der Therapeut, welche Übertragungsthemen im individuellen Fall besonders bedeutsam sind und in welchem Verhältnis sie zueinander stehen. Das Strukturprinzip verlangt auch, herauszuarbeiten, welche Objektbeziehungsdyaden eine Abwehrfunktion gegenüber anderen Dyaden erfüllen. Darüber hinaus ist zu klären, inwieweit der Patient in der Lage ist, den Konflikt zusammen mit dem Therapeuten unter dem Blickwinkel eines »ausgeschlossenen Anderen« zu untersuchen – ein triadisches Prinzip, das den beobachtenden Ich-Anteil des Patienten, der durch seine vorübergehende Identifizierung mit der analytischen Funktion des Therapeuten repräsentiert wird, in die Arbeit einbezieht. Weil wir in der TFP stark darauf achten, in welche Richtung sich neue psychische Strukturen entwickeln, bedeutet die Beachtung des strukturellen Prinzips auch, dass der Therapeut darüber nachdenkt, was aus dem Patienten wird und werden kann.

Der beste Weg, sich im Falle von Borderline-Patienten darüber klar zu werden, besteht darin, die chronische, durchgängige Übertragung zu identifizieren, die den von Minute zu Minute wechselnden Übertragungen zugrunde liegt und den Hauptkonflikt in einer bestimmten Therapiephase repräsentiert. Mit wenigen Ausnahmen beginnen Borderline-Patienten ihre Therapie mit einer chronisch paranoiden Übertragung, d. h. mit der Repräsentation eines schwachen, verwundbaren Selbst, das sich vor Nähegefühlen hüten muss, weil der Patient überzeugt ist, vom Objekt unweigerlich abgelehnt, zurückgewiesen, im Stich gelassen, überwältigt, verletzt oder ausgenutzt zu werden. (Ausführlich erörtert werden die typischen Übertragungsentwicklungen in Kap. 9)

Zusammenfassend können wir festhalten, dass diese drei Prinzipien den Therapeuten daran erinnern,

1. den Affekt des Patienten als Hinweis auf die aktuell vorrangigen Objektbeziehungen zu verstehen,

2. zuerst das Material aufzugreifen und zu bearbeiten, das im Dienst der Abwehr zu stehen scheint, und
3. die Gesamtorganisation der Dyaden daraufhin zu prüfen, welche erkennbar zutage tretende Dyade welche tiefere Dyade abwehrt.

7.3.3 Festhalten an der inhaltlichen Rangfolge

Zusätzlich zu den oben erläuterten Prinzipien gibt es Richtlinien für die Auswahl der zu bearbeitenden Themen. In jeder Sitzung muss der Therapeut zunächst klären, ob er es mit einer *Notfallsituation* zu tun hat oder ob er sich an den üblichen Prioritäten orientieren kann. Höchste Priorität ist grundsätzlich allen Verhaltensweisen beizulegen, die die Sicherheit des Patienten, des Therapeuten oder der Behandlung gefährden. Die Liste der Prioritäten (Box 7-2) erleichtert es dem Therapeuten, Notfallsituationen oder Behandlungsgefährdungen (Box 7-3) vom »Alltagsgeschäft« zu unterscheiden. In aller Regel treten Notfallthemen (Selbstmorddrohungen oder die Androhung von Selbstverletzungen, Drohungen, die Therapie abzubrechen, Verschweigen wichtiger Informationen) innerhalb der ersten sechs Behandlungsmonate in den Hintergrund, sofern sie gründlich durchgearbeitet werden. Der Therapeut kann die Aufmerksamkeit dann verstärkt auf die Themen lenken, die in Box 7-2 mit niedrigerer Priorität aufgeführt sind, weil sie die Behandlung nicht gefährden. Sie machen aber recht eigentlich aus, worum es in der Psychotherapie geht – das Verständnis der inneren Welt des Patienten.

Box 7-2 Prioritätenhierarchie

1. Behinderung der Erforschung der Übertragung [a]

- Suizid- oder Morddrohungen
- Unverhohlene Gefährdung der Fortführung der Therapie (z. B. durch finanzielle Schwierigkeiten, Umzugspläne, Forderungen nach Reduzierung der Sitzungsfrequenz)
- Unaufrichtigkeit oder absichtliches Verschweigen von Informationen in den Sitzungen (z. B. Anlügen des Therapeuten, Weigerung, bestimmte Themen zu besprechen, Schweigen während des Großteils der Sitzungen)
- Unregelmäßiges Erscheinen oder Erscheinen unter Substanzeinfluss
- Verstöße gegen den Vertrag (z. B. Nichteinhalten der Vereinbarung, einen zweiten Therapeuten aufzusuchen oder die verschriebenen Medikamente einzunehmen)
- Agieren in den Sitzungen (z. B. Beschädigungen des Praxismobiliars, Weigerung, die Praxis nach der Sitzung zu verlassen, Schreien)
- Agieren zwischen den Sitzungen, einschließlich des Eindringens in das Privatleben des Therapeuten
- Affektiv bedeutungslose oder triviale Themen

[a] Auch die Behinderungen der Arbeit mit den unverkennbaren Übertragungsmanifestationen sind von Übertragungsbedeutung erfüllt, die sich in Form von Widerständen äußert.

2. Unverhohlene Übertragungsmanifestationen

- Verbale Bezugnahmen auf den Therapeuten

- »Acting-in« (z. B. ostentativ verführerische Körperhaltung)
- Vom Therapeuten rückgeschlossen (z. B. aus Hinweisen auf andere Ärzte)

3. Affektiv besetztes, nicht zur Übertragung gehörendes Material

Box 7-3 Beispiele für spezifische Behandlungsgefährdungen

- Suizidale und selbstdestruktive Verhaltensweisen
- Mordimpulse oder -versuche; Bedrohung des Therapeuten
- Lügen oder Verschweigen von Informationen
- Unregelmäßiges Erscheinen zu den Sitzungen
- Substanzmissbrauch
- Erscheinen unter Drogen- oder Alkoholeinfluss
- Unkontrollierte Essstörung
- Häufige Telefonanrufe, Eindringen ins Privatleben des Therapeuten
- Nichtbegleichen der Rechnungen; Schaffung einer Situation, die das Bezahlen der Rechnungen unmöglich macht (z. B. durch Kündigung des Arbeitsplatzes oder der Krankenversicherung)
- Aufnahme einer Prallelbehandlung
- Verschwenden der Sitzungszeit/Trivialisierung
- Schaffung äußerer Probleme, die die Durchführung der Therapie erschweren
- Chronisch passiver Lebensstil, der die Therapie zwar nicht unmittelbar gefährdet, längerfristig aber die therapeutischen Bemühungen um Veränderung zugunsten des sekundären Krankheitsgewinns durchkreuzt

Die Bearbeitung eines jeden Themas erfolgt mit der angemessenen Technik: Klärung, Konfrontation, Deutung, Setzen von Grenzen oder Wiederherstellung der technischen Neutralität. Wenn die Notfallsituationen und Gefährdungen der Behandlung im Laufe der Zeit an Dringlichkeit verlieren, sollten sich die Sitzungen mehr und mehr auf die Erforschung der Übertragungsthemen und der ihnen zugrunde liegenden Thematik konzentrieren. Der Therapeut kann die thematische Rangfolge zur Orientierung nutzen, um Schritt für Schritt das Interaktionsfeld der Verhaltenswiderstände zu bearbeiten und dann zur umfassenden Erforschung der Übertragungsentwicklungen überzugehen. Der Widerstand der Patientin gegen die Bearbeitung der relevanten Themen kann sich in Verhaltensweisen äußern, die die Fortsetzung der Therapie ernsthaft infrage stellen – z. B. wenn die Patientin unumwunden droht, die Behandlung abzubrechen oder sich das Leben zu nehmen oder wenn sie zwar zu ihren Terminen erscheint, aber den Explorationsprozess untergräbt. Verhaltensweisen, die eine offene verbale Kommunikation in den Sitzungen verhindern, müssen in der Rangfolge ihrer Gefährlichkeit für die Kommunikation oder die Therapie an sich thematisiert werden. Box 7-2 führt die Verhaltensweisen auf, die ein Erforschen der Übertragung unmöglich machen – beginnend mit den gravierendsten Bedrohungen bis zu eher subtilen Widerständen. Wenn diese Verhaltensweisen nicht oder nicht mehr auftreten, konzentriert sich der Therapeut auf die Prioritäten 2 und 3, also auf die Übertragungsmanifestationen und auf anderes affektintensives Material.

Warum Informationen über das Leben des Patienten außerhalb der Therapie von Belang sind

Viele Borderline-Patienten agieren im Alltagsleben Konflikte aus, die in der Therapie untersucht werden müssen. Der Therapeut sollte deshalb aufmerksam auf Hinweise achten, die ein solches Agieren signalisieren. Mitunter ist ein Fingerzeig in einer scheinbar beiläufigen Bemerkung enthalten oder auch in Informationen seitens Dritter. Zudem muss der Therapeut ständig prüfen, ob die Patientin womöglich Informationen über ihr Leben außerhalb der Sitzungen zurückhält. Wenn sie z. B. Schwierigkeiten mit ihrem Studium oder in einer Beziehung hat und über eine längere Phase kein Wort darüber fallen lässt, hat der Therapeut die Aufgabe, das Thema aktiv zur Sprache zu bringen, indem er nachfragt. Jede Schwierigkeit, die im Zusammenhang mit der äußeren Realität auftaucht, muss den Therapeuten für die Möglichkeit sensibilisieren, dass der Konflikt bereits als Übertragungsparadigma aufgetaucht ist oder bald auftauchen wird.

Fallbeispiel

Eine Patientin erklärte gleich zu Beginn ihrer Therapie, sie sei depressiv und suizidal, weil ihr Ehemann ein Tyrann sei. Irgendwann im Verlauf der Behandlung fiel dem Therapeuten auf, dass die Patientin ihren Mann seit einem ganzen Monat nicht mehr erwähnt hatte. Er erkundigte sich nach der Beziehung und bekam zur Antwort: »Da gibt es nichts zu diskutieren. Ich habe beschlossen, ihn zu verlassen.« Die Patientin hatte weder mit ihrem Ehemann noch mit dem Therapeuten über ihr Vorhaben gesprochen. Als letzterer der Sache tiefer auf den Grund ging, erfuhr er, dass die Patientin überhaupt nicht darüber nachgedacht hatte, wie sie nach der Trennung über die Runden kommen würde, und dass sie außerdem beabsichtigte, auch die Therapie zu beenden. Schließlich stellte sich heraus, dass dieser geheim gehaltene Plan für die Patientin eine verdeckte Form der Selbstverletzung war. Außerdem wurde deutlich, dass sie sich ihrem Mann, aber auch dem Therapeuten näher fühlte und dass dem destruktiven Plan Angst und Schuldgefühle zugrunde lagen, die mit den tieferen libidinösen Entwicklungen zusammenhingen.

Was die Auswahl des vorrangigen Themas angeht, so können wir zusammenfassend festhalten, dass sie dem Therapeuten erleichtert wird, indem er das, was die Patientin über ihre Gefühle verbal und nonverbal mitteilt, ebenso analysiert wie seine Beobachtungen ihres Verhaltens und seiner eigenen Gegenübertragung. Dies entspricht Bions (1962) Konzept der »ausgewählten Tatsache«.

7.3.4 Die verschiedenartigen Behinderungen der Übertragungsanalyse

Suizid- und Morddrohungen

Selbstmord- oder Morddrohungen sind gemäß den in Kap. 5 erörterten Parametern zu behandeln. Dabei ist nicht zu vergessen, dass jede Erwähnung von Suizid- oder Mordgedanken eine wichtige dynamische Bedeutung und Implikationen für die

Interaktion besitzen kann. Dies haben wir u. a. in Kap. 6 am Beispiel der Diskussion zu Beginn des Videos 2, »Sitzung vor den Ferien«, beobachten können.

Drohungen, die Therapie zu beenden

Ausdrückliche oder angedeutete Drohungen, die Behandlung abzubrechen, besitzen Priorität vor allen anderen Themen mit Ausnahme von Suizid-, Gewalt- und Morddrohungen. Die Motive, die einen Patienten veranlassen können, seine Therapie abzubrechen, reichen vom Auftauchen tiefer Abhängigkeitsbedürfnisse, die ihm Angst machen, über die Entwicklung einer negativen Übertragung (die zur Abwehr einer zugrundeliegenden, angsterregenden positiven Übertragung dient) und narzisstische Konflikte infolge des Neides auf den Therapeuten, hypomanische Zustände oder eine Flucht in die Gesundheit bis zu dem Wunsch, den Therapeuten vor aggressiven Affekten zu schützen oder ihn durch Beibringen einer Niederlage zu demütigen usw. Grundsätzlich muss der Therapeut sich in diesen Situationen aktiv verhalten – z. B. einen Patienten anrufen, der eine Sitzung kommentarlos hat ausfallen lassen, und Sorge und Neugier auf die dahinter steckende Bedeutung zum Ausdruck bringen.

Die nächste schwerwiegende Gefährdung der Behandlung ist jedes Muster einer ostentativen oder verdeckten Weigerung, sich am Behandlungsprozess zu beteiligen. Diese fehlende Beteiligung, die sich auch in Form von Unaufrichtigkeit, Verschweigen oder Agieren äußern kann, muss untersucht werden.

Unaufrichtigkeit

Unaufrichtigkeit ist für den therapeutischen Prozess ausgesprochen destruktiv, denn dem Therapeuten wird das Problem u. U. lange Zeit überhaupt nicht bewusst. Eine gründliche Anamnese vor Beginn der Behandlung, die auch auf vorangegangene Therapien abhebt, kann ihn für die Problematik sensibilisieren. Sollte er im Laufe der Therapie erfahren, dass seine Patientin unehrlich ist, muss er ihr erstens erklären, dass Unaufrichtigkeit die Behandlung wirkungslos macht und letztlich scheitern lässt, und sodann zusammen mit der Patientin herauszufinden versuchen, welche Motive sie zur Unehrlichkeit veranlassen.

Das Lügen bringt zum Ausdruck, wie der Patient sich selbst, andere Menschen und die Therapie erlebt. Patienten lügen aus folgenden Gründen:

1. Um Konfrontationen zu vermeiden, in deren Konsequenz sie Verantwortung für ihr Handeln übernehmen müssten;
2. um die Kritik des Therapeuten oder eine phantasierte Racheaktion seinerseits zu vermeiden;
3. um Kontrolle über den Therapeuten auszuüben;
4. um sich dem Therapeuten, der sich täuschen lässt, überlegen zu fühlen;
5. um die Entwicklung einer authentischen Beziehung zu verhindern und
6. um den Therapeuten auszunutzen.

In einem tieferen Sinn bringt ständiges Lügen die Überzeugung zum Ausdruck, dass menschliche Beziehungen grundsätzlich ausbeuterischer oder persekutorischer Natur sind. Es repräsentiert also eine chronische Übertragungshaltung. Weil ehrliche, aufrichtige Kommunikation über den Erfolg oder Misserfolg der therapeutischen Aufgabe entscheidet, muss das Lügen genauso ernst genommen werden wie andere selbstdestruktive Verhaltensweisen. Der Therapeut muss versuchen, Fehlinformationen oder Verschweigen von Informationen umfassend und konsequent zu deuten, und gleichzeitig anerkennen, dass es nicht in seiner Macht steht, den Patienten am Lügen zu hindern. Ob er ehrlich ist oder nicht, kann allein der Patient entscheiden.

Die auf das Lügen oder auf das Verschweigen von Informationen konzentrierte Deutungsarbeit nimmt u. U. Wochen oder Monate in Anspruch. Dies gilt insbesondere bei Patienten mit antisozialen Zügen. Doch ganz gleich, wie langwierig die Arbeit sein mag: Die vollständige Erhellung der Implikationen des Lügens hat Vorrang vor jedem anderen Material – Ausnahme sind lediglich lebensbedrohliches Agieren und das Risiko eines sofortigen Therapieabbruchs. Patienten, die gewohnheitsmäßig lügen und gleichzeitig zu lebensbedrohlichem oder therapiegefährdendem Agieren neigen, sollten zunächst stationär behandelt werden, damit sie selbst und die Therapie geschützt sind und der Therapeut von den Stationsmitarbeitern die wahrheitsgemäßen Informationen erhält, die der Patient selbst nicht liefern kann. Patienten, die habituell lügen und gravierende Über-Ich-Defizite aufweisen, neigen dazu, das Fehlen moralischer Werte auf den Psychotherapeuten zu projizieren und ihn als unaufrichtig und korrupt wahrzunehmen. Der Therapeut muss in seine deutende Bearbeitung dieser Übertragung folglich auch diese Projektion miteinbeziehen: »Es überrascht mich nicht, dass Sie glauben, ich hätte Ihnen eine Sitzung zu viel berechnet, denn Sie haben mir heute von Anfang an nur Geschichten erzählt, die Sie sich ausgedacht haben, statt mir zu sagen, was tatsächlich passiert ist. Es scheint, als könnten Sie sich gar keine Welt vorstellen, in der Lügen und Ausbeutung nicht an der Tagesordnung sind.«

Die umfassende Erforschung der Übertragungsbedeutungen des Lügens setzt wie alle Deutungen an der Oberfläche an und geht dann in die Tiefe (Kap. 6). Übertragungsdeutungen fokussieren häufig zunächst auf das Lügen als Ausdruck der Feindseligkeit, die der Patient sowohl gegen sich selbst als auch gegen den Therapeuten richtet. Tiefere Deutungen seiner Verzweiflung können erst nach Deutung der aggressiven und paranoiden Anteile angeboten werden. Im Folgenden schildern wir Beispiele für Konfrontationen oder Deutungen unterschiedlicher Funktionen der Unaufrichtigkeit:

- Lügen als Ausdruck der Feindseligkeit gegen sich selbst: »Sie erzählen mir ständig eine andere Version dessen, was passiert ist. Auf diese Weise kann ich Ihnen unmöglich helfen. Sie schaden sich also selbst, und es scheint, als ob es einen Anteil in Ihnen gibt, der unbedingt verhindern möchte, dass Sie die Hilfe, die Sie brauchen, bekommen.«
- Lügen als Angriff auf den Therapeuten: »Sie erzählen mir immer wieder dieselbe Geschichte, obwohl wir uns doch darauf geeinigt haben, dass sie erfunden ist.

Sie behandeln mich, als sei ich es nicht wert, von Ihnen ernst genommen und respektiert zu werden, und als wollten Sie meine Anstrengungen sabotieren.«
- Lügen als Ausdruck der Angst vor Vergeltung: »Offenbar haben Sie Angst davor zuzugeben, dass Sie die Zeitschrift aus meinem Wartezimmer mitgenommen haben, weil Sie glauben, dass ich wütend werde und Sie rauswerfe, wenn Sie mir die Wahrheit sagen.«
- Lügen als Ausdruck der Desillusionierung: »Sie verhalten sich, als könnten Sie Ihre Haut nur retten, wenn Sie eine Geschichte über den Vorfall erfinden. Ich verstehe das so, dass Sie für den Fall, dass ich Sie wirklich kennenlerne, nichts Gutes erwarten.«

Mitunter hegt der Therapeut den vagen Verdacht, dass seine Patientin lügt, hat aber keine konkreten Anhaltspunkte dafür. In einem solchen Fall ist eine Konfrontation völlig angemessen: »Ich habe das Gefühl, dass Sie mir nicht die Wahrheit sagen. Lassen Sie uns untersuchen, ob das Problem bei mir oder bei Ihnen liegt.«

Verschweigen von Informationen

Das Verschweigen ist eine Variante der Unehrlichkeit und muss deshalb als direkte Gefährdung der Therapie bearbeitet werden. Was die Dynamik betrifft, so ist das Verschweigen genauso wie das Lügen auf einen destruktiven inneren Selbstanteil zurückzuführen, der Widerstand gegen den Behandlungsprozess leistet, um sich vor gründlicherem Nachforschen zu schützen und die Spaltung, die das gesamte Erleben der Patientin organisiert, aufrechtzuerhalten. Hinweise auf das Verschweigen von Informationen entdeckt der Therapeut z. B., wenn ihm Diskrepanzen zwischen dem, was die Patientin berichtet, und Informationen aus anderen Quellen auffallen. Dies illustriert das folgende Beispiel aus der Anamnesephase einer Therapie: »Sie haben mir nicht gesagt, dass Ihre nächtlichen Anrufe bei Dr. Smith in Ihrer Therapie bei ihm zu einem Problem wurden. Ich habe aber nun von ihm selbst erfahren, dass Sie immer häufiger bei ihm angerufen haben und dies einer der Hauptgründe war, weshalb er Ihnen nahegelegt hat, sich einen anderen Therapeuten zu suchen.«

Bei der Bearbeitung fehlender Aufrichtigkeit und Offenheit ist zwischen gelegentlichem und chronischem Verschweigen zu unterscheiden. Unter einem *gelegentlichen Verschweigen* verstehen wir das bewusste Zurückhalten von Information in einem umschriebenen Bereich. Patienten neigen generell dazu, hochkonflikthafte Themen zu vermeiden, doch ihre positive Motivation lässt sie der Versuchung widerstehen. Unter einem *ständigen Verschweigen* verstehen wir das bewusste Zurückhalten von Material über längere Zeiträume oder die Weigerung, in der Sitzung überhaupt zu sprechen. Dieses konsequente Verheimlichen kann ein Versuch sein, die Behandlung (oder den Therapeuten) zu kontrollieren oder mit ihm zu rivalisieren. Es kann auch gravierende paranoide Ängste zum Ausdruck bringen (z. B. im Falle hartnäckiger psychopathischer oder paranoider Übertragungen) oder aber Schuldgefühle wegen bestimmter Verhaltensweisen.

Wenn der Patient eingesteht, dass es etwas gibt, worüber zu sprechen ihm schwerfällt, muss der Therapeut sich um Klärung bemühen und untersuchen, welche Konsequenzen er fürchtet, sollte er sein Geheimnis aufdecken. Danach erst kann bearbeitet werden, *was* er verschweigt. Dies ist ein Beispiel für die Notwendigkeit, die Abwehr (Grund des Verschweigens) vor dem Inhalt (Was wird verschwiegen?) zu deuten. Der Therapeut sollte nicht nur die Phantasien des Patienten erforschen, sondern darüber hinaus auch den Konflikt zwischen dessen Einwilligung, der Grundregel gemäß alles auszusprechen, und dem späteren Verschweigen oder Lügen direkt konfrontieren und untersuchen. Herauszufinden, welche Bedeutung das Verhalten gegenüber dem Therapeuten hat, trägt dazu bei, die Annahmen, die der Patient über ihn hegt, besser zu verstehen. Möglich ist beispielsweise, dass der Patient mit einer wütenden, kritischen Reaktion des Therapeuten rechnet; indem er ihm aber Informationen vorenthält, legt er ein Verhalten an den Tag, das Verärgerung und Kritik provozieren muss. Sehr häufig nimmt es viel Zeit in Anspruch, die Rivalität sowie die Angst- und Schuldgefühle, auf die das Verschweigen zurückzuführen ist, durchzuarbeiten.

Unregelmäßiges Erscheinen zu den Sitzungen

Dass das unregelmäßige Erscheinen zu den Sitzungen ein Problem ist, liegt auf der Hand – die Therapie kann nun einmal nur stattfinden, wenn beide Beteiligte anwesend sind. Indes ist dieses Problem für den Therapeuten oft keineswegs einfach zu handhaben. Häufig berufen Patienten sich auf Umstände, die ihnen eine regelmäßige Teilnahme angeblich ganz und gar *unmöglich* machen: »In meinem Job kann ich nie wissen, wann mein Chef mir einen Notfall aufhalst.« Oder: »Ich bin auf meinen Babysitter angewiesen, und ich weiß nie, ob sie wirklich kommt.« »Mein Mann bringt mich mit dem Auto her, und er begreift nicht, dass ich pünktlich sein muss.« »Meine Colitis (meine Migräne, meine prämenstruellen Beschwerden usw.) ist manchmal so schlimm, dass ich das Haus beim besten Willen nicht verlassen kann.« Den Therapeuten beschleicht vielleicht das Gefühl, dass allein die Erwartung, den Patienten zu den vereinbarten Terminen tatsächlich zu sehen, eine übertrieben strenge oder gar sadistische Forderung darstelle. Wenn er aber beginnt, die Grundvoraussetzungen der Therapie als Forderungen zu sehen, signalisiert dies, dass er unbedingt über die Übertragungs- und Gegenübertragungsentwicklungen nachdenken muss. Auf der ganz konkreten Ebene ist es durchaus möglich, dass das regelmäßige Erscheinen für den Patienten mit einem beträchtlichen Aufwand verbunden ist; trotzdem darf der Therapeut nicht vergessen, wie wichtig die Behandlung für den Patienten ist, der an einer lebensbedrohlichen Krankheit leidet.

Folglich muss er dem Patienten in dieser Situation die simple Tatsache vor Augen führen, dass die Behandlung nur in seiner Anwesenheit stattfinden kann. So offenkundig dies sein mag – Patienten, die Sitzungen ausfallen lassen, müssen ausdrücklich daran erinnert werden. Eine Spielart der primitiven Abwehr durch omnipotente Kontrolle besteht darin, dass der Patient sich dem Glauben hingibt, jemand anderer könne für ihn sorgen, selbst wenn dieser Mensch gar keine Möglichkeit hat, real einzugreifen. Wenn ein Patient nach einer Phase der regelmäßigen, pünktlichen Teilnahme beginnt, sich zu verspäten oder gar nicht erst aufzutauchen, muss der Therapeut ihm zuallererst erklären, dass ein solches Agieren die Therapie erschwert und sie u. U. sogar scheitern lassen kann. Danach gilt es, die Bedeutung des Verhaltens zu ergründen.

Therapeuten in Ausbildung fragen oft: »Wie viele Sitzungen darf der Patient ausfallen lassen, bevor ich die Behandlung beende?« Diese Formulierung verrät, dass der angehende Therapeut zwei Schlüsselkonzepte noch nicht wirklich verinnerlicht hat. Erstens ist es nicht der Therapeut, der die Therapie in einem solchen Fall beendet, sondern der Patient selbst: Er macht die Behandlung durch Sabotage unmöglich und beendet sie dadurch. Der Therapeut hat die Aufgabe, ihn nachdrücklich darauf hinzuweisen. Zweitens zeigt die Vorstellung, dass das Scheitern der Therapie von einer bestimmten Anzahl versäumter Sitzungen abhängig zu machen sei, dass der Therapeut sein eigenes klinisches Urteil zugunsten einer objektiven, für jeden Patienten in jeder Therapie geltenden Regelung hintansetzen möchte. Auch wenn ihm eine solche Regelung einfacher erscheint, liegt es doch in seiner Verantwortung, zu entscheiden, ob die versäumten Sitzungen ein Muster oder eine Tendenz repräsentieren, die eine Fortsetzung der Behandlung ausschließt. Dem Patienten schon vor Beginn der eigentlichen Therapie eine bestimmte Anzahl versäumter Sitzungen als Beendigungsgrund anzugeben, käme seiner Projektion einer strengen, strafenden Figur, der er sich unterwerfen muss, entgegen. Diese Strategie könnte auch ein »Feiglingsspiel« in Gang setzen. Das heißt, der Patient nähert sich nach und nach, gewöhnlich im Kontext einer scheinbar unausweichlichen Krise, der magischen Sitzungszahl an und fordert den Therapeuten dazu heraus, seine »Drohung«, die Behandlung abzubrechen, wahrzumachen.

Psychische Präsenz in den Sitzungen

Die Bedingung, die Sitzungstermine wahrzunehmen, bedeutet gleichzeitig, dass der Patient in den Behandlungsstunden auch psychisch präsent sein muss. Jedes Anzeichen für Alkohol- oder Drogenkonsum gibt dem Therapeuten Anlass zu erklären, dass ein solches Verhalten sinnvolle Arbeit unmöglich macht und die Sitzung folglich beendet ist. Sollte sich das Verhalten zu einem Muster entwickeln, beendet er die Therapie. Im Allgemeinen wird jeder Substanzmissbrauch in der Phase der Vertragsvereinbarung gründlich besprochen. Es kann jedoch passieren, dass Drogen- oder Alkoholmissbrauch erst im Laufe der Therapie auftreten oder dass ein Patient sich nicht an die ursprüngliche Vereinbarung hält, sondern den Konsum fortsetzt oder wiederaufnimmt. In diesem Fall obliegt es der Verantwortung des Therapeuten, einzuschätzen, ob der Patient gefahrlos nach Hause zurückkehren kann oder ob eine stationäre Einweisung erforderlich ist. Er weist den Patienten auch darauf hin, dass sie die Bedeutung seines Vertragsbruchs in der nächsten Sitzung untersuchen und noch einmal über die Parameter sprechen werden, die im Zusammenhang mit dem Substanzmissbrauch aufgestellt wurden.

Vertragsbrüche

Zahlreiche der oben erläuterten Prioritäten betreffen den Umgang mit Verstößen gegen die allgemeinen Therapievereinbarungen. Freilich können Patienten sich auch über spezifische, ein individuelles Problem betreffende Vereinbarungen hinwegsetzen.

Fallbeispiel

In ihrem Behandlungsvertrag hatte sich eine Patientin dazu verpflichtet, nach Selbstverletzungen ihren Hausarzt aufzusuchen, um ein Infektionsrisiko auszuschließen und prüfen zu lassen, ob die Schnitte genäht werden mussten. Dies sollte laut vertraglicher Vereinbarung vor der nächsten Therapiesitzung erfolgen. Zu Beginn einer Sitzung erwähnte die Patientin, dass sie sich geschnitten habe, weil sie wütend gewesen sei, und begann dann, über die Ursache ihrer Wut zu sprechen. Ihre Therapeutin unterbrach sie und fragte, ob sie sich von ihrem Hausarzt habe untersuchen lassen. Sie verneinte. Nachdem die Therapeutin sich vergewissert hatte, dass keine höhere Priorität vorlag (z. B. Suiziddrohungen, Risiko des Therapieabbruchs usw.), erinnerte sie die Patientin an die Vereinbarungen bezüglich des Schneidens und erklärte ihr, dass sie die Sitzung nun beende, denn sie könnten nicht so weitermachen, als sei nichts geschehen. Die Patientin könne die Therapie fortsetzen, sobald sie ihre Verpflichtung, den Hausarzt aufzusuchen, erfüllt habe. Dann müsse zuallererst geklärt werden, welche Bedeutung hinter dem Schneiden, aber auch hinter ihrem Vertragsbruch stecke. (Wir weisen darauf hin, dass nicht alle Therapeuten solche Regelungen im Falle von Schnittverletzungen praktizieren. Dies hängt davon ab, inwieweit man im Umgang mit diesem Agieren gelassen bleiben und sich seine Fähigkeit, klar zu denken, bewahren kann. Manche Therapeuten sind bereit, über Episoden des oberflächlichen Schneidens in der Sitzung zu sprechen, ohne dass die Patientin oder der Patient zuvor einen Arzt aufsucht.)

Eindringen in das Privatleben des Therapeuten

Das Eindringen in die Privatsphäre des Therapeuten unterscheidet sich von einem Risiko für die körperliche Unversehrtheit insofern, als die Gefahr eher psychischer Art ist und das Verhalten auf den ersten Blick weniger aggressiv wirkt. Solche Übergriffe können darin bestehen, dass die Patientin immer wieder auf dem privaten Telefonanschluss des Therapeuten anruft, im Internet nach Informationen über sein Privatleben sucht, ihm selbst und/oder seinen Familienangehörigen nachspioniert oder ihm an öffentlichen Orten zu begegnen versucht. Die aggressiveren Formen solcher Übergriffe, etwa das Nachspionieren, schließen die Flexibilität, die im Umgang mit Telefonanrufen möglich ist, kategorisch aus. Das Nachspionieren ist sehr oft Ausdruck hartnäckiger paranoider und feindseliger Überzeugungen; es ist grundsätzlich nicht gerechtfertigt und lässt auf eine erhebliche Unfähigkeit schließen, Übertragungsgefühle im Rahmen der Therapie unter Kontrolle zu halten. Infolgedessen darf der Therapeut keinen Zweifel daran lassen, dass jedes Vorkommnis dieser Art eine sofortige Überprüfung der Durchführbarkeit der Therapie nach sich ziehen wird.

Äußere Probleme, die sich auf die Sitzungen auswirken

Patienten können die Durchführbarkeit der Behandlung auch durch indirekte Aktionen gefährden. Ein typisches Beispiel ist etwa die Inszenierung einer Situation, in der sie das Honorar nicht mehr zahlen können (z. B. durch Kündigung der Arbeitsstelle oder der Krankenversicherung oder durch ein Zerwürfnis mit Angehörigen, die für die Behandlungskosten aufkommen) oder in der sie nicht mehr regelmäßig zu den Sitzungen erscheinen können (weil sie z. B. einen Job mit unregelmäßigen Arbeitszeiten annehmen). Der Therapeut muss aufmerksam prüfen, welche Konsequenzen die Unternehmungen und Aktivitäten, von denen die Patienten berichten, für die Behandlung haben. Mitunter verlegen sich Patienten auch darauf, ihre Mitmenschen zu intensiven negativen Reaktionen auf die Behandlung zu veranlassen, indem sie z. B. eine Lebensgefährtin so eifersüchtig machen, dass diese gegen die Therapie vorgeht.

Agieren

Auf die lebens- oder therapiegefährdenden Verhaltensweisen und das Lügen oder andere Vertragsbrüche folgt als nächster Punkt auf der Prioritätenliste der deutenden Interventionen das Agieren in einem allgemeinen Sinn. Das Agieren ist Ausdruck eines unbewussten Konflikts, der nicht emotional empfunden, bewusst erinnert und in Worte gefasst werden kann. Es kann grundlegende Informationen über die Konflikte des Patienten enthalten, verhindert aber gleichzeitig durch seine Abwehrfunktionen den Gewinn von Einsicht oder die Einleitung persönlicher Veränderung. Weil es die mit dem Konflikt zusammenhängende innere Spannung lindert und deshalb als ausgesprochen befriedigend erlebt wird, zeugt es sich sozusagen selbst fort. Es muss daher systematisch erforscht und im Idealfall durch die Deutungsarbeit aufgelöst werden.

Das Agieren hat viele Gesichter. Patienten können zwischen oder in den Sitzungen agieren. Beispiele für impulsives und selbstdestruktives Verhalten außerhalb der Behandlungsstunden sind nicht nur die offenkundigen Selbstverletzungen, sondern auch Verhaltensweisen, die Aggression in anderen Menschen wecken. Oft stürzen sich Patientinnen und Patienten auch völlig unbedacht in chaotische »Liebesbeziehungen«. Zu dem Agieren in den Sitzungen zählen Schreien, Werfen mit Gegenständen, Verspätungen oder vorzeitiges Verlassen der Sitzung – allesamt Verhaltensweisen, die Gefühle ausdrücken, die der Patient nicht in Worte fasst. Das Agieren kann sich auch in Form sehr kurzer Handlungen in den Sitzungen äußern, Handlungen, die nicht einmal eine Minute in Anspruch nehmen, aber den Therapeuten völlig überrumpeln und lähmen. Möglich ist z. B., dass die Patientin eine Bemerkung macht, die die gesamte Situation verändert – »Ach ja, das habe ich ganz vergessen zu erzählen: Ich bin im 3. Monat schwanger!« –, und dann das Thema wechselt, als sei nichts geschehen. An diesem Beispiel sind zwei Formen des Agierens beteiligt: Die Patientin hat seit geraumer Zeit etwas verschwiegen, das außerhalb der Therapie längst bekannt ist, und sie macht ohne jede Vorbereitung eine Mitteilung, die sich tiefgreifend auf die Sitzung auswirkt.

Mitunter müssen sich Deutungen auf die Art und Weise konzentrieren, wie der Patient Angelegenheiten der äußeren Realität ignoriert, um seine innere Welt zufriedenzustellen. Der Therapeut könnte z. B. fragen: »Wir haben ja nun verstanden, dass Sie sich stärker als ich fühlen und glauben, die Kontrolle in der Hand zu haben, wenn sie dasitzen und schweigen. Die Frage ist, welchen Preis Sie für diese innere Befriedigung in der realen Welt zahlen müssen. Wenn Sie in der Sitzung sprächen, kämen wir mit unserer Arbeit voran, also könnten Ihr Schweigen und Ihr Machtgefühl Sie daran hindern, echte Fortschritte zu machen.«

Neben den üblichen Formen des Agierens, die relativ mühelos zu diagnostizieren und zu behandeln sind, gibt es weit subtilere Manifestationen, die gewöhnlich über einen langen Zeitraum außerhalb der Sitzungen in abgespaltenen Verhaltensmustern »ausgelebt« werden und ihren Anfang schon vor Beginn der Behandlung genommen haben. Ein Beispiel wäre etwa die chronische Adipositas, die tatsächlich eher ein *Ausleben* als ein Agieren darstellt. Der Therapeut muss also stets aufmerksam darauf achten, was im äußeren Leben der Patientin geschieht. Diese Formen des Agierens zu diagnostizieren ist manchmal schwierig, weil sie sehr subtil ablaufen und im Laufe der Zeit nur langsam an Intensität zunehmen.

Fallbeispiel

Ein Patient verkündete im dritten Behandlungsjahr scheinbar wie aus heiterem Himmel, dass er die Therapie beenden müsse, weil ihm wegen schlechter Benotungen sein Stipendium gestrichen worden sei. Er könne das Honorar nicht länger zahlen. Nun erst realisierte der Therapeut, dass dieser Patient seit mehreren Monaten immer wieder einmal erzählt hatte, seine Hausarbeit nicht fertiggestellt zu haben oder seiner Pflichtlektüre nicht nachgekommen zu sein. Genauso wie viele andere dieser Patienten hatte er seine Versäumnisse konsequent entweder »wegerklärt« oder auf äußere Ursachen zurückgeführt und z. B. einen lärmenden Mitbewohner oder die übertrieben hohen Ansprüche seines Professors dafür verantwortlich gemacht. Rückblickend erst wurde dem Therapeuten klar, dass ein lebenslanges Verhaltensmuster des Patienten, nämlich seine passive Destruktivität, nun die Form einer Gefährdung seiner Therapie angenommen hatte.

Triviale Themen

Eine der heikelsten Herausforderungen für den angehenden TFP-Therapeuten besteht darin zu entscheiden, wann das vom Patienten präsentierte Material auf eine Trivialisierung und Vermeidung wirklich wichtiger Inhalte hinausläuft. Im Allgemeinen taucht diese Herausforderung während des Übergangs von der frühen zur mittleren Therapiephase auf. Wenn das Agieren des Patienten an Intensität verliert und seine psychische Dynamik im Behandlungsrahmen gehalten werden kann, beginnt er womöglich, die affektintensiven und hochkonflikthaften Bereiche seiner Pathologie zu vermeiden, indem er sich in der Therapie auf ein allgemeines Trivialisieren verlegt. Es kann eine Weile dauern, bis dies dem Therapeut bewusst wird, denn zunächst hat es den Anschein, als folge der Patient der Grundregel des freien Assoziierens. Allerdings hat das Trivialisieren bestimmte Entsprechungen auf der Verhaltensebene. Möglich ist z. B., dass der Patient in den Sitzungen angemessen mitzuarbeiten scheint (und den Therapeuten oft »einlullt«), aber von unerklärlichen, furchtbaren Angstzuständen oder starken Verstimmungen zwischen den Sitzungen berichtet, die eine Not zum Ausdruck bringen, von der in den Sitzungen nichts zu spüren ist.

Um Trivialisierung kann es sich auch handeln, wenn Patienten ihre Beziehung zum Therapeuten als dermaßen befriedigend zu erleben beginnen, dass die Therapie in ihrem Leben an die Stelle der äußeren Realität tritt – eine sogenannte Übertragungsheilung. Dies kann wie eine Flucht in die Gesundheit wirken: Das heißt, dem Patienten geht es scheinbar besser, doch abgesehen davon, dass er weniger agiert, hat sich in seinem Leben außerhalb der Sitzungen nichts verändert – die Beziehungsprobleme sind nach wie vor ungelöst, das Funktionsniveau hat sich nicht verbessert. Gleiches gilt für die Identitätsdiffusion usw. Die Therapie an sich ist zur wichtigsten Befriedigungsquelle geworden, und der Therapeut wird als interessierter, teilnahmsvoller Begleiter erlebt. Inhaltlich füllt der Patient die Sitzungen mit oberflächlichen Berichten über sein Alltagsleben, ohne jedes Anzeichen dafür, dass er über sich selbst nachdenkt oder dass ihm die Schwere der Probleme, derentwegen er sich in Therapie begeben hat, überhaupt noch bewusst ist. Der Therapeut wird u. U. so sehr »eingelullt«, dass er das Ausmaß der Probleme vergisst und es ihn Überwindung kostet, sich vor Augen zu führen, dass das Arbeits- und Liebesleben des Patienten und seine sozialen Kontakte nach wie vor alles andere als befriedigend sind. Die Therapie kann zum Zufluchtsort werden, an dem das Selbstwertgefühl anders als in der Außenwelt nicht infrage gestellt wird. Die Aufgabe des Therapeuten, zu entscheiden, ob der Patient trivialisiert, läuft der Grundregel der freien Assoziation nicht zuwider, sondern ergänzt sie durch Anerkennung der Macht des Widerstandes. Mit anderen Worten: Die Assoziationen des Patienten können deshalb relevant sein, weil sie seinen Widerstand gegen ein tieferes Nachforschen zu erkennen geben. In diesem Fall hat der Therapeut die Aufgabe, den Rückzug auf *relativ* belangloses Material zu thematisieren – vor allem weil wir aus Krankengeschichten wissen, dass in Therapien häufig Jahre damit verschwendet werden, über triviales Material zu sprechen, während das Leben des Patienten sich immer weiter verschlechtert.

7.4 Taktik 4: Erforschung inkompatibler Sichtweisen

TFP-Therapeuten legen grundsätzlich Wert darauf, dass der Patient seine Weltsicht, vor allem aber auch seine Sicht des Therapeuten und der gemeinsamen Interaktion in Worte fasst und erläutert. Ein Grund für die Fokussierung auf die Interaktion besteht darin, dass die Therapie das einzige Setting ist, in dem der Therapeut tatsächlich präzise beurteilen kann, ob zwischen der Art und Weise, wie der Patient sein Erleben *beschreibt*, und der *Erfahrung an sich* Diskrepanzen bestehen. Wenn ein Patient z. B. wiederholt berichtet, von seiner Frau lieblos behandelt zu werden, hat der Therapeut in der Regel nicht genügend zuverlässiges Material, um zu entscheiden, ob diese Beschreibung zutreffend ist oder die Sachlage verzerrt. Wenn der Patient aber wiederholt scharfe Kritik am Therapeuten übt und ihm Lieblosigkeit vorwirft, bekommt dieser ein klareres Bild von der Tendenz des Patienten, äußere reale Objekte durch die verzerrende Linse einer inneren Objektrepräsentation zu betrachten. Deshalb müssen TFP-Therapeuten der überaus menschlichen Versuchung widerstehen, ein verzerrtes Bild ihrer selbst unverzüglich zu korrigieren:

Die Erforschung dieses verzerrten Bildes fördert nämlich Material zutage, das für die Therapie von wesentlicher Bedeutung ist.

Diese Taktik, widersprüchliche oder unvereinbare Sichtweisen zu erforschen, verlangt dem Therapeuten ein klares Gefühl für Ausgewogenheit ab. Einerseits schreitet die Therapie voran, indem die Verzerrungen des Patienten erkannt und erforscht werden. Andererseits kann unbewusstes Material nicht gedeutet werden, solange der Patient sich mit dem Therapeuten nicht über die »Realität« der Situation einig ist. Die einzigen Realitätsverzerrungen, die gedeutet werden können, sind jene, die ich-dyston werden, weil der Patient sie als solche anerkennt. Daher besteht das Ziel darin, die subjektive Wahrnehmungsweise des Patienten oder seine Überzeugung zu erforschen und dann zu klären, ob ihm bewusst ist – oder bewusst gemacht werden kann –, inwieweit seine Sicht von einer gemeinsam geteilten Realität abweicht. Diese Ausgewogenheit zwischen dem Erforschen und dem Hinterfragen der Verzerrungen auf der Grundlage der inneren Objektwelt des Patienten folgt zu einem gewissen Grad John Steiners (1998 [1993]) Empfehlung, in den frühen Therapiephasen das Bild, das der Patient vom Therapeuten hat, zu untersuchen, ohne es abzulehnen und ohne es zu akzeptieren. Die auf den Therapeuten projizierte Objektrepräsentation wird zunächst *ohne* jeden Versuch erforscht, sie an die innere Welt des Patienten zurückzubinden. Vielmehr soll die Art und Weise, wie diese projizierte Repräsentation »im Raum« erlebt und toleriert wird, dem Patienten dabei helfen, die Rolle anzuerkennen, die sie in seiner inneren Welt spielt. Die Tatsache, dass der Therapeut der Behandlung zuverlässig verpflichtet bleibt und sich für den Patienten interessiert, trägt dazu bei, dass dieser das Bild, das er auf ihn projiziert hat, zu hinterfragen beginnt. Wenn aber seine verzerrten Sichtweisen den Fortschritt oder die Fortsetzung der Therapie gefährden, muss der Therapeut u. U. eine aktivere Rolle übernehmen, die Verzerrung nachdrücklich infrage stellen und Elemente einer gemeinsam geteilten Realität herausarbeiten (S. 221, Fallbeispiel »Inkompatible Realitäten erforschen«).

Klärung, Konfrontation und Deutung sind die Forschungsinstrumente, mit deren Hilfe der Therapeut beurteilt, inwieweit der Patient zur Realitätsprüfung in der Lage ist. Dieser Prozess kann, wie das folgende Beispiel zeigt, in mehreren Schritten verlaufen.

Eine Patientin erklärt, sie sei überzeugt, dass ihr Therapeut Sex mit ihr haben wolle. Der Therapeut muss nun als erstes klären, ob den Worten der Patientin eine emotionale Anmutung, eine intellektuelle Spekulation, eine Phantasie oder eine wahnhafte Überzeugung zugrunde liegt: »Glauben Sie, dass ich darüber nachdenke, Sex mit Ihnen zu haben, oder haben Sie den Eindruck, dass ich jetzt tatsächlich mit Ihnen schlafen möchte?« Wenn die Patientin glaubt, der Therapeut wolle jetzt mit ihr Sex haben, muss dieser klären, was sie zu dieser Überzeugung veranlasst: »Sind es meine Worte oder mein Verhalten oder was ist es genau, das Sie auf die Idee bringt, ich wollte mit Ihnen schlafen?« Die nächste Aufgabe besteht darin, sie aufzufordern, im Kontext ihrer gesamten bisherigen Behandlungserfahrung über ihre Überzeugung nachzudenken: »Gab es in unseren Sitzungen bislang etwas, das nahe legt, dass dies vermutlich *nicht* der Fall ist?«

Danach muss der Therapeut beurteilen, wie sehr die Patientin von ihrer Annahme überzeugt ist. Hierbei darf nicht vergessen werden, dass Patienten ihren verzerrten Sichtweisen mitunter sehr hohe Glaubwürdigkeit beimessen. Deshalb könnte der Therapeut z. B. fragen: »Heißt das, dass ich Sie durch nichts, was ich sage oder tue, davon überzeugen kann, dass ich nicht mit Ihnen schlafen möchte?«

Im nächsten Schritt wird der Therapeut gewöhnlich den Abwehraspekt deuten, um zu sehen, ob die Realitätsprüfung sich verbessert: »Könnte es sein, dass Sie sich diese Meinung von mir gebildet haben, weil sie zutiefst davon überzeugt sind, dass Männer kein Vertrauen verdient haben und Sie nur ausnutzen wollen? Jedes andere Männerbild würde bedeuten, dass Ihre Vermeidungshaltung gegenüber Männern und Intimität mit Männern infrage gestellt wird, und Sie müssten sich dann mit Ihrem selbstauferlegten Verzicht auf Intimität auseinandersetzen.« Diese Deutung erfolgt, obwohl nichts darauf hinweist, dass das Männerbild der Patientin ich-dyston ist; sie stellt einen weiteren Versuch dar, einen Raum zur Reflexion zu schaffen, in dem ihre Wahrnehmung ich-dyston werden kann, auch wenn vorangegangene Bemühungen offensichtlich gescheitert sind.

Wenn all die oben beschriebenen Anläufe fehlschlagen, bemüht sich der Therapeut weiterhin, einen Punkt zu finden, an dem die Überzeugung der Patientin ich-dyston ist. Dabei ist es wichtig, dass er seine Fragen so formuliert, dass sie eine innere Übereinstimmung mit der Überzeugung der Patientin zum Ausdruck bringen. Indem er selbst im Rahmen ihres Überzeugungssystems noch logischer argumentiert als die Patientin selbst, kann er u. U. die Stelle identifizieren, an der dieses System für sie nicht länger haltbar ist. Er könnte z. B., streng ihrer Logik folgend, fragen: »Glauben Sie, dass ich meine berufliche Reputation aufs Spiel setzen würde, um mit Ihnen Sex zu haben?« Oder: »Wenn Sie zu 100 % davon überzeugt sind, warum sind Sie dann noch hier?« Auf diese Weise arbeitet er sich von der Oberfläche in die Tiefe vor – zuerst testet er die Grenzen der Realitätsprüfung, danach deutet er die mutmaßliche Abwehr, die die Patientin gegen eine zutreffende Wahrnehmung der Realität errichtet hat.

Wenn der Therapeut nach all diesen Schritten zu der Erkenntnis gelangt ist, dass die Patientin einer wahnhaften Überzeugung anhängt (d. h. einer falschen Überzeugung, die extrem idiosynkratisch und logischen Argumenten nicht zugänglich ist), kommt die Technik des Umgangs mit einer psychotischen Regression in der Übertragung zur Anwendung.

Fallbeispiel

Ein Therapeut begann eine Sitzung mit fünfminütiger Verspätung, und die ersten Worte der Patientin waren: »Es wird immer klarer, dass Sie mich nicht mögen und mich nicht sehen wollen. Sie beweisen es mir jeden Tag aufs Neue. Sie lassen mich warten, und das zeigt doch nur, dass Sie hoffen, ich würde wieder gehen. Fast wäre ich auch gegangen. Wenn Sie mich eine einzige Minute länger hätten warten lassen, wäre ich gegangen und Sie hätten mich nie wiedergesehen.« Viele Therapeuten würden sich in dieser Situation versucht fühlen, defensiv-beruhigend zu reagieren, um die Bemühungen der Patientin, sich zu verändern, zu unterstützen. Zur Wurzel des Problems dringt man auf diese Weise

aber nicht vor. Ein solcher Therapeut würde vielleicht sagen: »Sehen wir uns Ihre Reaktion einmal genauer an. Sie sind oft so streng mit sich selbst und anderen und haben so hohe Erwartungen, dass gar kein Spielraum bleibt. Eine Verspätung von fünf Minuten ist wahrlich nicht außergewöhnlich.«
Ein TFP-Therapeut würde folgendermaßen reagieren: »Erklären Sie mir ausführlicher, wie Sie mich jetzt gerade sehen. Dass ich Ihnen mit fünfminütiger Verspätung geöffnet habe, war für Sie ein Beweis, dass ich Sie nicht mag. Können Sie mir näher erläutern, wie ich Ihrer Meinung nach über Sie denke und weshalb Sie glauben, dass ich Sie nicht leiden mag?«
Im weiteren Verlauf könnte der Therapeut auch fragen: »Wenn Sie überzeugt sind, dass ich Sie nicht mag – wie erklären Sie sich dann, dass ich Sie in Therapie genommen habe?« Vermutlich gelangt die Patientin im Zuge dieser Arbeit selbst zu einer gewissen Einsicht. Sie erkennt vielleicht, dass ihre Beschreibung der vermeintlichen Einstellung des Therapeuten so extrem ist, dass sie auf eine Karikatur hinausläuft. Sie erkennt Widersprüche in ihren eigenen Schilderungen und realisiert z. B., dass ihre extrem negative Charakterisierung des Therapeuten keineswegs damit vereinbar ist, dass dieser sich größte Mühe gibt, um passende Termine für sie zu finden. Diese Fähigkeit, positive und negative Assoziationen abzuwägen und miteinander in Einklang zu bringen, signalisiert die beginnende Integration.

Gleichwohl ist mit Situationen zu rechnen, in denen Patienten sich auf ihre Projektionen quasi versteifen und nicht in der Lage sind, selbstständig irgendeine Einsicht zu erzielen. In solchen Momenten muss der Therapeut eine aktivere Rolle übernehmen. Im Extremfall geht die Wahrnehmung des Patienten mit einer Verzerrung objektiver Fakten einher. Die Patientin aus dem vorangegangenen Fallbeispiel könnte etwa sagen: »Sie haben mich die Hälfte der Sitzung warten lassen – genauso gut hätten Sie mir Bescheid geben können, dass ich nicht kommen soll.« In diesem Fall muss zunächst geklärt werden, inwieweit sich Patientin und Therapeut auf eine gemeinsame Sicht der Fakten einigen können, bevor sie die Bedeutung, die diese Fakten für die Patientin haben, zu untersuchen beginnen. Der Therapeut könnte sagen: »Als sie sagten, ich hätte Sie die Hälfte der Sitzung warten lassen – meinten Sie das wörtlich, oder war es bildlich gemeint?« Wenn die Patientin einräumt, übertrieben zu haben, kann der Therapeut dazu überleiten, ihre Sicht seiner Person und die Bedeutung, die die fünfminütige Verspätung für sie hat, zu erforschen.

Fallbeispiel

Inkompatible Realitäten erforschen

Wenn die Patientin, die fünf Minuten warten musste, sagt: »Sie haben mich zwanzig Minuten warten lassen, und wenn Sie das nicht zugeben, sind Sie ein Lügner und ich gehe auf der Stelle«, muss der Therapeut sie damit konfrontieren, dass ihrer beider Realitätswahrnehmung nicht übereinstimmt. Er könnte z. B. Folgendes sagen:
Therapeut: Sie sagen, ich hätte die Tür mit zwanzigminütiger Verspätung geöffnet. Ich sage, ich hätte sie mit fünfminütiger Verspätung geöffnet. Wir können nicht beide recht haben. Einer von uns irrt sich und ist nicht in der Lage, seine Sichtweise zu überdenken. Es scheint, als ob sich eine normale Person und eine Person, die keinen Realitätsbezug hat, zusammen in diesem Raum befinden, und wir können nicht entscheiden, wer nun eigentlich wer ist. Deshalb halte ich es für sinnvoll, wenn wir uns darauf einigen, dass irgendetwas

> Verrücktes in der Luft liegt und wir versuchen sollten, die Quelle ausfindig zu machen. Die einzige andere Alternative wäre, dass einer von uns beiden lügt. Wenn Sie glauben, dass ich lüge, sagen Sie es mir bitte, damit wir untersuchen können, was das bedeuten würde.

Diese Methode, inkompatible Realitäten zu erforschen, folgt dem TFP-Grundsatz, die Übertragung zu erforschen. Die aktuelle Schwierigkeit besteht darin, dass Therapeut und Patientin keine gemeinsame Realitätsbasis haben. Priorität besitzt daher die Aufgabe, die Art der verrückten Phantasie zu klären: Wie versteht die Patientin die Unvereinbarkeit der beiden Realitäten? Hält sie den Therapeuten für bösartig, ignorant oder verrückt? Ist er so unaufmerksam oder gleichgültig, dass er sich über Termine hinwegsetzt? Respektiert er die Patientin so wenig, dass er sie sogar anlügt? Wenn die Patientin glaubt, dass er lügt: Warum lügt er? Warum macht die Patientin Therapie bei einem Therapeuten, der sie ihrer Meinung nach anlügt?

Die Untersuchung der inkompatiblen Realitäten ermöglicht es im Allgemeinen, einen Teil der inneren Welt des Patienten aufzudecken, der auf den Therapeuten projiziert wurde. Im geschilderten Fall projizierte die Patientin ein inneres Objekt auf den Therapeuten, das extrem kritisch war und die Verantwortung dafür trug, dass die Patientin sich selbst oft als »abstoßend« empfand. Diese Wahrnehmung verlor ein wenig an Intensität, wenn sie sich auf die Vorstellung fixierte, von ihrem Gegenüber abgelehnt zu werden. Zwar löste sich ihr Problem dadurch nicht in Luft auf, aber indem sie die Quelle des Abscheus im Therapeuten lokalisierte, konnte sie sich davon distanzieren, ihre Wut gegen ihn richten und ihm vorwerfen, ein schlechtes Bild von ihr zu haben und nichts von ihr zu halten.

In extremen Fällen gibt das unverrückbare Beharren auf einer Überzeugung einen vorübergehenden Zusammenbruch der Realitätsprüfung zu erkennen. Der Therapeut muss in dieser Situation diagnostisch zwischen einer akuten psychotischen Episode, wie sie in der Therapie von Borderline-Patienten gelegentlich vorkommen, und einer Übertragungspsychose unterscheiden, bei der allein die Beziehung zum Therapeuten, nicht aber das Leben außerhalb der Therapie von dem Realitätsverlust der Patientin betroffen ist.

Noch eine abschließende Bemerkung zur Balance zwischen der Erforschung verzerrter Sichtweisen und der Abklärung der gemeinsam geteilten Realitätssicht. In den meisten Fällen liegt den Wahrnehmungen von Borderline-Patienten tatsächlich ein Element der äußeren Realität – ein *Triggervorgang* – zugrunde. Deshalb ist es besonders wichtig, dass der Therapeut sein Augenmaß nicht verliert, sondern sich von Zeit zu Zeit eine sehr wichtige Frage stellt: »Wie ist die Reaktion der Patientin zu beurteilen, wenn ich sie mit einer erwartbaren Reaktion innerhalb normaler Denk- und Verhaltensdimensionen vergleiche?« Diese Frage beruht auf einer pragmatischen, operationalen Definition der Übertragung: Jede Reaktion des Patienten auf den Therapeuten, die einer normalen, erwartbaren Reaktion nicht entspricht, ist eine Übertragung. Erinnern wir uns an den Therapeuten, der die Sitzung mit fünfminütiger Verspätung begann. Es stimmt, dass er seine Patientin warten ließ; hätte diese so reagiert, wie es normalerweise zu erwarten ist, dann hätte sie verstanden, dass so etwas passieren kann, und es nicht als Beweis für Antipathie und Gleichgültigkeit genommen. Indes könnte ein Therapeut denken: »Es war sehr unsensibel, ja sogar grausam von mir, die Patientin warten zu lassen. Ich hätte daran denken müssen, wie labil sie ist.« Solche Überlegungen verwechseln die innere Realität der Patientin mit der äußeren Realität und lassen eine Gegenübertragungsreaktion vermuten, die der Therapeut bearbeiten muss. Dass er sich selbst plötzlich für grausam hält, legt nahe, dass er die Projektion eines inneren Objekts angenommen hat – ein Beispiel für eine projektive Identifizierung.

Die Frage, welche Elemente des eigenen Erlebens daraus resultieren, dass der Therapeut nicht mehr in der äußeren Realität geerdet, sondern mit Projektionen aus der inneren Welt des Patienten identifiziert ist, besitzt grundsätzlich Relevanz, weil Therapeuten tatsächlich unsensibel oder grausam sein können und weil nicht immer einfach zu entscheiden ist, ob Eindrücke und Empfindungen realistisch sind oder vom Patienten projiziert wurden. In einer solchen Situation kann sich der Therapeut am Behandlungsrahmen orientieren: Der vertraglich vereinbarte Rahmen repräsentiert die *Realität* der therapeutischen Beziehung. Wenn eine Patientin ihren Therapeuten z. B. in einer Sitzung, zu der sie verspätet kam, der Grausamkeit beschuldigt, weil er die Stunde nicht verlängert, muss er sich in Erinnerung rufen, dass sein Verhalten der gemeinsam getroffenen Vereinbarung hinsichtlich der Sitzungszeiten entspricht. Dies hilft ihm, den »grausamen Egoisten« als Objekt in der inneren Welt der Patientin zu verorten, statt sich selbst als ein solcher zu fühlen.

Wenn sich Therapeuten um die vermeintliche Labilität ihrer Patienten zu sorgen beginnen, haben sie Bedenken, deren Abwehrsystem infrage zu stellen. Das grausame innere Objekt auf andere zu projizieren vermittelt den Patienten eine gewisse psychische Stabilität, wenngleich um den Preis friedlicher zwischenmenschlicher Beziehungen. Der Therapeut fürchtet möglicherweise, dass sein Patient fassungslos oder verzweifelt reagieren wird, wenn er dessen Projektion hinterfragt. Er muss sich jedoch entscheiden, entweder diese Arbeit in der Hoffnung auf tiefgreifende Veränderung fortzusetzen oder dem Patienten eine eher »stützende« Therapie anzubieten, die dessen Abwehrsystem respektiert, ihm vorübergehende Verunsicherungen und Verzweiflung erspart, gleichzeitig aber auch die Chancen auf tiefgreifende Veränderung schmälert.

Kurzum, der Therapeut muss bei sämtlichen Interaktionen in der Therapie daran denken, die Reaktion des Patienten mit der normalen, erwartbaren Reaktion zu vergleichen, denn gerade BPO-Patienten können durch ihre intensiven Affekte andere Menschen mitunter davon überzeugen, dass ihre Lesart der Realität zutreffend ist und gar nichts mit einem analysebedürftigen Aspekt ihrer inneren Welt zu tun hat. Diese unbeirrbare Art und Weise, Dinge wahrzunehmen, kann im Falle einer idealisierten positiven Übertragung genauso bedeutsam sein wie im Falle negativer Übertragungen. Eine Patientin könnte z. B. erklären: »Ich bilde es mir nicht ein, ich weiß es … Sie sind in mich verliebt. Sonst würden Sie mich nicht so ansehen … und Sie haben gelächelt, als ich sagte, dass ich überlege, meinen Mann zu verlassen. Und dass Sie mir zugestimmt haben, dass ich Fortschritte in der Therapie mache, ist doch Ihre Art, mir zu sagen, dass wir die ganze Sache hier bald abschließen und dann endlich tun können, was wir beide wollen.« Ein erfahrener Therapeut wird weder Schuldgefühle empfinden noch das Gefühl haben, sich dafür rechtfertigen zu müssen, dass er die Patientin freundlich angesehen hat. Stattdessen wird er die

Objektrepräsentationen erforschen, die in ihrer inneren Welt aktiviert wurden – ganz gleich, wie machtvoll und gleichzeitig fragil sie sein mögen –, und darauf vertrauen, dass der Behandlungsrahmen die taktvolle gemeinsame Untersuchung selbst der intensivsten Affekte aushält.

Die Notwendigkeit, zwischen der inneren Welt der Patientin und der äußeren Realität zu unterscheiden, ist und bleibt eine Herausforderung. Einmal stürmte eine Patientin mit dem Vorwurf aus der Praxis: »Sie sind grausam! Sie hätten mir sagen müssen, dass vor dem Gebäude heute Bauarbeiten im Gange sind – Sie wissen genau, wie geräuschempfindlich ich bin.« Den Therapeuten beschlich tatsächlich das Gefühl, grausam zu sein, bis er sich in Erinnerung rief, dass auch er selbst über die Baumaßnahmen vorab nicht informiert worden war.

Schwierigkeiten, zwischen innerer und äußerer Realität zu unterscheiden, und die Fähigkeit mancher Patienten, Außenstehende von dem objektiven Charakter ihrer inneren Realität zu überzeugen, können in der Behandlung von Borderline-Patienten zu gravierenden praktischen Problemen führen – Anzeigen wegen Behandlungsfehlern oder unprofessionellen Verhaltens seitens des Therapeuten inbegriffen.

7.5 Taktik 5: Regulation der Affektintensität

Es ist wichtig, dass der Therapeut die Intensität der Affekte seines Patienten aufmerksam beobachtet und angemessen interveniert. Patienten mit Borderline-Persönlichkeitsorganisation (BPO) nehmen außer dem eigenen Affekt mitunter nichts anderes wahr und sind nicht imstande, einem Therapeuten zuzuhören, der sich extrem ruhig und gelassen verhält, während sie selbst von ihren Affektausbrüchen oder Affektstürmen mitgerissen werden (dazu das klinische Beispiel »Affektsturm« in Video 3). Sie werden einen ruhigen, gelassenen Tonfall womöglich sogar als abweisend empfinden. Eine kühle, emotional unberührte Reaktion des Therapeuten kann diesen Patienten das Gefühl vermitteln, nicht gehört oder nicht verstanden zu werden. Deshalb muss der Therapeut mit fester, entschlossener Stimme sprechen, um die Aufmerksamkeit des Patienten zu gewinnen und um zu unterstreichen, dass ihre beiden Sichtweisen im Moment voneinander abweichen.

Video 3-1: Affektsturm, Teil 1 (9:28)
https://www.klett-cotta.de/OM43160

Video 3-2: Affektsturm, Teil 2 (9:26)
https://www.klett-cotta.de/OM43160

Video 3-3: Affektsturm, Teil 3 (10:10)
https://www.klett-cotta.de/OM43160

Wenn der Patient emotionslos über lebensbedrohliche oder therapiegefährdende eigene Verhaltensweisen spricht (z. B. sanft lächelnd erwähnt, dass er sich geschnitten hat), muss der Therapeut in seinen Erläuterungen und seiner Deutung des affektiv dissoziierten Verhaltens Gefühle und Anteilnahme zum Ausdruck bringen. Er verstößt keineswegs gegen die Regel der technischen Neutralität, wenn er seine Interventionen auf die Affektintensität des Patienten abstimmt oder auf dessen Emotionslosigkeit mit emotionaler Anteilnahme reagiert.

7.6 Flexible Anwendung der Taktiken

Auch wenn Übertragungsthemen im Mittelpunkt dieser Therapie stehen, besitzen sie nicht immer oberste Priorität. Es gibt auch Erfahrungen außerhalb des unmittelbaren Feldes der Übertragung, die hochgradig affektiv besetzt sind. Unter diesen Umständen sollte der Therapeut willens und in der Lage sein, die Arbeit auf das affektgeladene Material, auch wenn es nicht zur Übertragung gehört, zu konzentrieren.

7.7 Häufige Schwierigkeiten in der Behandlung

Schwierigkeiten tauchen in der Behandlung z. B. auf, wenn das Agieren eines zugrundeliegenden Konflikts die Therapie zu überwältigen droht und die Gefahr besteht, dass der therapeutische Prozess entgleist oder abbricht. Diese Situationen können den Therapeuten in so große Angst versetzen, dass es ihm schwerfällt, weiterhin explorativ zu arbeiten; dennoch sind sie eine hervorragende Gelegenheit, die therapeutische Arbeit voranzubringen. Auf der praktischen Ebene kann sich der Therapeut in Reaktion auf Schwierigkeiten proaktiver verhalten und den Patienten beispielsweise zuhause anrufen oder auch Kontakt zu einem Familienangehörigen aufnehmen; auf der technischen Ebene kann er reagieren, indem er schneller deutet oder tiefere Deutungen anbietet. Krisen können erfordern, dass er den Behandlungsrahmen stärker betont; sie können aber auch verlangen, dass er die technische Neutralität vorübergehend hintanstellt.

In der Frühphase der Therapie besteht die Beteiligung des Patienten im Allgemeinen darin, dass er über Problembereiche (interpersonale Konflikte, selbstdestruktives Verhalten, Depression usw.) spricht, die ihm bereits bewusst sind. Die Charakterpathologie – insbesondere die innere Spaltung – fundiert und determiniert seine Art, die Welt wahrzunehmen, derart grundlegend, dass es ihm nicht bewusst wird. Das heißt, die Struktur seiner Pathologie ist die Struktur seiner subjektiven Realität. Diese tiefere Störungsebene – die Störung der psychischen Struktur – zeigt sich anfangs v. a. in seinen Aktionen und Verhaltensweisen, die nach besonderer Aufmerksamkeit verlangen. Gleiches gilt für die therapeutische Interaktion. Wenn das Verhalten des Patienten die Behandlung entgleisen zu lassen oder eine Beendigung zu erzwingen droht, bringt die Gefahr zugleich die Gelegenheit mit sich, ein tieferes Verstehen zu erarbeiten, weil sie signalisiert, dass in der

Behandlung intensive Affekte aktiviert wurden. Dies ist zumeist in Situationen der Fall, in denen es der Abwehr nicht erfolgreich gelingt, eine verstörende Selbst- oder Objektrepräsentation durch innere Spaltung aus dem Bewusstsein zu verbannen. Es sind gerade die Behandlungskrisen, die Einblicke in die innere Welt des Patienten gewähren und Gelegenheit geben, sie zu erforschen.

Vor allem in der frühen Behandlungsphase gehen Krisen auch mit dem Versuch einher, den Behandlungsrahmen zu testen, um zu sehen, ob der Therapeut an den vertraglich vereinbarten Parametern festhalten oder sie verwerfen wird. Patienten, denen die Notwendigkeit eines Containments auf einer bestimmten Ebene bewusst ist, empfinden es im Allgemeinen als beruhigend zu sehen, dass der Therapeut die Parameter befolgt. Krisen können auch auftauchen, nachdem der Patient sich mit dem Behandlungsrahmen arrangiert hat, z. B. wenn die heikle Balance der primitiven Abwehrmechanismen durch die Therapie gestört wird oder wenn sich das Chaos im Leben des Patienten soweit beruhigt hat, dass er bewusst die Identitätsdiffusion wahrnehmen kann, die ihm das Gefühl innerer Leere und Verlorenheit vermittelt. Unter Umständen machen dem Patienten stürmische Krisen weniger Angst als das Gewahrsein, kein klares Selbstgefühl zu besitzen und keine Richtung im Leben zu haben.

Bei Krisen handelt es sich oft um ein Agieren von Gefühlen, die in der Übertragung geweckt wurden. Sobald sich eine Krise entwickelt, muss der Therapeut deshalb zuallererst folgende Frage klären: »Wie erlebt der Patient mich und die Therapie im Moment, und was könnte ihn veranlassen, die Behandlung abzubrechen (den Vertrag nicht einzuhalten, in eine psychotische Regression abzugleiten usw.)?« Möglich ist, dass der Patient, um ein schmerzliches Selbstgewahrsein zu vermeiden, eine unerwünschte innere Repräsentation mit solcher Wucht projiziert, dass seine Wahrnehmung des Therapeuten vollständig von diesem negativen Affekt beherrscht wird.

Weil Schwierigkeiten dieser Art im Therapeuten zumeist starke Reaktionen auslösen (z. B. Angst, Frustration, Verzweiflung, Hass), erfordert die Untersuchung solcher Episoden große Umsicht. Andernfalls droht die Gefahr, dass der Therapeut in ein pathologisches gemeinsames Agieren mit dem Patienten hineinverwickelt wird und die explorative Arbeit dabei vollständig auf der Strecke bleibt. Im Allgemeinen manifestiert sich das Gegenübertragungsagieren in einer von zwei möglichen Formen. Da wäre erstens eine auf den ersten Blick stützend anmutende Reaktion auf eine Forderung des Patienten, die zur Rettung der Therapie geeignet scheint, in Wirklichkeit aber die Gelegenheit verstreichen lässt, die inszenierte Objektbeziehungsdyade zu verstehen. Die zweite Möglichkeit besteht darin, dass der Therapeut eine auf den ersten Blick neutrale (strukturierte), in Wirklichkeit aber rigide und ablehnende Reaktion auf den Patienten zeigt, die dessen Affekt nicht aufnimmt und – ohne dass es dem Therapeuten selbst bewusst wäre – dazu angetan ist, den Abbruch der Behandlung einzuleiten. Eine explorative Therapie setzt das konsequente Bemühen voraus, die dynamische Bedeutung der Infragestellung des Rahmens zu verstehen, statt es zuzulassen, dass die Krise den Rahmen zerstört und die Behandlung zunichtemacht.

Dass die häufigsten Behandlungskrisen (Box 7-4) weitgehend der thematischen Prioritätenhierarchie entsprechen, die wir bereits im Abschnitt über »Taktik 3« erörtert haben, ist nicht überraschend, denn Krisen haben nun einmal Vorrang vor anderem Material. Ebenso wenig überraschend ist, dass Krisen zumeist Bereiche betreffen, die schon bei der Besprechung des Behandlungsvertrags thematisiert wurden; schließlich soll der Vertrag Vorkehrungen für Verhaltensmuster schaffen, die für den individuellen Patienten charakteristisch sind und sich im Laufe der Behandlung als Gefahr erweisen könnten. Zudem sieht der Vertrag bereits vor, wie mit solchen Gefährdungen umzugehen ist. Wenn die Möglichkeit einer spezifischen Gefährdung der Therapie im Zuge der Vertragsvereinbarung erörtert wurde, besteht der erste Schritt zur Krisenbewältigung darin, zu fragen, warum der Patient nun eine Situation schafft, die der Vertrag vorhergesehen hat – mit anderen Worten: Welche Bedeutung hat sein Abweichen vom Vertrag?

Box 7-4 Beispiele für häufige Behandlungskomplikationen

- Suizidales und selbstdestruktives Verhalten
- Angedrohte Aggression und Eindringen ins Privatleben des Therapeuten
- Gefahr des Therapieabbruchs
- Fehlende Compliance in adjunktiven Behandlungen
- Schwierigkeiten im Zusammenhang mit vorangegangenem sexuellen Missbrauch
- Psychotische Episoden
- Dissoziative Reaktionen
- Depressive Episoden
- Inanspruchnahme der Notfallambulanz
- Stationäre Behandlungen
- Telefonanrufe beim Therapeuten
- Abwesenheit des Therapeuten und Regelung der Vertretung
- Schweigen des Patienten
- Somatisierung

7.7.1 Umgang mit Suiziddrohungen und -versuchen während der Behandlung

Drohendes selbstdestruktives und suizidales Verhalten ist die gravierendste Schwierigkeit in der Behandlung von Borderline-Patienten und die häufigste Ursache dafür, dass Therapeuten von ihrer Funktion in der explorativen Psychotherapie abweichen. Obwohl Suizidvorstellungen alle erdenklichen unterschiedlichen Bedeutungen haben können, lassen sich doch einige allgemeine Aussagen treffen. Wenn Selbstverletzungen oder Suizidalität schon kurz nach Beginn der Therapie auftreten, dienen sie den Patienten oft als Test, um zu sehen, ob der Therapeut an seiner Rolle, so wie der Behandlungsvertrag sie vorsieht, tatsächlich festhält. Viele Patienten werden in ihrem Verhalten, selbst wenn sie das Konzept der explorativen Arbeit intellektuell erfassen und gutheißen, von einer intensiven, ursprünglichen Sehnsucht nach Nähe, Verschmelzung und Fürsorge angetrieben; gleichzeitig können solche Erfahrungen Angst und/oder Wut in ihnen wecken. Aus diesem Grund halten sie sich u. U. nicht an die ausdrückliche Vereinbarung, den explorativen Prozess aktiv mitzugestalten, sondern stellen den Therapeuten auf die Probe, um herauszufinden, ob er von seiner Rolle abweichen und sich ihnen gegenüber besonders fürsorglich verhalten wird.

Suizidgedanken können auch ein Ausdruck von Wut sein, ein Kontrollversuch, eine Möglichkeit, andere zu quälen, oder ein Ausdruck der Verzweiflung. Weil sie in solch hohem Maß bedeutungsgeladen sind, sind sie ein überaus wichtiges Thema der explorativen Arbeit. Wenn der Patient Suizidgedanken andeutet, besteht die erste Aufgabe des Therapeuten darin, zu klären, ob sich womöglich eine Major Depression entwickelt, die eine medikamentöse Behandlung oder eine stationäre Einweisung erfordert. Falls dies nicht der Fall ist, gilt es, den Suizid als ein intrapsychisches und interpersonales Problem zu besprechen und zu versuchen, die Rolle des Angreifers und die des Opfers in dem Suizidszenarium zu verstehen. Der Therapeut muss die folgenden Fragen bedenken: »Wer ist in der inneren Welt oder äußeren Realität des Patienten das Ziel der Aggression?« Und: »Welche Funktion erfüllt das Auftauchen der Suizidgedanken zu diesem Zeitpunkt und in diesem interpersonalen Kontext?« Auch wenn wir wissen, dass Suizidalität viele Facetten hat, spielt sie in interpersonalen Interaktionen mitunter eine besondere Rolle – als Trumpfkarte.

Das unberechenbare Verhalten von Borderline-Patienten geht oft auch mit unerwarteten Suiziddrohungen einher, die u. U. genauso unerwartet wieder zurückgenommen werden. Wenn chronische Suiziddrohungen zu einem Teil des Lebensstils des Patienten geworden sind, muss der Therapeut vor Beginn der Behandlung gegenüber dem Patienten selbst und ggf. auch gegenüber Angehörigen klar stellen, dass dieses chronische Suizidrisiko auf eine schwere psychiatrische Erkrankung verweist und Lebensgefahr bedeutet. Er bringt diesen Personen gegenüber seine Bereitschaft zum Ausdruck, dem Patienten zu helfen, die Krankheit zu überwinden, lässt aber keinen Zweifel daran, dass er einen Suizid nicht ausschließen kann. Eine realistische Aufklärung über die Grenzen der Behandlung ist am besten geeignet, die therapeutische Beziehung davor zu schützen, dass der Patient die Kontrolle ergreift und im Therapeuten eine Gegenübertragung hervorruft, die durch Schuldgefühle und/oder paranoide Ängste gegenüber Dritten charakterisiert ist.

Der Patient muss lernen, dass er den Therapeuten durch Suiziddrohungen nicht unter seine Kontrolle bringen kann (d. h., es ist wichtig, den sekundären Krankheitsgewinn auszuschließen). Der Therapeut muss klar stellen, dass ihn der Tod des Patienten zwar traurig machen würde, aber dass er sich nicht dafür verantwortlich fühlen und sein Leben sich nicht signifikant verändern würde. Die Möglichkeit eines negativen Ausgangs anzuerkennen ist ein wichtiger Aspekt der Behandlung von Patienten mit hohem Suizidpotenzial. Die unbewusste oder bewusste Phantasie des Patienten, Macht über den Therapeuten zu besitzen, weil sein Suizid für ihn unerträglich wäre, muss genauso wie die Phantasie, dass der Therapeut ihn durch magische Kräfte retten könne, erforscht und aufgelöst werden.

Jeder versuchte oder vollendete Suizid geht mit der Aktivierung starker Aggression nicht nur im Patienten, sondern auch in seiner unmittelbaren Umgebung einher. Der Therapeut, der einem suizidalen Patienten ausschließlich mit Sorge und Anteilnahme begegnet, verleugnet seine eigene Gegenaggression und andere mögliche Reaktionen. Offenheit für die Gegenübertragungsgefühle ermöglicht es ihm, sich empathisch in die Suizidversuchung einzufühlen, die Verzweiflung, die Sehnsucht nach Ruhe und die mit der selbstdestruktiven Aggression verbundene Erregung ebenso nachzuempfinden wie die Lust, sich an wichtigen anderen Menschen zu rächen, den Wunsch, vor Schuldgefühlen zu flüchten, und das stimulierende Machtgefühl, das der Drang, sich das Leben zu nehmen, vermittelt. Allein eine solche Empathie gibt dem Patienten die Chance, in der Behandlung offen über all diese Aspekte zu sprechen.

Leitlinien für Entscheidungen im Umgang mit Suizidalität

Weil sich Patienten oft nicht konsequent an die Vertragsbedingungen halten, muss der Therapeut mit Suiziddrohungen oder -versuchen rechnen. Im Folgenden erläutern wir allgemeine Leitlinien für die Beurteilung und das Management von Suiziddrohungen und suizidalem Verhalten. Die erste Aufgabe besteht darin zu klären, ob die Suizidgedanken der Patientin Ausdruck einer Major Depression und der damit einhergehenden Resignation und Hoffnungslosigkeit sind oder Ausdruck des für eine agitierte Depression charakteristischen unbedingten Drangs zu sterben. Im Falle einer Major Depression muss der Therapeut den Schweregrad beurteilen. Kriterien sind neben einer Verlangsamung des Verhaltens und der kognitiven Leistungen (sowie einer Beeinträchtigung der Konzentrationsfähigkeit) der Übergang von Traurigkeit zu Leeregefühlen, innerer Erstarrung und Depersonalisationsgefühlen. Auch die typischen körperlichen Symptome einer Major Depression (Ess- und Schlafstörungen, Gewichtsverlust, beeinträchtigte Verdauungsfunktion, Stimmungsschwankungen im Tagesverlauf, Störungen des Menstruationszyklus, Libidoverlust und niedriger Muskeltonus) sind im Hinblick auf den Schweregrad aufschlussreich. Grundsätzlich ist die Gefahr umso höher, je schwerer die mit den Suizidgedanken und -absichten einhergehende Depression ist. Unter Umständen sind eine medikamentöse Behandlung und/oder eine stationäre Aufnahme angezeigt. Patienten mit schwerer Depression unterscheiden sich in ihrer Fähigkeit, den Suizidimpuls zu kontrollieren. Wie der Therapeut die Situation beurteilt, hängt von der Qualität der Beziehung zum Patienten ab und von der Frage, ob impulsive, antisoziale, unaufrichtige, paranoide, schizoid-distanzierte oder psychotische Aspekte die verbalen Äußerungen des Patienten unzuverlässig erscheinen lassen. Ungemein wichtig für die Beurteilung ist zudem der Drogen- und/oder Alkoholkonsum des Patienten. Wenn Patienten ihren inneren Kontakt zum Therapeuten verlieren, wenn sie allzu depressiv sind, um sich noch mitzuteilen, oder wenn sie Vorbereitungen für einen Suizid zu treffen beginnen, müssen sie geschützt werden. Im Falle einer Major Depression muss der Therapeut eine proaktive Haltung einnehmen, die sich von der Haltung gegenüber Patienten mit charakterologischer Suizidalität unterscheidet. Er kann dem Patienten empfehlen, sich in eine Klinik zu begeben oder Familienangehörige in die Beobachtung seiner Verfassung einzubeziehen. Patienten empfinden die Aufmerksamkeit des Therapeuten für einschlägige Hinweise zumeist als entlastend. Dies kann ihre Fähigkeit verbessern, den Therapeuten nicht als bestrafend oder feindselig zu erleben, sondern als hilfreich, und die Gefährdung durch suizidale Impulse verringern.

Wenn die Suizidgedanken *nicht* die Folge einer schweren affektiven Störung sind, besteht die nächste Aufgabe des Therapeuten darin, das Vorliegen oder Fehlen suizidaler *Absichten* zu prüfen. Falls er Suizidabsichten vermutet, erinnert er den Patienten daran, dass er sich verpflichtet hat, in Notfallsituationen Hilfe zu holen (indem er den ärztlichen Notdienst anruft, eine Notfallambulanz aufsucht, Familienangehörige mobilisiert usw.). Gibt es hingegen keine Hinweise auf konkrete suizidale Absichten, ist die explorative Arbeit fortzusetzen. Das heißt, der Patient fasst seine Assoziationen zu den Suizidgedanken in Worte, und der Therapeut überlegt insbesondere, ob aktuell in der Übertragung etwas vor sich geht, das helfen könnte, das Auftauchen der Suizidphantasien zu verstehen und sie zu erklären: Was teilen sie indirekt mit, oder was wehren sie ab? Diese Untersuchung führt oft zu dem Ergebnis, dass suizidale Handlungen eigentlich ein Versuch des Patienten sind, sich der Kontrolle über seine Umwelt zu bemächtigen oder erneut zu bemächtigen, indem er andere Menschen in Angst versetzt und Schuldgefühle in ihnen weckt. Die Wahrscheinlichkeit ist hoch, dass auch der Therapeut im Verlauf der Behandlung in diese Dynamik einbezogen wird. Aus diesem Grund muss er, wenn beim Patienten keine klinische Depression vorliegt, Suizidandeutungen oder -drohungen zum Anlass nehmen, die Übertragung zu untersuchen. Eine stärkere Strukturierung der Behandlung kann ihm helfen, sich weniger angespannt zu fühlen und mit den intensiven Gefühlen, die suizidale Patienten hervorrufen, besser fertig zu werden. Therapeuten, die es zulassen, dass übermäßiger Druck auf sie ausgeübt wird (z. B. durch einen idealisierenden Patienten, der erfolgreich eine omnipotente Gegenübertragungsreaktion auslöst), werden sich früher oder später emotional zurückziehen, um sich selbst zu schützen (und z. B. mit dem Gedanken spielen, den Patienten an einen Kollegen zu überweisen). Diese Reaktion ist für die Behandlung weit schädlicher als eine klare, konsequente Strukturierung, die der Erschöpfung der eigenen Ressourcen zuvorkommt.

Wie in Kap. 5 erläutert, verpflichten sich Patienten im Behandlungsvertrag, sich an einen Notfalldienst zu wenden, wenn sie glauben, einen Suiziddrang nicht mehr kontrollieren zu können. Wenn sich der Notarzt für eine stationäre Einweisung ausspricht und der Patient nicht bereit ist, dem Rat zu folgen, lässt der Therapeut ihm und den Familienangehörigen gegenüber keinen Zweifel daran, dass er die Verantwortung für den Patienten nicht länger übernehmen kann, weil die von ihm angebotene Therapie dem aktuellen Zustand nicht angemessen ist. Er teilt dies auch dem Notarzt mit, damit der Patient nicht unbehandelt bleibt, sondern (sofern dies nötig ist) entweder zwangsweise eingewiesen oder an eine geeignete Klinik oder einen Therapeuten überwiesen wird. Es mag unlogisch erscheinen, einen Patienten zu überweisen, der sich soeben geweigert hat, im Rahmen vereinbarter Bedingungen mitzuarbeiten. Die Erfahrung, dass sich ein Therapeut sogar bei drohender Beendigung der Therapie an diese Vereinbarungen hält, führt jedoch vielen Patienten sehr nachdrücklich ihre eigenen Bemühungen um omnipotente Kontrolle vor Augen. Sie machen u. U. zum ersten Mal die Erfahrung, dass ihnen jemand nicht nachgibt, und realisieren, dass der Therapeut das, was er sagt, auch wirklich meint. Dies kann auf einer tiefen Ebene sehr beruhigend wirken. Nach einer solchen Erfahrung sind Patienten mitunter eher bereit, sich ernsthaft auf ihre Therapie einzulassen und im Rahmen der vereinbarten Bedingungen mitzuarbeiten.

7.7.2 Gefährdung anderer Menschen

Dass Patienten andere Menschen bedrohen, geschieht seltener. Solche Drohungen können sich gegen den Therapeuten oder Außenstehende richten, so dass der Therapeut entscheiden muss, ob er potenziell gefährdete Personen ggf. benachrichtigt. Wenn die Gefahr der Fremdgefährdung in der Evaluationsphase oder im Rahmen der Vertragsvereinbarung zur Sprache kommt, erklärt der Therapeut zunächst, dass er gesetzlich verpflichtet ist, Außenstehende, die seiner Ansicht nach gefährdet sind, zu informieren. Er bespricht mit dem Patienten, dass Gewalt gegen andere nicht nur die Therapie zunichtemachen, sondern auch sein gesamtes weiteres Leben beeinträchtigen würde. Ist die Sicherheit des Therapeuten selbst gefährdet, kann er keine neutrale, beobachtende Haltung mehr einnehmen. Zu solchen Gefährdungen zählen körperliche Bedrohung, Drohungen, seinen Ruf zu ruinieren, seiner Familie etwas anzutun oder sein Eigentum zu schädigen und u. U. auch Drohungen, zu denen Außenstehende durch den Patienten veranlasst werden. Da viele Patienten Probleme mit ihrem Selbstwertgefühl haben, kann der Therapeut als hilfreiches Rollenvorbild dienen, indem er seine Selbstfürsorge klar zum Ausdruck bringt. Die Identifizierung mit dem Therapeuten wird so u. U. zu einem wichtigen Bestandteil des therapeutischen Prozesses. Es ist wichtig zu unterscheiden, ob der Patient eine Phantasie über den Therapeuten ausspinnt – also die Therapie zu völlig legitimen Zwecken verwendet – oder ob er konkreten Mordgedanken nachhängt.

7.7.3 Angedrohte Aggression und intrusives Agieren

Wenngleich Borderline-Patienten offene Aggression häufiger gegen sich selbst als gegen andere richten, können auch Therapeuten zum Ziel mehr oder weniger verhüllter oder – im Falle von Patienten im Bereich von malignem Narzissmus bis hin zur antisozialen Persönlichkeitsstörung – direkter Drohungen werden. Inwieweit dem Patienten bewusst ist, dass sich selbstdestruktive Aggression zugleich auch gegen den Therapeuten richtet, der Mitgefühl empfindet, seine Arbeit möglichst gut machen möchte und gleichzeitig weiß, dass das Damoklesschwert eines Kunstfehlerprozesses über ihm schwebt, ist individuell unterschiedlich. Wir haben oben erläutert, wie auf Selbstdestruktivität im Kontext von Behandlungskrisen zu reagieren ist. Im Folgenden geht es darum, dass diese Selbstgefährdungen indirekt auch den Therapeuten bedrohen.

Wenn der Therapeut eine Patientin in Behandlung nimmt, die sich bereits schwere Selbstverletzungen zugefügt hat, muss die Tatsache, dass sie sich womöglich verletzen oder töten und dadurch auch den Therapeuten angreifen wird, direkt angesprochen werden. Der Therapeut darf keinen Zweifel daran lassen, dass er das Risiko sehr ernst nimmt und dass er eine Behandlung empfiehlt, die der Patientin helfen kann, zu einer anderen Lebenseinstellung zu finden; er bringt aber auch klar zum Ausdruck, dass er es bedauern würde, wenn sie sich verletzte oder tötete, dass dies aber an seinem eigenen Leben nichts ändern würde. Wenn ein Therapeut das Gefühl hat, die Möglichkeit des Todes eines Patienten nicht zu ertragen, muss er dies entweder in einer Supervision oder in seiner eigenen Therapie oder Analyse durcharbeiten. Kann er es nach wie vor nicht akzeptieren, sollte er davon absehen, schwer kranke Borderline-Patienten in Behandlung zu nehmen. Wenn ein Therapeut, der die Möglichkeit nicht erträgt, dass der Patient sich das Leben nimmt, einen solchen Patienten zu behandeln beginnt, wird dieser seine Angst spüren und die Kontrolle über die Therapie übernehmen (und zwar auf eine Weise, die der Integration des abgespaltenen aggressiven Anteils direkt entgegenwirkt). Darüber hinaus wird er seine Aggression ausleben oder genießen, indem er den Therapeuten mit Suizidandeutungen ängstigt. Es ist wichtig zu betonen, dass der Therapeut, der die Möglichkeit eines Patientensuizids anerkennt, effektiver therapieren und das Risiko eines Suizids dadurch verringern kann.

Eine Möglichkeit, die eigene Angst vor dem möglichen Tod eines Patienten zu lindern, besteht darin, in der Phase der Vertragsbesprechung ein Treffen mit dem Patienten und seiner Familie zu arrangieren. Wir verstehen diesen Familientermin als zusätzliches Element der Vertragsvereinbarung und nutzen ihn, um zu klären, welche Vorstellungen die Angehörigen des Patienten von der Therapie haben und was sie von der Behandlung und vom Therapeuten erwarten. An dem Treffen können die Eltern des Patienten teilnehmen, wenn es sich um einen jungen Menschen handelt oder wenn er nach wie vor von ihnen abhängig ist (z. B. finanziell oder weil sie seine einzigen Bezugspersonen sind), oder ein Ehe- oder Lebenspartner. Manchmal gehen Angehörige davon aus, dass durch die Therapie eine automatische »Heilung« garantiert oder zumindest jedes weitere Risiko ausgeschlossen sei. Diese Idealisierung der Behandlung kann Ausdruck einer Verleugnung des Schweregrades der Pathologie des Patienten sein und sehr rasch in einen wuterfüllten Angriff auf den Therapeuten umschlagen, wenn sich die Hoffnung auf magische Heilung nicht erfüllt. Der Therapeut muss den Angehörigen erklären, dass der Patient an einer schweren Erkrankung leidet und dass die Therapie die Möglichkeit einer realen Veränderung zwar in Aussicht stellen, sie aber nicht garantieren kann. Zu betonen ist auch, dass die Therapie einen Suizid nicht restlos ausschließen kann. Wenn die Familienangehörigen diese Realität anzuerkennen vermögen, verringert sich das Risiko, dass der Therapeut durch die Selbstdestruktivität des Patienten angegriffen wird; zudem erhöht sich die Sicherheit des Patienten, weil eine mögliche Motivation für einen Suizid ausgeschaltet wurde. Können die Angehörigen diese Position nicht akzeptieren, sollten sie nach einem anderen Therapeuten suchen, der ihnen die Zusagen machen kann, die sie sich erhoffen.

Eine andere Form des Angriffs auf den Therapeuten ist die Verunglimpfung seiner professionellen Reputation. Wenn der Therapeut von entsprechenden Aktivitäten eines Patienten erfährt, muss er dessen Motivation zu ergründen versuchen – gewöhnlich sind es Neidgefühle. Kernberg (1988 [1984]) beschreibt ein einschlägiges klinisches Beispiel. Weil dieses Verhalten normalerweise das Wohlbefinden des Therapeuten nicht bedroht, kann man es im Kontext der Behandlung untersuchen, ohne eine Beendigung der Therapie in Erwägung ziehen zu müssen. Möglich ist auch, dass der Patient Situationen herstellt, in denen das Wohlergehen des Therapeuten indirekt gefährdet wird. Wir wissen von Patienten, die in Menschen, die dem Therapeuten nahestanden (z. B. Freunde, Lebensgefährtinnen usw.), derart negative Gefühle gegen ihn weckten, dass diese anderen Menschen für ihn zu einer Bedrohung wurden. Deshalb müssen Therapeuten unbedingt darauf hinweisen, dass sie es ablehnen, unter solchen Umständen mit dem Patienten zu arbeiten, und dass sie die Therapie nur dann fortsetzen werden, wenn er dieses Verhalten einstellt.

7.7.4 Drohender Therapieabbruch

Die Abbruchrate ist unter Borderline-Patienten seit jeher sehr hoch (Yeomans et al. 1994). Durch die häufigere Anwendung von Therapiemethoden, die speziell für Patienten mit BPS entwickelt wurden, konnte sie zwar mittlerweile gesenkt werden, doch aus zahlreichen Gründen, zu denen auch der Widerstand gegen explorative Arbeit zählt, bleibt der drohende Abbruch ein Problem. Am häufigsten tritt das Phänomen in der Frühphase der Behandlung auf, doch auch in der mittleren Phase kündigen Patienten nicht selten an, die Therapie zu beenden. Dieses Verhalten kann für den Therapeuten eine Krise heraufbeschwören, denn er fragt sich womöglich, ob nicht eine Behandlung, die als unmittelbar befriedigender erlebt werden kann, für den Patienten besser durchzuhalten ist. Wenngleich verschiedene Faktoren an Abbruchdrohungen beteiligt sein können (Box 7-5), die es allesamt möglichst vollständig zu untersuchen gilt, konzentrieren sich die folgenden Erläuterungen auf die Handhabung einer solchen Krise.

Box 7-5 Faktoren, die dem Impuls des Patienten, die Therapie abzubrechen, Vorschub leisten

- Negative Übertragung
  - Der Patient »deponiert« eigene innere Repräsentationen im Therapeuten und versucht dann, sich von ihnen zu trennen, indem er die Behandlung abbricht.
  - Der Patient nutzt die Drohung abzubrechen als Protest gegen den Therapeuten, der ihm die ersehnte ideale Fürsorge verwehrt und deshalb als gleichgültig oder sogar als verfolgend erlebt wird.
- Narzisstische Problematik
  - Der Patient konkurriert mit dem Therapeuten und beneidet ihn; er fühlt sich durch den Therapeuten gedemütigt, weil er dessen Fähigkeit, ihm zu helfen, als Zeichen einer Überlegenheit wahrnimmt, und flieht aus der Therapie, um diesen Gefühlen zu entkommen und dem Therapeuten eine »Niederlage« beizubringen.
  - Der Patient ist eifersüchtig auf die anderen Patienten und die anderen Interessen des Therapeuten.
- Bindungs- und Abhängigkeitsproblematik
  - Dem Patienten machen die Bindungsgefühle Angst, die in der (u. U. gar nicht sichtbaren) positiven Übertragung auftauchen, und er beendet die Therapie, um die mit Abhängigkeit verbundene Angst zu vermeiden.

- Angst, den Therapeuten zu verletzen/Wunsch, den Therapeuten zu beschützen
  - Der Patient hat das Gefühl, dass seine starken (aggressiven und/oder liebevollen) Affekte für den Therapeuten ebenso wie für andere Menschen unerträglich sind, und beschließt, die Therapie zu beenden, bevor dies offenkundig wird. Möglicherweise empfindet er diese Schuldgefühle in abgemilderter Form wegen sadistischer oder libidinöser Impulse.
- Der Patient wird seitens seiner Familienangehörigen unter Druck gesetzt, die Behandlung zu beenden, weil seine Veränderung das Gleichgewicht des Familiensystems zu gefährden droht.

Im Falle eines drohenden Abbruchs verlangt die TFP dem Therapeuten ein Maß an Aktivität ab, über das sich viele analytisch ausgebildete Behandler wundern. Sie würden z. B., wenn ein Patient zu einer Sitzung nicht erscheint, einfach abwarten, ob er den nächsten Termin wahrnimmt. Der TFP-Therapeut verhält sich, wenn die Behandlung auf dem Spiel steht, aktiver, und zwar sowohl in Bezug auf konkrete Interventionen als auch hinsichtlich des Timings und der Tiefe seiner Deutungen. Er muss mitunter die Funktion des beobachtenden Ichs übernehmen, die dem Patienten vorübergehend abhandenkommen kann. Das bedeutet, dass er seine Neutralität zeitweilig hintanstellen muss. Seine erhöhte Aktivität kann als hilfreiche Konfrontation dienen, die den Patienten anregt, sich mit seiner – auf Projektionen beruhenden – Überzeugung auseinanderzusetzen, dass der Therapeut bestenfalls gleichgültig und herzlos und schlimmstenfalls ausbeuterisch oder bösartig ist.

Fallbeispiel

Eine Patientin entwickelte gleich zu Beginn ihrer Therapie eine starke paranoide Übertragung und die Überzeugung, dass sie dem Therapeuten eigentlich gleichgültig sei und er sich lediglich bereichern wolle. Nach dem Jahreswechsel kündigte er an, sein Stundenhonorar um $10 zu erhöhen, wies aber ausdrücklich darauf hin, dass diese Erhöhung nur für Patienten gelte, die sich das höhere Honorar leisten könnten. Die Patientin bekam einen Wutanfall und erklärte durchaus triumphierend, dass dies der Beweis dafür sei, dass sie recht habe und er einzig und allein darauf aus sei, sich zu bereichern. Über seinen erneuten Hinweis, dass das höhere Stundenhonorar nur gelte, wenn sie es auch zahlen könne, setzte sie sich einfach hinweg.

Der Therapeut versuchte, die Reaktion der Patientin im Kontext ihres generellen Misstrauens anderen Menschen gegenüber zu erforschen. Wütend schrie sie, dass er in ihrem Fall eine Ausnahme gemacht hätte, wenn ihm an ihr etwas gelegen sei, denn er hätte ihre Reaktion zweifellos vorhersehen müssen. Der Therapeut stellte diese Sichtweise infrage und erklärte, er habe gerade deshalb, weil ihm etwas an ihr gelegen sei, keine Ausnahme gemacht, denn das hätte bedeutet, ihrer Pathologie nachzugeben. Dies sei zwar in der Therapie möglich, aber es sei nicht zu erwarten, dass der Rest der Welt sie aufgrund ihres tiefen Misstrauens ebenfalls anders behandeln würde als andere Menschen. Deshalb halte er es für seine Aufgabe, ihr zu helfen, besser zurechtzukommen und ein befriedigenderes Leben zu führen, was aber nicht gelingen könne, wenn er mit ihrer Pathologie gemeinsame Sache mache.

Die Patientin erwiderte, der Therapeut habe einen nicht wiedergutzumachenden Fehler begangen und eine weitere Zusammenarbeit sei unmöglich. Dann stürmte sie – fünf Minuten vor Ende der Sitzung – aus der Praxis. Am nächsten Tag hinterließ sie eine hasserfüllte Nachricht auf dem Anrufbeantworter und teilte dem Therapeuten mit, dass sie – falls er es noch nicht begriffen habe – die Behandlung beende. Er werde sie nie wiedersehen. Als der

Therapeut sie zuhause anrief, reagierte sie überrascht. Er erklärte, dass er anrufe, weil er die Situation für sehr ernst halte. Zwar könne nur sie selbst entscheiden, was sie tun wolle, doch seiner Meinung nach sei der Therapieabbruch ein tragischer Fehler, weil sie gerade mit einem ihrer größten Probleme zu kämpfen habe – ihrer Überzeugung, dass die ganze Welt es darauf anlege, sie auszunutzen. Mit diesem Problem seien sie gerade jetzt konfrontiert, und so bleibe ihr nur die Wahl, es bei ihrer Überzeugung zu belassen oder zu versuchen, daran zu arbeiten. Die Patientin war verwirrt und fühlte sich unbehaglich. Sie glaubte, dass er »wie alle anderen« sei, konnte aber nicht verstehen, weshalb er sie anrief und sich offenbar um sie sorgte. Sie willigte ein, zur nächsten vereinbarten Sitzung zu kommen. In dieser Stunde teilte sie dem Therapeuten mit, dass sie ohne seinen Anruf niemals zurückgekommen wäre – dieser Anruf hätte sie zum ersten Mal an ihrer Überzeugung zweifeln lassen. Behandlungstechnisch gesehen war der Anruf ein Element der äußeren Realität, das die von der Patientin projizierte Vorstellung, der Therapeut wolle sie ausnutzen, infrage stellte (natürlich war die Patientin in der Lage, ihrerseits andere Menschen auszunutzen). Ohne diesen Anruf wäre die Projektion unangetastet geblieben, und die Patientin hätte sich in ihrer Überzeugung, einem korrupten Therapeuten entkommen zu sein, bestätigt gefühlt.

Ein Faktor, den viele Therapeuten angesichts eines drohenden Therapieabbruchs aus dem Blick verlieren, ist die Tatsache, dass die an der Oberfläche aktivierte negativ besetzte Objektbeziehungsdyade im Allgemeinen eine tiefere Dyade abwehren soll, der ein Wunsch nach vollkommener Liebe und Fürsorge zugrunde liegt. Sie ist die Kehrseite der starken, stürmischen negativen Übertragung, und sich daran zu erinnern kann es dem Therapeuten erleichtern, ruhig und gelassen zu bleiben und diesen Patienten auch in Krisen Sicherheit zu vermitteln.

7.7.5 Nichtbefolgen begleitender therapeutischer Maßnahmen

Der therapeutische Rahmen kann auch adjunktive therapeutische Maßnahmen umfassen, z. B. die Teilnahme an einem 12-Schritte-Programm oder die regelmäßige Konsultation einer Ernährungsberaterin. Patienten, die solche Behandlungen verweigern, teilen dies ihrem Therapeuten oft nicht unverzüglich mit, so dass in der Therapie irgendwann auch das Thema Unehrlichkeit auf der Tagesordnung steht. In diesem Fall muss der Therapeut sowohl die Art und Weise der Kommunikation der Patientin als auch die Konsequenzen ihrer Verweigerung zusätzlicher Maßnahmen erforschen. Diese kann ganz unterschiedliche Bedeutungen haben: Vielleicht will die Patientin ihn testen, um zu sehen, wie ernst er die Parameter nimmt, die sie gemeinsam aufgestellt haben. Vielleicht will sie herausfinden, ob sie den Therapeuten kontrollieren kann – was sie sich bewusst wünscht, im tiefen Innern aber fürchtet. Denkbar ist auch, dass der Verstoß gegen die Vereinbarungen ein Angriff auf die Behandlung ist, der einen Widerstand gegen den explorativen, angsterregenden Prozess repräsentiert.

7.7.6 Behandlung von Patientinnen mit BPO und sexuellem Missbrauch in der Anamnese

Die Ätiologie der Borderline-Persönlichkeitsorganisation (BPO) – sowie der Borderline-Persönlichkeitsstörung (BPS) im engeren Sinn – ist außerordentlich facettenreich. Entsprechend zahlreich sind die Wege, die zur Ausbildung der Störung im Erwachsenenalter führen. Welche Rolle früher sexueller Missbrauch und körperliche Misshandlung dabei spielen, ist nicht restlos klar. In einer Untergruppe von Borderline-Patientinnen und -Patienten sind Missbrauchs- und Misshandlungserfahrungen aber nachgewiesen. Der Prozentsatz von Patientinnen mit einer BPS und entsprechenden Erfahrungen variiert von Sample zu Sample ganz erheblich. Die Angaben schwanken zwischen 26 % und 71 % (Perry und Herman 1993), ja sogar 91 % (Zanarini et al. 1997). Andere Studien zeigen allerdings auch, dass nicht mehr als 15 % bis 20 % der Personen, die sexuell missbraucht wurden, eine psychiatrische Erkrankung entwickeln (Paris 1994). Diese Angaben müssen in Diskussionen über die Rolle des Missbrauchs in der BPS-Ätiologie mitberücksichtigt werden. Sexuelle Missbrauch und/oder körperliche Misshandlung treten in unterschiedlicher Form auf, was die Täter, die Dauer des Missbrauchs/der Misshandlung und die Verbindung von Sexualität mit Aggression betrifft. All diese Faktoren sind je nach Fall spezifisch. Paris' (1994) Daten zeigen, dass zwar in mehreren Studien insgesamt 70 % der BPS-Patientinnen in der Kindheit sexuell missbraucht worden waren; in den meisten Studien wurde aber der Schweregrad des Missbrauchs nicht mitberücksichtigt. Paris hat diese Dimension in einer eigenen Studie untersucht und gelangte zu dem Ergebnis, dass bei 30 % der missbrauchten BPS-Patientinnen ein schwerer sexueller Kindesmissbrauch mit Penetration vorlag.

Nicht nur die objektiven Umstände sind von Fall zu Fall verschieden. Diese frühen Erfahrungen werden kognitiv und affektiv auch individuell unterschiedlich internalisiert. Traumatische Kindheitserfahrungen sind sowohl Vorläufer der Persönlichkeitspathologie als auch Mitverursacher. Sie werden rückblickend durch die Linse der Persönlichkeitsorganisation des erwachsenen Patienten interpretiert und auf der Ebene dieser Persönlichkeitsorganisation integriert. Patientinnen mit BPO sowie Patientinnen mit neurotischer Persönlichkeitsorganisation erleben frühe Traumata während der Behandlung auf je unterschiedliche Weise wieder und setzen sie unterschiedlich in Szene. BPO-Patientinnen neigen dazu, die polarisierten Rollen des Opfers und des Täters zu inszenieren.

Missbrauchs- und Misshandlungserfahrungen der Vergangenheit tauchen im Hier und Jetzt der Übertragung auf unterschiedlichste Weise erneut auf. In der Behandlung missbrauchter und/oder misshandelter BPS-Patientinnen ist es wichtig, wie diese und andere wichtige frühe Erfahrungen erinnert werden und wie sie in die Persönlichkeitsstruktur des erwachsenen Menschen integriert sind. Fonagy et al. (1996) haben mit dem Erwachsenen-Bindungsinterview einen Zusammenhang zwischen der Borderline-Persönlichkeit und der Nicht-Bewältigung früher Verlusterfahrungen oder Traumata nachgewiesen. Unverarbeitete frühe Erfahrungen können in der Übertragung als Situationen in Erscheinung treten, in denen die Patientin sich als Opfer des Therapeuten erlebt oder aber – umgekehrt – den Therapeuten angreift und zum Opfer macht. Die hier erläuterten Phänomene sind für die Behandlung von Patientinnen und Patienten mit BPO relevant, weil einige von ihnen tatsächlich in der Vergangenheit missbraucht und/oder misshandelt wurden und andere Entsprechendes vermuten. Man kann zwischen Patientinnen und Patienten unterscheiden, deren Missbrauchs- und Misshandlungserfahrungen zu einer Hemmung oder sogar vollständigen Auslöschung jeder Sexualität geführt haben, und anderen, bei denen der mit Aggression verbundene sexuelle Missbrauch zu einer Promiskuität im Erwachsenenalter führte, die häufig ausgeprägte sadomasochistische Züge aufweist.

Für Patientinnen mit BPO, bei denen sexuelle Missbrauchserfahrungen pathologische Konsequenzen hatten, gelten die folgenden Behandlungsimplikationen und -leitlinien:

1. Der Missbrauch wird in der Übertragung aktiviert. Patientinnen mit vorangegangenen sadomasochistischen Beziehungen[13] identifizieren sich sowohl mit der Opfer- als auch mit der Täterrolle, und beide Erfahrungen werden sich in der Übertragung abwechselnd zu erkennen geben. Die Patientin wird sich manchmal als Opfer des Therapeuten fühlen und ihn als Angreifer wahrnehmen. In anderen Situationen idealisiert sie ihn, sieht die Angreifer anderswo und betrachtet ihn als ihren Retter. Dann wieder greift sie selbst andere Menschen an, darunter auch den Therapeuten.
2. Dieser hat die Aufgabe, die doppelte Identifizierung der Patientin mit dem Opfer *und* mit dem Angreifer herauszuarbeiten. Indem die Patientinnen ihre Doppelidentifizierung nach und nach immer besser ertragen, lernen sie auch, ihre aggressiven Impulse besser zu beherrschen, die zuvor abgespalten und nicht bewusst waren und sie überwältigten. Diese Entwicklung ermöglicht es, zwischen Sexualität und sadomasochistischer Aggression zu unterscheiden, und eröffnet die Möglichkeit sexueller Befriedigung. Sie erlaubt es den Patientinnen, die Missbrauchserfahrung gründlich zu erforschen (z. B. das Gefühl der gewaltsamen Zerstörung, der Auslöschung einer idealisierten Bezugsperson, vielleicht auch das triumphierende Gefühl, von einem Elternteil zum Sexualobjekt erwählt worden zu sein, und die Schuldgefühle, die sich daran knüpfen). Schließlich kann die ganze Bandbreite an Emotionen – Angst, Ekel, Erregung, Triumph – in die erwachsene Sexualität integriert werden.

Wenn ein Patient im Laufe einer Sitzung in einen Dissoziationszustand abzugleiten droht, kann der Therapeut auf Erdungstechniken zurückgreifen, um ihn erneut am Dialog zu beteiligen. Sich mit der Vergangenheit auseinanderzusetzen bedeutet für Missbrauchsopfer zudem, die Angst, den Schmerz, die Panik, aber auch die Wut und den Hass anzuerkennen, die durch die schmerzvolle physische und/oder sexuelle Verletzung der Körpergrenzen ausgelöst werden. Auf einer weiteren Ebene geht es darum zu verstehen, welche Folgen die Korrumpierung der frühen Über-

13 Die Rede ist hier von sadomasochistischen Beziehungen im breiten Sinn, einschließlich der Befriedigung in Kombination mit psychischem oder emotionalem Schmerz. Wir begrenzen den Begriff also nicht auf den Lustgewinn durch körperlichen Schmerz.

Ich-Strukturen durch das sadistische und unehrliche Verhalten der Elternfiguren hatte. Darüber hinaus gilt es, die sexuellen und sadistischen Befriedigungen anzuerkennen, die u. U. Teil der ursprünglichen traumatischen Erfahrungen sowie ihrer späteren Wiederholungen waren. Die Fixierung an traumatische Erfahrungen erfüllt zahlreiche Funktionen, die Ausdruck im Wiederholungszwang finden (Freud 1920 g), und diese Funktionen müssen systematisch erforscht werden:

- Die nie endende Suche nach einem idealen Objekt hinter dem verfolgenden (im Falle masochistischer Tendenzen);
- das Bedürfnis, sich an einem gehassten Objekt durch dessen gewaltsame Zerstörung zu rächen;
- der Versuch, eine traumatische, schmerzvolle Erfahrung in eine sexuell erregende zu verwandeln, und die gleichzeitige Instrumentalisierung sexueller Befriedigung zu Rachezwecken;
- der Drang, mit dem Therapeuten als einer omnipotenten, primitiven, unerschöpflichen Quelle von Liebe und Befriedigung zu verschmelzen.

7.7.7 Psychotische Episoden

Bevor wir die mit der Übertragung zusammenhängenden psychotischen Erfahrungen erläutern, möchten wir betonen, dass zwar viele BPS-Patienten ohne begleitende Medikation behandelt werden können; bei einer Tendenz zu psychotischen Wahrnehmungsverzerrungen aber können niedrigdosierte Neuroleptika dem Realitätsverlust entgegenwirken.

Akutes psychotisches Erleben in der Übertragung

Eine Übertragungspsychose unterscheidet sich von einer einfachen paranoiden Regression in der Übertragung insofern, als sich die Psychose auch außerhalb der Übertragungsbeziehung auswirkt und mit sekundären Wahnvorstellungen und Halluzinationen einhergeht. Dieses Phänomen beginnt in der Übertragung und greift dann auf andere Aspekte im Leben des Patienten über. Die Wahrscheinlichkeit einer solchen Entwicklung steigt, wenn die Übertragungsthemen in den Sitzungen nicht besprochen werden. Bei Borderline-Patienten mit komorbider Pathologie (z. B. einer bipolaren Störung) hängen psychotische Episoden, die während einer Behandlung auftreten, im Allgemeinen mit der Übertragung zusammen.

Fallbeispiel

Eine Patientin mit niedrig strukturierter BPS hatte nach einer langen Phase, in der sie sich vor ihrem Therapeuten fürchtete und ihm misstraute, libidinöse Wünsche entwickelt, die sich auf ihn richteten. In dieser Situation eröffnete sie eine Sitzung mit den Worten, sie habe etwas erlebt, das ihr der Therapeut mit Sicherheit nicht glauben würde – es sei aber wirklich passiert: Am Vorabend sei der Teufel in ihrem Schlafzimmer erschienen – nicht in einem Traum oder in einer Phantasie, sondern leibhaftig. Der Therapeut reagierte beunruhigt und fürchtete eine psychotische Episode. Auf sein Nachfragen hin berichtete die Patientin, dass sie in ihrer Erzählung noch etwas ausgelassen habe: Der Teufel sei er, der Therapeut, gewesen. Nun gelang es, ihr Übertragungserleben gründlicher zu untersuchen und ihre tiefe Regression auf paranoide Ängste zu erläutern. Das Auftauchen von Nähegefühlen hatte ihre Bindungsangst aktiviert und die Überzeugung genährt, dass der Therapeut vorhabe, sie in Sicherheit zu wiegen, um sie dann umso tiefer verletzen zu können. Durch das gemeinsame Gespräch über dieses Erleben und die damit zusammenhängenden inneren Objekte wurde aus dieser psychotisch anmutenden »Realität« Phantasiematerial, das untersucht werden konnte.

Es ist wichtig, zwischen einer Übertragungspsychose und allgemeineren psychotischen Erfahrungen zu unterscheiden. Diese Abklärung ist die einzige Möglichkeit, um das psychotische Erleben auf die Übertragung einzugrenzen und es zu bearbeiten, damit der Patient es überwinden kann. Gelingt dies nicht, muss der Therapeut ein psychiatrisches Konsil und ggf. eine medikamentöse Behandlung und stationäre Einweisung in Erwägung ziehen.

Drogeninduzierte Psychosen

Eine Reihe von Substanzen mit Auswirkungen auf die Körperwahrnehmung, den Bewusstseinszustand oder die Sensibilität für äußere Stimuli können bei manchen Borderline-Patienten eine Psychose auslösen. Zu den drogeninduzierten psychotischen Erfahrungen zählen Depersonalisationsgefühle und Realitätsverlust, visuelle oder auditive Halluzinationen sowie paranoide Wahnvorstellungen. Der angemessene Umgang beginnt mit der Erhebung präziser Angaben über den aktuellen Drogen- und Medikamentenkonsum des Patienten. Neben Drogen und verschreibungspflichtigen Medikamenten ist auch an freiverkäufliche Präparate (v. a. solche mit anticholinerger Wirkung) zu denken. Wenn sich der Substanzmissbrauch im ambulanten Setting nicht unter Kontrolle bringen lässt, kann eine kurze stationäre Behandlung angezeigt sein.

7.7.8 Dissoziative Reaktionen

Ein spezifischer Ausdruck schwerer Spaltungen zwischen idealisierten und verfolgenden Beziehungen ist bei Patienten mit dissoziativen Reaktionen zu beobachten. Diese äußern sich häufig in Form eines inneren Rückzugs des Patienten, der auf äußere Stimuli, den Therapeuten inbegriffen, nicht länger reagiert. In einem solchen Fall kann der Therapeut Erdungstechniken einsetzen. Weil davon auszugehen ist, dass das beobachtende Ich des Patienten zu einem gewissen Grad weiterhin aktiv ist, versucht er, ihn erneut ins Gespräch hineinzuziehen. Dissoziative Reaktionen können sich auch in Form des umstrittenen Syndroms der multiplen Persönlichkeit manifestieren, das im DSM-5 als dissoziative Identitätsstörung aufgeführt ist (American Psychiatric Association 2015 [2013]). Der klinische Umgang mit einer solchen Komplikation wird in Kap. 9 erläutert. Indem der Therapeut die Art der im Dissoziationszustand aktivierten Objektbeziehung sowie die Abwehrfunktion ihrer Abspaltung von anderen Objektbeziehungen in der Übertragung deutet, bahnt er den Weg zu ihrer Bearbeitung und allmählichen Integration. Die größte Gefahr besteht in solchen Situationen darin, dass der Therapeut mit Angst und Verwirrung auf diese Entwicklung reagiert und sich durch den dissoziierten Zustand des Patienten dazu verleiten lässt, statt einer abgespaltenen Objektbeziehung in der Übertragung eine »andere Person« zu behandeln.

7.7.9 Depressive Episoden

Die Beurteilung von Patienten mit depressiver Symptomatik wurde bereits oben im Abschnitt »Umgang mit Suiziddrohungen und -versuchen während der Behandlung« erläutert (S. 227).

7.7.10 Aufsuchen von Notfallambulanzen

Wenn Patienten nicht sicher sind, ob sie ihre selbstdestruktiven Impulse weiterhin kontrollieren können, ist eine Abklärung in einer Notfallambulanz sinnvoll. Allein die Tatsache, dass der Patient Hilfe sucht, statt dem Impuls nachzugeben, kann eine positive Veränderung zu erkennen geben. Wir haben die Erfahrung gemacht, dass eine Reihe von Patienten kurz nach Beginn ihrer Therapie eine Phase durchliefen, in der sie einmal oder zweimal kurzzeitig stationär aufgenommen wurden, nachdem die Gefahr selbstdestruktiver Aktionen in der Notfallambulanz nicht ausgeschlossen werden konnte. Dieselben Patienten waren aber vor Beginn der TFP wiederholt wegen Verletzungen, die sie sich selbst zugefügt hatten, stationär behandelt worden. In den meisten Fällen finden die Inanspruchnahme der Notdienste und die stationären Aufnahmen ein Ende, wenn den Patienten klar wird, dass Selbstverletzungen den Therapeuten nicht zu zusätzlichen Aktivitäten veranlassen und ihnen der erhoffte sekundäre Krankheitsgewinn verwehrt bleibt.

Gleichwohl konfrontiert das Aufsuchen der Notfallambulanz den Therapeuten mit einem Dilemma, weil die Mitarbeiter der Ambulanzen oft glauben, dass er die volle Verantwortung für den Patienten trage. In einer solchen Situation muss er den Klinikmitarbeitern das Konzept des sekundären Krankheitsgewinns erklären und ihnen verständlich machen, weshalb sein Eingreifen in solchen Krisensituationen kontraproduktiv wäre. Auch wenn der Therapeut den Patienten gründlicher kennt, ist es doch der Arzt in der Notaufnahme, der dessen aktuellen Zustand am besten beurteilen kann. Deshalb entscheidet er darüber, ob der Patient stationär aufzunehmen ist oder nicht. Der Therapeut gibt ihm einschlägige Informationen, v. a. über die Mitarbeit des Patienten in der Therapie und seine Fähigkeit, Vereinbarungen einzuhalten, über akute Stressfaktoren, das Risiko von Drogen- und Alkoholmissbrauch und ggf. über antisoziale Züge. Ein solcher Umgang mit der Inanspruchnahme von Notfallambulanzen hat gewöhnlich zur Folge, dass der Patient nach und nach darauf verzichten kann.

7.7.11 Stationäre Aufnahmen

Die Aufnahme in einer Klinik ist nicht unbedingt gleichbedeutend mit einer Krise in der Behandlung. Eine Patientin, die den Schutz einer Klinikstation sucht, *bevor* sie ihren selbstdestruktiven Impulsen nachgibt, beweist u. U. ein zuverlässiges Urteilsvermögen und zeigt, dass ihr Allgemeinzustand sich gebessert hat. In solchen Fällen hat der Therapeut die Aufgabe, zusammen mit der Patientin herauszufinden, weshalb sie sich akut gefährdet fühlte. Eine stationäre Aufnahme kann auch die angemessene Reaktion auf eine schwere depressive Episode oder eine psychotische Regression sein (die allerdings beide oft im Rahmen der Therapie aufgefangen werden können).

Je nach den Umständen ist es möglich, dass der Therapeut eine oder mehr Sitzungen mit der Patientin auf der Station durchführt. In diesem Fall gelingt es ihm u. U., mit einem Thema weiter voranzukommen, das von der Patientin heftig abgewehrt wird (siehe z. B. in Kapitel 8 den Fallbericht über Amys Abwehr ihrer aggressiven Anteile, S. 260 f.). Angesichts der für die heutige Zeit typischen kurzen stationären Verweildauer beschränkt sich der Kontakt zwischen Therapeut und Patientin aber oft auf das Telefon. Zu klären ist dann, ob das ambulante Setting für die weitere Behandlung geeignet ist und ob die Patientin motiviert ist, die Therapie fortzusetzen – dies gilt v. a. in Fällen, in denen der stationären Aufnahme ein Verstoß gegen den Behandlungsrahmen vorangegangen ist (z. B. ein Rückfall in den Drogen- oder Alkoholmissbrauch, das Verschweigen wichtiger Informationen usw.).

Wichtig ist, dass der Therapeut nicht nur mit der Patientin über die Fortsetzung ihrer Therapie spricht, sondern auch mit dem Kollegen, der für ihre Behandlung in der Klinik verantwortlich ist. Unter optimalen Umständen verfügt der dortige Arzt, Psychologe oder Sozialarbeiter über ein gewisses Verständnis der psychodynamischen Therapie, so dass er in der Lage ist zu beurteilen, ob und unter welchen Bedingungen die Patientin die ambulante Therapie fortsetzen kann. Manchmal aber lassen sich Kliniktherapeuten in die Inszenierungen der pathologischen Dynamik verstricken. So ist es recht typisch, dass die Stationsmitarbeiter der Patientin nicht zutrauen, die Verantwortung für ihre Behandlung und für ihr Leben zu übernehmen. Wenn Patienten auf Station über ihre ambulante Psychotherapie sprechen, stellen sie den Therapeuten darüber hinaus nicht selten so dar, als hege er absurd hohe Erwartungen und verhalte sich wie ein Diktator. In dieser Situation sollte der Therapeut deutend erläutern, dass der Patient seinen inneren Konflikt zwischen Abhängigkeits- und Autonomiewünschen externalisiert und den Selbstanteil, der nach höherer Autonomie strebt, auf ihn projiziert hat, um sich zunächst mit der Rolle des passiven Empfängers einer durchgehend supportiven Behandlung zufriedenzugeben. Er muss den Patienten daran erinnern, dass dieser selbst entscheidet, welchen Weg er einschlagen möchte, und ihn darauf hinweisen, dass der Konflikt immer wieder aufleben wird, auch wenn es sich im Moment so anfühlen mag, als seien alle Probleme gelöst. Selbst wenn die Entscheidung *für* die Rolle des chronischen Patienten im Augenblick sogar vom Klinikpersonal unterstützt wird und es den Anschein hat, als mache sie das Leben leichter, wäre es doch tragisch, die Chance, in Zukunft ein eigenständiges Leben zu führen, ungenutzt zu lassen.

Mitunter zeigt eine stationäre Einweisung auch, dass der Behandlungsvertrag modifiziert werden muss. So wurde ein Patient, der seinen Alkoholkonsum konsequent verschwiegen hatte, stationär aufgenommen, nachdem er im betrunkenen Zustand eine Handvoll Tabletten geschluckt hatte. Der nächste Schritt bestand für den Therapeuten darin, zweierlei Themen mit dem Patienten zu bearbeiten: Erstens musste dieser sich verpflichten, in der Therapie offen über alles zu sprechen, und zweitens musste er in den Behandlungsparameter einwilligen, sich einer Gruppe der Anonymen Alkoholiker anzuschließen, bevor die Psychotherapie fortgesetzt werden konnte.

Eine Klinikeinweisung kann unterschiedliche Bedeutungen haben. Vor allem in der frühen Behandlungsphase kann sie Ausdruck des Protestes sein und dem Therapeuten die Botschaft vermitteln, dass der Patient die im Behandlungsvertrag getroffenen Vereinbarungen für unerfüllbar hält. Der Therapeut deutet ihm diese Möglichkeit und bespricht erneut, ob der Patient sich auf diese Art Behandlung einlassen möchte oder nicht. In manchen Fällen ist die Klinikeinweisung eine Inszenierung der gespaltenen Borderline-Dynamik, die im Behandlungsrahmen nicht containt wurde und gedeutet werden muss.

Fallbeispiel

Edie, eine Patientin mit stark ausgeprägten narzisstischen Zügen, hatte zwei Jahre lang in ihrer Therapie recht gute Fortschritte gemacht. Nach mehreren sehr ernsthaften Suizidversuchen vor Beginn der Behandlung schien sie sich stabilisiert zu haben. Sie ging einer regelmäßigen Arbeit nach und hatte einen festen Freund. Doch nach wie vor neigte sie zu extremer Selbstkritik und zu heftigen Entwertungen ihres Therapeuten. Trotz guter Bewertungen durch ihren Supervisor behauptete sie, beruflich völlig inkompetent zu sein. Ihre Versagensängste hatten schließlich zur Folge, dass sie nur selten zur Arbeit ging und am Ende ihren Job verlor. Sie fand zwar rasch neue Arbeit, doch diese Kündigung markierte den Beginn einer Abwärtsspirale.

Eines Tages teilte Edie ihrem Therapeuten, Dr. Todd, mit, sie sei am Vortag nicht arbeiten gewesen, sondern zu einem Staudamm in der Nähe gegangen, um sich in die Tiefe zu stürzen. Dr. Todd forschte dem Verhalten fragend nach und brachte auch zur Sprache, dass die Patientin sich verpflichtet habe, den Behandlungsvertrag einzuhalten, und das bedeute, eine Notfallambulanz aufzusuchen, wenn sie das Gefühl habe, ihre suizidalen Impulse nicht kontrollieren zu können. Edie erwiderte, dass ihr die Kontrolle von einer Minute zur nächsten abhanden komme und sie deshalb unmöglich verspreche könne, eine solche Verpflichtung einzuhalten. Nachdem Dr. Todd weiter nachgeforscht hatte, um zu klären, inwieweit es Edie aktuell möglich war, eine Verpflichtung einzugehen, teilte er ihre Ansicht, dass sie – aus vorerst unklaren – Gründen ernsthaft gefährdet war. Gemeinsam dachten sie über die Optionen nach: Edie konnte entweder nach Hause zurückkehren und von Familienangehörigen überwacht werden oder eine Klinik aufsuchen. Nach anfänglichem Widerstand stimmte sie Dr. Todd zu, dass die stationäre Aufnahme die bessere Lösung war.

Die Stationsmitarbeiter gelangten rasch zu der Überzeugung, dass Edie von dem Gedanken, sich umzubringen, besessen war. Sie leiteten eine medikamentöse Behandlung zur Stimmungsstabilisierung und ein Coping-Training ein. Nach zwei Wochen wurde Edie mit dem Plan entlassen, künftig halbtags zu arbeiten, an fünf Nachmittagen in der Woche an einem Tagesprogramm der Klinik teilzunehmen und außerdem zweimal wöchentlich zu ihrer

Psychotherapie bei Dr. Todd zu gehen. Dieser erläuterte noch einmal nachdrücklich den Behandlungsvertrag und betonte insbesondere Edies Verpflichtungen im Zusammenhang mit Suizidgedanken. In der zweiten Woche nach ihrer Entlassung gestand sie mitten in einer Sitzung, sie habe verschwiegen, dass sie am Vortag weder gearbeitet noch an dem Tagesprogramm teilgenommen habe. Stattdessen sei sie zu dem Staudamm zurückgekehrt, um zu springen. Dr. Todd sprach eingehend mit ihr über das Suizidrisiko, und Edie wurde erneut stationär aufgenommen. Während des zehntägigen Stationsaufenthaltes konzentrierte sich die Behandlung auf ihre Angst vor der Arbeit und die Vermittlung von Fertigkeiten, die es ihr erleichtern sollten, das Arbeitssetting besser zu ertragen.

In der Woche nach ihrer Entlassung rief Edie Dr. Todd just in dem Moment an, in dem ihre Sitzung beginnen sollte. Sie erklärte, dass ihr Wecker nicht geklingelt habe und sie nicht mehr kommen könne. Es gehe ihr aber gut, und sie würden sich dann zur nächsten Sitzung sehen. Aufgrund seiner Erfahrungen mit dieser Patientin kamen Dr. Todd Zweifel, die er auch aussprach. Er sagte, es leuchte ihm nicht ein, dass sie wenige Tage nach der Entlassung aus der Klinik eine Stunde absage, ohne dass es ihr irgendetwas auszumachen scheine. Edie gestand schließlich, dass sie in Wirklichkeit vorhabe, zu dem Staudamm zu gehen und sich umbringen. Dr. Todd sagte, es gebe nun drei Möglichkeiten: Erstens könne sie sich schnurstracks erneut in die Klinik begeben, zweitens könne er ihr eine Sitzung am späteren Vormittag anbieten, und drittens könne sie ihren Plan in die Tat umsetzen und sich das Leben nehmen. Er fügte hinzu, dass er, sollte sie sich für die dritte Option entscheiden, die Polizei benachrichtigen würde, damit sie am Staudamm nach ihr suche; er sagte aber auch unmissverständlich, dass dies keine Garantie dafür sei, dass sie sich nicht doch umbringen werde. Nachdem Edie sich für die zweite Möglichkeit, die Therapiesitzung, entschieden hatte, wandte Dr. Todd sich umgehend an einen Kollegen und bat um eine Beratung. Er hatte das Gefühl, seit der ersten stationären Aufnahme den Überblick verloren zu haben – er war nur noch damit beschäftigt, Edie am Leben zu halten, und dabei geriet ihm die Psychodynamik völlig aus dem Blick. Der Kollege half ihm, sich erneut einen Überblick zu verschaffen und sich klar zu machen, dass es für die bevorstehende Sitzung zwei Möglichkeiten gab: Er konnte entweder mit Edie auf der Deutungsebene arbeiten oder aber, falls ihm das Risiko so groß war, eine weitere stationäre Behandlung empfehlen. Er beschloss, zunächst die Möglichkeit abzuklären, deutend zu arbeiten, und danach, je nach Edies Reaktion, zu entscheiden, ob eine stationäre Aufnahme sinnvoll sei.

Als Edie zu ihrer Sitzung kam, bot Dr. Todd ihr die folgende Deutung der jüngsten Ereignisse an: »Sie verhalten sich so, als gäbe es in Ihnen gar keinen Konflikt zwischen einem Wunsch zu leben und dem Wunsch zu sterben. Sie behaupten, sie wollten nichts anderes als tot sein, und dass sie nur noch leben, weil andere sie daran hindern, sich umzubringen. Ihr Verhalten – Ihre wiederholten Fahrten zum Staudamm – scheint dies auf den ersten Blick zu bestätigen. Ich glaube jedoch, dass Sie in Wirklichkeit nach einem Ausweg aus einem dramatischen Konflikt suchen, der sich *in Ihrem Innern* abspielt: Es gibt *tatsächlich* einen destruktiven Anteil in Ihnen, der aus Gründen, die wir noch nicht voll verstanden haben, den Tod sucht. Aber ein anderer Teil von Ihnen möchte leben und sich anderen Menschen verbunden fühlen. Offenbar versuchen Sie, diesen Konflikt zu lösen, indem Sie den Selbstanteil, der leben möchte, verleugnen und sich so verhalten, als wollten allein Ihre Mitmenschen Sie am Leben halten. Diese Verleugnung ermöglicht es Ihnen, sich ganz dem destruktiven Anteil hinzugeben und mit dem Tod zu flirten. Aber Ihre Aktionen zeigen, dass Sie sich dem Konflikt doch nicht ganz entziehen können. Erstens: Sie leben. Zweitens: Sie kommen zur Therapie, und diese steht, wie Sie wissen, für das Leben. Drittens: Trotz Ihrer wiederholten Ausflüge zum Staudamm sind Sie nicht gesprungen – Sie begeben sich dorthin, aber dann halten Sie inne. Ich möchte Ihnen helfen, diesen Konflikt zu lösen, aber in den letzten

Wochen war es schwierig für mich, weil die Aufmerksamkeit vollständig von *Aktionen* in Anspruch genommen wurde, von Ihrem offenkundigen Bedürfnis, stationär aufgenommen zu werden. Es kann sein, dass Sie auch heute wieder in die Klinik gehen müssen, aber ich habe mir Gedanken darüber gemacht – wenn Sie wirklich tot sein wollten, dann wären Sie mittlerweile tot. Deshalb glaube ich, dass es noch um etwas anderes geht und dass wir uns damit beschäftigen und die Therapie fortsetzen sollten, statt dass Sie zurück in die Klinik gehen. Wir können aber nur zusammen arbeiten, wenn Sie am Leben bleiben. Was denken Sie?«

Edie hatte ihm interessiert und ein wenig überrascht zugehört und erwiderte nun: »Sie haben vielleicht recht, obwohl ich es noch nie so gesehen habe. In solchen Situationen kann ich nichts anders mehr *fühlen* als den Drang, mich umzubringen, aber es stimmt ja: Ich tue es nicht. Ich gehe zum Staudamm und sitze einfach da – stundenlang, ohne zu springen. Ich weiß nicht, was mich davon abhält, aber vielleicht hat es etwas mit dem, wovon Sie gesprochen haben, zu tun.«

Dr. Todd gab zur Antwort: »Es wäre hilfreich, herauszufinden, was Ihnen in diesen Situationen durch den Sinn geht – welche Gedanken, welche Bilder, welche Phantasien –, und das können wir hier herausfinden, sofern wir uns dabei sicher fühlen können. Ich möchte aber gern noch zu einem weiteren Aspekt dieser Situation etwas sagen. Ich habe eine Hypothese, die vielleicht zutrifft, vielleicht auch nicht. Ich habe den Eindruck, es bereitet Ihnen Lust zu sehen, dass ich mich innerlich zusammenkrümme, wenn Sie von Ihren Ausflügen zum Staudamm erzählen – sadistische Lust. Ich weiß nicht, ob es sich so verhält, aber rückblickend glaube ich, dass diese Seite in Ihnen stärker geworden ist, seit Sie Ihre Arbeit verloren haben. Ich frage mich, ob es mit einem Gefühl der Demütigung und damit verbundenen Neidgefühlen zusammenhängt. Wir wissen, wie streng Sie mit sich selbst umgehen. Vielleicht war der Verlust des Jobs für Sie eine Bestätigung Ihres Gefühls, nichts wert zu sein. Gleichwohl gibt es eine Seite in Ihnen, die sich anderen überlegen fühlt und den Gedanken nicht erträgt, dass irgendjemand besser sein könnte als Sie. Seit Sie Ihren Job verloren haben, besteht vielleicht die einzige Möglichkeit, sich gut zu fühlen, darin, sich mir überlegen zu fühlen, indem Sie mich quälen. Das läuft nicht bewusst ab, sondern instinktiv, und natürlich greifen Sie auf diese Weise nicht nur mich, sondern auch sich selbst an. Vielleicht ist dies sogar einer der Gründe, weshalb Sie noch am Leben sind – die Lust daran, zu sehen, wie ich mich zusammenkrümme. Ich bin aber überzeugt, dass es in Ihnen auch einen Wunsch nach einer positiveren Verbindung gibt. Wenn irgendetwas von dem, was ich sage, zutrifft, sollten wir uns intensiver damit auseinandersetzen; neidische, aggressive oder sogar sadistische Gefühle zu haben bedeutet keineswegs, dass Sie es verdient haben, zu sterben – viele Menschen haben solche Gefühle. Wenn Sie sie aber verleugnen oder sich selbst für diese Gefühle verurteilen, so dass wir sie hier nicht untersuchen können, dann werden Sie sie nicht selbst kontrollieren können, sondern von ihnen kontrolliert werden.«

Edie lächelte zustimmend, als Dr. Todd die Möglichkeit des sadistischen Lustgewinns erwähnte, und sagte: »Ich muss zugeben, dass ich es genieße, zu sehen, dass es Sie quält … Mir war nicht klar, dass es Ihnen aufgefallen ist.«

Sodann besprachen Dr. Todd und Edie einen Behandlungsplan. Edie hatte das Gefühl, dass Dr. Todds Interventionen die Lage soweit geklärt hatten, dass sie der Versuchung, den Staudamm aufzusuchen, widerstehen könne. Überdies hatten seine Interventionen es ihr auch ermöglicht, bestimmte Gefühle zu erörtern, deren sie sich nur teilweise bewusst gewesen war. Die beiden vereinbarten, ihre Arbeit zunächst ohne eine weitere Klinikeinweisung fortzusetzen. Es zeigte sich, dass sie Edies Dynamik nun gründlicher als zuvor erforschen konnten. Die Frage nach einer stationären Behandlung stellte sich nicht mehr.

Diese Vignette illustriert zwar eine ganze Reihe von Behandlungsaspekten, doch wir möchten hier v. a. betonen, wie sich die Klinikeinweisungen der Patientin in die zugrundeliegende Dynamik einfügten und wie der Therapeut in einer Situation, die auf eine sich zuspitzende Krise wiederholter Klinikaufenthalte zulief, intervenierte. Edies Bemühungen, ihren Konflikt zwischen dem Wunsch zu leben und dem Wunsch zu sterben sowie zwischen dem Wunsch nach Verbundenheit und dem Wunsch, Verbindungen zu zerstören, zu externalisieren, zogen mehrere stationäre Aufenthalte nach sich, die allesamt Teil ihres Agierens waren: Die stationäre Aufnahme an sich und die daran beteiligten Personen einschließlich des Therapeuten repräsentierten die abgespaltene, gesündere Seite der Patientin. Ein zweites Thema betraf ihren Neid und ihren Wunsch, den Therapeuten zu quälen und durch ihre wiederholten Klinikaufenthalte zu beweisen, dass seine Therapie nichts taugte. Wenn diese Themen nicht gedeutet worden wären, hätten sich die regelmäßigen Einweisungen wahrscheinlich fortgesetzt.

7.7.12 Telefonanrufe des Patienten

Durch eine sorgfältige Anamnese lässt sich klären, ob Telefonanrufe des Patienten, Emails oder Kurznachrichten in vorangegangenen Therapien zu Schwierigkeiten führten. Wenn dies der Fall war, muss der Therapeut in der Phase der Vertragsvereinbarung Maßnahmen zur Sprache bringen, die für den Umgang mit diesem Verhalten geeignet sind, und die Kommunikation des Patienten in den Rahmen der Sitzungen zurücklenken, wo mit ihnen gearbeitet werden kann.

7.7.13 Abwesenheiten des Therapeuten und Vertretungsregelung

Regelmäßige, ferien- oder berufsbedingte Abwesenheiten des Therapeuten bieten gerade in der Behandlung von Borderline-Patienten Gelegenheit, eine umsichtige, geschickte Handhabung solcher Situationen zu planen. Der Therapeut hat grundsätzlich die Aufgabe, seinen Patienten eine Kollegin oder einen Kollegen zu nennen, der ihn bei Bedarf während seiner Abwesenheit vertreten wird. Problematisch sind solche Abwesenheiten insbesondere im ersten Behandlungsjahr. In dieser Phase kann der Therapeut in Erwägung ziehen, für den Patienten feste Termine bei seiner Vertretung zu vereinbaren. Im Allgemeinen können Therapeuten die durch Abwesenheiten verschärften psychodynamischen Komplikationen jedoch soweit bearbeiten, dass sie keine Krise mehr auslösen.

Es gilt, die Schwierigkeit des Patienten zu untersuchen, sich ein inneres Bild des Therapeuten zu bewahren. Die Wut des Patienten auf das Objekt, das ihn vermeintlich »im Stich lässt«, greift häufig auch das innere Bild des »fürsorglichen Objekts« an und bewirkt, dass der Patient sich dem Therapeuten während dessen Abwesenheit nicht länger verbunden fühlen kann. Die Deutung dieser Möglichkeit oder die Erinnerung daran, dass der Patient so etwas in der Vergangenheit schon erlebt hat, kann ihm helfen, diese Zerstörung des inneren Bildes zu vermeiden. Eine Patientin sagte einmal voller Angst zu ihrem Therapeuten: »Jedes Mal, wenn Sie weg sind, denke ich, dass ich Sie nie mehr wiedersehe. Ich stelle mir vor, dass Ihr

Flugzeug gleich nach dem Start explodiert!« Sie hätten ihrem Therapeuten kaum treffender zeigen können, mit welcher Wut sie die innere Verbindung zu ihm angriff.

Häufig erläutern Patienten ihr Gefühl, »im Stich gelassen« zu werden. Es ist hilfreich, zu untersuchen, weshalb der Patient die Unterbrechung seiner Therapie auf diese Weise erlebt. Nicht selten stellt sich heraus, dass sie als Beweis für etwas verstanden wird, das der Patient »schon immer gewusst« hat – dass der Therapeut ihn nämlich nicht ernst nimmt oder ihn abstoßend findet oder nichts mehr mit ihm zu tun haben möchte. Mit anderen Worten: Die Unterbrechung der Therapie verstärkt eine negative innere Repräsentation. Deshalb sollte der Therapeut klären, ob der Patient in seiner Abwesenheit einen Beweis für seine Gleichgültigkeit sieht, und ihm erläutern, dass er trotz seiner Wut und Enttäuschung offenbar auch erleichtert darüber ist, den »Beweis« für die Kaltherzigkeit des Therapeuten gefunden zu haben. Diese Erleichterung entspricht dem Grad an Angst, die auftaucht, wenn die defensive Spaltung zusammenzubrechen beginnt und der Patient spürt, dass eine positive Beziehung möglich sein könnte. Dass seine Abwesenheit die Spaltung verstärkt, kann der Therapeut z. B. folgendermaßen deuten: »Sie haben gerade angefangen zu glauben, dass mir wirklich etwas an Ihnen gelegen ist, auch wenn das natürlich nicht alles ist, was Sie sich wünschen. Dass ich Sie nun über meine bevorstehende Abwesenheit informiert habe, ist für Sie offenbar Anlass, zum ursprünglichen Zustand zurückzukehren – einem traurigen Zustand, in dem weder ich noch sonst jemand Anteil an Ihrem Schicksal nimmt. Gleichzeitig ist gerade dies aber auch beruhigend für Sie, weil Sie das Gefühl haben, genau Bescheid zu wissen und deshalb unverwundbar zu sein.«

7.7.14 Der schweigende Patient

Indem der Therapeut aufmerksam beobachtet, wie der schweigende Patient nonverbal auf die Frage, was ihm durch den Kopf gehe, reagiert, und seine eigene Gegenübertragung in diesen Situationen prüft, kommt er einem Verständnis der dem Schweigen zugrundeliegenden Selbst- und Objektwahrnehmung des Patienten näher. Ein Schweigen kann angsterfüllt oder schuldbewusst, oder es kann Ausdruck von Scham, Arroganz, Provokation oder anderen Affekten sein. Die Beobachtungen des Therapeuten ermöglichen ihm, trotz des Schweigens deutend mit der aktivierten Objektbeziehung zu arbeiten. Die Technik, den Patienten zum Sprechen zu animieren, anschließend seine nonverbale Reaktion und die eigene Gegenübertragung zu analysieren, die mutmaßlich aktivierte Objektbeziehung im Lichte dieser Analyse zu deuten und den Patienten dann abermals genau zu beobachten, bevor man ihn noch einmal auffordert, zu sprechen, stellt einen Zyklus aus Übertragungsanalyse und Deutung dar, der nicht als bedrohlich wahrgenommen wird und gewöhnlich selbst das hartnäckigste Schweigen zu brechen vermag. Wenn Patienten im Extremfall trotz aller Deutungsbemühungen des Therapeuten weiterhin schweigen, ist die Frage angebracht, ob die Therapie fortgeführt werden kann, denn der Patient hält sich ja ganz offensichtlich nicht an die Vereinbarung, seine Gedanken und Gefühle auszusprechen. Ein detailliertes Beispiel findet sich in Yeomans et al. (1992, Kapitel 2, Fallstudie 2).

7.7.15 Somatisierung

Die Somatisierung ist ebenso wie das Agieren eine Möglichkeit, Affekte und innere Konflikte so zu handhaben, dass sie nicht ins Bewusstsein gelangen. In einer explorativen Therapie stellt das Somatisieren insofern eine besondere Herausforderung dar, als die Patienten die Möglichkeit, dass an ihrem körperlichen Problem ein psychischer Aspekt beteiligt sein könnte, oft von sich weisen. Freilich muss sich der Therapeut vergewissern, dass eine angemessene ärztliche Untersuchung stattgefunden hat, um eine körperliche Ursache der somatischen Beschwerden nach bestem Gewissen ausschließen zu können. Therapeuten, die mit somatisierenden Patienten arbeiten, müssen darauf achten, ob der Patient dem Erörtern emotionaler Schwierigkeiten auszuweichen versucht; darüber hinaus lassen die Gegenübertragungsentwicklungen auf affektives Material schließen, das der Patient nicht zur Sprache bringt. In der Übertragungsfokussierten Psychotherapie verstehen wir das Somatisieren als einen präsymbolischen Ausdruck des Affekts. Daher obliegt es der Verantwortung des Therapeuten, den zugrundeliegenden Affekt als eine mit dem somatischen Problem zusammenhängende Objektbeziehungsdyade zu beschreiben.

Fallbeispiel

Ein alleinstehender Mann mittleren Alters suchte um therapeutische Hilfe nach, weil er unter Depressionen und Angst litt. Im Anschluss an das strukturelle Interview konnte eine Borderline-Persönlichkeitsorganisation auf hohem Funktionsniveau mit starren narzisstischen Zügen diagnostiziert werden. Der Patient litt seit Jahren unter gastrointestinalen Symptomen. Nachdem umfassende Untersuchungen durchgeführt und auch weitere Gutachten eingeholt worden waren, machte der Therapeut, der sich in seiner Gegenübertragung ständig unter kritischer Beobachtung fühlte, den Patienten darauf aufmerksam, dass er an keinem der Spezialisten, die ihn untersucht hatten, ein gutes Haar ließ. Er bot ihm die Deutung an, dass es in seinem Innern einen »Tyrannen« gebe, der anderen Menschen – und auf einer anderen Ebene wahrscheinlich auch ihm selbst – vollkommene Perfektion abverlange. Als der Patient über diese Möglichkeit nachdachte, wurde ihm die Wut deutlicher bewusst, die mit seiner Überzeugung zusammenhing, von Bezugspersonen, die seinen Maßstäben nicht genügten, vernachlässigt worden zu sein. Je ausführlicher er diese Wut in den Sitzungen bearbeitete, desto weniger quälten ihn seine gastrointestinalen Symptome. Seine Stimmung besserte sich; er entwickelte einen sarkastischen Humor (Ausdruck einer höheren Ebene der Aggressionsverarbeitung) und begann, sich mit Frauen zu verabreden.
Dieses kurze Beispiel vermittelt zwar eine Ahnung vom therapeutischen Umgang mit somatisierenden Patienten, doch wir weisen ausdrücklich darauf hin, dass die Arbeit mit diesen Patienten sehr mühsam sein kann, weil sie gegen ihre tiefen Affekte ungemein starke Widerstände mobilisieren.

7.8 Kommentar zu Video 3: Affektsturm-Sitzung

Die Fälle, die wir als Beispiele für die Durchführung einer Übertragungsfokussierten Therapie vorstellen, wurden aus einzelnen Elementen mehrerer realer Behandlungen zusammengestellt. Die Sitzung in Video 3 demonstriert die Arbeit mit den Dyaden, die intensiven Affektzuständen zugrunde liegen, und ist typisch für Patienten mit einer vorwiegend paranoiden Übertragung. Der Ausschnitt stammt aus einer Sitzung, die nach etwa einjähriger Therapie stattfand. Carolyn, die Patientin, bringt zunächst die Videoaufzeichnung zur Sprache, indem sie sagt: »Sie beeinflusst, wie ich mich hier fühle.« Dann bittet sie den Therapeuten, Dr. Hamilton, die Kamera auszuschalten. Die Aufzeichnungen waren vor Beginn der Therapie vereinbart worden und gehört zum Behandlungsrahmen. Carolyn wusste, dass sie in einer Supervisionsgruppe gezeigt werden sollten, und zwar sowohl zu Weiterbildungszwecken als auch mit der Absicht, Kollegen um ihre Einfälle und Kommentare zu der Behandlung zu bitten. Dr. Hamilton versucht zunächst, zu klären, was in Carolyn vorgeht und sie veranlasst, von der ursprünglichen Vereinbarung zurückzutreten. Er bittet sie, ihre »Paranoia« näher zu erläutern.

Video 3-1: Affektsturm, Teil 1 (9:28)
https://www.klett-cotta.de/OM43160

Diese Sitzung illustriert u. a. die Schwierigkeit, innere und äußere Realität gegeneinander abzugrenzen. Man könnte die Ansicht vertreten, dass die Kamera objektiv einen feindseligen Übergriff darstelle. Dr. Hamilton möchte jedoch erfahren, was Carolyn in diesem Augenblick auf die Kamera und auf ihn projiziert. Die Kamera an sich ist nicht neu, Carolyns Reaktion darauf aber sehr wohl. Dr. Hamilton vermutet, dass ein Aspekt ihrer inneren Welt aktiviert wurde und sie nun bedroht. Er folgt der generellen Strategie, die dem Affekt zugrundeliegende Objektbeziehung zu verstehen.

Einige frühe Bemerkungen der Patientin lassen ein libidinöses Element vermuten, das von ihrer Wut nicht ganz überdeckt wird: »Dies soll doch eine Beziehung zwischen Ihnen und mir sein, oder nicht? Es ist schon schwierig genug für mich, überhaupt eine Beziehung zu Ihnen aufzubauen, und dann muss auch noch die Kamera dabei zusehen?« Vielleicht sind dies die Affekte, die durch die Paranoia in einer Patientin abgewehrt werden, für die eine feindselige Beziehung leichter zu ertragen ist als eine positive. Ebendies wird Dr. Hamilton gegen Ende des Videos ansprechen.

Gemäß der ersten TFP-Strategie versucht Dr. Hamilton, die Aufmerksamkeit auf die dem Affekt zugrundeliegende Objektbeziehung zu lenken: »Weshalb ist es gerade jetzt so schwierig für Sie?« (1:50) Er versucht zudem, die aktive Dyade zu definieren: »Offenbar haben Sie den Eindruck, dass ich Sie nach Schema F behandele« (2:12), und: »[Sie empfinden mich als] herzlosen Roboter« (3:24). Carolyn stimmt zu, ist allerdings überzeugt, dass ihre Wahrnehmungen der Realität entsprechen, und bringt erneut die negative Übertragung, die im Moment in ihr vorherrscht, zum Ausdruck: »Sie sind halt ein New Yorker psychoanalytischer Psychotherapeut, der eine bestimmte Art von Therapie praktiziert!« (3:31)

Dr. Hamilton setzt die Erkundung der Dyade fort: »Im Grunde sagen Sie, dass meine klinische Behandlung für Sie extrem schmerzhaft ist und Sie durcheinanderbringt« (4:25). Er hofft, dass die Beschreibung von Carolyns Empfinden die Patientin veranlassen wird, in sich hineinzuhorchen und über seine Worte nachzudenken. Carolyn bleibt in der negativen Übertragung gefangen und denkt keineswegs über Dr. Hamiltons Erläuterungen nach. Ihm fällt ihre starre Körperhaltung auf, die ein Ausdruck der Starre zu sein scheint, die sie ihm unterstellt, und er sagt: »Sie können darauf nur reagieren, indem Sie mich nachahmen ... und genau das tun Sie jetzt [während Carolyn auf ihre Unterlagen starrt] – um sich gegen alles abzuschotten, was ich sage« (7:40). Er beschreibt ein Oszillieren, einen Rollentausch in der Dyade, der in Carolyns Verhalten zum Ausdruck kommt, ihr aber nicht bewusst ist: Sie agiert den starren, versagenden Anderen, vor dem sie sich fürchtet und den sie nun in ihm zu erkennen glaubt. Dr. Hamilton benennt die Interaktion und beschreibt ihre unterschiedlichen Perspektiven auf eine Weise, die der Technik zur Erforschung inkompatibler Realitäten nahekommt: »Vielleicht könnten wir es so ausdrücken: Hier fehlt es an Aufmerksamkeit, an Offenheit für den Anderen – und Sie sind überzeugt, dass diese Defizite bei mir liegen« (8:20).

Carolyn wird einen Moment lang ruhiger und spricht eher so, wie es für eine »normale« Therapiesitzung typisch wäre. Sie beschreibt, wie beunruhigend ihre Gefühle für sie sind. Es reicht aber, dass Dr. Hamilton ihr ein paar Sekunden lang zuhört, ohne selbst etwas zu sagen, und schon werden die negative Dyade erneut reaktiviert und die Projektion in Gang gesetzt. Carolyn unterbricht ihre Erläuterung ihrer Gefühle und schnauzt: »Steinmauer – sehr gut!« (9:22) [Ende von Video 3-1]

Video 3-2: Affektsturm, Teil 2 (9:26)
https://www.klett-cotta.de/OM43160

Auch in Video 3-2 verfolgt Dr. Hamilton die Strategie, die Dyade zu benennen: »Sie haben mein Schweigen also als eine Kombination aus Gleichgültigkeit und Ablehnung erlebt?« Abermals unterstreicht er den Rollenwechsel: »Beachten Sie einmal, was gerade jetzt passiert, denn in dem Moment, in dem Sie behaupten, dass ich an dem, was Sie sagen, kein Interesse hätte, erleben Sie mich ja tatsächlich als jemanden, der völlig desinteressiert ist« (00:30). Er fühlt sich in ihren inneren Zustand ein: »Sie haben das Gefühl, dass ich Ihnen entweder nicht zuhöre oder dass ich Sie angreife – das ist sehr schmerzhaft für Sie. Deshalb sollten wir untersuchen, ob es sich tatsächlich so verhält« (1:55).

Dies führt zu einer Diskussion über die Strenge und den Perfektionismus, die für Carolyns gespaltene innere Welt charakteristisch sind. Zuerst beschreibt sie die starre Art zu denken, die sie in Dr. Hamilton wahrzunehmen glaubt: »Sie erwarten von mir, alles gutzuheißen, was Sie zu bieten und zu sagen haben« (2:38). Dr. Hamilton erläutert dieses innere Objekt und lässt die Frage nach seinem Ursprung zunächst offen: »Es scheint, als gebe es einen Teil von Ihnen, der entweder in Ihnen aktiv ist oder den Sie in mir am Werk sehen – einen Teil, der so perfektionistisch und fordernd ist, dass er außer vollkommener Perfektion oder vollständiger Entwertung nichts zulässt« (3:46).

Carolyn stimmt der Formulierung zu, kann dies aber zunächst nur mit ironischem und spöttischem Unterton. Dr. Hamilton spricht ihre Defensivität direkt an: »Zuerst haben Sie sich über mich lustig gemacht und nicht zugegeben, dass Sie das, was ich gesagt habe, zum Teil durchaus bestätigen« (5:04). Er verweist auf ihre Angst, sich gedemütigt fühlen zu müssen, weil sie ein Problem hat, und auf die Möglichkeit positiver Affekte in der Beziehung. Diese Angst ist im Kontext einer paranoiden Übertragung, die die Vorstellung, dass eine Bindung ein gutes Ende nehmen könnte, nicht zulässt, typisch.

Carolyn stimmt zu, dass Dr. Hamilton auf der richtigen Spur ist: »Da ist etwas dran« (5:29), sagt sie mit einem – vielleicht – ironischen Lächeln. (Wir weisen darauf hin, dass die Schauspielerin in dem Video den ambivalenten Affekt der realen Patientin nicht wirklich trifft.) Dr. Hamilton missversteht Carolyn und meint, sie sei wieder ironisch; er erkennt nicht, dass sie es nun ernst meint. Sie reagiert auf seine Fehlinterpretation mit Wut, springt auf, wirft ihre Unterlagen auf den Boden und schreit: »Sie verdammter Scheißkerl!« (5:38)

Entscheidend für die Arbeit mit einem Affektsturm ist die konsequente Befolgung der Strategie, die zugrundeliegende Selbst-Objekt-Dyade präzise zu identifizieren. Dr. Hamilton erkennt seinen Fehler rasch und räumt ihn bereitwillig ein: »Sie haben absolut recht – ich habe etwas übersehen« (6:25). So sehr er es bedauern mag, dass ihm Carolyns Wechsel von einem inneren Zustand – Ironie – zu einem anderen – Ernsthaftigkeit – zunächst entging, ist es tatsächlich nicht immer einfach, mit den für das Borderline-Erleben typischen abrupten Zustandsänderungen Schritt zu halten. Dr. Hamilton bringt dieses Erleben mit den Perfektionserwartungen in Verbindung: »Das, worüber wir gesprochen haben, ist soeben hier passiert … ich habe ganz kurz etwas nicht mitbekommen … und Sie kriegen einen Wutanfall« (6:35).

Dr. Hamilton fasst in Worte, wie er Carolyns Erlebensweise versteht: »Ich vermute, Sie haben sich von mir verraten gefühlt« (7:08). Vor nichts hat die Patientin größere Angst als davor, ihren Selbstschutz/die Abwehr zu lockern, den abgewehrten Teil ihrer inneren Welt zu zeigen (die Sehnsucht/den Wunsch nach Bindung) und sich dann abgelehnt/kritisiert zu fühlen.

Dr. Hamilton denkt über die Interaktion nach (es kann eine Weile dauern, alles »aufzudröseln«, was während eines so hochaufgeladenen Affektsturms passiert) und erkennt Carolyns Einsicht an (8:05). Während er ihren positiven Beitrag bestätigt, fällt ihm auf, dass es ihr noch immer schlecht geht, vielleicht sogar schlechter als vorher. Diese Beobachtung lässt ihn erneut an die fundamentale innere Spaltung denken und an die unbehaglichen Gefühle, die jede positive Beziehungserfahrung in der Patientin weckt. Er sagt: »Warum sind Sie jetzt so unglücklich, nachdem ich eingeräumt habe, dass ich Sie falsch verstanden habe und dass mir außerdem Ihre Deutung entgangen ist …? Eigentlich könnte das eine gute Erfahrung sein, doch aus irgendeinem Grund ist es für Sie eher quälend. Ich glaube, dass Sie Schwierigkeiten damit haben, mich als einen redlichen Menschen erleben. Es ist für Sie irgendwie quälend« (8:40). [Ende von Video 3-2]

Video 3-3: Affektsturm, Teil 3 (10:10)
https://www.klett-cotta.de/OM43160

Zu Beginn des Videos erkennt Carolyn die Dyade an und nimmt sie in sich selbst wahr: »Sie lässt es nicht zu, dass ich einen redlichen Menschen in mir selbst sehe« (00:02). An diesem Punkt wird sie ruhiger und nachdenklicher, fällt dann aber in die negative Übertragung zurück: »Wissen Sie eigentlich, wie demütigend es ist, hier vor jemandem zu sitzen, der einen auf diese Weise ansieht?« (2:52; ihr Gesicht versteinert.) Dr. Hamilton erwidert: »Wir könnten aus der Art, wie Sie mich wahrnehmen, eine Menge lernen.« Er erkennt an, dass sie ihn als ausdruckslos wahrnimmt, beschließt aber, das seiner Ansicht nach tiefere Material wiederaufzugreifen, nämlich die unbehaglichen Gefühle, die sie empfindet, wenn sie eine positive Beziehungserfahrung mit ihm macht: »Aber wenn ich dann reagiere ..., ist es auf andere Weise für Sie kompliziert« (3:23). An diesen Gedankengang knüpft er ein wenig später wieder an und spricht von »einem Moment, in dem es eine gute Kommunikation zwischen uns beiden gab – aber dann fällt plötzlich alles wieder in sich zusammen ... Die Frage ist, weshalb ist dieser positive Kontakt, den wir einen Moment lang erlebt haben, dermaßen fragil?« (6:16)

Carolyn erinnert ihn an seine Fehlinterpretation: »Sie haben es vermasselt!«

Dr. Hamilton kommt erneut auf ihr Unbehagen mit der positiven Verbindung zu sprechen: »Ich habe etwas nicht gesehen ... aber es scheint, dass Sie Angst bekommen, wenn Sie das Gefühl haben, eine gute Beziehung zu mir zu haben, und sei es nur ein paar Sekunden lang« (6:35). Carolyn hat Schwierigkeiten, beim Thema zu bleiben: »Ich mache da nicht mit!« Dr. Hamilton erläutert: »So traurig das auch ist, aber Sie fühlen sich beim Streiten offensichtlich wohler, als wenn wir friedlich miteinander sprechen.«

Dr. Hamilton versucht, die dem aktuellen Affekt zugrundeliegende Objektbeziehung präziser herauszuarbeiten: »Was macht die Therapie gerade jetzt für Sie so unerträglich? Zu Beginn der Sitzung haben Sie gesagt, es sei schon schwer genug, überhaupt eine Beziehung zu haben ... Ich glaube, genau darum geht es. Sie haben etwas von sich preisgegeben, ich habe Sie falsch verstanden, und schon war die Katastrophe da.« Er fährt fort: »Das Problem liegt gerade jetzt wieder vor uns, außer dass wir jetzt ein wenig ausführlicher darüber sprechen« (7:17–8:13).

Carolyn antwortet (eher traurig als wütend): »Ich habe es so oft versucht – es ist immer dasselbe ... man fühlt sich wie ein begossener Pudel« (8:40). Dr. Hamilton greift die Metapher auf und sagt, es sei schwierig, den Pudel noch zu erkennen, wenn er sich in einen wilden Stier verwandelt habe (8:57) – eine Betonung des defensiven Charakters ihrer Wut. Carolyn erkennt die Abwehr an, als sie sagt, es sei besser, allein zu bleiben als verletzt zu werden (9:34). Dr. Hamilton stimmt ihr mit einem Vorbehalt zu: »Aber nur, wenn es lediglich diese beiden Möglichkeiten gibt.«

Carolyn erläutert, dass Dr. Hamilton eine andere, nicht-paranoide Sichtweise hat: »Ich weiß, dass Sie glauben, dass Menschen freundlich sein können. Ich bin mir nicht sicher, ob Sie recht haben ... vielleicht sind Sie der Naive von uns beiden« (9:45). Dr. Hamilton bleibt in seiner Antwort neutral und beendet die Sitzung, indem er auf die nächste Aufgabe vorausweist: »Es wäre gut, diese beiden Möglichkeiten genauer zu untersuchen.«

Klinische Schlüsselkonzepte

- Die Taktiken der Übertragungsfokussierten Psychotherapie (TFP) schaffen die Voraussetzung für die Anwendung der Behandlungstechniken.
- Der Behandlungsvertrag erfüllt zahlreiche Funktionen, die während der gesamten Therapie konsequent bedacht werden müssen (Kap. 5).
- Es ist von wesentlicher Bedeutung, den drei Kommunikationskanälen Aufmerksamkeit zu widmen:
  - Dem Inhalt dessen, was der Patient mitteilt,
  - seinen nonverbalen Verhaltensweisen und Einstellungen und
  - der Gegenübertragung des Therapeuten.

  Oft achten Therapeuten aufmerksamer auf den Inhalt dessen, was der Patient sagt, als auf die anderen Kommunikationskanäle; dies kann zur Folge haben, dass sich in der Therapie ein kognitiver Schwerpunkt entwickelt und tiefere affektive Themen darüber vernachlässigt werden.
- TFP-Therapeuten gehen bei der Auswahl des vorrangig zu bearbeitenden Materials nach klaren Richtlinien vor.
- Dem Affekt des Patienten zu folgen ist eine Grundregel. Auf diese Weise findet der Therapeut im Allgemeinen nicht nur Zugang zu tieferem Material; darüber hinaus demonstriert er dem Patienten, dass ein Affekt containt und be-dacht werden kann. Die Grundregel hilft dem Therapeuten darüber hinaus, eine Kollusion mit der Abwehr, die der Patient gegen starke Affekte mobilisiert, zu vermeiden.
- Nachdem der Therapeut den vorrangigen Affekt des Patienten identifiziert hat, orientiert er sich an der inhaltlichen Rangfolge. An oberster Stelle stehen die Verhaltensweisen und Einstellungen des Patienten, die als Widerstände gegen die Untersuchung in Stellung gebracht werden.

Ausgewählte Lektüre

Clarkin JF, Yeomans FE (2012). Managing negative reactions to clients with borderline personality disorder in transference-focused psychotherapy. In: Wolf A, Goldfried M, Muran JC (Hg.). Transforming Negative Reactions to Clients. Washington, DC (American Psychological Association), S. 175–188.

Koenigsberg H, Kernberg OF, Stone M et al. (2000). Borderline Personality Disorder: Stretching the Limits of Treatability. New York Basic Books.

Yeomans FE, Selzer MA, Clarkin JF (1992). Treating the Borderline Patient: A Contract-Based Approach. New York (Basic Books).

8 Frühe Behandlungsphase

Testen des Rahmens, Impulscontainment und Identifizierung von Dyaden

In diesem und den beiden folgenden Kapiteln untersuchen wir die Hauptschwierigkeiten, die in den verschiedenen Phasen der Übertragungsfokussierten Psychotherapie (TFP) auftauchen, und die progressiven Veränderungen, die sich im Patienten vollziehen. Wir können allgemeine Aussagen über die wichtigsten Schwierigkeiten treffen, denen der Therapeut in der frühen, mittleren und späten Behandlungsphase begegnet; gleichwohl ist im Therapieverlauf natürlich mit individuellen Unterschieden bei Patienten aus dem Spektrum der Borderline-Persönlichkeitsorganisation (BPO) zu rechnen. Um die TFP-Prinzipien konkret am Beispiel individueller Behandlungsfälle zu illustrieren, beschreiben wir zwei repräsentative Patientinnen in den aufeinanderfolgenden Phasen ihrer TFP (Tab. 8-1). Aus Gründen der Vertraulichkeit handelt es sich um Fälle, die aus anonymisierten Elementen realer Behandlungen zusammengesetzt wurden. Weil diese beiden Fälle nicht alle wichtigen Varianten abdecken können, stellen wir in den drei Kapiteln zusätzlich weitere Beispiele für spezifische klinische Situationen vor. Beide Patientinnen erfüllen die Kriterien der Borderline-Persönlichkeitsstörung (BPS). Amy ist zu Beginn der Behandlung eine prototypische Patientin mit niedrig strukturierter BPS. Betty hingegen, die wir schon im 4. Kapitel vorgestellt haben, ist das prototypische Beispiel einer höher strukturierten Borderline-Persönlichkeitsorganisation mit auffälliger Identitätsdiffusion. Betty lebt sozial isoliert, ist aber weniger aggressiv als Amy (Kap. 4). Die unterschiedlichen Ebenen der Persönlichkeitsorganisation haben in den frühen Phasen der Therapie Auswirkungen auf den Behandlungsprozess; je mehr Behandlungsziele erreicht werden, desto stärker treten diese Unterschiede in den Hintergrund.

Die Ziele und die damit verbundenen Aufgaben der frühen Behandlungsphase (Box 8-1) spiegeln die Besonderheiten der Borderline-Pathologie und die Art und Weise wider, in der die psychodynamische Behandlung die Interaktion prägt. Der Therapeut beginnt mit der Anwendung der Behandlungsstrategien (Kap. 3). Das Ziel, die inneren Objektrepräsentationen zu identifizieren, ist aber nur in einem Kontext zu erreichen, der durch das Agieren der Patientin nicht über die Maßen beeinträchtigt wird. Deshalb ist es in dieser Phase der Therapie besonders wichtig, aufmerksam auf das Befolgen des Behandlungsvertrages sowie auf mögliche Verstöße gegen die Vereinbarungen zu achten. Das Agieren manifestiert sich in dieser Therapiephase oft in Form eines Austestens des Behandlungsrahmens, der in der Phase der Vertragsvereinbarung beschlossen wurde. Ein weiteres häufiges Phänomen sind Impulse, die Therapie abzubrechen, sobald die Bearbeitung starker Affekte und der inneren Welt Angst zu wecken beginnt.

Tab. 8-1 Die Phasen zweier Behandlungverläufe

	Amy	**Betty**
Charakteristische Eigenschaften der Patientin	Niedrig-strukturierte BPO; 23-jährige verheiratete Frau; arbeitslos; vorausgegangen sind 7 Jahre Behandlung wegen Angst, Depression und selbstschädigenden Verhaltens; zahlreiche stationäre Aufnahmen.	Höher-strukturierte BPO; 33-jährige alleinstehende Frau; arbeitslos, keine Freunde; in Behandlung seit dem Alter von 16 Jahren wegen Depression und oberflächlicher Schnittverletzungen der Handgelenke.
Frühe Behandlungsphase (Kap. 8)	Patientin schneidet sich in der Notfallambulanz in beide Handgelenke und wird daraufhin stationär eingewiesen. Die Exploration ermöglicht Deutungen ihrer Lust an Aggression.	Patientin setzt in den ersten Sitzungen omnipotente Kontrolle ein. Die gegen libidinöse Wünsche gerichteten Abwehrmechanismen werden erkennbar.
Mittlere Behandlungsphase (Kap. 9)	Patientin stellt die aggressiven, selbstgerichteten Angriffe ein. Ihre paranoide Orientierung lässt nach, macht sich aber auf subtile Weise weiterhin bemerkbar. Sie beginnt ein College-Studium und beschließt, ein Kind zu bekommen. Ihr soziales Umfeld erweitert sich, und sie spürt, dass ihr Misstrauen nachlässt.	Patientin übernimmt ehrenamtliche Tätigkeiten und besucht das College, hegt aber weiterhin Misstrauen gegen ihre Mitmenschen. Ihrem Erfolg steht sie ambivalent gegenüber; starkes Rivalisieren mit Kommilitonen und dem Therapeuten.
Fortgeschrittene Behandlungsphase (Kap. 10)	Patientin und Therapeut untersuchen, weshalb sie ihn als herablassend wahrnimmt. Die Patientin beginnt, ebendiese Haltung an sich selbst zu beobachten. Sie durchläuft eine Phase der idealisierten erotischen Übertragung. Ihre Wahrnehmung des Therapeuten verändert sich und sie erlebt ihn als gütig und kooperativ.	Patientin schließt Freundschaften, reagiert aber weiterhin hochsensibel auf die Möglichkeit, abgelehnt zu werden. Sie beginnt, ihre eigene kritische und streng urteilende Seite bewusster wahrzunehmen. Sie kann ihre emotionalen Reaktionen immer besser kontextualisieren und zur allgemeinen Realität in Beziehung setzen. Sie geht eine Liebesbeziehung ein und heiratet.

Box 8-1 Schwerpunktbereiche und Veränderungen in der frühen Behandlungsphase

- Die Fähigkeit der Patientin, die Beziehung zum Therapeuten auch angesichts stark schwankender Affektzustände aufrechtzuerhalten, verbessert sich. Damit einhergehend sinkt das Risiko eines impulsiven Behandlungsabbruchs. Die Fähigkeit des Therapeuten, die Intensität der mannigfaltigen Affekte anzuerkennen und zu containen, erleichtert es der Patientin, diese Affekte wahrzunehmen und zu empfinden, statt sie zu agieren. Dies verbessert die Möglichkeit, über die Affekte nachzudenken und die mit ihnen verbundenen Konflikte zu erforschen.
- Zu verzeichnen ist eine Abschwächung des suizidalen und selbstschädigenden Verhaltens sowie anderer chaotischer Aktionen außerhalb der Sitzungen. Diese Entwicklungen resultieren aus dem Aufrechterhalten des Behandlungsrahmens, der Reduzierung des sekundären Krankheitsgewinns und der Transformation des Agierens in die Beobachtung der in der Behandlungsbeziehung dominanten Objektbeziehungen.
- Intensive Affekte und Affektstürme konzentrieren sich zunehmend auf die Behandlungssituation; Symptome wie Angst, Wut, Leeregefühle oder depressive Verstimmungen werden mit den Schicksalen der Beziehung zum Therapeuten und anderen Menschen in Verbindung gebracht und in Bezug auf die dem Affekt zugrundeliegende Objektbeziehungsdyade verstanden. Diese Arbeit trägt der klinischen Beobachtung Rechnung, dass der Affekt der Patientin in zahlreichen Fällen eine in der inneren Welt aktivierte Objektbeziehung – eine innere Selbstrepräsentation in Beziehung zu einer Objektrepräsentation – widerspiegelt, die von der Patientin nicht bewusst wahrgenommen wird und zu der sie nicht auf Distanz gehen kann, um sie zu beobachten. Sie setzt das, was sie erlebt, mit der Realität der Situation gleich, statt es als eine Erfahrung zu begreifen, die be-dacht werden kann. Die Techniken der Klärung, Konfrontation und Deutung lassen nach und nach eine gewisse Beobachtungsdistanz entstehen.
- Die Patientin beginnt, eine Berufstätigkeit oder Ausbildung als Teil des Alltags zu akzeptieren – ein Ergebnis der Gespräche in der Phase der Vertragsvereinbarung. Ihre Schilderungen der Erfahrungen, die sie außerhalb der Therapie macht, geben wertvolle, die Übertragungsanalyse ergänzende Informationen.
- Was den grundlegenden Mangel eines stabilen Selbst- und Objektkonzeptes betrifft, so sind in dieser Phase noch keine Veränderungen zu erwarten. Die Übernahme von Verantwortung für die Aufgaben des täglichen Lebens spiegelt zu diesem Zeitpunkt den Einfluss des Behandlungsrahmens und keine Veränderung der Identitätsintegration wider. Anzunehmen ist, dass die problematischen inneren Repräsentationen der Patientin und ihre Inanspruchnahme primitiver Abwehrmechanismen zu einer Wiederholung früherer Schwierigkeiten führt; die Patientin wird aber ermutigt, den sicheren Hafen der Therapie für sich zu nutzen, um diese Schwierigkeiten zu verstehen und um zu lernen, Missverständnisse und Konflikte mit anderen abzubauen und ihre allgemeine Aktivität und ihren Umgang mit anderen zu verstärken.

Wenn in der frühen Behandlungsphase alles gut geht, entwickelt die Patientin eine immer bessere Kontrolle über impulsive und selbstschädigende Verhaltensweisen sowie eine bessere Fähigkeit, starke Affekte auszuhalten. Dieser Fortschritt ist auch eine Reaktion auf die vertraglich vereinbarte Ausschaltung des durch das Agieren vermittelten sekundären Krankheitsgewinns. Wenn sich die Impulskontrolle der Patientin verbessert, werden chaotische und sozial unangemessene Verhaltensweisen außerhalb des Behandlungssettings seltener, wiewohl sie nicht vollständig verschwinden. Durch das Setzen von Grenzen können Affekte auf die therapeutische Beziehung konzentriert werden, in der die zugrundeliegenden Objektbeziehungsdyaden in der Übertragung aktiviert werden. Der Verweis auf die Grenzen und das Nachlassen des Agierens ermöglichen es dem Therapeuten, nach und nach die analytischen Techniken der TFP einzusetzen.

Wenn sich die intensiven Affekte der Patientin auf die Behandlungssituation zu konzentrieren beginnen, die als ein Raum, in dem alle Affekte toleriert werden, definiert wurde, findet der Therapeut Gelegenheit, den Drang zu agieren und Symptome wie Angst, Wut, Leeregefühle oder depressive Verstimmungen mit den Schicksalen der therapeutischen Beziehung in Verbindung zu bringen. In der Behandlungsbeziehung spiegeln sich die zugrundeliegenden dominanten Objektbeziehungen der inneren Welt wider, die in der Übertragung aktiviert werden. Nach und nach lässt die Angst der Patientin, intensive Affekte im Behandlungssetting zu äußern, nach; damit einhergehend wird das therapeutische Bündnis stärker, auch wenn in der therapeutischen Beziehung weiterhin mit stürmischen Affektausbrüchen zu rechnen ist. Die Fähigkeit der Patientin, starke Affekte gegenüber dem Therapeuten zu empfinden und auszudrücken *und* gleichwohl zur nächsten Sitzung zurückzukommen, gibt ein starkes Bündnis zu erkennen. Dennoch können immer wieder Abbruchwünsche auftauchen, v. a. in Reaktion auf folgende Entwicklungen:

1. die Angst, über unangenehme, bedrängende Aspekte der eigenen inneren Welt nachzudenken;
2. die wachsende Bindung an den Therapeuten, der die Angst vor Bindung und die damit zusammenhängenden Ängste vor dem Verlassenwerden zuwiderlaufen, und
3. das gelegentliche, bewusste Wahrnehmen dissoziierter oder projizierter Aggression mit einer damit einhergehenden paradoxen Verstärkung paranoider Reaktionen in der Übertragung.

8.1 Die Fähigkeit, die Beziehung zum Therapeuten aufrechtzuerhalten

8.1.1 Das therapeutische Bündnis

In der frühen Behandlungsphase stellt die im Vergleich zu anderen Patientengruppen hohe Abbruchrate bei Borderline-Patienten eine erhebliche Schwierigkeit dar. Ein Forschungsbericht über regulär durchgeführte und abgeschlossene Therapien von Patienten mit BPS (Barnicot et al. 2011) zeigt, dass für den Behandlungsabbruch folgende Faktoren eine wichtige Rolle spielen: starke Impulsivität, Wut, Angst, fehlendes Engagement in der Behandlung, niedrige Motivation, sich zu verändern, ausgeprägtes Vermeidungsverhalten und ein schwaches therapeutisches Bündnis. In einer großen Studie, die die dialektische Verhaltenstherapie mit der allgemeinpsychiatrischen Versorgung verglich, erwies sich das schwache therapeutische Bündnis als zuverlässigster Prädiktor eines vorzeitigen Abbruchs durch den Patienten (Wnuk et al. 2013). Eines der robustesten Resultate der gesamten Psychotherapieforschung betrifft die überaus bedeutsame Rolle, die das frühe therapeutische Bündnis für den Behandlungsverlauf und das Ergebnis der Therapie spielt (Crits-Christoph et al. 2013). In der einschlägigen Forschungsliteratur werden die Patienten weder nach Diagnosen noch nach der Ebene der Persönlichkeitsorganisation (neurotische versus Borderline-Persönlichkeit) systematisch unterschieden. Aufgrund unserer Kenntnisse über die Bindungsschwierigkeiten von Borderline-Patienten ist aber zu vermuten, dass es weitaus einfacher ist, mit neurotischen Patienten ein Behandlungsbündnis zu entwickeln. Darüber hinaus bezieht sich Literatur, die auf die Bedeutsamkeit des frühen Bündnisses verweist, zum Großteil auf Kurzzeitpsychotherapien.

Per definitionem rückt die Übertragungsfokussierte Psychotherapie (TFP) die Patient-Therapeut-Beziehung ins Zentrum der Arbeit. Diese Beziehung ist insofern vielschichtig, als sie auf einer Ebene real ist und auf einer anderen vom Patienten hervorgebracht wird, und zwar auf der Grundlage seiner inneren Selbst- und Objektrepräsentationen und der Art und Weise, wie diese seine Wahrnehmung des Therapeuten prägen. Die Untersuchung dieser Wahrnehmung im Zuge der gemeinsamen therapeutischen Arbeit trägt maßgeblich dazu bei, dass der Patient nach und nach eine stabilere psychische Struktur erwerben kann. Aus den realistischeren Aspekten seiner Beziehung zum Therapeuten baut sich das therapeutische Bündnis (Gill 1996 [1982]) auf – das Gewahrsein, dass beide Beteiligte gemeinsam daran arbeiten, dem Patienten zu helfen. In erfolgreichen Therapien wird diese Beziehung zu einem überaus wichtigen Teil in dessen Leben und zu einer Antriebskraft seines Engagements innerhalb des Behandlungsrahmens. Hier tauchen unweigerlich mehrere Fragen auf:

- Wie wichtig ist das frühe Behandlungsbündnis für den Verlauf und das Ergebnis der Langzeitbehandlung von Borderline-Patienten?
- Wodurch unterscheidet sich das therapeutische Bündnis in der TFP von dem Bündnis in einer stützenden Therapie oder in einer kognitiven Verhaltenstherapie?
- Wie reagiert der TFP-Therapeut auf Gefährdungen des therapeutischen Bündnisses?

In der psychoanalytischen Literatur wird die Arbeitsbeziehung oder das therapeutische Bündnis als die Beziehung zwischen dem Therapeuten und dem beobachtenden Ich des Patienten beschrieben. Das Arbeitsbündnis ist also gleichbedeutend mit der Zusammenarbeit zwischen dem Therapeuten und dem gesunden Anteil des Patienten – dem Anteil, der sich der Beobachtung und Reflexion des Therapeuten anschließen kann. Zu Beginn der Therapie ist dieser psychische Anteil u. U. sehr klein und fragil, v. a. im Vergleich zu den anflutenden Affekten, von denen der Patient überwältigt wird. Deshalb knüpft unsere Deutungsarbeit zunächst an der Erfahrung an, die Patient und Therapeut miteinander teilen. Dieser interaktive Prozess setzt die Fähigkeit des Patienten voraus, jemandem zu vertrauen, ohne ihn exzessiv zu idealisieren – für Borderline-Patienten eine erhebliche Herausforderung. Es ist wichtig, das Arbeitsbündnis nicht mit einer Idealisierung zu verwechseln, die den Patienten veranlasst, im Therapeuten einen magischen Heiler zu sehen; Abkömmlinge dieser Idealisierung zeigen sich auch in den frühen Manifestationen einer positiven Übertragung und müssen als solche identifiziert werden.

Im Laufe der Therapie fallen therapeutisches Bündnis und positive Übertragung dann mehr und mehr in eins.

Bestimmte Persönlichkeitseigenschaften beeinträchtigen den Patienten in seiner Fähigkeit, ein therapeutisches Arbeitsbündnis zu schließen. Ein solches Bündnis wird zum einen durch antisoziale und hochnarzisstische Persönlichkeitsstrukturen erschwert. Antisoziale Patienten sehen in anderen Menschen Objekte, die sie benutzen und ausnutzen, während schwer narzisstisch gestörte Patienten auf andere u. U. einen derart starken Neid empfinden, dass sie lieber zum Angriff übergehen als sich auf eine kooperative Zusammenarbeit einzulassen. Gefördert wird das Behandlungsbündnis durch die Fähigkeit des Patienten und des Therapeuten, die Beziehung auch in Situationen aufrechtzuerhalten, in denen der Patient in der Übertragung starke Aggression oder – wie häufig in den späteren Therapiephasen der Fall – idealisierte Liebesgefühle empfindet. Schließlich ist die Fähigkeit des Therapeuten, sein genuines Interesse für den Patienten nicht zu verlieren, selbst wenn dieser sich aggressiv und unausstehlich verhält, für den Prozess von ausschlaggebender Bedeutung. Erfolgreiche Therapeuten sehen auch in einem schwierigen Patienten liebenswerte Züge, selbst wenn sich diese Wahrnehmung weitgehend ihrer Fähigkeit verdankt, sich die vorteilhaften Veränderungen *vorzustellen*, die der Patienten künftig vielleicht durchlaufen wird. Gleichwohl beruht der entscheidende Beitrag zur Herstellung und Stärkung des therapeutischen Bündnisses mit Borderline-Patienten oft auf der Analyse der manifesten und der latenten negativen Übertragung. Weil negative Annahmen bezüglich anderer Menschen – Misstrauen, Angst oder Neid – die Beziehungswahrnehmung der Patienten färben, besteht eine möglichst authentische Beziehung darin, ebendiese Gefühle anzuerkennen und zu containen.

Mehrere Anzeichen, die wir hier unter sieben Punkten zusammenfassen, signalisieren, dass ein therapeutisches Bündnis hergestellt wurde:

1. *Die Art, wie Patient und Therapeut die Schwierigkeiten des Patienten verstehen.* Nach der Beurteilungsphase verständigen sich beide Beteiligte über den Eindruck, den der Therapeut von den Schwierigkeiten des Patienten gewonnen hat. Da die Borderline-Persönlichkeitsstörung ein komplexes Phänomen mit hoher Komorbidität darstellt, müssen beide Seiten sich darin einig sein, dass der Patient von einer explorativen Therapie profitieren kann. Erforderlich ist ein Minimalkonsens über den Grund und die Ziele der Behandlung.
2. *Das Erreichen einer relativen Einigung über die Behandlungsbedingungen.* Im Prozess der Vertragsvereinbarung bringt der Therapeut seine Aufmerksamkeit für den Patienten und sein Interesse an ihm zum Ausdruck. Der Prozess ist ein Appell an den Patienten, zusammen mit dem Therapeuten über Möglichkeiten nachzudenken, Problembereiche zu bearbeiten. Das Erreichen eines vernünftigen Konsenses ist ein Schritt im Aufbau des Bündnisses.
3. *Die Erwartungen, die Patient und Therapeut mit der Behandlung verbinden.* Dazu zählen sowohl die Erwartungen, was das Behandlungsergebnis anlangt, als auch die Erwartungen bezüglich des therapeutischen Prozesses. Folgende Fragen sind zu bedenken: Erwartet der Patient, in der Behandlung Ratschläge zu bekommen, Anleitungen oder Medikamente, oder sind Patient und Therapeut sich darin

einig, dass die Arbeit und die Beziehung zum Therapeuten dem Patienten Erkenntnisse über sich selbst vermitteln soll? Ist es für den Therapeuten vorstellbar, dass dieser Patient sich positiv entwickeln, sich selbst und andere Menschen positiver wahrnehmen, ein besseres Funktionsniveau erlangen und mehr Befriedigung im Leben finden wird?

4. *Die affektive Besetzung des Patienten durch den Therapeuten.* Die Fähigkeit des Therapeuten, eine affektive Beziehung zu dem Patienten zu entwickeln, hängt u. U. auch von seiner Fähigkeit ab, sich vorzustellen, dass dessen zunächst kleiner gesunder Selbstanteil aktiv mit ihm gemeinsam daran arbeiten wird, innere Konflikte und inneres Chaos zu bewältigen und eine erfolgreiche Integration zu erreichen. Affektiv besetzt wird mithin das Entwicklungspotenzial des Patienten, so wie der Therapeut es realistisch einschätzt.
5. *Die Affekttoleranz des Therapeuten und des Patienten.* Aggressive Aspekte brechen sich v. a. in der Anfangsphase der Therapie Bahn. Die therapeutische Beziehung muss so stark sein, dass beide Beteiligte diese Affekte tolerieren und bearbeiten können. Das heißt, sie müssen für die Äußerung und Wahrnehmung intensiver Affekte offen sein, ohne auf mehr oder weniger subtile Weise vor ihnen zurückzuschrecken oder sie zu agieren.
6. *Die Fähigkeit beider Beteiligter, einen bedeutungshaltigen Dialog zu führen.* Diese Eigenschaft zeigt sich zum einen in der Fähigkeit des Patienten, die Interventionen des Therapeuten in sich aufzunehmen, über sie nachzudenken und sie weiterzuentwickeln. Zu Anfang beschränkt sich seine Beteiligung u. U. darauf, die Art und Weise, wie der Therapeut die augenblickliche Interaktion und den mit ihr verbundenen Affekt beschreibt, zu kommentieren. In den späteren Phasen wird er auch mit den Deutungen des Therapeuten arbeiten. Damit einhergehend hört der Therapeut dem Patienten aktiv zu, vertieft sich in den Affekt der Sitzung und geht dann dazu über, diese Erfahrungen zusammenhängend zu erläutern und zu untersuchen.
7. *Die frühe Diagnose und Bearbeitung einer manifesten negativen Übertragung.* Die Klärung und Tolerierung affektiver Reaktionen in der Übertragung trägt wesentlich dazu bei, dass sich die Möglichkeiten, die dem Patienten zur Entwicklung einer vertrauensvolleren Beziehung zu Verfügung stehen, entfalten können.

Eine tiefenpsychologische explorative Therapie stellt das therapeutische Bündnis naturgemäß vor Herausforderungen, denn eine solche Therapie untergräbt die Abwehr des Patienten, während sie ihm dabei zu helfen versucht, eine psychische Struktur – eine Beziehung zum Selbst und zur Welt – zu entwickeln, die besser angepasst ist und ihm größere Zufriedenheit vermitteln kann. Schwierig ist dieser Prozesse deshalb, weil die Abwehrstruktur, die der Patient in die Behandlung mitbringt – seine Art, widersprüchliche Gefühle, innere Regeln und den von der äußeren Realität ausgehenden Druck miteinander zu vereinbaren –, die einzige ist, die ihm zur Verfügung steht. Selbst wenn diese Struktur langfristig nicht adaptiv ist, vermag sie seine Ängste kurzfristig zu lindern. So kann beispielsweise die Spaltung tatsächlich eine gewisse Ordnung in das Erleben eines Menschen bringen, wenngleich sie der Komplexität der Welt überhaupt nicht Rechnung trägt. Neue, adaptivere Möglichkeiten, das eigene Erleben zu verarbeiten, fühlen sich u. U. zunächst fremd an; sie wecken Angst und Zweifel. Wenn man all diese Merkmale der explorativen Therapie mit der Affektintensität der Übertragung von Borderline-Patienten in Verbindung bringt, wird klar, dass die Aufrechterhaltung des therapeutischen Bündnisses von Anfang an aktive deutende Interventionen voraussetzt.

8.1.2 Testen der Therapie und des Rahmens

Häufig, wenn auch nicht immer, testen Patienten gleich zu Beginn ihrer Therapie zuerst einmal den im Behandlungsvertrag vereinbarten Rahmen – ein Verhalten, in dem eine ganz typische Dynamik zum Ausdruck kommt. Auf einer bestimmten Ebene hängt es mit der Schwierigkeit von Borderline-Patienten zusammen, anderen Menschen zu trauen. Weil sie nicht glauben können, dass jemand anderer für sie da sein wird, haben sie oft das Gefühl, ihr Gegenüber kontrollieren zu müssen, indem sie die Regie übernehmen, um nicht verlassen und verletzt zu werden. Bei hochnarzisstischen oder antisozialen Patienten kann zusätzlich auch eine Lust an der Machtausübung ins Spiel kommen. Indem Patienten den Vertrag austesten, prüfen sie u. U. auch, inwieweit sie den Therapeuten kontrollieren können. Eine Variante dieses Musters präsentieren Patienten, die überzeugt sind, dass Beziehungen grundsätzlich auf der Kontrolle eines Beteiligten durch den anderen beruhen, und dieser Logik folgend annehmen: »Wenn ich ihn nicht kontrolliere, wird er mich kontrollieren.«

Auf einer weiteren Ebene kann das Austesten des Rahmens den tiefen, verborgenen Wunsch repräsentieren, dass sich der Therapeut als stark genug erweisen wird, um der Herausforderung die Stirn zu bieten – das heißt, dass er sich konsequent verhalten wird, weil ihm der Patient wichtig ist. In seiner extremsten Form ist dieser Wunsch ein Ausdruck des primitiven Verlangens, den phantasierten omnipotenten Anderen zu finden. Deshalb darf der Therapeut keinen Zweifel daran lassen, dass er zwar alles in seiner Macht Stehende tun wird, um die Behandlung zu schützen, dass er aber nicht allmächtig ist und nicht automatisch jede Gefährdung der Therapie, die durch das Verhalten des Patienten zustande kommt, abwenden kann.

Im Folgenden beschreiben wir am Beispiel Amys, einer Patientin mit niedrig strukturierter Borderline-Persönlichkeitsorganisation, die wir durch die verschiedenen Phasen ihrer Therapie begleiten werden (Kap. 8 bis 10), das Austesten des Behandlungsrahmens.

Fallbeispiel

Amy

Amy war 23 Jahre alt, als sie sich nach siebenjähriger Behandlung wegen Depressionen, Angst, selbstdestruktiven Verhaltens und Suizidalität in eine Übertragungsfokussierte Psychotherapie begab. Zu ihren vorangegangenen Diagnosen zählten u. a. die bipolare Störung, eine wiederkehrende Major Depression und eine Borderline-Persönlichkeitsstörung. Zum Zeitpunkt der Überweisung war die BPS die Primärdiagnose. Frühere Behandlungen be-

standen aus supportiven Psychotherapien mit medikamentöser Begleitung (Antidepressiva, Mood Stabilizers, Anxiolytika und niedrig dosierte Neuroleptika) und wiederholten stationären Aufnahmen.
Amy war verheiratet und zu Beginn der Therapie arbeitslos. Sie mochte weder arbeiten noch Fortbildungskurse belegen, weil sie Angst davor hatte, von anderen kritisiert und abgelehnt zu werden. Ihre frühere Therapeutin hatte in ihr das Opfer gleichgültiger Eltern gesehen, die sich um ihr Kind nicht kümmerten, und ihr außerhalb der regulären Sitzungen zusätzliche Gespräche angeboten, um ihre Einsamkeits- und Leeregefühle zu lindern. Diese Strategie hatte Amy nicht geholfen und an ihren Symptomen nichts geändert. Nach einem weiteren Suizidversuch war sie erneut stationär eingewiesen und dann zur TFP bei Dr. Jones angemeldet worden. Zu diesem Zeitpunkt nahm sie ein Antidepressivum – einen SSRI –, ein Benzodiazepin- sowie zum Schlafen ein Diphenhydramin-Präparat, und zwar ausnahmslos in einer höheren als der empfohlenen Dosis. Im Laufe der ersten Therapiemonate wurden sämtliche Medikamente reduziert.
Im Gespräch über den Behandlungsvertrag willigt Amy trotz leisen Zögerns ein, in Situationen, in denen sich ihre Suizidimpulse unkontrollierbar anfühlen, eine Notfallambulanz aufzusuchen. Sollte ihr dort eine stationäre Aufnahme empfohlen werden, würde sie in die Klinik gehen. Dr. Jones war sich über ihre Ambivalenz im Klaren, hielt ihre Zustimmung aber insgesamt für zuverlässig genug, um mit der Therapie zu beginnen. Weil er das Suizidrisiko sehr hoch einschätzte, bat er Amys Ehemann, an einem der Gespräche teilzunehmen, um auch ihm die Bedingungen der Behandlung auseinanderzusetzen und sich über realistische Erwartungen zu verständigen.
Zwei Wochen nach Beginn der Therapie nahm Amy eine Überdosis Tabletten. Sie wurde von ihrem Mann ins örtliche Krankenhaus gebracht und auf einer internistischen Station beobachtet. Im Anschluss an die medizinische Abklärung am Folgetag empfahl der Psychiater, den das Krankenhaus hinzugezogen hatte, die Verlegung auf eine psychiatrische Station. Amy lehnte ab und verlangte, entlassen zu werden. Der Klinikpsychiater rief Dr. Jones an und teilte ihm mit, dass die Patientin gegen ärztlichen Rat entlassen würde. Dr. Jones erklärte sofort, dass er Amy unter diesen Bedingungen ambulant nicht weiter behandeln könne. Er wies darauf hin, dass Amy sich dazu verpflichtet habe, einer ärztlichen Empfehlung zur stationären Behandlung nachzukommen.
Der Klinikpsychiater informierte Amy über sein Gespräch mit Dr. Jones und erklärte ihr, dass es nun notwendig sei, eine andere Möglichkeit zur ambulanten Weiterbehandlung für sie zu finden. Daraufhin bekam Dr. Jones einen Anruf von Amys Ehemann, der ihm unprofessionelles Verhalten vorwarf und ihn beschuldigte, Amy in einer Situation, in der sie ihn dringend brauche, im Stich zu lassen. Dr. Jones erinnerte den Ehemann an die Vereinbarung im Behandlungsvertrag und fügte hinzu, das sein Verhalten den Behandlungsgrundsätzen entspreche, die in Amys bestem Interesse seien. Nun holte der Ehemann Amy, von deren Stationszimmer aus er telefonierte, an den Apparat.
Halb flehentlich, halb vorwurfsvoll brachte sie ihr Anliegen vor: »Verstehen Sie denn nicht, mir geht es wieder besser. Ich bin über den Berg. Sie haben keine Ahnung, wie es auf einer psychiatrischen Station zugeht. Es ist furchtbar! Das macht mich auf jeden Fall suizidal … Ich wusste, dass Sie mir das antun würden. Sie genießen es, Ihre Patienten zu quälen. In dem Moment, als ich dachte, ich könnte Ihnen vielleicht vertrauen, werfen Sie mich den Wölfen vor!«
Das Gespräch machte Dr. Jones Angst. Er war zwar überzeugt, sich therapeutisch korrekt zu verhalten, doch ihn beschlich der Verdacht, dass es womöglich übertrieben streng, unvernünftig, ja sogar sadistisch sei, sich Amys Bitte zu verschließen, sie entgegen der Emp-

fehlung des Psychiaters ohne vorübergehenden stationären Aufenthalt wieder in Behandlung zu nehmen. Eine rasche, gründliche Überprüfung seiner Gegenübertragung machte ihm jedoch bewusst, dass er Amy keineswegs die Behandlung verweigerte, sondern dass er ihr ebenjene Behandlung anbot, die sie vertraglich vereinbart hatten. Er erkannte, dass die Patientin das Gefühl in ihm hervorgerufen hatte, streng und ablehnend zu sein, und vermutete, dass es einer Objektrepräsentation der Patientin entsprach, die es später in der Therapie zu erforschen und zu deuten galt. Vorerst aber widmete er sich der Aufrechterhaltung des Rahmens.
Dr. Jones wiederholte noch einmal seinen Standpunkt, und Amy fuhr mit Appellen und Vorwürfen fort. Es war klar, dass die Diskussion zu nichts führte, und deshalb erklärte Dr. Jones, dass sie beide ihre Position klar dargelegt hätten und Amy nun zu entscheiden habe, was sie tun wolle. Innerlich hatte er die Möglichkeit akzeptiert, dass sie sich zum Abbruch der Therapie entschließen würde. Einige Stunden später erhielt er die Nachricht, dass sie in die Verlegung auf die psychiatrische Station eingewilligt hatte und dass sie ihre Therapie bei ihm nach der Entlassung fortsetzen wolle.
Dies war nicht Amys letzte Infragestellung des Behandlungsrahmens, aber die Situation hatte auch ihr gezeigt, dass der Therapeut entschlossen und imstande war, den Rahmen zu schützen. Im Anschluss an solche Vorgänge ist es immer wichtig, ihre Bedeutung zu untersuchen und daraus zu lernen. In diesem Fall untersuchten Dr. Jones und Amy gemeinsam ihr starkes Bedürfnis, »ihren Willen durchzusetzen«. Im Laufe der Zeit verstanden sie, dass es auf einer bestimmten Ebene mit der Angst zusammenhing, vom Anderen verletzt zu werden, wenn sie ihn nicht kontrollierte; auf einer anderen Ebene spielte der Wunsch eine Rolle, jemanden zu finden, der stark und engagiert genug war, um ihren ungesunden Forderungen nicht nachzugeben und ihr auf diese Weise zu schaden.

Dieses Beispiel illustriert eine der zahlreichen Möglichkeiten, den gerade erst vereinbarten Behandlungsrahmen zu testen. Andere Patienten verlegen sich darauf, Sitzungen zu versäumen oder entgegen der gemeinsamen Vereinbarungen weder einer Arbeit noch einer Ausbildung nachzugehen oder an 12-Schritte-Programmen teilzunehmen.

8.1.3 Das Versäumen von Sitzungen in der frühen Therapiephase

Manche Patienten willigen in den Behandlungsvertrag ein, lassen aber dann immer wieder Sitzungen ausfallen. Dieses Verhalten nötigt den Therapeuten, aktiv zu werden. TFP-Therapeuten rufen ihre Patienten in solchen Fällen an, erkundigen sich nach dem Grund ihres Nichterscheinens und erinnern sie daran, dass die Therapie nur dann eine Aussicht auf Erfolg hat, wenn sie regelmäßig stattfindet. Reagiert die Patientin widerstrebend oder ambivalent, stellt der Therapeut klar, dass sie selbst entscheidet; er weist aber auch darauf hin, dass sehr oft gerade die Sitzungen, die sie größte Überwindung kosten, die produktivsten sind – d. h., er bringt ein psychoedukatives Element ein und unterstützt die Affektäußerung der Patientin.

8.2 Impulsives und selbstdestruktives Verhalten unter Kontrolle bringen

8.2.1 Suiziddrohungen und selbstdestruktives Verhalten

Der Behandlungsvertrag sieht für Patienten und Therapeuten klare Verantwortlichkeiten im Zusammenhang mit Suizidimpulsen vor. Die Grenzen der Verantwortung des Therapeuten, die Verantwortlichkeit des Patienten und ggf. die Aufgaben von Familienangehörigen im Falle eines akuten Suizidrisikos sind während der Vertragsvereinbarung besprochen worden. Sollten im Laufe der gemeinsamen Arbeit Suizidgedanken oder suizidale Verhaltensweisen auftauchen, haben sie für den Therapeuten oberste Priorität (Kap. 7, Abschnitt »Festhalten an der inhaltlichen Rangfolge«). Dies mag offensichtlich erscheinen, muss aber deutlich gesagt werden, weil Patienten ihre Suizidimpulse manchmal beiläufig »abtun«. Der Therapeut muss die Selbstdestruktivität thematisieren, um zum einen zu unterstreichen, dass der Patient sich an die für diese Situation vorgesehenen Vereinbarungen zu halten hat, und um darüber hinaus zu erforschen, weshalb die Suizidalität zu diesem bestimmten Zeitpunkt auftaucht.

Freilich ist der Therapeut immer, auch wenn er sich an der inhaltlichen Rangfolge orientiert, bestrebt, die Situation nach bestem Wissen und Gewissen zu beurteilen. So kann er auch von der Regel, Suizidalität oder Selbstdestruktivität stets vorrangig zu behandeln, eine Ausnahme machen, nämlich wenn er merkt, dass der Patient solches Material benutzt, um von anderen Inhalten, die für ihn schwieriger zu besprechen sind, abzulenken. In diesem Fall kann der Therapeut z. B. sagen: »Mir ist aufgefallen, dass Sie immer dann, wenn zur Sprache kommt, wie sehr Sie Ihren Körper verabscheuen, sofort Ihre Selbstmordgedanken erwähnen. Sie wissen natürlich mittlerweile, dass ich den Suizidgedanken Priorität einräume, und deshalb frage ich mich, ob Sie dieses Thema bewusst oder unbewusst benutzen, um von einem anderen Thema, das noch schmerzlicher für Sie ist, abzulenken.«

8.2.2 Einführung neuer Parameter und juristische Fragen

Wenn im Laufe der Behandlung neue Komplikationen in Form suizidaler Gedanken und Impulse oder anderer gravierender Probleme auftauchen, ist es notwendig, den Behandlungsvertrag um einschlägige Vorkehrungen und Vereinbarungen zu ergänzen. Neben den klinischen Erwägungen tragen auch juristische Aspekte – z. B. die Möglichkeit, dass der Patient bzw. seine Angehörigen den Therapeuten im Falle schwerwiegender Verletzungen oder eines Suizids juristisch belangen werden – zu den Schwierigkeiten des Umgangs mit suizidalen Patienten bei. Der Therapeut sollte nicht zögern, dieses Thema direkt anzusprechen, denn es ist Teil des realen Behandlungskontextes. Darüber hinaus gilt das Prinzip, dass der Therapeut auf einen Arbeitskontext angewiesen ist, in dem er sich sicher genug fühlt, um klar denken zu können. Er hat nicht nur ein Recht darauf, das Risiko, verklagt zu werden, in seinen Vereinbarungen mit dem Patienten zu berücksichtigen; vielmehr setzt die Behandlung dies sogar voraus, weil sich der Therapeut andernfalls eingeengt oder erpresst fühlen könnte. Wird das Thema nicht besprochen, kann ihn die Angst vor einer Anzeige veranlassen, die negative Übertragung von sich selbst abzulenken oder die explorative Arbeit hintanzustellen. Um die Übertragungsbedeutung seines Bedrohungsgefühls erforschen zu können, müssen daher sämtliche Aspekte des Themas bearbeitet werden.

Die hier beschriebene Einstellung zur Suizidalität unterscheidet sich von dem medizinischen Verständnis der Verantwortung des Behandlers insofern, als der Arzt, der einen Patienten in Obhut nimmt, dafür verantwortlich ist, diesen Menschen zu retten. Das heißt, der Patient wird dem medizinischen Modell gemäß als passiver Empfänger der Behandlung verstanden.[14] Von diesem Modell unterscheidet sich die Einstellung des TFP-Therapeuten aus zwei Gründen:

1. Das medizinische Modell berücksichtigt nicht, dass Patienten mit BPS u. U. Risiken eingehen, um ihren Therapeuten zu Interventionen zu provozieren, die den vereinbarten Rahmen sprengen und ihn zeitlich und emotional stärker in ihr Leben einbinden würden (sekundärer Krankheitsgewinn). In der psychodynamischen Behandlung von Borderline-Patienten ist der Therapeut dafür verantwortlich, zu reflektieren statt zu agieren und durch geeignete Therapievereinbarungen dafür zu sorgen, dass seine Reaktionen auf das Agieren des Patienten von diesem nicht als befriedigend erlebt werden und das Verhalten infolgedessen weiter verstärken.
2. Das medizinische Modell hält den Patienten in Abhängigkeit vom Behandler (Behandlung als Krücke), während die TFP die Entwicklung seiner Autonomie fördert.

Der TFP-Therapeut entzieht sich weder seiner juristischen noch seiner ethischen Verantwortung, indem er am Behandlungsvertrag festhält. Die Therapie hat eingebaute Sicherheitsvorkehrungen:

1. Noch vor Beginn der Behandlung wird geplant, wie beide Beteiligte auf Suizidimpulse des Patienten reagieren werden;
2. betont wird hierbei die Art der Kommunikation zwischen Patient und Therapeut;
3. die Bearbeitung der Suizidalität besitzt oberste Priorität.

8.2.3 Nicht-lebensgefährliche Selbstdestruktivität

Typisch für Patienten mit BPS sind parasuizidale Verhaltensweisen, die zwar selbstschädigend, aber nicht lebensgefährlich sind, z. B. oberflächliche Schnittverletzungen oder »Mini«überdosierungen. Oft sind Therapeuten sich nicht sicher, wie sie dieses Verhalten beurteilen sollen: Ist es, unter einem dynamischen Blickwinkel betrachtet, mit suizidalem Handeln gleichzusetzen? Sollten für diese Verhaltensweisen die gleichen Therapiebedingungen zur Anwendung kommen wie für solche,

---

14 Auch auf die Mehrzahl der Arzt-Patient-Interaktionen – mit Ausnahme der Behandlung bewusstloser Patienten – trifft dieses medizinische Modell in Wirklichkeit gar nicht zu, denn die aktive Compliance des Patienten mit den Behandlungsempfehlungen spielt für die meisten Behandlungssituationen eine wichtige Rolle.

die eindeutig tödlich sein können? Die folgende Frage ist typisch für einen Therapeuten, dem es Schwierigkeiten bereitet, die angemessenen Grenzen zu finden: »Ich kann verstehen, dass die Patientin die Notaufnahme aufsuchen muss, wenn sie Gefahr läuft, sich das Leben zu nehmen, aber ist das auch notwendig, wenn sie nur den Drang verspürt, sich oberflächlich zu schneiden?«

Es ist hilfreich, sich daran zu erinnern, dass in der Therapie Grenzen gesetzt werden, damit die Affekte der Patientin nicht agierend abgeführt, sondern im Behandlungssetting gehalten werden können. Mithin lautet die entscheidende Frage: »Wie wird sich das nicht-lebensbedrohliche selbstdestruktive Verhalten auf die Arbeit in der Therapie auswirken?« Die explorative Therapie gibt dem Patienten grundsätzlich die Freiheit, mithilfe des Therapeuten seine eigene Geschichte mitzuteilen, aufzudecken und zu untersuchen und die Abwehr, die sich dem Verstehen entgegenstellt, zu überwinden. Die Therapie ermöglicht ein neues Verständnis und die Entwicklung eines kohärenteren Selbstnarrativs. Aber dieser Prozess kann das psychische Gleichgewicht auch bedrohen, so fehlangepasst es sein mag. Infolgedessen verlegen sich die Patienten auf Verhaltensweisen, die die Aufmerksamkeit von der gemeinsamen Suche nach Verständnis ablenken – ihr Agieren ist ein Widerstand gegen die explorative Arbeit. Es ist unrealistisch anzunehmen, dass ein Therapeut all die Widerstände, die ein bestimmter Patient im Laufe seiner Behandlung mobilisieren wird, voraussehen könnte. Zudem können Patienten in der Therapie auch neue Verhaltensweisen als Widerstände gegen die explorative Arbeit entwickeln. Der Therapeut muss diese Möglichkeit im Blick behalten und darauf vorbereitet sein, jederzeit, sofern notwendig, neue Parameter einzuführen. Was die Selbstverletzungen betrifft, so kann es eine Weile dauern, bis er zu beurteilen weiß, ob es sich um gelerntes Verhalten handelt, das der Patient zur Bewältigung von Wut einsetzt, um das Agieren einer internalisierten Objektbeziehung zwischen einem Täter und einem Traumaopfer, in welcher der Patient mit beiden Seiten identifiziert ist, um einen Versuch, Einfluss auf den Therapeuten zu nehmen und ihn zu quälen, oder um eine Kombination aus all diesen Aspekten.

Im Allgemeinen ist bei nicht-lebensgefährlichen selbstdestruktiven Verhaltensweisen in erster Linie zu fragen, inwieweit sie die explorative Therapie untergraben. In manchen Fällen lässt sich dies rasch klären. Dazu ein Beispiel:

Fallbeispiel

Die insgesamt dreijährige Therapie einer jungen Frau war dadurch charakterisiert, dass die Patientin sich immer wieder Schnitt- und Brandverletzungen zufügte und die Funktion der Therapeutin sich weitgehend darauf beschränkte, dieses Verhalten zu beobachten und zu klären, ob der Zustand der Patientin eine ärztliche Behandlung oder eine Klinikeinweisung erforderte. Die neue Therapeutin erläuterte ihren Standpunkt:
Therapeutin: Ihre frühere Therapie war im Grunde wirkungslos, weil sich alles um Ihre Schnitt- und Brandverletzungen drehte und es in den Sitzungen unmöglich war, Ihre Gefühle und Konflikte zu erforschen und weiterzukommen. Ihr Verhalten hat Ihre Therapeutin genötigt, sich immerzu mit Ihren Selbstverletzungen zu beschäftigen. Dies hat ihr die explorative Arbeit wahrscheinlich erschwert, denn es klingt so, als habe sie Angst gehabt, dass ein falsches Wort ihrerseits Sie veranlassen würde, sich erneut zu schneiden oder zu

> verbrennen. Ich möchte betonen, dass ich mich als Ihre Therapeutin für Ihre Handlungen und Symptome in erster Linie deshalb interessiere, weil die Untersuchung uns helfen kann, Sie besser zu verstehen, damit Sie das selbstdestruktive Handeln überwinden können. Wenn Sie sich weiterhin verletzen und dieses Verhalten sich im Laufe der Therapie nicht bessert, würde ich mir die Frage stellen, ob es Ihre Art ist, mir mitzuteilen, dass Sie an dieser Art von Untersuchung kein Interesse haben und dass Sie die Behandlung quasi beenden. Wenn es sich tatsächlich so verhält, wäre eine sozialpädagogische Betreuung für Sie sinnvoller, denn sie würde sich unmittelbar auf dieses Symptomverhalten konzentrieren. Wenn Sie dies vorziehen, können wir es arrangieren. Die Tatsache aber, dass Sie zur Begutachtung hergekommen sind, ist ein Zeichen dafür, dass ein Teil von Ihnen durchaus daran interessiert ist, Ihre selbstdestruktiven Verhaltensweisen näher zu untersuchen und sie zu überwinden. Dies ist aber nur möglich, wenn Ihre Selbstverletzungen nicht immer wieder unsere Aufmerksamkeit einfordern, wie es in Ihrer letzten Therapie der Fall war. Deshalb empfehle ich Ihnen, noch einmal in Ruhe darüber nachzudenken, an welcher Art von Behandlung Sie interessiert sind, bevor Sie sich hier verbindlich festlegen.

Die Therapeutin appelliert klar und deutlich an das Interesse der Patientin, etwas zu verändern und die Gründe ihres selbstdestruktiven Handelns zu verstehen. Viele Patienten behaupten, dass solche Verhaltensweisen für sie völlig unkontrollierbar seien, doch die klinische Erfahrung hat ein ums andere Mal gezeigt, dass die meisten Patienten in der Lage sind, den Impuls zu einem gewissen Grad zu steuern, wenn sie dazu ermutigt werden.

In manchen Fällen reichen ein solches Gespräch und die Anstrengungen der Patientin aus, um die Selbstverletzungen zu beenden. Häufig aber bricht sich das Agieren irgendwann in der frühen Behandlungsphase wieder Bahn. Solche Episoden werden im Hinblick auf die Affekte der Patientin und ihre Beziehung zu sich selbst und anderen, einschließlich des Therapeuten, erforscht. Sofern die Häufigkeit und der Schweregrad der Verletzungen im Laufe der Zeit nachlassen, sind die Episoden nicht als Zeichen für eine Sackgasse in der Therapie oder für ein Scheitern der Behandlung zu betrachten. Bleibt das Muster jedoch in den ersten drei bis sechs Monaten unverändert, sollte der Therapeut mit dem Patienten darüber sprechen, ob eine verhaltenstherapeutische oder medikamentöse Intervention vielleicht angemessen wäre. Wenn der Patient aber weiterhin sein Interesse an der explorativen Arbeit bekundet, ist zu klären, welche zusätzlichen Parameter ihm helfen können, in der Therapie besser mitzuarbeiten.

In Extremfällen haben Therapeuten es mit Patienten zu tun, die »mit dem Feuer spielen« und ihr Agieren solange fortsetzen, bis der Therapeut die Durchführbarkeit der Behandlung infrage stellt. Daraufhin kontrollieren sie ihr Verhalten, um es nach einer Weile wiederaufzunehmen. Bei Patienten mit starker Aggression kann dieses Muster die chronische Inszenierung einer sadomasochistischen Beziehung repräsentieren, die der Deutungsarbeit zugänglich ist. Manche Patienten provozieren den Therapeuten geradezu, ihnen ein Ultimatum zu setzen (»Wenn Sie sich noch einmal verbrennen, ist die Therapie beendet«). In solchen Fällen ist es wichtig, ihnen zu erklären, dass der Therapeut sein Augenmerk auf *Verhaltensmuster* legt und dass die Provokation eines Ultimatums wahrscheinlich Ausdruck einer sowohl gegen den Patienten selbst als auch gegen den Therapeuten gerichteten Aggression und eines Kontrollstrebens ist, das einer paranoiden oder antisozialen Übertragung entspricht.

Geringfügige Selbstverletzungen können u. U. durch einen Vertragsparameter unter Kontrolle gebracht werden, der festgelegt, dass die Patientin jedes Mal, wenn sie sich schneidet oder auf andere Weise verletzt, zur Untersuchung bei einem Internisten oder Allgemeinmediziner vorstellig werden und die Wunde ggf. versorgen lassen muss, bevor sie zur nächsten Therapiesitzung kommt. Dieser Parameter unterstreicht, dass Selbstverletzungen in der TFP nichts zu suchen haben; er dient der Sicherheit der Patientin und soll Zeit und Raum für die Deutung des Verhaltens schaffen. Auch die Übertragungsbedeutung der Notwendigkeit, einen solchen Parameter einzuführen, wird deutend bearbeitet. Ob der Therapeut auf diesem Parameter besteht oder nicht, hängt davon ab, inwieweit er sich durch geringfügige Selbstverletzungen in seiner Reflexions- und Deutungsfähigkeit beeinträchtigt fühlt.

8.3 Affektstürme und ihre Transformation in dominante Objektbeziehungen

8.3.1 Lärmende Affektstürme

In der Behandlung von Patienten mit BPS sind zwei Arten von Affektstürmen typisch (Kernberg 2006 [2004]). Da wären zum einen die unverkennbaren Affektausbrüche in der Sitzung, wie in Video 3 zu sehen. Diese Affektstürme sind in der Regel mit hochaggressivem, forderndem Verhalten der Patientin verbunden, können aber auch sexualisiert sein. Die Patientin erweckt den Eindruck, als werde sie von ihren intensiven Affekten, über die nachzudenken sie nicht in der Lage ist, zum Agieren getrieben. Es scheint, als sei ihr die Fähigkeit zur Selbstreflexion und zur verbalen Äußerung ihrer inneren Zustände in diesen Affektstürmen vollständig verlorengegangen.

Video 3-1: Affektsturm, Teil 1 (9:28)
https://www.klett-cotta.de/OM43160

Video 3-2: Affektsturm, Teil 2 (9:26)
https://www.klett-cotta.de/OM43160

Video 3-3: Affektsturm, Teil 3 (10:10)
https://www.klett-cotta.de/OM43160

8.3.2 Stumme Affektstürme

Die zweite Art der Affektstürme tritt bei Patienten mit unflexiblem, repetitivem und emotional flachem Verhalten auf, das den Affekt ersticken soll. Es scheint, als sei die Patientin nur teilweise lebendig. Den Therapeuten beschleichen u. U. Langeweile und ein Gefühl der Gleichgültigkeit, oder er wird wütend, weil ihm seine Arbeit nutzlos erscheint. Die flache, monotone Emotionalität und die inhaltliche Belanglosigkeit des Materials sind Ausdruck einer spezifischen dominanten Beziehung, die gedeutet werden muss. Unter Umständen reagiert die Patientin darauf mit einem intensiven Affekt, der zuvor durch die emotionale Kontrolliertheit abgewehrt und maskiert wurde.

8.3.3 Interventionen bei Affektstürmen

Während eines Affektsturmes ist die Patientin wahrscheinlich nicht in der Lage, Deutungen des Therapeuten anzunehmen, denn sie erlebt solche Interventionen als einen Angriff, der die Situation weiter verschärft. Es ist notwendig, dass der Therapeut zunächst seine eigene Fähigkeit herausstreicht, den Affekt zu containen – ihn bewusst wahrzunehmen und auszuhalten –, um dann eine *objektzentrierte* (Steiner 1998 [1993]) Deutung zu geben. Das bedeutet, der Therapeut beschreibt detailliert, wie die Patientin ihn im Moment vermutlich wahrnimmt, ohne jedoch den Realitätsgehalt dieser – mutmaßlichen – Wahrnehmung zu bestätigen oder zu bestreiten (»Ich sehe, dass es frustrierend sein kann, immer wieder zu jemandem zurückzukommen, der überhaupt nicht empathisch ist.« Oder: »Im Moment fühlen Sie sich also von mir gnadenlos kritisiert?«). Diese umsichtige Formulierung der Art, wie die Patientin den Therapeuten wahrzunehmen scheint, ermöglicht es ihr, nach und nach über die Elemente ihrer inneren Welt, die sie projiziert hat, nachzudenken und sie als Eigenanteil anzuerkennen. Dies bahnt den Weg, um den Charakter dieser projizierten Elemente zu erforschen und den Grund für die Projektion zu deuten.

In Situationen, in denen die Patientin hocherregt ist und ihre Affekte nicht beherrschen kann, ist nicht nur der Inhalt dessen, was der Therapeut sagt, sondern auch sein affektiver Zustand ein wichtiger Teil seiner Interventionen. Wenn seine Stimme ungerührt, unemotional und teilnahmslos klingt, werden die Interventionen zusätzlich Öl ins Feuer gießen. Ein solches affektives Verhalten vermittelt der Patientin, dass der Therapeut sie nicht versteht, sich von ihr distanziert und sie wegen ihres Kontrollverlustes verachtet oder dass er panische Angst hat und durch ihre Gefühle und ihr Verhalten gelähmt wird. Wie in Kapitel 7 erläutert, muss der Therapeut die Patientin auf einer affektiven Ebene ansprechen, die ihr sein affektives Engagement vermittelt, aber auch gleichzeitig zeigt, dass er den Affekt zu containen vermag.

Wenn der Therapeut affektiv angemessen reagiert, kann er die dominanten Objektbeziehungen nach und nach, von der Oberfläche aus in die Tiefe gehend, deuten. Er beginnt mit dem bewussten Erleben der Patientin und nähert sich dann den unbewussten, dissoziierten, verdrängten oder projizierten Aspekten dieses Erlebens und den Gründen der Abwehr an. Dieser Prozess des affektiv engagierten, Schritt für Schritt voranschreitenden Deutens transformiert den durch überbordende Intensität charakterisierten Affektsturm in Reflexion und bringt Affekt und Kognition durch die Klärung der dem Sturm zugrundeliegenden Objektbeziehungsdyade miteinander in Verbindung.

8.4 Das Leben außerhalb der Therapiesitzungen

Viele Patienten kommen mit chronifiziertem Leidensdruck in Behandlung und führen ein Leben ohne jede Strukturierung durch Ausbildung, Arbeit oder Studium. Die klinische Erfahrung zeigt, dass eine Therapie im Allgemeinen völlig wirkungslos bleibt, wenn der Patient in seinem Leben nicht auch weiteren sinnvollen Tätigkeiten nachgeht. Daher hat der Therapeut die Aufgabe zu erklären, dass die Aufnahme eines Studiums, einer Ausbildung oder Berufstätigkeit einen entscheidenden Teil der Behandlung darstellt (Kap. 5). Manche Patienten haben noch nie oder jahrelang nicht gearbeitet und keine Ausbildung absolviert. Andere sind hochqualifiziert, aber wegen ihrer Symptome und Schwierigkeiten in interpersonalen Beziehungen nicht arbeitsfähig. Infolgedessen variiert das Ausmaß an geregelter Tätigkeit ganz erheblich. Es reicht von der Teilnahme an Tageklinikprogrammen für stark beeinträchtigte Patienten bis zur Aufnahme einer bezahlten Tätigkeit. Wichtig ist, in der frühen Behandlungsphase ausführlich über die Ängste und Probleme zu sprechen, die im Arbeitssetting auftauchen, und gleichzeitig die Übertragungsthemen nicht zu vernachlässigen, denn häufig überschneiden sich beide Bereiche. Der Therapeut sollte sich außerdem regelmäßig nach dem Stand der außertherapeutischen Aktivitäten erkundigen, falls die Patientin nicht selbst darauf zu sprechen kommt. Manche Patienten verhalten sich in den Sitzungen durchaus kooperativ, agieren aber Aspekte ihrer Pathologie am Arbeitsplatz. Ein Beispiel ist ein Patient mit BPS und narzisstischer Persönlichkeitsstörung, der in seinen Sitzungen nachdenklich wirkte und mitarbeitete, aber gegenüber seinen Arbeitskollegen unverändert herablassend und arrogant auftrat. Von diesem Problem erfuhr die Therapeutin erst, nachdem er seinen Job verloren hatte. Nun wurde ihr klar, dass sie sich dazu hatte verleiten lassen, dem Patienten aufmerksam, ja sogar bewundernd zuzuhören – und dadurch bestimmte Aspekte seines Narzissmus zu befriedigen –, während dieser seine narzisstische Dynamik weiterhin unbeirrt auf eine Weise auslebte, die seiner beruflichen Laufbahn schadete.

8.5 Verlauf einer Sitzung in der frühen Behandlungsphase

Die Übertragungsfokussierte Psychotherapie (TFP) beruht auf dem Prinzip, dass die dominanten inneren Objektbeziehungen des Patienten sich in einem hinlänglich definierten Behandlungssetting entfalten werden. Im Gegensatz zu Therapien, die den Verlauf jeder Sitzung präzise vorschreiben, schweigt der Therapeut in der TFP zunächst einmal und lässt dem Patienten Vortritt, der sich im Behandlungsvertrag verpflichtet hat, von seinen Problemen und anderweitigen Dingen, die ihn beschäftigen, zu berichten und in Situationen, in denen ihm keine spezifischen Schwierigkeiten zusetzen, all das in Worte zu fassen, was ihm in den Sinn kommt. Nachdem der Therapeut dem Patienten diese Anleitung, die die Realität der therapeutischen Beziehung definiert, erläutert hat, beobachtet er, inwieweit der Patient sie befolgt. Erfahrungsgemäß sind die Reaktionen hier ganz unterschiedlich, doch jede Abweichung von dieser therapeutischen Grundregel kann auf ihre Übertragungsbedeutung hin untersucht werden. Das heißt, zu klären ist, wie der Patient sich selbst und den Therapeuten gerade wahrnimmt, denn diese Wahrnehmung ist für die Abweichung maßgeblich (möglich ist z. B., dass der Patient mit scharfer Kritik rechnet, ganz gleich, was er sagt, oder dass er passiv darauf wartet, dass der Therapeut irgendeine Zauberkunst walten lässt).

Das folgende Beispiel illustriert eine Sitzung in der frühen Phase der Therapie und das Prinzip, dass sich in einem Affekt eine zugrundeliegende Objektbeziehung manifestiert.

Fallbeispiel

Greg begab sich im Alter von 35 Jahren nach einem Suizidversuch in Therapie. Die Diagnose lautete auf Borderline-Persönlichkeitsstörung mit höherem Strukturniveau. Greg ging einer festen Arbeit nach und hatte einen Freundeskreis. Er war aber chronisch depressiv und schaffte es nicht, eine stabile Liebesbeziehung aufzubauen. Zu Beginn der ersten Sitzung im Anschluss an die diagnostische Beurteilung und die Vertragsvereinbarung schwieg er recht lange. Schließlich begann er, bestimmte Formulierungen ständig zu wiederholen, z. B.: »Mein Leben ist so armselig.« Seine Therapeutin, Mrs. Ot, leitete den Klärungsprozess ein, indem sie dem Patienten Fragen stellte: »Was macht Ihr Leben gerade jetzt so armselig?« Nach etlichen Minuten gab Greg zur Antwort: »Was ich alles nicht erreicht habe.« Erneut schwieg er. So wenig präzise diese Aussage auch war, signalisierte sie doch das Auftauchen eines inneren Konflikts. Die vorangegangenen Klagen – »Mein Leben ist so armselig« usw. – beschrieben einen Zustand. Die Bemerkung, so vieles nicht erreicht zu haben, impliziert zwei Beteiligte: Einen Richter, der beurteilt, was Greg hätte erreichen müssen, und denjenigen, über den das Urteil gesprochen wird. Mrs. Ot setzte den Klärungsprozess fort, indem sie Greg dazu anhielt, zu erläutern, was er seiner Ansicht nach hätte erreichen müssen. Er sagte, dass er gern male, aber diesbezüglich nichts leiste. Auf weiteres Nachfragen erfuhr Mrs. Ot, dass Greg sich insbesondere für eine bestimmte Malrichtung interessierte, nämlich den akademischen Realismus des 19. Jahrhunderts, der eine sehr gründliche technische Ausbildung voraussetzt. Greg übte sich seit nunmehr 15 Jahren in diesem Stil, hatte aber nie einen Kurs belegt. Mrs. Ot fand dies verwunderlich und widersprüchlich und fragte sich, ob es typisch für Gregs Einstellung zu sich selbst sei und er womöglich seine eigenen Wünsche und Bedürfnisse vernachlässige oder vollständig ignoriere – eine mögliche Ursache für den depressiven Affekt. Sie fasste ihre Überlegung in Worte und forderte ihn auf, über den offenkundigen Widerspruch nachzudenken, dass er ein langgehegtes Interesse chronisch vernachlässige. Diesen konfrontativen Ansatz kombinierte sie mit einem frühen Deutungsversuch, indem sie auch die Beziehung zum Selbst, die diesem Widerspruch möglicherweise zugrunde lag, erläuterte.

Nun bekam Greg ganz offensichtlich Angst. Das Sprechen fiel ihm schwer, aber er brachte stockend heraus, dass er keine Luft bekomme. Mrs. Ot fragte, ob ihm dies öfter passiere. Greg schüttelte den Kopf und sagte, er habe große Angst. Mrs. Ot fragte ihn, ob er sich vor etwas Bestimmtem fürchte. Wieder schüttelte er den Kopf. Nun formulierte Mrs. Ot eine Hypothese bezüglich ihrer Interaktion und leitete damit den Deutungsprozess ein: »Ich frage mich, ob es in unserer gemeinsamen Interaktion etwas gab, das sich auf Ihre Gefühle auswirkte. Ich habe Ihnen im Laufe der letzten zehn Minuten eine Reihe von Fragen gestellt, die Sie womöglich als Kritik empfunden haben.« Greg antwortete: »Nein«, doch seine Angst ließ nach. Mrs. Ot erläuterte, dass er ihre Vermutung zwar bestreite, es ihm aber offensichtlich besser gehe. Sodann entwickelte sie die Übertragungsdeutung weiter, wobei sie der ersten Strategie folgte und sich der zweiten annäherte[15]: »Es könnte sein, dass Sie meine Fragen als Kritik gehört haben. Darüber hinaus habe ich die Vermutung geäußert, dass Sie sich selbst nicht gut behandeln. Ihrer Angstreaktion liegt also vielleicht nicht nur das Gefühl zugrunde, von mir kritisiert zu werden, sondern auch ein Gewahrsein, dass es in Ihnen selbst einen sehr strengen Anteil gibt, der Sie schlecht behandelt. Dieses Gewahrsein kann zutiefst verstörend sein – und es ist interessant, dass Ihre Angst verschwand, als Sie meinen Erläuterungen zu diesen Möglichkeiten zuhörten.« Greg begann, die Hypothese durchzuarbeiten.

Dieses Beispiel illustriert, welch wichtige Rolle die Klärung innerer Zustände von Beginn an spielt, und zeigt, wie sie zur ersten Behandlungsstrategie überleitet. Der Start dieser Therapie war zwar geglückt, doch die Behandlung zog sich über etliche Jahre hin. Im zweiten Jahr kam es zu einem wichtigen Rollenwechsel in der Dyade, als Greg alles, was mit Mrs. Ot zusammenhing, erbarmungslos zu kritisieren begann. Nun erkannte Mrs. Ot auch die narzisstische Struktur und die Grandiosität hinter Gregs chronisch depressivem Affekt. In seiner Psyche gab es strenge, primitive Über-Ich-Elemente, die den Stab über ihn brachen, sich aber auch nach außen richten und die Welt entwerten konnten, so dass er sich über alle anderen erhaben und dadurch getröstet fühlte.

In einem gewissen Sinn gibt der Patient den Ablauf der Sitzung vor. Doch nachdem er die Sitzung eröffnet und ein Thema zur Sprache gebracht hat, beginnt der Therapeut, den Widerstand, sofern vorhanden, zu bearbeiten und die zentralen, affektiv dominanten Themen ins Zentrum der Aufmerksamkeit zu rücken. Dabei kann es sich um denselben Inhalt handeln, den auch der Patient angesprochen hat, doch dies ist nicht zwangsläufig der Fall, denn oft – und v. a. zu Beginn der Behandlung – wird die wichtigste Information über nonverbale Kanäle vermittelt. So ist beispielsweise denkbar, dass ein Patient lang und breit über ein Problem auf seiner Arbeitsstelle spricht, der Therapeut darauf aber gar nicht eingeht, sondern sagt: »Ich höre, was Sie sagen, habe aber den Eindruck, dass Sie über dieses Thema ganz unbeteiligt und emotionslos sprechen. Andererseits blicken Sie mich so eindringlich und intensiv an, als lauerten Sie auf jeden Hinweis, der Ihnen verraten könnte, wie ich auf Ihre Worte reagiere. Ich denke, es wäre hilfreich, darüber nachzudenken.«

Auch wenn die Grundregel besagt, dass nicht der Therapeut das erste Thema vorgibt, kommt es vor, dass bestimmte Dinge auf jeden Fall besprochen werden müssen. Das heißt, der Therapeut bringt solche Angelegenheiten je nach ihrer affektiven Dominanz und Priorität im Laufe der Sitzung ein (Kap. 7). Wenn eine

15 Dieses Beispiel ist keine Illustration der zweiten Strategie (Rollentausch innerhalb der Dyade), sondern beschreibt die Identifizierung des Patienten mit beiden Polen der Dyade.

Patientin z. B. zwischen den Behandlungsstunden auf dem Anrufbeantworter die Nachricht hinterlassen hat, dass sie ihre selbstdestruktiven Impulse nicht mehr kontrollieren könne und deshalb die Notfallambulanz aufsuchen müsse, oder wenn sie die vorangegangene Sitzung mit einer Bemerkung verlassen hat, die die Fortsetzung der Therapie infrage stellt, muss dies bearbeitet werden. Doch auch unter solchen Umständen wartet der Therapeut zunächst einmal ab, ob die Patientin das Thema selbst zu Beginn der Sitzung anspricht. Tut sie dies nicht, bemüht er sich um Klärung und konfrontiert sie mit der möglichen Bedeutung ihres Verhaltens: »Beim letzten Mal haben Sie im Hinausgehen kurz erwähnt, dass Sie Ihre Arbeit verloren haben und nicht wissen, ob Sie sich die Therapie weiterhin werden leisten können. Und jetzt haben Sie die Sitzung begonnen, ohne auch nur ein Wort darüber zu verlieren. Ihr Jobverlust hat aber Auswirkungen auf unsere gemeinsame Arbeit, deshalb möchte ich gern mehr darüber erfahren. Mich interessiert auch, weshalb Sie das Thema neulich kurz erwähnt haben und jetzt so tun, als sei nichts Besonderes passiert. Wir sollten herausfinden, was *das* bedeutet.«

Ein weiterer Grund, dem Patienten zu Beginn das Wort zu überlassen, selbst wenn der Therapeut beabsichtigt, ein bestimmtes Thema anzusprechen, hängt damit zusammen, dass der Patient u. U. tatsächlich ein noch wichtigeres Anliegen hat. Wenngleich wir es in bewährter psychodynamischer Praxis dem Patienten überlassen, den Anfang zu machen, sind viele psychodynamisch arbeitende Therapeuten doch überrascht darüber, wie schnell der TFP-Therapeut u. U. interveniert und wie ausführlich seine Dialogbeiträge sein können. Der Grund, weshalb sich TFP-Therapeuten aktiver, als psychodynamisch arbeitende Behandler es aus der Arbeit mit Patienten ohne Borderline-Organisation gewohnt sind, einschalten, ist der, dass in der frühen Phase der Behandlung von Borderline-Patienten nicht der Inhalt dessen, was der Patient berichtet, das wichtigste Material ist, sondern die Diskrepanzen zwischen den Kommunikationskanälen, denn die Spaltungsprozesse halten die verschiedenen Aspekte der Persönlichkeit voneinander getrennt. Deshalb bemüht sich der Therapeut, die verbale Kommunikation mit Persönlichkeitsanteilen in Verbindung zu bringen, die sich über die anderen Kanäle äußern. Zudem tendieren diese Patienten oft zu relativ trivialen Themen, weil das wichtigere Material so verstörend ist. Eine Hauptaufgabe des Therapeuten besteht daher in der frühen und mittleren Behandlungsphase darin, das Gespräch auf die bedeutsamen Themen zurückzulenken: »Ihre Konflikte mit Ihrer Schwester sind wichtig, aber erst in der letzten Woche hatten Sie wieder sehr starke suizidale Impulse, deren Ursachen wir noch nicht verstanden haben. Vielleicht hängt das, was Sie jetzt sagen, mit diesem Thema zusammen, aber ich spreche es jetzt an, weil ich den Eindruck habe, dass Sie über die Suizidimpulse lieber nicht weiter nachdenken möchten. Dann kann es aber passieren, dass Sie plötzlich wieder von ihnen überwältigt werden.«

8.6 Beendigung der Therapiesitzung

Im Allgemeinen raten wir, neues Material nicht am Ende einer Sitzung zur Sprache zu bringen und keine Deutungen mehr anzubieten, wenn die Zeit es dem Therapeuten nicht erlaubt, im Anschluss daran auch die Reaktion der Patientin zu erforschen oder sich der Korrektheit und angemessenen Tiefe seiner Deutung zu vergewissern. Zudem brauchen Patienten am Ende der Sitzung Zeit, um das bearbeitete Material zu integrieren. Die Art, wie die Stunde endet, enthält oft wichtige Hinweise darauf, wie sie den Abschied vom Therapeuten erleben und ganz allgemein mit Trennungs- und Verlusterfahrungen umgehen.

Wann immer möglich, sollte der Therapeut jede Sitzung pünktlich zum vereinbarten Zeitpunkt beenden. Da Patienten mit BPS aber außerordentlich sensibel auf alles reagieren, was sie als Verlust erleben, versuchen sie häufig, die Sitzungen zu verlängern, indem sie kurz vor Schluss noch einmal ein neues Thema anschneiden oder sich buchstäblich weigern zu gehen. Denkbar ist durchaus, dass eine Patientin bis zur letzten Minute der Sitzung wartet, um dann eine ganz besonders wichtige Angelegenheit zu erwähnen, die womöglich die Fortsetzung der Therapie infrage stellt. Der Therapeut hat dann u. U. das Gefühl, nichts anderes tun zu können, als die Sache unverzüglich zu besprechen.

Fallbeispiel

Eine Patientin verkündete am Ende der Sitzung, sie habe beschlossen, gemeinsam mit einem Freund, mit dem sie in der Vergangenheit auch Drogen konsumiert hatte, in einen dreiwöchigen Urlaub zu fahren. Der Therapeut erwartete von einer Unterbrechung dieser Art für die Patientin und für die Behandlung nichts Gutes und sagte: »Da Sie nun bis zum Schluss der Sitzung gewartet haben, um mir das zu sagen, können wir in unserer regulären Zeit nicht mehr darüber sprechen. Wenn Sie einfach so, ohne dass wir uns vorher darüber ausgetauscht haben, drei Wochen lang mit diesem Mann zusammen verreisen wollen, ist nicht nur ihre Abstinenz ernsthaft gefährdet, sondern auch unsere gemeinsame Arbeit. Ich schlage vor, dass wir die Sitzung jetzt verlängern, bis wir die Angelegenheit besser verstanden haben. Später können wir dann klären, ob wir die zusätzliche Zeit von Ihren weiteren Terminen abziehen werden oder wie wir damit verfahren.«
Sodann erforschte der Therapeut zum einen, ob die Patienten mit ihren Neuigkeiten bis zum Ende der Sitzung gewartet hatte, weil sie sich nicht eingestehen wollte, dass der Urlaubsplan gefährlich war, und zweitens, ob sie so lange gewartet hatte, um zu testen, wie er reagieren würde, präziser: um zu sehen, ob ihre Urlaubspläne ihm gleichgültig wären und er die Sitzung regulär beenden oder ob er aktiv werden würde.

Dieses Beispiel illustriert die Komplexität der Therapie. In Reaktion auf eine Bemerkung, die die Patientin unmittelbar vor Ende der Sitzung fallen lässt, nimmt der Therapeut in seiner Gegenübertragung ein warnendes Gefühl wahr (»Ihr Plan ist destruktiv, und sie sollte ihn fallenlassen«); er beachtet die inhaltliche Rangfolge (Gefahr für das Selbst und die Behandlung), entscheidet, vom Rahmen abzuweichen und die Sitzung zu verlängern, und beschließt (im weiteren Verlauf des Gesprächs), von der Neutralität abzuweichen und zu dem Plan der Patientin klar Stellung zu beziehen.

8.7 Fallbeispiele aus frühen Sitzungen

Das folgende Beispiel stammt ebenfalls aus der Therapie Amys, der Patientin mit niedrig strukturierter BPO, die wir in diesem Kapitel bereits vorgestellt haben (S. 260, »Testen der Therapie und des Rahmens«).

Fallbeispiel

Amy

Auf ihren neuen Therapeuten reagierte Amy spontan mit dem Gefühl/der Übertragung, einen kaltherzigen, teilnahmslosen Roboter vor sich zu haben. Ausgelöst wurde diese Reaktion dadurch, dass Dr. Jones gleich zu Beginn der Behandlung den Rahmen weit stärker betonte als Amys frühere Therapeutin. Zu den Vereinbarungen, die den Rahmen betrafen, zählte auch die Regelung, dass Amy Dr. Jones zwischen den Sitzungen nur dann anrief, wenn es um praktische Vereinbarungen oder um einen echten Notfall ging (d. h. um außergewöhnlich stressreiche Ereignisse und nicht etwa um Amys chronische Niedergeschlagenheit, ihr Dauerchaos und ihren Wunsch nach sofortiger, kurzzeitiger Unterstützung). Mit Dr. Jones' Hilfe verstand Amy, dass ihre negative Wahrnehmung und ihre Reaktion auf den Behandlungsrahmen wertvolle Informationen über ihre Tendenz enthielten, sich selbst als das Objekt gleichgültiger, teilnahmsloser anderer Menschen zu sehen. Der Therapeut versuchte, ihr auch zu helfen, diese Einsicht in ihre automatische negative Wahrnehmung zu nutzen, um ihre Begegnungen mit anderen Menschen zuverlässiger einzuschätzen und auch die Möglichkeit in Betracht zu ziehen, dass sie in anderen dissoziierte Selbstanteile wahrnahm. Doch wie so oft wurde die Fähigkeit der Patientin, diese Überlegungen nachzuvollziehen, anzuerkennen und sich zunutze zu machen, von ihrem Affekterleben vorübergehend überwältigt. Die negativen Bilder aus ihrer inneren Welt überfluteten die Behandlungssituation – ein häufiges Phänomen: Für die Patientin wurde ihre Projektion zu *ihrer* Realität. Um dies bearbeiten zu können, musste Dr. Jones zunächst die aktivierten Affekte ruhig und gelassen containen. Amy begann, in den Sitzungen Vorstellungen über gefährliche Aktionen zu schildern. Dr. Jones reagierte mit Angst und Unbehagen, während Amy in unbeteiligtem, beinahe gleichgültigem Ton ihre Phantasien beschrieb.

Dr. Jones formulierte die These, dass dieser Teil ihrer Interaktion möglicherweise Ausdruck einer anderen Gruppe innerer Selbst- und Objektrepräsentationen sei: Neben der Vernachlässigt-vernachlässigend-Dyade könnte die innere Welt der Patientin vielleicht auch eine Täter-Opfer-Dyade beherbergen. Ohne Zweifel erlebte der Therapeut sich in dieser Interaktion als Opfer von Amys kaltherziger, aber furchteinflößender Rede. Er versuchte also, sie dazu anzuregen, über die Wirkung nachzudenken, die ihre so sorglos daherkommenden Schilderungen ihres Selbstverletzungsdrangs auf ihn haben mochten. Er fragte auch, ob außer der inneren Erleichterung, die sie empfand, wenn sie sich selbst verletzte, vielleicht ein interpersonales Element zum Tragen kam, z. B. der Versuch, ihn zu einem aktiveren Engagement zu veranlassen, oder das Bedürfnis, zu beweisen, dass sie stärker war als er. Auch eine gewisse Befriedigung über das Unbehagen, das ihre Destruktivität in ihm weckte, oder eine Kombination aus diesen drei Aspekten mochte im Spiel sein.

Amys Drang, sich zu verletzen, nahm jedoch eine solche Intensität an, dass sie eines Abends die Notaufnahme aufsuchte. Weil die Mitarbeiter dort mit ihrem selbstdestruktiven Verhalten vertraut waren, ließen sie Amy von einem Sicherheitsbediensteten »eins zu eins«

bewachen. In ebendiesem Setting ergriff sie eine Rasierklinge, die sie versteckt hatte, und zerschnitt sich, ohne dass ihr Bewacher es sofort bemerkte, beide Handgelenke. Nun wurde sie stationär eingewiesen.

Dr. Jones arrangierte eine Sitzung auf Station, in der es in erster Linie darum ging, Amys Gedanken und Gefühle zu verstehen. Als sie die Ereignisse schilderte, die ihrer Klinikeinweisung vorangegangen waren, berichtete sie mit unverkennbarer Lust, wie sie es fertiggebracht hatte, sich in Anwesenheit des Sicherheitsbediensteten zu schneiden. Sie genoss es ganz offensichtlich, ihn überlistet und als unfähigen Tölpel hingestellt zu haben. An diesem Punkt ihrer Erzählung unterbrach Dr. Jones sie und fragte, was ihr zu ihrem Affekt einfalle. Verwirrt fragte sie, was er meine. Er fragte zurück, ob sie ihm zustimme, dass ihr das Erzählen dieser Geschichte durchaus Freude bereite. Amy gab sich entrüstet, warf ihm vor, eine Sadistin in ihr zu sehen, und schleuderte ihm wütend entgegen, dass er selbst grausam sei, wenn er so von ihr denke. Dr. Jones war aufgefallen, dass ihr der Begriff *Sadistin* extrem missfiel, den sie indes selbst eingeführt hatte. Er sagte, es falle ihr offenbar schwer, auch nur in Erwägung zu ziehen, dass aggressive Impulse auch lustvoll für sie seien. Er betonte, dass sie das Wort *Sadistin* als erste erwähnt und dass sie es auf sich selbst bezogen habe. Ein solches Alles-oder-nichts-Denken mache es schwierig, sich vorzustellen, dass sie genauso wie viele andere Menschen auch ein gewisses Maß an sadistischen Gefühlen in sich hege. Diese Art, Amys Erlebensweise zu beschreiben, richtete sich direkt an die Tendenz von Borderline-Patienten, denjenigen Selbstanteil, der im Augenblick in ihnen aktiviert ist, für ihr ganzes Selbst zu nehmen. Eine solche Unfähigkeit, verschiedene Selbstanteile in ein umfassenderes Selbstgefühl zu integrieren, ist auf die defensiven Dissoziationsprozesse zurückzuführen. Dr. Jones' Erläuterungen waren ein Versuch, Amys Selbstwahrnehmung zu erweitern.

An Amys Wut änderten sie indes nichts. Sie sei, so sagte sie, nicht sicher, ob sie die Therapie fortsetzen werde. Dr. Jones schlug ihr vor, über das Thema gründlich nachzudenken. In der nächsten Sitzung teilte Amy ihm ihren Entschluss mit: Sie wollte weitermachen. In den Therapiestunden nach der Klinikentlassung stand weiterhin die Erforschung ihrer Beziehung zu ihrer aggressiven Seite im Mittelpunkt. Diese Arbeit ist im Übrigen häufig ein wesentlicher Bestandteil des therapeutischen Veränderungsprozesses. Nach und nach verstand Amy, dass auch diese aggressiven Emotionen, die anzuerkennen ihr stets widerstrebt hatte, zu ihr gehörten. Sie hatte, wie es typisch ist, zwei Möglichkeiten gehabt, mit ihnen umzugehen. Zumeist verortete sie die Quelle des in einer Beziehung auftauchenden aggressiven Affekts in ihrem Gegenüber – so z. B. in der Situation, in der sie Dr. Jones der Grausamkeit beschuldigte, als er ihr zu erläutern versuchte, dass ihre Aggressivität doch auch befriedigend für sie sei. Eine solche Projektion aggressiver Affekte lag ihrer Angst vor einer Berufstätigkeit, einer Ausbildung, einem Studium, ja vor jeglicher Interaktion zugrunde, da sie andere Menschen automatisch als aggressiv erlebte. Amys zweite Methode, mit aggressiven Affekten umzugehen, bestand darin, sie auszuleben, ohne diese Aggression jedoch bewusst wahrzunehmen; obwohl sie z. B. aggressives Verhalten anderer Menschen hochsensibel registrierte und ablehnte (etwa das Raufen der Jugendlichen im Park), lag es ihr fern, in ihrem Schneiden oder ihren anderen Selbstverletzungen eine – gegen sie selbst oder gegen andere gerichtete – Aggression wahrzunehmen.

Dieses Gespräch über Amys Verhältnis zu ihren aggressiven Anteilen schien ihr zu helfen, diesen Selbstanteil, den sie zuvor stets als einen Beziehungsaspekt und nicht als etwas gesehen hatte, das zu ihr gehörte, anzuerkennen und ein Stückweit zu integrieren. Mit anderen Worten: Es war seit jeher Teil ihres Selbsterlebens gewesen, sich als Opfer der Urteile, der Kritik und der Aggression anderer zu sehen. Dieses Selbst- und Objektbild existierte

in ihr und gab vor, wie sie sich in ihrer Beziehung zu anderen in der Welt erlebte und sich ihnen gegenüber verhielt: immer auf der Hut und vermeidend und stets mit negativen Reaktionen rechnend. Gleichwohl war sie auch mit der Täterseite der Opfer-Täter-Beziehung identifiziert. Diese agierte sie erstens gegenüber sich selbst in Form von Verurteilung, Kritik und gelegentlichen Selbstverletzungen und zweitens gegenüber anderen, so z. B. durch ihr Verhalten in der Notaufnahme und in anderen Situationen, in denen sie anderen Leid zufügte, indem sie sich verletzte.
Dr. Jones gelang es, Amy durch seine Interventionen mit ihren aggressiven Affekten in eine bewusste Verbindung zu bringen und es ihr zu ermöglichen, sie symbolisch zu repräsentieren. Ihr selbstdestruktives Agieren, dessen gefährlichste Manifestationen viele Jahre lang die Schnittverletzungen und die Medikamentenüberdosierung gewesen waren, fand ein Ende. Doch auch als diese gravierenden Probleme bewältigt schienen, hielt das Leben für Amy weiterhin Schwierigkeiten bereit. Insbesondere fürchtete sie sich vor dem Kontakt mit anderen Menschen. Wie im Behandlungsvertrag vereinbart, belegte sie Collegekurse mit dem Ziel, einen regulären Abschluss zu erwerben. In dieser Phase war ihre Überzeugung, dass ihre Kommilitonen sie nicht leiden konnten und nicht um sich haben wollten, das häufigste Thema ihrer Behandlungsstunden. Zudem gingen ihre Angstsymptome mit einem depressiven Affekt einher. Aufgrund ihrer Aggression hatte sie die Diagnose »niedrig strukturierte Borderline-Persönlichkeitsorganisation« erhalten. Wir werden dieses Beispiel in Kap. 9 erneut aufgreifen.

Das folgende Beispiel illustriert eine Sitzung aus der frühen Therapiephase von Betty, einer Patientin mit höher strukturierter BPO. Wir haben ihre Fallgeschichte bereits in Kapitel 4 vorgestellt (S. 85 f.). Eine modifizierte Sitzung zeigt Video 2.

Video 2-1: Sitzung vor den Ferien, Teil 1 (9:24)
https://www.klett-cotta.de/OM43160

Video 2-2: Sitzung vor den Ferien, Teil 2 (6:12)
https://www.klett-cotta.de/OM43160

Fallbeispiel: Betty

Bettys Therapiebeginn war dramatisch. Noch bevor sie in ihrer ersten Sitzung überhaupt Platz genommen oder dem Therapeuten, Dr. Em, die Chance gegeben hatte, sich ihr vorzustellen, beschwerte sie sich lautstark über eine Frau in der U-Bahn: »Diese Person glotzte mir direkt ins Gesicht – ich sah, dass sie mich hasste, deshalb habe ich zurückgeschaut und ihr gezeigt, dass ich sie ebenfalls hasse.«
Dr. Em musste Betty unterbrechen, um sie daran zu erinnern, dass sie zu einem Vorgespräch gekommen war und dass er kein spezifisches Problem mit ihr erörtern könne, weil sie sich über ihr Befinden oder über die Art der Therapie noch gar nicht verständigt hätten. Die Erregtheit, mit der Betty sprach, und der völlige Mangel an bedeutungshaltigem Kontakt zu ihm machte Dr. Em verständlich, weshalb die Patientin schon vor vielen Jahren die Diagnose einer bipolaren Störung erhalten hatte. Betty war zum Zeitpunkt des Gesprächs 33 Jahre alt und seit dem Alter von 16 Jahren in Behandlung, und zwar nicht nur wegen der bipolaren

Störung, sondern auch wegen schwerer Depressionen. Zweimal hatte man sie wegen einer Medikamentenüberdosierung stationär aufgenommen. Während eines dieser Klinikaufenthalte war auch eine Elektrokrampfbehandlung durchgeführt worden. Ihre Therapien waren supportiv gewesen und bestanden aus einer Kombination von Medikamenten und Unterstützung bei interpersonalen Schwierigkeiten und Lebensentscheidungen. An Medikamentenwirkstoffen waren ihr Alprazolam, Sertralin, Clonazepam, Risperidon, Paroxetin und Lithium verschrieben worden. Zu Beginn ihrer TFP nahm sie ein stimmungsstabilisierendes Medikament. Gegen Ende des ersten Therapiejahres nahm sie lediglich im Bedarfsfall und maximal zweimal täglich 0,25 mg Risperidon, das ihr half, wenn sie aufgrund ihrer paranoiden Ängste sehr erregt war.

Trotz jahrelanger Behandlungen hatten sich Bettys Zustand und ihre Lebenssituation kontinuierlich verschlechtert. Sie hatte zwar eine technische Ausbildung absolviert, war aber zu Beginn der TFP seit zwölf Monaten arbeitslos, nachdem sie im Laufe der Jahre einen Job nach dem anderen verloren hatte. An ihren Kündigungen waren stets die Vorurteile der anderen schuld: Sie sei nicht so durchtrieben wie die »dreisten Blondinen«, die ihrer Ansicht nach besser behandelt wurden als sie selbst.

Bettys Kommunikationsstil machte es Dr. Em schwer, ein reguläres strukturelles Interview durchzuführen. Sie ignorierte seine Fragen und monologisierte unter großem Druck ohne Punkt und Komma. Nachdem er die Evaluierung, so gut es ging, abgeschlossen hatte, erläuterte Dr. Em der Patientin, dass ihr Hauptproblem seiner Ansicht nach eine Borderline-Persönlichkeitsstörung mit narzisstischen Zügen sei (zur Besprechung der Diagnose Kap. 5, S. 93). Der Behandlungsvertrag enthielt Parameter, die sich auf das Suizidrisiko, selbstdestruktive Verhaltensweisen und die Notwendigkeit bezogen, eine strukturierte sinnvolle Tätigkeit zu finden. Gegen den letzten Punkt erhob Betty zunächst Einspruch, doch schon in der folgenden Woche berichtete sie, dass sie in einem Sozialzentrum halbtags ehrenamtlich arbeiten und ein Praktikum machen werde. Als die eigentliche Therapie begann, fiel Betty genauso wie in der ersten Sitzung mit einem Redeschwall über Dr. Em her. Dabei ging es im Wesentlichen darum, dass sie immerzu vernachlässigt und schlecht behandelt worden sei, weil die Blondinen alle Aufmerksamkeit für sich beanspruchten. Sie wartete mit einem Beispiel nach dem anderen auf und behauptete immer wieder, dass sie im Leben niemals Erfolg haben werde, weil jeder gegen sie sei. So vergingen die ersten zwei Monate der Therapie.

Dr. Em fiel auf, dass Betty jede Interaktion, die sich zwischen ihnen beiden entwickelte, zu steuern versuchte. Zwar galt die »Grundregel« der freien Assoziation, doch in diesem Fall bestand die Gefahr, dass die Patientin an ihrer kontrollierenden Art zu sprechen nichts ändern würde (Kanal 1 der Kommunikation, Kap. 7), wenn Dr. Em nicht auch den Interaktionsstil (Kanal 2 der Kommunikation), die Selbst- und Objektrepräsentationen, die er unter der Oberfläche wahrnahm, und die Informationen, die er seiner Gegenübertragung entnahm (Kanal 3), in die Arbeit einbezog. Seine Überlegungen konzentrierten sich auf drei auffällige Besonderheiten:

1. Betty überschüttete ihn mit Material. War dies eine unausgesprochene Bitte oder Forderung, sie gesund zu machen oder sich um sie zu kümmern?
2. Jedes Mal, wenn er etwas sagen wollte, ignorierte sie ihn, ohne ihren Redefluss zu unterbrechen – ein Zeichen dafür, dass ihr Kontrollbedürfnis vorerst zumindest stärker war als ihre Abhängigkeitswünsche.
3. Dr. Em fühlte sich grob und rücksichtslos behandelt, mithin genauso, wie Betty ihrer Meinung nach von ihren Mitmenschen behandelt wurde.

Der ersten TFP-Strategie (Kap. 3) folgend, begann Dr. Em, die Teilnehmer der Interaktion zu benennen, und regte Betty an, einmal zu überlegen, ob sie ihn vielleicht auf rücksichtslose, entwertend Weise behandele. Sie schien aber nicht gesonnen, über seine Worte nachzudenken. Vielmehr bestand ihre typische Reaktion darin, immer krassere Beispiele für Situationen zu schildern, in denen sie selbst schlecht behandelt wurde; sie deutete auch an, dass Dr. Em nicht anders sei, denn er höre ihr nicht zu. Ihr Redeschwall bestärkte ihn in seinem Entschluss, sich nicht auf den Inhalt ihrer Schilderungen, sondern auf ihren Interaktionsstil (Kanal 2 der Kommunikation) und die Abwehr, die er zum Ausdruck brachte, zu konzentrieren.

Dr. Em: Würden Sie mir zustimmen, dass Ihre Art zu sprechen es mir schwer macht, mich in das Gespräch einzuklinken?

Betty: Sie haben mich aufgefordert, alles zu sagen, was mir in den Sinn kommt – haben Sie es sich jetzt anders überlegt?

Dr. Em: Sie haben recht, ich habe Sie dazu aufgefordert. Ich habe aber auch darauf hingewiesen, dass ein Teil meiner Aufgabe in der Therapie darin besteht, meine eigenen Ideen einzubringen, und das ist tatsächlich sehr schwierig.

Betty: Was wollten Sie denn sagen?

Dr. Em: Manchmal ist es wichtiger als alles andere, über die Art und Weise nachzudenken, wie jemand kommuniziert, wie er Dinge sagt – wie er interagiert. Ihre Art, ohne Punkt und Komma zu sprechen, sagt vielleicht etwas Wichtiges über Ihre Beziehung zu mir aus.

Betty: Zum Beispiel?

Dr. Em: Dass Sie mir keinen Raum zum Sprechen lassen, könnte dazu dienen, mich im wahrsten Sinn des Wortes an einer Stelle »festzunageln«, wo Sie mich kontrollieren können.

Betty: *(bricht in einem abrupten Gefühlsumschwung in Tränen aus)* Wenn ich Sie nicht kontrolliere, werden Sie mich im Stich lassen, genauso wie alle anderen.

Dieser Austausch wirft Licht auf Bettys Einsatz der omnipotenten Kontrolle, eine Abwehr, die eine logische Erweiterung der Spaltung auf der Ebene der paranoid-schizoiden Position darstellt. Wenn jemand unbewusst den negativen, aggressiven Anteil seiner inneren Welt abspaltet und projiziert, werden andere Menschen zu Trägern dieses Anteils und somit zu einer Gefahr, die das Subjekt kontrollieren muss, um sich sicher fühlen zu können. Solche Kontrollversuche treten in unterschiedlicher Form auf. Betty versuchte, durch endloses Reden ohne Punkt und Komma Kontrolle auszuüben.

Dr. Em machte sie darauf aufmerksam, dass sie sich durch ihre Interaktionsweise um die Chance brachte, Dinge kennenzulernen oder zu erfahren, die nicht ihrer vorgängigen Überzeugung entsprachen: Ihre Grundannahmen determinierten ihre Wahrnehmung. Indem sie die Interaktion kontrollierte, um Dr. Em nicht zu verlieren, handelte sie in der Überzeugung, dass er sie verlassen wollte. (Der Therapeut verschob das Gespräch darüber, dass ihr Kontrollverhalten andere Menschen bewog, sich von ihr abzuwenden, auf die Zukunft.) Zum ersten Mal kam in der Therapie etwas anderes zur Sprache als die ständigen Geschichten über andere Menschen, die Betty schlecht behandelten. Zum ersten Mal schien sie sich für Dr. Ems Worte zu interessieren. Deshalb machte er sie darauf aufmerksam, dass er ihr als eigenständige, von ihr getrennte Person im Grunde gleichgültig sei; sie behandele ihn als denjenigen, den sie in ihm sähe, und gebe ihm dadurch, dass sie die Interaktion monopolisiere, keine Gelegenheit, sich als derjenige, der er wirklich sei, zu zeigen. Er sei für sie eine Art zweidimensionaler Pappkamerad, den sie kontrolliere. Er frage sich, ob diese Einstellung ihm und womöglich auch anderen Menschen gegenüber es ihr erschwere, Beziehungen zu entwickeln. An diesem Punkt schien ein Dialog zustande zu kommen. Betty wurde ruhiger und konnte darüber nachdenken, dass sie ihn aus Angst, er würde sie verlassen, wenn er

nur könnte, daran hinderte, im Raum eigenständig zu existieren. Im weiteren Gesprächsverlauf wurde deutlich, dass diese Strategie sie zu einem einsamen Menschen machte, auch wenn sie anderen die Schuld daran gab.
Im Anschluss an diese produktive Sitzung verhielt Betty sich in der Behandlung abermals weitgehend so, wie gleich zu Beginn. Dr. Em musste wiederholt auf seine Deutung ihrer omnipotenten Kontrolle und die Angst, die sich dahinter verbarg, zu sprechen kommen. Erst als Betty es im Kontext der therapeutischen Beziehung zulassen konnte, Dr. Ems Interesse an ihr anzuerkennen – obwohl es ihr, wie wir später sehen werden, Angst machte –, und sie sich viele Male mit dieser Deutung beschäftigt hatten, begann ihr Interaktionsverhalten sich zu verändern. Ihre Fähigkeit, »Dr. Em eine eigenständige Existenz zuzugestehen« und ihm zuzuhören, besserte sich. In Kap. 9 kehren wir erneut zu diesem Fall zurück.

Klinische Schlüsselkonzepte

- Merkmale des therapeutischen Bündnisses, das Borderline-Patienten und Therapeuten in einer Langzeitpsychotherapie eingehen, sind die im Kontext der positiven und negativen Übertragung entstehende Arbeitsbeziehung und die Fähigkeit des Patienten, die Beziehung trotz der intensiven Affekte, die sich gegenüber dem Therapeuten Bahn brechen, aufrechtzuerhalten.
- Die Fähigkeit des Therapeuten, intensive Affekte zu containen – über sie nachzudenken, ohne sich emotional zu distanzieren, defensiv zu reagieren oder sich zu rächen –, ist der erste wichtige Schritt zu Beginn der Behandlung.
- Ein Ziel der frühen Behandlungsphase besteht darin, impulsives und selbstschädigendes Verhalten – Impulse, die Behandlung abzubrechen, inbegriffen – unter Kontrolle zu bringen. Die im Behandlungsvertrag vereinbarten Parameter minimieren den durch das Agieren vermittelten sekundären Krankheitsgewinn und unterstützen die verbale Äußerung der Gefühle und Impulse.
- Affektstürme in beiderlei Gestalt – als Affektausbruch und als rigide kontrollierter Affekt – müssen vom Therapeuten auf eine Weise gehandhabt werden, die der Umwandlung des nicht verstoffwechselten Affekts in Sprache zuträglich ist. Dies setzt voraus, dass das Selbst- und Objekterleben des Patienten, das dem Affekt zugrunde liegt, erforscht und bearbeitet wird.
- In der frühen Therapiephase sind Verstöße gegen den Behandlungsvertrag nicht selten. Die Art und Weise, wie sie vom Therapeuten gehandhabt werden, kann Einsicht in die Dynamik des Patienten gewähren und der Therapie eine produktive Richtung aufzeigen oder aber die Bühne für wiederholte Verstöße gegen den Rahmen bereiten.

Ausgewählte Lektüre

LaFarge L (2000). Interpretation and containment. Int J Psychoanal 81: 67–84.

9 Mittlere Behandlungsphase

Entwicklung zur Integration und regressive Episoden

Die mittlere Behandlungsphase beginnt, sobald ein gewisses Gleichgewicht erreicht wurde, d. h., wenn der Patient den Behandlungsrahmen zunehmend respektiert, das Chaos in seinem Leben sich ein wenig lichtet und die Affekte während der Sitzungen nicht ständig aufwallen. Die Verhaltensmanifestationen seiner Konflikte und inneren Turbulenzen, die u. U. für die Anfangsphase charakteristisch waren, können zumeist unter Kontrolle gehalten werden. In den Sitzungen gewinnen positive und negative, gewöhnlich extrem starke Affekte weiter an Intensität. Die Erforschung der Übertragungsthemen kann vertieft werden, ohne dass die Abbruchdrohung ständig im Raum steht oder der Patient ins Agieren verfällt (wenngleich dies gelegentlich, in regressiven Momenten, der Fall sein kann). Die Beziehung zum Therapeuten lässt intensive Konflikte wiederaufleben, die dann gemeinsam erforscht werden können. Diese Arbeit fördert die Fähigkeit des Patienten, über sein inneres Erleben und über die Auswirkungen, die es außerhalb der Sitzungen auf seine Beziehungen zu anderen Menschen hat, nachzudenken.

Mitunter bleibt die Intensivierung der Affekte in den Sitzungen aus, wenn der Patient an einer idealisierten und infolgedessen oberflächlichen Übertragung festhält und die negativen Affekte konsequent abgespalten und auf ein »böses« Objekt oder »böse« Objekte außerhalb des therapeutischen Settings projiziert werden. Dieses Problem taucht häufiger bei unerfahrenen Therapeuten auf, die mit der negativen Übertragung Schwierigkeiten haben und ihre Gegenübertragungsangst u. U. agieren, indem sie versuchen, Frieden zu halten und »der Gute« zu bleiben. Möglich ist aber auch, dass die negative Übertragung dominiert und der Patient den positiven Affekt in der Übertragung abwehrt. Diese Situation ist sogar häufiger zu beobachten, denn die meisten Patienten mit Borderline-Persönlichkeitsstörung (BPS) haben Angst vor positiven, libidinösen Affekten, weil diese ihrem inneren Bindungsmodell, nämlich der unsicheren Bindung, die für fast alle Patienten mit dieser Diagnose charakteristisch ist, nicht entsprechen. Eine in der frühen Behandlungsphase auftauchende negative Übertragung hat zumeist nicht den oberflächlichen Charakter, wie er für die idealisierende Übertragung typisch ist. Ein weiteres, aber statisches Szenarium zu Beginn der mittleren Behandlungsphase ist ein chronisches, eher unspektakuläres Agieren, das gleichwohl eine Situation schafft, die dem Patienten allein dadurch, dass er in Behandlung ist, einen sekundären Krankheitsgewinn vermittelt und den Wunsch weckt, alles beim Alten zu belassen.

9.1 Die Hauptaufgaben der mittleren Behandlungsphase

Unter den wichtigsten Aufgaben der mittleren Phase (Box 9-1) ist an erster Stelle die Notwendigkeit zu nennen, das Verständnis der abgespaltenen Selbst- und Objektrepräsentationen, die unter den dominanten Übertragungsthemen aufgeführt wurden, zu vertiefen. Der Therapeut muss zwischen zwei verschiedenen Ebenen der Erarbeitung von Einsicht unterscheiden. Die erste hängt mit dem Rollenwechsel in der je spezifischen Dyade zusammen (d. h. mit dem Oszillieren innerhalb der Dyade; Kap. 3). Der Therapeut hilft der Patientin, Eigenanteile, die anzuerkennen ihr schwer fällt, zu beobachten und darüber nachzudenken. Die zweite Ebene der Erarbeitung von Einsicht hat mit der grundlegenden Spaltung zwischen Dyaden zu tun, die vollständig negative und aggressive Affekte repräsentieren, und solchen, die für idealisierte libidinöse Affekte stehen. Die Integration dieser beiden extremen Segmente des inneren Erlebens verbessert die Affektregulation, da die extremen und unzusammenhängenden Selbstanteile, die den Konflikt in Gang halten, nach und nach gemäßigt und zu einem komplexeren Ganzen moduliert werden.

Box 9-1 Die Hauptaufgaben der mittleren Behandlungsphase

- Das Gewahrsein und Verständnis der Selbst- und Objektrepräsentationen in den dominanten Übertragungsthemen sollen vertieft werden; damit einhergehend verkürzt sich die Dauer der Aktivierung dieser Dyaden in der Interaktion mit dem Therapeuten. Erforderlich ist das wiederholte Durcharbeiten der vorrangigen Übertragungsthemen.
- Der Patient beginnt, die extremen, unzusammenhängenden (idealisierten und verfolgenden) Selbstanteile nach und nach – vorübergehend – zu integrieren. Ihm werden der gespaltene und widersprüchliche Charakter seines Erlebens sowie das Oszillieren zwischen idealisierten und persekutorischen Erfahrungen bewusst. Die Therapie lenkt die Aufmerksamkeit insbesondere auf die chronische Abwehr bestimmter Dyaden durch andere Dyaden. Gelegentlich kommt es zu Regressionen von der sich entwickelnden integrierten auf eine eher gespaltene Struktur.
- Der Patient lernt, sein psychisches Erleben immer besser zu beobachten. Die Fähigkeit zur Triangulierung des Denkens sowie zur Anerkennung des symbolischen Charakters des Denkens taucht auf. Dies ermöglicht ein besseres Affektcontainment und dämpft die überwältigende Wucht des affektiven Erlebens.
- Die voranschreitende Integration der Repräsentationen und Affekte innerer, in der Übertragung inszenierter Objektbeziehungen führt zu einer verbesserten Fähigkeit, Verantwortung für die eigene Aggression zu übernehmen, intensiv besetzte Objektbeziehungen zu verdrängen, Selbst- und Objektrepräsentationen zu konsolidieren und die Identitätsdiffusion nach und nach zu überwinden. Der Patient beginnt, depressive Ängste durchzuarbeiten.
- Neue Möglichkeiten, das Selbst und andere Menschen zu sehen, tauchen auf; damit einhergehend verändert sich das Verhalten des Patienten auch in Beziehungen außerhalb der Übertragung.

9.1.1 Vertieftes Verständnis der wichtigsten Übertragungsmuster

Im 3. Kapitel haben wir die typischen Übertragungsrollenpaare beschrieben, die in der Interaktion zwischen Therapeut und Patient aktiviert werden (Tab. 3-2, S. 58). An dieser Stelle beschreiben wir, wie diese Übertragungsthemen in der mittleren Phase auftauchen, verstanden und gedeutet werden. Mitunter treten sie ganz offensichtlich und für jedermann gut erkennbar zutage (z. B. wenn der Patient seiner negativen Übertragung lautstark und unmissverständlich Ausdruck verleiht, indem er etwa erklärt: »Ich habe nicht das Gefühl, dass Sie sich mit mir große Mühe geben. Eigentlich glaube ich sogar, dass Sie das Tempo absichtlich verlangsamen, damit ich weiterhin herkommen und Sie bezahlen muss.«). In anderen Situationen aber sind die Übertragungsthemen – z. B. die Art und Weise, wie der Patient den Therapeuten wahrnimmt, oder die Beziehung, die er unbewusst herzustellen versucht – subtilerer Natur und kaum wahrnehmbar. Die Fähigkeit des Therapeuten, das im Moment aktivierte Übertragungsthema unter all den Themen, die der Patient zur Sprache bringt, und angesichts der intensiven Affekte zu identifizieren, ist für die Praxis der Übertragungsfokussierten Psychotherapie (TFP) von ausschlaggebender Bedeutung. Ein Beispiel für eine subtilere Übertragungsmanifestation wäre etwa die Patientin, die frei spricht und sich die Kommentare des Therapeuten scheinbar aufmerksam anhört, dann aber in ihren Assoziationen fortfährt, ohne einen Gedanken darauf zu verwenden. Möglicherweise handelt es sich hier um eine entwertende oder ablehnende Übertragung, die eine Grandiosität der Patientin und ihre Vermeidung von Abhängigkeit widerspiegelt. Ein anderes Beispiel für Patienten, die eine bestimmte Beziehung mit dem Therapeuten herzustellen versuchen, wäre jemand, der wiederholt ein ungemein bedrückendes und auf Lösung drängendes Problem beschreibt und dann schweigt. Dieses Verhalten könnte ein Versuch sein, den Therapeuten dazu zu bewegen, den Patienten wie eine überfürsorgliche Mutter ständig zu bewachen und ihm zur Seite zu springen, sobald ein Problem auftaucht.

In der Behandlung von Patienten mit Borderline-Persönlichkeitsorganisation (BPO) gibt es vier chronische basale Übertragungsmuster: die narzisstische, die antisoziale, die paranoide und die depressive Übertragung. Jedes dieser Muster kann infolge stark dominierender narzisstischer Abwehrmechanismen von Grund auf narzisstisch anmuten.

Charakteristisch für narzisstische Übertragungen sind neben der Unfähigkeit, sich dem Therapeuten anzuvertrauen, eine unbewusste Ablehnung und eine mehr oder weniger unverhohlene Entwertung seiner Person, die darauf zielt, ihn als wichtiges Objekt, das Angst und Neid wecken würde, auszuschalten. Narzisstische Übertragungen sollen im Allgemeinen die Vertiefung einer zugrundeliegenden paranoiden oder depressiven Übertragung verhindern. Im Falle extrem narzisstischer Übertragungen wird der Therapeut entweder radikal entwertet oder – seltener – oberflächlich idealisiert. Der entwertende Patient begegnet ihm mit solcher Gleichgültigkeit, dass es den Anschein haben kann, als gäbe es gar keine Übertragung – als sei der Therapeut für den Patienten völlig unbedeutend. Hinter dieser Entwertung kann sich aber eine Angst vor einer paranoiden Übertragung verbergen, die an die Oberfläche träte, wenn der Patient sich Gefühle für den Therapeuten oder Abhängigkeitswünsche eingestehen könnte. In solchen Fällen kann die narzisstische Abwehr mit dem Ziel gedeutet werden, die zugrundeliegende Übertragung aufzudecken. Mitunter bleiben die narzisstischen Abwehrmechanismen monatelang im Einsatz, so z. B. bei Patienten mit narzisstischer Persönlichkeitsstörung, deren strukturelles Funktionsniveau ein ganzes Spektrum von »höher organisiert« bis »antisozial« abdeckt. Vorrangiges Thema ist dann die kontinuierliche Analyse der narzisstischen Abwehrmechanismen. Die Übertragungsfokussierte Psychotherapie

(TFP) für Patienten mit narzisstischer Persönlichkeitsstörung wurde detailliert von Diamond et al. (2011) sowie Stern et al. (2013) beschrieben.

Antisoziale Übertragungen sind das charakteristische Merkmal der niedrigsten Strukturebene der Persönlichkeitspathologie. Diese Patienten sind unehrlich und gehen per Projektion davon aus, dass der Therapeut ebenfalls unaufrichtig und nur daran interessiert ist, sie auszunutzen. Antisoziale Übertragungen sind zumeist bei Patienten mit antisozialer Persönlichkeitsstörung (ASPS) dominant. Unser diagnostisches Struktursystem behält die ASPS-Diagnose solchen Patienten vor, deren einziges Interesse an anderen Menschen darin besteht, sie zu benutzen und auszubeuten; diese Patienten sind psychopathisch. Ihre innere Welt ist nicht gespalten oder konflikthaft, weil ihr pathologisches Größenselbst – die gemeinsame basale Struktur der ASPS und der narzisstischen Persönlichkeitsstörung – mit einem gravierenden oder radikalen Zerfall der internalisierten libidinösen Beziehungen einhergeht. Patienten mit ASPS begeben sich selten aus freien Stücken in Therapie, sondern nehmen in der Regel auf Drängen ihrer Angehörigen oder wegen einer gerichtlichen Therapieauflage Kontakt mit uns auf. Patienten mit anderen schweren Persönlichkeitsstörungen könnten antisoziale *Charakterzüge* aufweisen, ohne jedoch eine antisoziale *Übertragung* zu entwickeln, denn antisoziales Verhalten – aktives (körperliche Angriffe, Diebstahl) oder passives (Ausnutzung anderer Menschen oder des Systems) – tritt auch bei Personen auf, die sich nach Beziehungen zu anderen sehnen und deshalb in psychische Konflikte geraten. Die ASPS ist in der Regel nicht behandelbar. Manchmal besteht allerdings die Möglichkeit, mit der antisozialen oder psychopathischen Übertragung zu arbeiten, indem man sie in eine paranoide Übertragung – ein Übertragungstyp, gegen den die antisoziale Übertragung defensiv aktiviert wird (Jacobson 1983 [1971]) – umzuwandeln versucht.

Fallbeispiel

Antisoziale Übertragung

Ein 22-jähriger Mann wurde von seinen Eltern zur Therapie geschickt, weil er wegen Drogenkonsums, Glücksspiels und Scheckbetrugs inhaftiert worden wäre, wenn sie keine Kaution gestellt hätten. Der Patient versäumte regelmäßig seine Sitzungen und reagierte auf die Versuche des Therapeuten, dieses Verhalten zu erforschen, mit den Worten: »Was geht es Sie an? Mein Vater zahlt doch sowieso, ob ich hier bin oder nicht, also lesen Sie in Ruhe die Zeitung.« Seine antisoziale Übertragung bewirkte, dass er dem Therapeuten die eigene Korruptheit zuschrieb. Dieser antwortete: »Es gibt zwei Möglichkeiten. Entweder [er erläutert die antisoziale Übertragung] bin ich genauso unehrlich wie Sie und nur an meinem Einkommen, aber nicht an Ihnen interessiert – auch wenn ich das zu vertuschen versuche. Die zweite Möglichkeit bestünde darin, dass ich Ihr Nichterscheinen immer wieder zum Thema mache, weil ich mich um Sie sorge. Diese Möglichkeit scheint Ihnen aber gar nicht in den Sinn zu kommen.« Das weitere Gespräch störte den Patienten in seinem gewohnt gelassenen, sorglosen Zustand auf. Ihm wurde unbehaglich zumute. In seiner Vorstellung gehörten alle Menschen auf der Welt einer von zwei Gruppen an: Sie waren entweder Betrüger oder deren leichtgläubige Opfer. So etwas wie aufrichtige Anteilnahme passte in sein System nicht hinein – sie war ihm fremd und deshalb bedrohlich. Der Patient begann, eine paranoide Übertragung zu entwickeln, als ihm der Versuch zu begreifen, welche Motive der Therapeut haben mochte, wenn es andere als seine eigenen waren, wachsendes Unbehagen bereitete.

Paranoide Übertragungen manifestieren sich entweder in Form unverhohlen paranoider Züge, die mit der Angst einhergehen, vom Therapeuten verletzt oder geschädigt zu werden, oder aber als chronische masochistische oder sadomasochistische Übertragungen. Patienten mit BPO entwickeln zu Beginn der Therapie mehrheitlich eine paranoide Übertragung und erwarten, vom Therapeuten abgelehnt oder verletzt zu werden. Paranoide Übertragungen dienen zur Abwehr sowohl der idealisierten libidinösen Übertragung – die andere Seite der gespaltenen inneren Welt – als auch der depressiven Übertragung, die, wenn alles gut geht, auftaucht, sobald die Integration der gespaltenen inneren Struktur dem Patienten die Weiterentwicklung von der paranoid-schizoiden zur depressiven Position ermöglicht. In der depressiven Position kann er sodann den inneren Ursprung der zuvor projizierten aggressiven Impulse anerkennen, ambivalente Reaktionen auf Objekte tolerieren und Schuldgefühle, Anteilnahme sowie das Bedürfnis zulassen, den in Beziehungen angerichteten Schaden wiedergutzumachen. In den meisten Fällen besteht der Hauptteil der Arbeit in der TFP darin, dem Patienten zu helfen, von einer vorwiegend paranoiden zu einer depressiven Übertragung voranzuschreiten und diese schließlich aufzulösen.

Charakteristisch für depressive Übertragungen sind intensive Schuldgefühle wegen der aggressiven Impulse, die nun nicht mehr projiziert werden und die Möglichkeit einer negativen therapeutischen Reaktion in sich bergen. Einer solchen Entwicklung liegen Schuldgefühle und die Überzeugung zugrunde, das man allzu viel fordert und keine Hilfe verdient hat.

Das Voranschreiten von der paranoiden zur depressiven Übertragung ist die maßgebliche Veränderung, die eine Übertragungsfokussierte Therapie herbeiführt. Sie geht mit der Auflösung der strukturellen Merkmale der BPO, d. h. der Identitätsdiffusion und der vorherrschenden Aktivierung primitiver Abwehrmechanismen, einher und erfolgt in zwei Schritten. Der erste Schritt der Veränderung erfolgt, wenn die Rollenwechsel in den Dyaden erfolgreich bearbeitet werden können und der Patient dank dieser Arbeit nach und nach seine Identifizierung mit dem verfolgenden wie auch mit dem verfolgten inneren Objekt sowie seine entsprechenden hasserfüllten und sehnsuchtsvollen Impulse anzuerkennen lernt. Der zweite Schritt begleitet das Durcharbeiten des Oszillierens zwischen gegensätzlichen Dyaden und bewirkt, dass die voneinander abgespaltenen inneren Repräsentationen verfolgender und idealisierter Erfahrungen nach und nach zu einem komplexeren Ganzen integriert werden können.

9.1.2 Integration negativer Affekte

Negative Übertragungsaffekte – einschließlich Wut, Zorn Hohn und Hass – therapeutisch zu bearbeiten bedeutet zunächst, dass der Patient sie bewusst wahrzunehmen und auszuhalten lernt. Negative Affekte als Teil der inneren Welt zu tolerieren bedeutet auch, sie als einen Bestandteil der menschlichen Emotionen anzuerkennen und sich klar zu machen, dass sie nicht nur in Reaktion auf schlechte Behandlung auftauchen, sondern von Geburt an in uns vorhanden sind und (insbesondere im Falle der BPO mit niedrigem Strukturniveau) auch als Befriedigungsquelle dienen können. Die Fähigkeit des Patienten, negative Affekte zu tolerieren und zu begreifen, weshalb er sie projiziert hat, erleichtert die Integration dieser Affekte zusammen mit den entsprechenden idealisierten inneren Selbst- und Objektrepräsentationen. Anzuerkennen, was zuvor projiziert wurde, ist vielleicht der schwierigste Schritt des gesamten therapeutischen Prozesses. Für manche Patienten ist es unerträglich zu sehen, dass diese Affekte tatsächlich zu ihnen gehören, dass sie ein Teil ihrer selbst sind. Wenn diese Integration stattfindet, nähert der Patient sich der depressiven Position an. Diese Entwicklungsstufe ist durch Sorge und Schuldgefühle infolge der Aggression gegenüber Objekten charakterisiert, die zuvor als ausschließlich böse wahrgenommen wurden und nun als sowohl gut als auch böse gesehen werden können.

Für Therapeuten ohne Erfahrung mit schwerkranken Borderline-Patienten ist es oft nicht leicht zu akzeptieren, dass wütende, gehässige, aggressive, ja hasserfüllte Patienten den Hassaffekt u. U. gar nicht bewusst empfinden, sondern ihr Verhalten als eine natürliche Reaktion auf aktuelle oder frühere Verletzungen – auch durch den Therapeuten – begreifen. So bezeichnete eine Patientin, die ihrem Mann einen Espressokocher an den Kopf geworfen hatte, dies in aller Seelenruhe als völlig normal, denn schließlich habe ihr Mann den Hochzeitstag vergessen. Dass diese Patienten jedes Hassgefühl und jede aggressive Regung mit einem äußeren verfolgenden und vermeintlich durch und durch bösen Objekt in Verbindung bringen, macht es ihnen so schwer, sich selbst zu solchen »verabscheuungswürdigen« Gefühle zu bekennen; manche Patienten würden lieber infolge einer selbstzerstörerischen Inszenierung sterben, als jene Selbstanteile, die mit dem bösen Objekt Ähnlichkeit haben, anzuerkennen. So erklärte eine Patientin, als sie den Hass in ihren selbstdestruktiven Aktionen wahrzunehmen begann: »Ich möchte lieber tot sein als denken zu müssen, dass ich irgendetwas mit meinem Vater, der mich missbraucht hat, gemeinsam habe.« Ihr Therapeut erwiderte: »Sie haben das Problem sehr treffend formuliert. Ein gewisses Maß an Aggression in sich zu beherbergen bedeutet aber keineswegs, dass Sie dadurch genauso gewalttätig und missbräuchlich werden wie er.« Wer mit solchen Patienten arbeitet, muss die Wut- und Hassgefühle, die ihnen nach und nach als eigene Emotionen bewusst werden, akzeptieren können.

Weil das bewusste Gewahrsein des Hasses oft abgespalten ist, sieht ein typisches Muster in der frühen Behandlungsphase folgendermaßen aus: Während die Patientin hasserfüllte Inszenierungen schildert oder ihren Hass in der Sitzung agiert, identifiziert der Therapeut – im Sinne der Benennung von Selbst- und Objektrepräsentationen – einen hasserfüllten Selbstanteil der Patientin, der bearbeitet, verstanden und integriert werden muss. Er beschreibt den tyrannischen oder verfolgenden Charakter dieses Selbstanteils. Nicht selten blitzt dann in den Patienten ein kurzes Gewahrsein auf, doch dann stellen sie die Erläuterungen des Therapeuten in den Dienst ebendieses hasserfüllten Anteils und antworten: »Da haben wir's, Sie sagen selbst, dass ich ein schlechter Mensch bin, der es nicht verdient zu leben. Genau das habe ich Ihnen die ganze Zeit zu erklären versucht – ich muss mich umbringen.«

Mit anderen Worten: Die Patientin instrumentalisiert die Worte des Therapeuten, um ihr Selbst (und indirekt auch den Therapeuten) voller Hass anzugreifen.

Der Therapeut setzt die Analyse fort und vertieft sie, indem er die Patientin darauf aufmerksam macht, dass just in diesem Augenblick ein hasserfüllter Anteil ihrer selbst aktiv ist. Dieser Selbstanteil verdreht seine Erläuterung, verwandelt sie in eine Art Pauschalverdammung, lässt völlig außeracht, dass die Patientin in einer dyadischen Beziehung, die ausschließlich in ihrer inneren Welt existiert, Opfer und Täter zugleich ist, und gibt vor, wie sie sich dem Therapeuten und anderen Menschen gegenüber verhält. Patienten und Behandlern fällt es oft schwer, zu berücksichtigen, dass der Patient mit *beiden* Polen der Dyade identifiziert ist; über den Patienten als Verfolger zu sprechen bedeutet also keineswegs, dass er nicht gleichzeitig auch Opfer ist. Der Therapeut kann die Analyse vertiefen, indem er den Hass zu deuten beginnt – z. B. als Reaktion auf starke Neidgefühle, die der Patient empfindet, weil ihm seiner Meinung nach etwas fehlt, das andere haben. Alternativ kann der Hass auch zur Abwehr einer tiefen Sehnsucht nach vollkommener Fürsorge dienen, die den Patienten verwundbar macht und deshalb unter den durch die Frustration geweckten Wut- und Hassgefühlen versteckt werden muss.

Die Erörterung der Intoleranz hasserfüllten Verhaltens ist der erste Schritt zur Tolerierung des Hasses und macht dem Patienten Mut, auch die Lust an den sadistischen Aspekten des verfolgenden inneren Objekts anzuerkennen. Wenn er sich der lustvollen Seite seiner aggressiven, auch gegenüber dem Therapeuten auftauchenden Affekte bewusst werden kann, ist ein wichtiger Schritt zu ihrer Anerkennung getan. Bei traumatisierten Patienten wiederum besteht ein bedeutsamer erster Schritt darin, zu erkennen, dass sie dem Therapeuten die Eigenschaften des Täters zuschreiben und dass sie den »Angreifer« Seite an Seite mit dem verfolgten Opfer in sich selbst tragen. Die Bearbeitung dieser schwierigen Themen, z. B. der sadistischen Gefühle, muss von der Grundannahme ausgehen, dass allen Menschen machtvolle unbewusste aggressive und libidinöse Affekte zu eigen sind. Patienten mit BPS nehmen Affekte im Allgemeinen intensiver wahr als Menschen ohne die Störung, und deshalb müssen wir uns als Therapeuten bemühen, ihnen zu helfen, eine möglichst effektive corticale Kontrolle über sie zu entwickeln. In Gesprächen z. B. über sadistische Gefühle muss dem Patienten stets vermittelt werden, dass diese Affekte in mehr oder weniger schwacher oder starker Ausprägung in jedem Mensch, auch im Therapeuten, vorhanden sind und Menschen mit Borderline-Persönlichkeitsstörung keineswegs von Grund auf anders oder »beschädigt« sind.

Indem der Patient die Möglichkeit anerkennt, an bestimmten Interaktionen sadistisches Gefallen zu finden, lernt er, die Einsicht in seine doppelte Identifizierung als Opfer *und* Täter zu ertragen. Erleichtert wird ihm dies v. a. dadurch, dass ihm seine Angriffe auf den Therapeuten, der ihm zu helfen versucht hat, immer deutlicher bewusst werden. Dieses Gewahrsein bewirkt, dass die vorwiegend paranoiden Übertragungen nach und nach den depressiven, durch Schuldgefühle und anteilnehmende Sorge charakterisierten Übertragungen weichen. Damit einhergehend tauchen Wiedergutmachungsstrebungen auf, der Patient lernt, Ambivalenz besser zu ertragen, und seine Fähigkeit, Dankbarkeit zu empfinden, verbessert sich ebenso wie seine Sublimierungsfähigkeit.

9.1.3 Latente Aggression, abgespaltene ideale Imagines und das Ziel einer gesunden Liebe

Die starke Gewichtung von Aggression und Hass in diesem Kapitel könnte beim Leser den Eindruck erwecken, dass manifester Hass in der gesamten mittleren Behandlungsphase im Vordergrund stehe. Dies ist jedoch keineswegs grundsätzlich der Fall. Wir betonen die Schicksale der Aggression in diesem Kapitel, weil sie für die Dynamik der Borderline-Pathologie von zentraler Bedeutung sind. Darüber dürfen aber zwei Dinge nicht in Vergessenheit geraten. Erstens gewähren Patienten in den Sitzungen nicht immer Einblick in die primitivsten Ebenen ihrer inneren Welt. Trivialisierungen – das Thematisieren von relativ unwichtigem, emotional belanglosem Material – sind an der Tagesordnung. Sobald Patienten innerhalb des Behandlungsrahmens arbeiten, spalten einige von ihnen ihre primitiven Affekte vorübergehend ab und kommunizieren mit dem Therapeuten aus dem Blickwinkel ihres beobachtenden Ichs über ihre Schwierigkeiten. Dies kann auf eine eher therapeutische Weise geschehen, die eine Annäherung an ein höheres Funktionsniveau zu erkennen gibt, oder aber auf eine defensive Weise. Das bedeutet, die angesprochenen Probleme werden von der zugrundeliegenden primitiven Organisation der Psyche dissoziiert, so dass sich eine mehr oder weniger angenehme Homöostase einstellt, die zur Abwehr der primitiveren Themen dient. Der Therapeut muss also jederzeit prüfen, ob der Patient seine Themen auf eine nachdenkliche Weise vorbringt und bearbeitet oder ob er zu Abwehrzwecken trivialisiert (Kap. 7).

Zweitens repräsentiert die Aggression lediglich eine Seite einer grundlegenden intrapsychischen Spaltung. Auf der anderen Seite finden sich libidinöse Wünsche, die in Form einer überaus positiven, auf der Imago einer idealisierten Objektbeziehung beruhenden Übertragung Ausdruck finden können. Diese imaginierte Beziehung – die genauso wie die aggressionsgeladene primitiv ist und der äußeren Realität nicht Rechnung trägt – wird in der frühen Behandlungsphase zumeist abgewehrt. Die paranoide Übertragung, die die meisten Patienten zu Beginn der Therapie entwickeln, ist von Gefühlen des Misstrauens und Argwohns geprägt, die eine direkte Äußerung libidinöser Sehnsüchte zu einem riskanten Unterfangen machten. Doch auch unter diesen Umständen finden diese aus der idealisierten Objektbeziehung hervorgehenden Sehnsüchte im Allgemeinen zu einem gewissen Grad indirekt Ausdruck, und sei es allein dadurch, dass der Patient seine Sitzungstermine zuverlässig wahrnimmt. Der extreme Charakter dieser idealisierten positiven Übertragung[16] ist ebenso Teil der Pathologie des Patienten wie die extreme negative: Beide, die eine nicht weniger als die andere, beruhen auf »bereinigten« Repräsentationen, die mit der komplexeren Realität der Welt wenig zu tun haben. Psy-

16 Wir erinnern an dieser Stelle daran, dass die Unterscheidung zwischen positiver und negativer Übertragung keine Unterscheidung zwischen »guter« und »schlechter« Übertragung ist. Von positiver Übertragung sprechen wir dann, wenn sie libidinöse oder liebevolle Strebungen und Wünsche zum Ausdruck bringt. In ihrer extremen, aus der gespaltenen Psyche hervorgehenden Form aber ist sie nicht weniger pathologisch als die extreme negative Übertragung, denn sie repräsentiert ein ideales, ausschließlich gutes Objekt, das in der realen Welt gar nicht existiert.

chische Gesundheit und die Fähigkeit zu reifer Liebe setzen voraus, dass beide Extreme zu einem Ganzen integriert werden, und genauso wie alle anderen Menschen haben auch diese Patienten das Bedürfnis, zu lieben und geliebt zu werden. Freilich können auch Menschen ohne Persönlichkeitspathologie vorübergehend auf einen Zustand der Idealisierung regredieren, nämlich in der Phase leidenschaftlicher Verliebtheit. Der Schlüssel für eine gesunde Liebesbeziehung liegt also in der Fähigkeit, die Unvollkommenheit des Liebesobjekts anzuerkennen und zu integrieren. Diese Fähigkeit zu erwerben ist ein Ziel der TFP. Im Laufe der Behandlung treten positive Affekte gewöhnlich häufiger und intensiver auf, und die Arbeit an der Integration der extrem positiven und negativen Pole der inneren Welt des Patienten ermöglicht es ihm, auf eine reife Weise zu lieben, ohne den abrupten Schwankungen zwischen Idealisierung und Entwertung ausgesetzt zu sein.

Die aggressiv besetzte Objektbeziehungsdyade, der wir in der Therapie oft als erster begegnen, erfüllt gewöhnlich die Funktion, eine zugrundeliegende libidinös besetzte Dyade abzuwehren. Allerdings kann auch das Gegenteil zutreffen: Eine libidinöse »ideale« Dyade wehrt die verfolgende, aggressive ab. Eine der Schwierigkeiten der Behandlung von Patienten mit einer gespaltenen inneren Struktur besteht darin, dass die beiden extremen Seiten einander gegenseitig abwehren. Der Patient hat keine feste innere Basis. Stattdessen besteht jederzeit die Möglichkeit eines rapiden Umschwungs von einer Seite der Spaltung zur anderen. In der klinischen Praxis dominieren in der frühen Phase der Therapie im Allgemeinen die paranoide Übertragung und die Bindungsangst. Manche Patienten beginnen die Behandlung aber mit einer idealisierten, vor paranoiden Ängsten und Aggression schützenden Übertragung. Im Falle der eher typischen paranoiden Übertragung tauchen libidinöse Wünsche normalerweise auf, wenn diese Übertragung zu einem gewissen Grad durchgearbeitet wurde. Allerdings können die nonverbale Kommunikation oder die Gegenübertragung auch schon früher Hinweise auf diese Wünsche enthalten (ein Beispiel dafür zeigt Video 2, Sitzung vor den Ferien). Der Therapeut sollte auf jedes Zeichen für die positiven Elemente achten und nicht vergessen, dass der Patient trotz seines Misstrauens und Argwohns weiterhin zu ihm kommt (»Es gibt eine Seite in Ihnen, die diese Beziehung am Leben erhalten möchte«). Zudem sollte der Therapeut im Gespräch über die aggressiven Affekte weniger die Feindseligkeit des Patienten ihm gegenüber betonen (»Sie greifen mich an«) als vielmehr die aus einem Verfolger und einem Opfer bestehende Dyade an sich (»Mir scheint, diese Beziehung ist jetzt durch jemanden charakterisiert, der angreift, und durch jemanden, der das Opfer dieses Angriffs ist«). Der Teil des Patienten, der andere zu hassen scheint, hasst auch ihn selbst und untergräbt seine Fähigkeit, eine gute, von Anerkennung und Respekt getragene Beziehung zu sich selbst zu führen. Allgemein formuliert: Der Therapeut muss die positiven wie auch die negativen Übertragungen deuten, um zu verhindern, dass der Patient sich selbst für ausschließlich böse hält und deshalb ablehnt.

Video 2-1: Sitzung vor den Ferien, Teil 1 (9:24)
https://www.klett-cotta.de/OM43160

Video 2-2: Sitzung vor den Ferien, Teil 2 (6:12)
https://www.klett-cotta.de/OM43160

9.2 Das Spektrum der sexuellen Beziehungen von Patienten mit BPO

Liebe und Sexualität fallen nicht vollständig in eins. In der Sexualität kombinieren sich libidinöse mit aggressiven Elementen, so dass sie sich zu einem gewissen Grad überschneiden. Die Entwicklung eines reifen Sexuallebens ist eines der Ziele der TFP, vor allem bei Patienten, deren Sexualität gehemmt ist oder von Aggression erfüllt. Im Folgenden untersuchen wir Aspekte der Sexualität, die mit der Biographie und Anpassung des Patienten zusammenhängen bzw. in der Behandlung auftauchen.

Die menschliche Sexualität umfasst die Kerngeschlechtsidentität, die Geschlechtsrollenidentität, die Objektwahl und die Intensität des sexuellen Verlangens (Kernberg 1998 [1995]). In Bezug auf Patienten mit BPO sind v. a. die beiden letztgenannten Aspekte, Objektwahl und Intensität des Verlangens, von großer Bedeutung. Infolge ihrer Identitätsdiffusion kann ihre Objektwahl uneindeutig sein und sich auf der Verhaltensebene als chaotisch ausgelebte Bisexualität manifestieren. Das sexuelle Verlangen variiert in seiner Intensität erheblich und ist bei Patienten mit schwerer BPO u. U. kaum vorhanden.

Die sexuelle Anpassung von Patienten mit BPO bewegt sich zu Beginn der Behandlung gewöhnlich innerhalb eines definierten Spektrums, wobei erhebliche Varianten zu verzeichnen sind (Tab. 9-1). Die Ebene des sexuellen Erlebens und der sexuellen Anpassung zu Therapiebeginn verweist auf die Bereiche, in denen Verbesserungen erzielt werden können. Bei sehr schwerer BPO kann die Fähigkeit, Lust an normaler Sexualität zu empfinden, völlig fehlen. Diesen Patienten vermittelt keine sexuelle Aktivität, das Masturbieren inbegriffen, Lust, und kein anderer Mensch weckt ihr sexuelles Verlangen. In ihrer Biographie spielen schwere traumatische Erfahrungen, körperliche Misshandlung und/oder sexueller Missbrauch und das Fehlen jeglicher Bindung an ein liebevolles Elternobjekt oft eine zentrale Rolle. Die Behandlungsziele im sexuellen Bereich sind daher begrenzt. Unter Umständen kann die Therapie den Betroffenen helfen, die Fähigkeit, einen anderen Menschen zu idealisieren, zu entwickeln und Sehnsucht nach einer idealisierten Beziehung zuzulassen. Wenn dann im weiteren Behandlungsverlauf die idealisierten und verfolgenden Imagines integriert werden, können diese Patienten bisweilen auch eine Bindungsbeziehung eingehen, in der sie Zuneigung empfinden; leidenschaftliche Liebe aber bleibt ihnen zumeist verwehrt.

BPO-Patienten mit einer narzisstischen Persönlichkeitsstruktur sind im Allgemeinen sexuell erregungsfähig, können aber keine tiefe Bindung an einen Liebespartner entwickeln. Viele dieser Menschen waren nie verliebt. Ihre auffällige Promiskuität hängt oft mit sexuellem Verlangen nach jemandem zusammen, der von anderen für attraktiv oder begehrenswert gehalten wird. Bei dieser Art von

Tab. 9-1 Spektrum der sexuellen Anpassung bei Patienten mit Borderline-Persönlichkeitsorganisation (BPO)

	Anpassung
BPO mit hohem Strukturniveau	Sexuelle Erregungsfähigkeit und sexuelles Verlangen; instabile idealisierende Beziehung zu Partialobjekten
BPO mit narzisstischer Persönlichkeit	Sexuelle Erregungs- und Orgasmusfähigkeit; breites Spektrum infantiler Züge; Unfähigkeit zu tiefer emotionaler Besetzung des Liebesobjekts
BPO mit Aggression	Gefährliches Sexualverhalten; polymorph-perverse Sexualität
BPO mit niedrigem Strukturniveau	Kein Lustempfinden; kein Lustgewinn durch Masturbation; kein sexuelles Verlangen nach einem bestimmten Objekt; keine sexuelle Erregungsfähigkeit

Bindung bedient die sexuelle Befriedigung zwar die Eroberungslust, kann aber auch das unbewusste Bedürfnis wecken, sich überlegen zu fühlen und den Anderen zu entwerten; dieser Prozess lässt sowohl die sexuelle Erregung als auch das Interesse am Gegenüber verschwinden.

Patienten mit höher strukturierter BPO können schon zu Beginn der Behandlung über sexuelle Erregungsfähigkeit und erotisches Verlangen verfügen. Sie sind u. U. uneingeschränkt genital erregungs- und orgasmusfähig und können leidenschaftliche, verbindliche Beziehungen eingehen. Sie integrieren Aggression mit Liebe und Sexualität und sind zu einer unreifen Verliebtheit in der Lage, die durch die Idealisierung des Liebesobjekts charakterisiert ist. Tatsächlich können intensive sexuelle Erfahrungen und intensive Liebesaffären mit einem idealisierten Anderen die zugrundeliegende Unfähigkeit, Ambivalenz zu tolerieren, verschleiern. Die Spaltungsmechanismen der BPO bewirken jedoch, dass ihre interpersonalen und intimen Beziehungen instabil sind und stets Gefahr laufen, durch abgespaltene, ausschließlich böse Aspekte kontaminiert zu werden, die die idealisierte Beziehung in eine verfolgende verwandeln. In der mittleren Therapiephase verbindet sich das Thema Sexualität u. U. mit den Manifestationen der idealisierten und bisweilen auch der paranoiden Übertragung.

9.2.1 Aggressive Infiltrierung des Sexualverhaltens

Das Sexualverhalten einer Untergruppe von Patienten mit BPO kann selbstdestruktiv oder für andere Menschen gefährlich sein. Diese Themen müssen in der mittleren Therapiephase durchgearbeitet werden. Im Folgenden erörtern wir den Fall einer Patientin, deren dissoziierte sexuelle Gefühle von der Aggression instrumentalisiert worden waren (die erotisierte Übertragung) (Blum 1973). Daran anschließend stellen wir eine Patientin vor, deren sexuelle Gefühle im Kontext einer idealisierten Übertragung auftauchten.

Selbstverletzung, Dissoziation und Sexualität

Der folgende Fall illustriert eine besonders klare Beziehung zwischen den primitiven Abwehrmechanismen der Patientin, v. a. der Spaltung, sowie ihren Verhaltensweisen, speziell dem Schneiden, und ihrer sexuellen Gehemmtheit. Er ist aber auch ein Beispiel für die therapeutische Bewältigung dieser Schwierigkeiten. Die Manifestationen der Spaltungsprozesse treten nicht immer so drastisch zutage wie in diesem Fall, der vornehmlich für Patienten mit histrionischen Zügen typisch ist.

Fallbeispiel

Susan, 26 Jahre alt, nahm ihre Übertragungsfokussierte Psychotherapie auf, nachdem sie wiederholt wegen selbstbeigebrachter Schnittverletzungen stationär behandelt worden war. Sie hatte die Diagnose BPS erhalten, obwohl ihr Kliniktherapeut sich fragte, ob nicht womöglich eine psychotische Erkrankung vorliege, denn alles, was Susan über das Schneiden sagte, wirkte ausgesprochen bizarr und irrational. Sie schilderte die Phantasie, sich so viele Schnitte beizubringen, dass sie in Blut gebadet sein würde. Affektiv begleitet wurden diese Schilderungen von einem Enthusiasmus und einer Erregung, die an Ekstase grenzten. Ihre tatsächlichen Selbstverletzungen bestanden aus oberflächlichen Schnitten, die nicht genäht werden mussten, in Arme und Beine. Besonders faszinierend fand Susan Schnitte in Brüste und Vagina.

Nach ihrer Entlassung aus der Klinik begann sie ihre TFP bei Dr. Wy. Zu diesem Zeitpunkt war Susan noch Jungfrau. In der High-School hatte sie sich mit zwei Jungen getroffen, sich in deren Gegenwart aber nicht wohlgefühlt. Der körperliche Kontakt ging über Küsse, die ihr unangenehm waren, nicht hinaus. Danach hatte sie nie wieder Verabredungen. Sie schloss das College ab, wurde aber nicht berufstätig, weil wiederholte Klinikeinweisungen jeden Plan durchkreuzten.

Im Anschluss an die jüngste Entlassung nahm Susan eine durchaus probate Stelle an und schien sich in ihrem Job zu bewähren. In der Therapie mobilisierte sie starke Widerstände gegen die Vertiefung der explorativen Arbeit. Sie empfand weiterhin den Drang, sich zu schneiden, und sagte, dass sie sich allein deshalb zurückhalte, weil sie infolge ihrer zahlreichen Einweisungen die Erfahrung gemacht habe, dass ihre Selbstverletzungen für andere Menschen sehr verstörend seien und man ihr keine Ruhe mehr ließe, wenn sie nicht damit aufhörte. Sie gab sich überzeugt, dass das Schneiden lustvoll sei und sie selbst überhaupt nicht beunruhige. Jeden Versuch, das Verhalten auf seine Bedeutung hin zu untersuchen, wies sie von sich. Sie beklagte sich außerdem über Dr. Wys »Kaltherzigkeit« und äußerte wiederholt den Wunsch, zu ihrem früheren Therapeuten zurückzukehren, den sie als »warmherzig und großzügig« charakterisierte. Dr. Wy führte ihre Überzeugung, er selbst sei kaltherzig, probeweise auf die Vereinbarung im Behandlungsvertrag zurück, dass er weder zusätzliche Zeit erübrigen noch sich anderweitig über die vereinbarten Termine hinaus engagieren würde, wenn sie sich schnitt. Er fügte hinzu, dass Susan offenbar nur über das Schneiden mit ihm sprechen könne und davon abgesehen nicht wisse, worüber und wie sie mit ihm kommunizieren könne.

Ein erster Schritt zu einem besseren Verständnis ihres Verhaltens war getan, als sie auf eine bestimmte Menschenrechtsorganisation zu sprechen kam – eines der wenigen Themen in ihrem Leben, für die sie Interesse aufbrachte. Als Dr. Wy erläuterte, dass das Logo dieser Organisation eine mit Stacheldraht umwickelte Kerze sei, räumte Susan kleinlaut ein, dass sie sich in ihrer Phantasie vorstellte, selbst diese Kerze zu sein. In Verbindung mit dem Stacheldraht symbolisierte die Kerze eine Beziehungsdyade, nämlich eine Quelle des Lichts und der Wärme einerseits und den Verfolger andererseits. Als Susan mit Dr. Wys Hilfe ihre Identifizierung mit beiden Seiten der Dyade erkannte, kam sie auch dem Verständnis der Verbindung von Schmerz und Lust näher, die sie bislang bestritten hatte, obgleich ihre Gewohnheit, sich Schnittverletzung auf den Brüsten und in der Vagina zuzufügen, diesen Zusammenhang durchaus nahegelegt hatte. An diesem Punkt aber schien die Therapie in einer Sackgasse gelandet zu sein. Susan ging zwar weiterhin zur Arbeit, zog sich aber aus dem sozialen Leben zurück und verbrachte die Wochenenden mutterseelenallein zuhause. Sie las, nähte oder saß stundenlang geistesabwesend in ihrem Zimmer.

Auch in der Therapie herrschte ein Gefühl scheinbar nichtssagender Leere, bis Susan eines Tages berichtete, sie habe Angst, auf dem Heimweg bei einem Autounfall zu sterben. Auf dem Weg zur Sitzung hätten die Rücklichter der vor ihr fahrenden Autos wie bluttriefend ausgesehen, und dieser Anblick habe sie derart hypnotisiert, dass sie fürchtete, die Kontrolle über das Lenkrad zu verlieren. Dr. Wy beschlich ein Gefühl des Unbehagens. Ihm wurde klar, dass Susans Schilderung dieser blutigen Vision und ihre Prophezeiung eines tödlichen Unfalls neben allen anderen möglichen Bedeutungen auch Teil einer sadomasochistischen Dynamik waren und dass die Patientin ihn quälte. Er fasste dies in Worte und fügte erläuternd hinzu, sadistische Gefühle seien überaus menschlich und kämen weit häufiger vor, als Susan es wahrscheinlich für möglich halte. Er erinnerte sie auch an seine frühere Vermutung, dass sie offenbar nicht wisse, wie sie sich ihm gegenüber verhalten und worüber sie sprechen sollte, wenn der Kontakt nicht im Zeichen der Aggression stünde, so wie sie es in ihrer früheren Therapie aufgrund des Schneidens der Fall gewesen sei. Er fragte, ob Susan ihm gegenüber vielleicht noch andere Gefühle habe und sie durch die Aggression abwehre, die im Moment offenbar die einzige Alternative zu der nichtssagenden Leere in ihrem Umgang miteinander sei. Er gab zu verstehen, dass sich vielleicht ein Wunsch nach Intimität und Nähe, wie das Bild der Kerze sie nahelege, in ihr rege, sie aber mit diesen Gefühlen nicht umzugehen wisse, weil sie so eng verflochten seien mit der Aggression, die sie vor sich selbst zu verleugnen versuche.

Eine Weile nach dieser Intervention – Susan war mittlerweile seit zwei Jahren bei Dr. Wy in Behandlung – erklärte sie eines Tages in ihrer Sitzung: »Susan ist heute nicht hergekommen. An ihrer Stelle kam heute Renée.« Dr. Wy war verblüfft und brauchte einen Moment zum Nachdenken. Er fragte, ob Renée ihm etwas von sich erzählen könne. Die Patientin erklärte, dass sie, Renée, davon träume, in sexy Outfits auf die Pirsch zu gehen, in Bars Männer aufzureißen und Sex mit ihnen zu haben, und zwar so, dass die Männer Schmerzen hätten. Sie, Renée, werde aber von »diesem anderen Mädchen«, Susan, bewacht und daran gehindert, ihre Wünsche in die Tat umzusetzen. Renée ärgerte sich über Susans Zimperlichkeit.

Zur nächsten Sitzung kam die Patientin erneut als Susan. Von Dr. Wy auf Renée angesprochen, reagierte sie zunächst ein wenig verwirrt und konnte nur sagen, sie habe das Gefühl, dass diese andere Frau sich seit neuestem in ihr Leben einzumischen versuche. Sie fühle sich immer wieder einmal von ihr belästigt, doch gebe es auch lange Phasen, in denen sie gar nicht an sie denke. Im Laufe der nächsten Wochen war Renée in den Sitzungen mehr oder weniger präsent. Stand anderes Material im Vordergrund, spielte sie keine Rolle. In manchen Sitzungen klagte Susan, dass Renée, dieses »andere Mädchen«, sie schikaniere. Sie sei böse und bedränge, kritisiere und beschimpfe sie. In einigen Sitzungen sprach die Patientin als Renée und äußerte sich verächtlich über Susan, die prüde sei und sie in Ketten lege.

Dr. Wy erklärte sich die Situation dahingehend, dass die Patientin ihre gespaltenen Selbstrepräsentationen histrionisch in Szene setzte. Diese offenkundige Manifestation einer dissoziativen Identitätsstörung (in der Vergangenheit als multiple Persönlichkeitsstörung bezeichnet) erforderte keine Veränderung der Behandlungstechnik, denn das Phänomen konnte als Manifestation einer extremen inneren Spaltung der Selbstrepräsentationen in der Übertragung verstanden werden, die zur Folge hatte, dass jedes Fragment der Selbstrepräsentation als getrenntes Individuum mit eigenem Namen erlebt wurde. Die therapeutische Herausforderung bestand weiterhin darin, das Bedürfnis zu verstehen, diese Repräsentationen voneinander getrennt zu halten, und der Patientin dabei zu helfen, die Spaltung zu überwinden und eine integrierte Identität zu entwickeln. Dr. Wy vermutete, dass seine Intervention, in der er die mit der Aggression der Patientin vermischten anderen Gefühle erläutert hatte, das Auftauchen von Renée gefördert hatte, die nun offenbar das abgespaltene Material verkörperte.

Dr. Wy begann, gemeinsam mit Susan zu untersuchen, welche Rolle Renée in ihrem Leben spielte. In seinen Formulierungen ließ er mit Absicht offen, ob es sich bei ihr um »ein anderes Mädchen« oder um einen inneren Selbstanteil von Susan handelte. Susan erklärte, sie wisse nicht, woher Renée komme, wolle sie aber loswerden. Dr. Wy erläuterte, dass Renée ungefähr zu der Zeit aufgetaucht sei, als Susans Drang, sich zu schneiden, nachgelassen und er selbst von der Möglichkeit gesprochen habe, dass sie vielleicht einen Wunsch nach Intimität und Nähe empfinde. Die Patientin sah keinen Zusammenhang. Er erinnerte sie daran, dass Renée offenbar sexuell sehr interessiert sei. Susan erwiderte, ebendies sei ihr lästig, weil sie selbst keinerlei sexuelles Interesse habe. Dr. Wy stellte diese Interesselosigkeit infrage, indem er geltend machte, dass Susan sich insbesondere auf den Brüsten und in der Vagina geschnitten habe. Seine Bemerkung war ihr sehr unangenehm. Sie antwortete, diese Körperteile hätten sich »einfach angeboten«, merkte aber selbst, dass ihre Erklärung nicht sonderlich überzeugend klang. Verärgert fügte sie hinzu: »Ich mag es einfach nicht, über Sex zu sprechen oder mir Gedanken darüber zu machen.« Dr. Wy antwortete, dies sei offensichtlich, aber ebenso offensichtlich sei, dass ihre Bemühungen, Gedanken an Sex oder Gespräche darüber zu meiden, erfolglos seien, denn das Thema tauche immer wieder auf: Früher in der maskierten Form ihrer Selbstverletzungen und nun in Gestalt von Renée, der unerwünschten Begleiterin. Er bot Susan die Deutung an, dass ihr Schneiden ein Kompromiss gewesen sei zwischen aggressiv getönten sexuellen Bedürfnissen und entsprechenden Verboten. Das Verhalten habe sexuelle und aggressive Bedürfnisse befriedigt und gleichzeitig ihrem Strafbedürfnis Genüge getan. In dieser Mischung aus Sexualität und Aggression habe Susan sowohl die Rolle des Opfers als auch – wenngleich weniger bewusst – die des Angreifers gespielt.

Die Deutung bereitete Susan Unbehagen, weil ihre libidinösen Bedürfnisse aus ihrem bewussten Selbstbild ausgeklammert waren. Gleichwohl war Renée fortan verschwunden. Weil Susan sich dazu nicht äußerte, sprach Dr. Wy das Thema von sich aus an, nachdem er mehrere Wochen lang nichts von Renée gehört hatte. Susan sagte: »Es ist merkwürdig. Ich habe nicht an sie gedacht. Sie war einfach nicht da.« Zuvor hatte sie berichtet, sich mit einem Mann zu treffen, der genauso alt wie Dr. Wy war und den gleichen Vornamen trug wie der Therapeut. Zum ersten Mal, seit Dr. Wy ihr die aggressiven Phantasien als Abwehr des libidinösen Materials gedeutet hat, erweckte Susans Verhalten den Eindruck, als könne sich die Libido gegenüber der Aggression behaupten.

Im Folgenden fassen wir die Übertragungsentwicklungen zusammen:

1. Susan Selbstdarstellung als rücksichtslose Selbstverletzerin erfüllte in der Übertragung gleich mehrere Funktionen. Sie war nicht nur ein Appell an den Therapeuten, sie als Schwerkranke in seine Obhut zu nehmen, und eine subtile Art, ihn zu foltern (weil die Selbstverletzungen verstörend wirkten) und dadurch eine sadomasochistische Beziehung zu ihm aufzunehmen, sondern auch ein Agieren, das seine Aufmerksamkeit auf ihre Brüste und ihre Vagina lenkte.
2. Ihre blutige Vision und ihre Angst, auf dem Heimweg von der Sitzung einen tödlichen Autounfall zu haben, dienten ebenfalls als Möglichkeit, auf der Grundlage der Aggression eine Beziehung zum Therapeuten aufzunehmen. Nachdem Dr. Wy dies als eine mögliche Inszenierung sadistischer Bedürfnisse und als Abwehr libidinöser, auf ihn gerichteter Gefühle gedeutet hatte, begann Susan, bewusster wahrzunehmen, dass sie sowohl erotische als auch aggressive Gefühle empfand.
3. Dass Susan sich mit einem Mann traf, dessen Ähnlichkeiten mit Dr. Wy unübersehbar waren, musste gründlich untersucht werden, zumal dieser neue Freund der Patientin im Großen und Ganzen zwar stabil war, aber ein wenig zu viel trank, und Susans Vater alkoholkrank gewesen war.

Zusammenfassend können wir festhalten, dass dieser Fall eine sexuelle Hemmung illustriert, bei der abgespaltene, aggressiv kontaminierte libidinöse Impulse zunächst in selbstschädigendem proaktivem Verhalten Ausdruck fanden. Später, als dieser wichtige abgespaltene Selbstanteil ins Bewusstsein der Patientin gelangte, kam es zu einer Phase der dissoziativen Identität, in der er sich als »Renée« präsentierte. Bei jedem Schritt unterstützten die Deutungen des Therapeuten den Prozess der Bewusstwerdung und schließlich der Integration.

Verständnis und behandlungstechnische Handhabung erotisierter Übertragungen: Sexualität und Aggression in der Übertragung

Ausschlaggebend für die erfolgreiche Bearbeitung einer aggressiv gefärbten Sexualität und einer Libidoabwehr durch Aggression ist die Konzentration auf die Vermischung von Sexualität und Aggression in der Übertragung. Der Begriff *erotisierte Übertragung* ist in diesem Zusammenhang spezifischer als die Bezeichnung *erotische Übertragung*, denn diese bezieht sich auch auf Liebesgefühle, während als erotisierte Übertragung das Auftauchen *scheinbar* liebevoller Gefühle bezeichnet wird, hinter denen sich andere Affekte verbergen. In seiner Schrift »Bemerkungen über die Übertragungsliebe« erläuterte Freud (1915a) die Unvermeidbarkeit der Liebesübertragung, die es zu akzeptieren und durchzuarbeiten gelte. Dieser Arbeit mit der Übertragungsliebe aus dem Weg zu gehen wäre laut Freud »nicht anders, als wolle man mit kunstvollen Beschwörungen einen Geist aus der Unterwelt zum Aufsteigen zwingen, um ihn dann ungefragt wieder hinunter zu schicken« (S. 312). Eine Ausnahme von der Regel, die unausweichliche Übertragungsliebe zu bearbeiten, gibt es gleichwohl:

Bei einer Klasse von Frauen wird dieser Versuch, die Liebesübertragung für die analytische Arbeit zu erhalten, ohne sie zu befriedigen, allerdings nicht gelingen. Es sind das Frauen von elementarer Leidenschaftlichkeit, welche keine Surrogate verträgt, Naturkinder, die das Psychische nicht für das Materielle nehmen wollen, die nach des Dichters Worten nur zugänglich sind »für Suppenlogik mit Knödelargumenten«. Bei diesen Personen steht man vor der Wahl: entweder Gegenliebe zeigen oder die volle Feindschaft des verschmähten Weibes auf sich laden. In keinem von beiden Fällen kann man die Interessen der Kur wahrnehmen. Man muss sich erfolglos zurückziehen […]. (S. 315)

Man könnte die These vertreten, dass Freud hier an bestimmte Patientinnen mit schweren Persönlichkeitsstörungen dachte. Da wir die Borderline-Organisation und den therapeutischen Umgang damit heute besser verstehen, beurteilen wir das Durcharbeiten dieser erotisierten Übertragung weniger pessimistisch. Blum (1973) verortete sie an das extreme Ende des Spektrums erotischer Übertragungen und charakterisierte sie als »eine intensive, lebhafte, irrationale erotische Beschäftigung mit dem Analytiker, für die offen geäußerte, scheinbar ich-syntone Forderungen nach Liebe und sexueller Befriedigung typisch sind« (S. 63). Anders als die erotische Übertragung, die in erster Linie libidinösen Affekten Ausdruck verleiht, wird im Falle der erotisierten Übertragung ein vermeintlich libidinöser Affekt in den Dienst eines aggressiven gestellt.

Statt die verschiedenen Formen erotischer und erotisierter Übertragungen eingehend zu untersuchen, konzentrieren wir uns hier auf jene Spielarten, die besonders schwierig zu handhaben sind. Kernberg (1998 [1995]) beschreibt, dass intensive erotische Übertragungen Teil der unbewussten Versuche der Patientin sein können, »die Möglichkeit einer beständigen positiven Beziehung zum Analytiker zu verhindern oder zu zerstören« (S. 175 f.). Interessanterweise können die Gegensätze – Liebe und Hass, Libido und Aggression – in der erotisierten Übertragung scheinbar verschmelzen, doch dies ist keine Integration im eigentlichen Sinn. Vielmehr wird ein Anteil der gespaltenen inneren Welt vom anderen in Dienst genommen. Die weiter entwickelte und besser integrierte Psyche verfügt über die Fähigkeit zur Ambivalenz und vermag Libido und Aggression zu integrieren. Menschen mit BPO entwickeln mitunter eine regressive Form der Pseudointegration, bei der das aggressive Segment der Psyche sich Aspekte des libidinösen aneignet und zu destruktiven Zwecken instrumentalisiert. Liebe und sexuelle Erregung können in einem perversen Syndrom in den Dienst der Aggression gestellt werden.

Wir kommen noch einmal auf Gabbys Fall zurück, den wir in Kapitel 3 vorgestellt haben.

Fallbeispiel

Gegen Ende des ersten TFP-Jahres, in dem sich Gabby wiederholt aus der therapeutischen Arbeit zurückgezogen und dann wieder teilgenommen hatte, begann sie Dr. Tams Deutung zu akzeptieren, dass sie ihre Sehnsucht nach einer liebevollen Beziehung abwehre. Sie erklärte: »Ich denke, Sie haben recht. Es sieht so aus, als ginge ich immer dann auf Distanz, wenn ich mich hier wohlzufühlen beginne.«

Dr. Tam nahm an, dass diese Einsicht der Patientin dabei helfen würde, ihre idealen und verfolgenden Repräsentationen seiner Person zu integrieren und die paranoide Position nach und nach zu überwinden. Er erlaubte sich ein wenig mehr Entspannung in der Arbeit, doch während des zweiten Behandlungsjahres stand Gabby mitten in einer Sitzung plötzlich vom Stuhl auf, marschierte flotten Schritts zu Dr. Tam hinüber und setzte sich auf seinen Schoß. Er musste sie mit beiden Händen von sich fernhalten, damit sie ihn nicht umarmte, konnte aber nicht verhindern, dass sie sich die Bluse aufknöpfte. Mit Nachdruck wies er sie an, sich wieder auf ihren Stuhl zu setzen, weil dieses Verhalten mit der Therapie nicht vereinbar sei. Gabby ließ von ihren Blusenknöpfen ab, blieb aber auf seinem Schoß sitzen und beteuerte voller Eifer, dass er ihr geholfen habe zu erkennen, dass sie jemand anderem trauen könne. Dramatisch betonte sie, sie betrachte dieses neugewonnene Vertrauen als einen gewaltigen Entwicklungsschritt, doch wenn er sich ihrer Liebe verweigere, sei dies der Beweis dafür, dass sie sich irre, ja, es würde beweisen, dass er gelogen habe, als er sagte, es könne positive Gefühle zwischen Menschen geben. Mehr noch, seine Zurückweisung wäre der Beweis dafür, dass sie abstoßend sei und er sie verachte – und genau das habe sie von Anfang an gewusst. Durch seine Ablehnung würde er ihre Hoffnung, die Welt könne vielleicht doch anders sein, als sie glaube, zerschlagen und ihr bestätigen, dass der Suizid die einzig vernünftige Lösung sei.

Diese Vignette illustriert, wie libidinöse Gefühle von aggressiven instrumentalisiert werden können. Der Patientin ist aber gar nicht bewusst, wie aggressiv ihr Verhalten ist, denn sie hat die Aggression auf den Therapeuten projiziert. Unter ihrem Blickwinkel betrachtet, hat er sie zurückgewiesen; er hat sie mit vorgetäuschter Freundlichkeit in die Irre geführt und sie dazu verleitet, ihn zu mögen. Er hat ihr eine Falle gestellt; er wollte sie verletzen; sie hätte es besser wissen müssen und ihm nicht vertrauen dürfen; eigentlich wusste sie – in ihrer Paranoia – von Anfang Bescheid. Das Beispiel illustriert ein klassisches, wenngleich extremes Agieren und die projektiven Prozesse, die damit einhergehen: Obgleich die Liebesbeteuerungen der Patientin ein Angriff auf den Therapeuten und die Therapie waren – das Agieren einer nicht anerkannten aggressiven Identifizierung –, beharrte sie auf ihrer Überzeugung, dass der Therapeut sie angreife, wenn er ihre Liebe nicht erwidere. Was auf den ersten Blick wie eine ins Extrem gesteigerte positive Übertragung aussehen könnte, ist in Wirklichkeit Ausdruck von Destruktivität, ein Angriff auf Grenzen und auf die Therapie. Dieser Zwischenfall machte Dr. Tam klar, dass Gabbys BPO niedriger strukturiert war, als er ursprünglich angenommen hatte. Er hatte ihre Negativität zunächst als Abwehr libidinöser Strebungen verstanden. Er verwarf diese These zwar nicht ganz, doch Gabbys Verhalten in dieser Sitzung führte ihm die Wucht ihrer Aggressivität sehr deutlich vor Augen.

Um über die komplexen Interaktionen mit Borderline-Patienten besser nachdenken zu können, ist es hilfreich, sie schematisch nach den beteiligten Selbst-Ob-

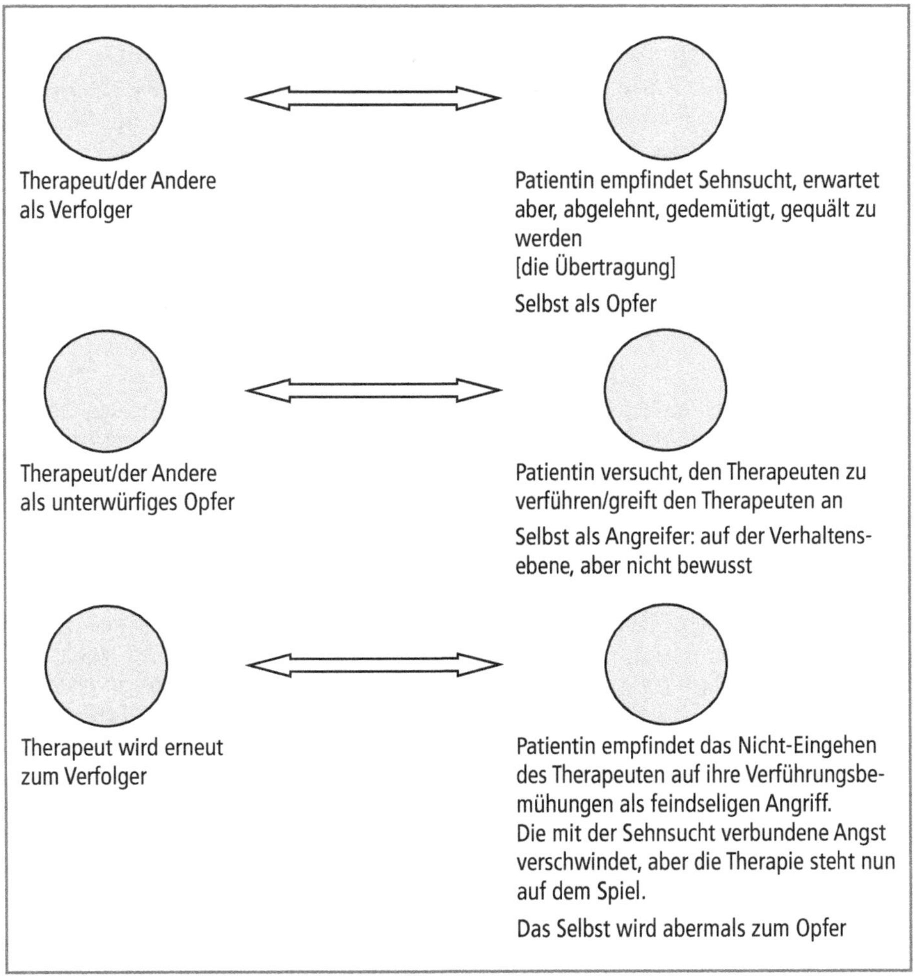

Abb. 9-1 Wechsel innerhalb der persekutorischen Dyade in der mittleren Behandlungsphase einer Borderline-Patientin mit vorwiegend paranoider Übertragung, wie am Beispiel Gabbys illustriert.

jekt-Beziehungen zu ordnen. Das in Abb. 9-1 gezeigte Schema bildet die typische Situation in der frühen bis mittleren Phase der Behandlung von Borderline-Patienten mit einer vorwiegend paranoiden Übertragung ab: Sie sind überzeugt, in der Therapie verletzt zu werden (Abb. 9-1). Wenn der Therapeut die von ihm erwartete Rolle des Ausbeuters/Täters nicht übernimmt, fällt es diesen Patienten schwer, zu begreifen, dass er überhaupt ein Interesse an ihnen haben könnte. Gabbys Fall illustriert die Komplikation, dass die Abwehr, die die Patientin gegen die drohende Nähe in Stellung bringt, im Gewand der Liebe daherkommt. Gabbys krude Verführungsversuche stellen die vertraute Ausbeuter-Opfer-Konstellation wieder her, allerdings mit Gabby in der Rolle des missbräuchlichen Täters, was ihr freilich nicht bewusst ist. Das Trauma wiederholt sich mit vertauschten Rollen. Diese Situation ist so affektintensiv und potenziell chaotisch, weil die Patientin sich sofort als Opfer empfindet, als der Therapeut ihrem Verhalten Grenzen aufzeigt und es zu deuten versucht, und seine Zurückweisung ihres Liebesangebotes sofort als Ablehnung ihrer Person und als Beweis ihrer Wertlosigkeit versteht. Der Therapeut scheint in dieser Situation nur verlieren zu können: Geht er auf die Verführung ein, verhält er sich unethisch und wird zum Täter. Geht er nicht darauf ein, fühlt die Patientin sich auf grausame Weise von ihm abgelehnt.

Die Kardinalregel lautet in einer solchen Situation, den Behandlungsrahmen zu wahren. Dr. Tam reagierte folgendermaßen:

Fallbeispiel

Dr. Tam: *(Gabby buchstäblich auf Armlänge von sich entfernt haltend)* Unter diesen Umständen können wir nicht arbeiten. Sie müssen Ihre Bluse zuknöpfen und wieder in Ihrem Sessel Platz nehmen, andernfalls beende ich die Sitzung.
Gabby: Sie verstehen es nicht. Es wird mir helfen. Sie wollten, dass ich Ihnen vertraue. Jetzt tue ich es, aber wenn Sie mich zurückweisen, werde ich Ihnen nie wieder vertrauen.
Dr. Tam: Es geht um Zurückweisung, das sehe ich genauso wie Sie. Aber wir müssen untersuchen, wer wen zurückweist und aus welchem Grund. Das ist nur möglich, wenn Sie wieder Platz nehmen. (Gabby setzt sich auf den Sessel.) Hier ist etwas passiert, und wir müssen versuchen, es zu verstehen, damit es unsere Arbeit nicht zerstören kann. Wir arbeiten seit eineinhalb Jahren zusammen. Wir beginnen gerade, ein paar Dinge zu verstehen. Dann kommen Sie mir auf diese Weise näher und sagen, es würde Ihnen helfen. Aber Sie wissen, dass es die Arbeit, die wir hier tun wollen, zerstören würde, und deshalb müssen wir herausfinden, warum Sie sich gerade jetzt so verhalten haben. Ich habe auch eine Idee dazu. Ich glaube durchaus, dass Sie zärtliche Gefühle für mich empfinden. Vor allem aber machen Ihnen diese Gefühle Angst. Sie machen Sie verletzlich, und deshalb besteht die einzige Möglichkeit, sich wieder sicher zu fühlen, für Sie darin, das Steuer in die Hand zu nehmen. Sie können sich nicht vorstellen, dass ich Sie nicht ausnutzen möchte, sondern mich aus anderen Gründen für Sie interessiere. Deshalb müssen Sie die Ihnen vertraute Situation wiederherstellen, und dabei übernehmen Sie die destruktive Rolle, indem Sie mich verführen wollen, dabei mitzuspielen.

Im weiteren Verlauf der Behandlung tauchte eine solch extrem schwierige Situation nicht wieder auf. Der Therapeut konnte sie durch das Setzen von Grenzen und deutend handhaben. Einmal sagte Gabby z. B., ihr sei klar, dass Dr. Tam mit ihr als Patientin keinen Sex haben könne. Deshalb sollten sie die Therapie beenden: Dann könnten sie beide ihre Ehepartner verlassen und in ein gemeinsames Leben starten. In dieser Variante war die Dynamik nicht nur besser unter Kontrolle, sondern enthielt auch ein Element der idealisierten Seite der gespaltenen inneren Welt. Trotzdem dürfen wir darüber nicht vergessen, dass der idealisierte Anteil der gespaltenen Psyche nicht weniger pathologisch ist als der verfolgende, denn auch er trägt der Komplexität der Realität nicht Rechnung. Ein ums andere Mal deutete Dr. Tam Gabbys Verführungsversuche dahingehend, dass die Angst, jemandem zu vertrauen und von ihm betrogen zu werden, sie zu einem Rollenwechsel veranlasste: Sie versuche, die Oberhand zu gewinnen und die Kontrolle zu übernehmen und mache dadurch jede Möglichkeit einer sicheren und liebevollen Beziehung zunichte. Zu diesem Zeitpunkt war es für Gabby unvorstellbar, sich in einer Beziehung, die sie nicht unter Kontrolle hatte, sicher zu fühlen. Allerdings waren ihre Kontrollbemühungen Ausdruck einer unbewussten Identifizierung mit ebenjener Figur, die sie mehr als alles andere fürchtete. In solchen Fällen dreht sich die Arbeit der mittleren Therapiephase im Allgemeinen um einen Konflikt zwischen libidinösen und aggressiven Strebungen. Patientinnen mit niedrig strukturierter BPS können die Ausübung von Macht und Kontrolle als dermaßen befriedigend erleben, dass sie nicht darauf verzichten mögen. Gabby konnte in den späteren Phasen ihrer Therapie auch das aggressive Element anerkennen, das sie selbst in Beziehungen einbrachte, und das Bedürfnis nach positivem Kontakt und Umgang mit anderen zulassen. Sie begann, diese Aggression nach und nach zu integrieren und sie mit libidinösen Strebungen zu verbinden, die gründlicher erforscht werden konnten, als die idealisierte Übertragung offener zutage trat. Das Ergebnis war – neben anderen Formen der Sublimierung – ein ausgesprochen gewitzter und trockener Humor, der etwas sehr Verführerisches und Charmantes an sich hatte.

Ebenfalls in der späteren Phase tauchte eine weiter entwickelte Manifestation der erotischen Übertragung auf. Die Patientin entwickelte eine authentische libidinöse Sehnsucht nach dem Therapeuten, in der sich sexuelle Wünsche mit liebevollen Gefühlen vereinten, und bedauerte, dass diese Sehnsucht nicht befriedigt werden konnte. Diese durchaus schwierige Situation erleben Therapeuten häufig. So schrieb Daniel Hill (1994): »Hat der Laie die Wahl, das Angebot entweder anzunehmen oder abzulehnen, so stützt sich die Psychoanalyse auf die Analyse der Übertragung und die Akzeptanz von Paradoxien, in diesem Fall der zugleich authentischen und unaufrichtigen Liebe« (S. 485).

9.2.2 Beginnende Integration und Stabilisierung liebevoller und sexueller Gefühle – neue Herausforderungen

Wie schon erläutert, können intensive erotische Übertragungen mit einem unumstößlichen Anspruch der Patientin einhergehen, dass der Therapeut ihre erotischen Wünsche befriedigen müsse, weil die einzige Alternative ein Rückfall in das selbstdestruktive sexuelle Agieren – z. B. in Form ungeschützten Geschlechtsverkehrs mit häufig wechselnden Partnern – sei, für den dann der Therapeut, der auf die sexuellen Avancen der Patientin nicht eingegangen ist, verantwortlich gemacht wird. Unter solchen Umständen ist es wichtig, dass der Therapeut seine Gegenübertragung gründlich durcharbeitet und in der Lage ist, mit der Patientin über ihre sexuellen Gefühle, Wünsche und Ängste zu sprechen, ohne sich befangen zu fühlen oder erotische Gegenübertragungsgefühle zu agieren. Der Therapeut muss diese Gegenübertragungsgefühle und -phantasien über die Patientin vorbehaltlos tolerieren können. Er teilt sie ihr aber nicht mit, sondern nutzt sie für die gründliche Analyse der in der Übertragung vorherrschenden Objektbeziehung. Dies ist in dieser Behandlungsphase genauso wichtig wie in anderen Phasen die Anerkennung und das Containment intensiver Hassgefühle in der Gegenübertragung. Tatsächlich erleichtern die aggressiven und sadistischen Komponenten unverhohlen geäußerter sexueller Wünsche und Erwartungen es dem Therapeuten, sich in der Gegenübertragung über die Komplexität der erotischen Gefühle der Patientin klar zu werden.

Wichtig ist, dass Patienten ihre erotischen Gefühle in der Übertragung frei äußern können, ohne dies als sexuelle Verführung oder Demütigung zu erleben, und dass der Therapeut darauf eingestellt ist, die zahlreichen Aspekte ihrer Phantasien zu analysieren, in denen sie sein Beharren auf der konsequenten Anerkennung der festgelegten Grenzen als Ablehnung erleben. Die möglichst vollständige Erforschung sexueller Erwartungen und Phantasien in der Übertragung ist eine wichtige Voraussetzung dafür, dass Patienten ihr Sexualleben von der Kontaminierung durch aggressive Impulse frei machen und es in eine reife Liebesbeziehung in der äußeren Realität integrieren können.

Was Dr. Tams Gegenübertragung betrifft, so entwickelte er auf Gabbys Verführungsversuche keine sexuelle Reaktion – ein Zeichen dafür, dass das eigentliche Thema die Aggression war. Als diese im weiteren Behandlungsverlauf besser integriert werden konnte und Gabby erotische Gefühle entwickelte, die nicht von Aggression bestimmt waren, bestand die schwierige Aufgabe des Therapeuten darin, Gabbys Anziehungskraft, die er in seiner Gegenübertragung wahrnahm, anzuerkennen, ohne zu befürchten, dass diese Gefühle an sich bereits ein Verstoß gegen die Behandlungsgrenzen seien. Solche Momente zählen mitunter zu den schwierigsten Situationen in der Therapie. Patienten können ihr Interesse ganz direkt äußern (»Ich weiß nicht, wie ich es ausdrücken soll, aber ich habe mich in Sie verliebt«) oder auch scherzend und ironisch (»Ich würde liebend gern mit Ihnen ausgehen, aber ich weiß, dass Sie sich mit jemandem wie mir niemals in der Öffentlichkeit blicken lassen würden«); manchmal kommt es auch nur indirekt und nonverbal zum Ausdruck. In technischer Hinsicht ist es v. a. wichtig, das Material nicht zu vermeiden. Über das Thema Anziehung zu sprechen ist schwierig, wenn die eigenen Gefühle nicht genauso intensiv sind wie die der Patientin. Die härteste Zurückweisung bestünde aber in der Botschaft, dass solche Gefühle tabu seien. Stattdessen ist es die Aufgabe des Therapeuten, den Klärungsprozess voranzutreiben: Kann die Patientin die Anziehungskraft, die sie spürt, genauer beschreiben? Welche Phantasien hat sie? Wenn sie sagt, sie wolle die Therapie abbrechen, weil die Situation für sie demütigend sei, muss der Therapeut versuchen, ihren Annahmen auf den Grund zu gehen: Was macht die Fortsetzung der Therapie für die Patientin demütigend? Warum ist sie überzeugt, dass der Therapeut sie nicht mag? Was hindert die Patientin daran, sich vorzustellen, dass ein Kennenlernen unter anderen Umständen vielleicht sogar in eine Beziehung eingemündet wäre? Die Untersuchung all dieser Fragen wirft Licht auf die Suche der Patientin nach dem idealen Anderen und auf ihre Selbstentwertung. Beides vereitelt es ihr, im Leben einen angemessenen Partner zu finden. Kurzum, man kann in einer erotischen Übertragung eine Gefährdung der Behandlung sehen, sie aber genauso gut als einen wichtigen Teil der Therapie begreifen, den es durchzuarbeiten gilt.

9.3 Vertieftes Verständnis der Spaltung und der Integrationsstrebungen

Hinweise auf die Spaltung in der inneren Welt des Patienten treten mitunter augenblicklich zutage, manchmal aber auch verzögert. Auch die Entwicklung hin zur Integration weist Schwankungen auf, setzt jedoch in der Regel frühestens einige Monate nach Beginn der Therapie ein. Wenn es soweit ist, muss der Therapeut auf ein frustrierendes Oszillieren zwischen partieller Integration und temporären Regressionen auf den früheren gespaltenen Zustand gefasst sein. Gleichwohl gibt der Beginn des Integrationsprozesses die Fähigkeit des Patienten zu erkennen, über seine innere Welt nachzudenken und sie zu verändern. Unter diesen Umständen kann das kontinuierliche, wiederholte Durcharbeiten – das Nachdenken über die Angst, die durch die Veränderung in der psychischen Abwehrorganisation hervorgerufen wird – eine umfassendere und stabilere Integration herbeiführen.

9.3.1 Hinweise auf Spaltungsvorgänge

In Kapitel 7 haben wir erläutert, dass der Therapeut der Tendenz mancher Patienten, dauerhaft an einer positiven oder aber negativen Übertragung festzuhalten, entgegenarbeiten muss. Bei Patienten, deren gespaltene innere Welt in ihren frühen Reaktionen auf den Therapeuten manifest wird, ist dies kein Thema. Eine Patientin, die auf den ersten Anblick der Praxis mit folgenden Worten reagierte: »Oha, das sind wahrlich beeindruckende Räumlichkeiten! Sie müssen ein guter Therapeut sein. Aber das ist ja bekannt. Mir ist klar, dass Sie hochintelligent sind und mit Patienten umzugehen wissen«, erklärte nach zwei weiteren Sitzungen: »Diese Praxis ist dermaßen kalt und unpersönlich. Als würden Sie eine Mauer um sich herum errichten und sich hinter Ihren Diplomen und Ihrer Reputation verschanzen. Wenn Sie mit anderen Menschen nichts zu tun haben wollen, hätten Sie einen anderen Beruf wählen sollen.« Die Reaktionen dieser Patientin sind Ausdruck gegensätzlicher Objektrepräsentationen, die unterschiedlichen inneren Dyaden entsprechen. In einem solchen Fall sollte der Therapeut die Patientin mit ihren widersprüchlichen Reaktionen konfrontieren und sie bitten, über die Beweggründe nachzudenken, die sie dazu veranlasst haben. (Dem Schwanken liegt in diesem Beispiel wahrscheinlich eine narzisstische Dynamik zugrunde: Die Patientin muss »den besten« aller Therapeuten haben, kann dieses Bild von ihm aber dann nicht tolerieren, weil es ihren narzisstischen Neid weckt, so dass sie ihn entwerten muss.)

Manche Patienten entwickeln jedoch gleich zu Beginn der Therapie eine negative oder positive Übertragung, die dann mehr oder wenig konstant aktiv bleibt. Dies entspricht einer psychischen Struktur, in der eine bestimmte Dyade relativ durchgehend durch eine andere abgewehrt wird. In welchem Rhythmus die Übertragungen sich verändern, variiert von Fall zu Fall. Patienten mit Borderline- und infantil-histrionischen und schizoiden Eigenschaften wechseln im Allgemeinen sehr rasch zwischen verschiedenen Übertragungen hin und her, während sich die Veränderungen bei Patienten mit vorwiegend paranoiden, narzisstischen und depressiven Eigenschaften langsamer vollziehen.

In Kapitel 3 haben wir am Beispiel von Gabbys erstem Behandlungsjahr die Bearbeitung der Spaltungsprozesse illustriert. Auf den ersten Blick betrachtet, schien Gabby mehrere Monate lang an einer durchgängig negativen Übertragung festzuhalten, bis eine tiefe Sehnsucht aus ihr herausbrach, als Dr. Tam zum zweiten Mal ankündigte, dass er für eine Woche verreisen müsse.

9.3.2 Das Schwanken zwischen Integration und Regression

Fallbeispiel

Erste Anzeichen für abgespaltene positive Affekte

In den Sitzungen vor Dr. Tams einwöchiger Abwesenheit schwankte Gabby zwischen einem Rückfall in ihr paranoides Misstrauen und ihre Ablehnung des Therapeuten einerseits und der bewussten Wahrnehmung eines Leidensdrucks, der mit ihrer Bindung an ihn zusammenhing, andererseits. Entsprechend widersprüchlich waren ihre Äußerungen: »Es war so blöd von mir, mich darüber aufzuregen, dass Sie nicht da sein werden … Ich weiß nicht, was ich mir dabei gedacht habe. Sie sind doch ohnehin nie für mich da.« Und dann wieder: »Wenn Sie wegfahren, bringe ich mich um, und Sie sind schuld daran.« Auf diese Suiziddrohung reagierte Dr. Tam, indem er zunächst den Rahmen zur Sprache brachte und Gabby daran erinnerte, dass die Therapie keine Garantie dafür sei, dass sie sich nicht umbringen würde, und dass sie sich verpflichtet habe, in einer Krisensituation den Notdienst aufzusuchen. Er hinterfragte auch ihren Versuch, ihren aggressiven Selbstanteil in ihn hinein zu verlegen (»und Sie sind schuld daran«), und bemühte sich dann, Gabby zu helfen, ihren seelischen Schmerz zu verstehen. Er untersuchte die Dyade des bedürftigen, kindlichen Selbst, das sich nach einem fürsorglichen Gegenüber sehnt, aber nur Enttäuschungen erlebt. Er zeigte der Patientin auch auf, dass sie sich mit dem verlassenden Objekt identifizierte, wenn sie ihr inneres Bild von ihm und die wechselseitige Verbundenheit auslöschte (ihn innerlich umbrachte), und erläuterte ihr, dass sie sich infolgedessen leer und einsam fühlte.

In der ersten Sitzung nach Dr. Tams Rückkehr war Gabby noch stärker auf die paranoide Position regrediert. Als er ihr trotziges Desinteresse den Momenten vor der einwöchigen Unterbrechung gegenüberstellte, in denen sie sich ihm verbunden gefühlt hatte, fragte sie feindselig: »Wovon sprechen Sie?« Er erinnerte sie an ihre heftige Reaktion auf seine Ankündigung, dass er eine Woche lang nicht da sein werde. Sie schnauzte ihn an: »Das habe ich nie gesagt!« Dies war ein deutliches Beispiel für eine Regression von einem Integrationsprozess auf einen gespaltenen, dissoziierten Zustand. Dr. Tam war sich im Klaren darüber, dass es bis zu einer Integration im eigentlichen Sinn noch eine Weile dauern würde. Nach zahlreichen Wiederholungen dieser Dynamik eröffnete Gabby fünf Monate später eine Sitzung mit den Worten: »Ich habe über das, was Sie gesagt haben, nachgedacht … dass ich dagegen ankämpfe, mich Ihnen nahe zu fühlen, weil ich Angst habe, von Ihnen verletzt zu werden. Vielleicht haben Sie recht.« Dies war zweifellos ein Schritt in Richtung Integration. Gleichwohl regredierte Gabby auch weiterhin auf die paranoide Position, wenn sie sich bedroht oder überfordert fühlte. Als sie gegen Ende ihrer fünfjährigen Therapie über die Veränderungen, die sich vollzogen hatten, nachdachte, sagte sie: »Sie haben mir viel gegeben, aber sie haben mir auch etwas weggenommen … Ich habe immer an die vollkommene Liebe geglaubt und auf sie gewartet, ganz gleich, wie elend es mir ging. Jetzt fühle ich mich meinem Mann näher, aber es ist keine Leidenschaft, und ich weiß, dass es keine vollkommene Liebe gibt … und doch vermisse ich diese Vorstellung.« Dr. Tam zollte dieser alltagssprachlichen Beschreibung der Annäherung an die depressive Position Anerkennung und Wertschätzung. Ein weiteres Anzeichen für Gabbys Weiterentwicklung waren ihre Worte: »Ich kann nicht glauben, dass ich meinem Mann und manchmal auch Ihnen all diese schrecklichen Dinge zugemutet habe und auch noch überzeugt davon war, im Recht zu sein. Ich fühle mich miserabel, wenn ich daran zurückdenke.«

9.4 Wechselnde Projektionen: Integration und verbesserte Realitätsprüfung

Mit zunehmender psychischer Integration treten die durch die starren inneren Dyaden des Patienten vorgegebenen Wahrnehmungsverzerrungen in den Hintergrund. Menschen und Situationen, die zuvor als bedrohlich erlebt wurden, erscheinen nun in einem milderen Licht. In einem komplizierten, vielschichtigen Prozess werden aggressive und libidinöse Gefühle sowohl integriert als auch klarer voneinander unterschieden, weil es dem Patienten immer besser gelingt, sie auf einer symbolischen und sprachlichen Ebene zu begreifen und zwischen innerer Phantasie und äußerer Realität zu trennen. Er kann negative Gefühle im Kontext einer Liebesbeziehung tolerieren und auf diese Weise zulassen, dass Beziehungen sich vertiefen, die andernfalls an der Überzeugung gescheitert wären, dass jede negative Regung das Ganze vergifte. Darüber hinaus werden die aggressiven Gefühle, von denen die idealisierten »Liebesbeziehungen« zuvor unbewusst infiltriert worden waren, so dass sie sich in sadomasochistische Verstrickungen verwandelten, nun als Teil der inneren Welt anerkannt. Dies ist die Voraussetzung dafür, dass sie sublimiert und in angemessenen Settings bewusst geäußert werden können.

Einhergehend mit der wachsenden Integration gelingt es den Patienten häufig auch besser, ihre Interaktionen mit anderen Menschen realistisch wahrzunehmen. In stressreichen oder mehrdeutigen Situationen aber kann es weiterhin zu einer vorübergehenden Wiederaufnahme der defensiven Spaltung kommen. Maßgeblich für das Niveau der Persönlichkeitsorganisation ist u. a. der *überwiegende* Einsatz primitiver Abwehrmechanismen. Welche Abwehrmechanismen wir in Stellung bringen, hängt zu einem gewissen Grad von den Umständen ab. Deshalb können Borderline-Patienten selbst dann, wenn sie sich einer höher strukturierten Persönlichkeitsorganisation annähern, für die der überwiegende Einsatz reifer Abwehrmechanismen typisch ist, v. a. unter erhöhtem Stress auf eine primitivere Abwehr zurückfallen. Bei Patienten mit einer noch nicht konsolidierten, fragilen Integration können schon fehlende Eindeutigkeit oder mangelnde Klarheit einer Situation eine Regression auslösen. Im folgenden Beispiel kommen wir noch einmal auf Amy zurück, die wir in Kapitel 8 kennengelernt haben.

Fallbeispiel

Amy

Amys selbstverletzendes Verhalten verbesserte sich deutlich, als sie ihren zuvor abgespaltenen aggressiven und sadistischen Selbstanteil bewusst wahrzunehmen und anzuerkennen begann und ihre Projektion zurücknahm. Bevor sie sich dieses Teils ihrer inneren Welt bewusst wurde, war er entweder durch selbstdestruktives Agieren zum Ausdruck gebracht worden oder dadurch, dass Amy andere Menschen, auf die sie ihn projiziert hatte, als bedrohlich und gefährlich erlebte. Mit wachsendem Gewahrsein ihrer eigenen aggressiven Gefühle konnte sie es zulassen, wütend zu werden, wenn der Ärger wirklich angemessen war. Sie hörte auf, sich zu verletzen, und kam insgesamt besser in der Welt zurecht. Vor der Therapie hatte sie in dem begrenzten Bereich existiert, den ihre Krankheit ihr vorgab: Ihre Welt war die einer Patientin, die mit ihrem Ehemann zusammenlebte und deren Kontakte zur Außenwelt sich auf die Menschen beschränkte, die sie im Kontext ihrer Behandlungen kennenlernte.

Mit Beginn der TFP änderte sich die Situation. Erstens verlangte ihr der Behandlungsvertrag ein höheres Aktivitätsniveau ab. Zweitens lernte sie, unbefangener mit anderen zu interagieren, als ihre innere Welt sich zu integrieren begann. Die Verbesserung, die mit dem Verständnis ihrer paranoiden Übertragung – der Projektion ihrer Aggression auf den Therapeuten und ihres aggressiven Verhalten ihm gegenüber – einsetzte, erweiterte sich nach und nach auf Situationen außerhalb der Therapie (Strategie 4; Kap. 3). Erstmals bemerkbar machte sie sich in dem Collegekurs, den Amy – ganz im Sinne des Behandlungsvertrags – belegt hatte. Zunächst ging sie dort wie selbstverständlich davon aus, dass ihre Kommilitonen sie nicht mögen würden. Im Laufe der Zeit begriff sie, dass diese Überzeugung z.T. auf die Strenge zurückzuführen war, mit der sie andere Menschen (»Sie können sich nicht vorstellen, was dieser Typ im Kurs von sich gegeben hat!«) und sich selbst beurteilte. In der Vergangenheit hatte sie diese Schroffheit und Strenge stets geleugnet, obwohl sie sich mitunter in sarkastischen Bemerkungen Luft machten. Sie sah die Unbarmherzigkeit, mit der sie über sich selbst den Stab brach, in anderen, obwohl sie sich selbst – ohne dem Bedeutung beizulegen – schwere Verletzungen zufügte. Auch ihren Therapeuten, Dr. Jones, hatte sie durch diese Linse wahrgenommen.

Ein Ergebnis ihrer Weiterentwicklung war ihre Entscheidung, ein Kind zu bekommen, die sie ein gutes Jahr nach Beginn der Therapie traf. Sie blieb während der gesamten Schwangerschaft emotional stabil und war eine liebevolle, fürsorgliche Mutter. Ihr allgemeines Funktionsniveau hatte sich deutlich verbessert. Gelegentlich hatte sie Ängste, die aber denen vieler anderer junger Mütter ähnelten. Gleichwohl blieb ihre psychische Integration fragil, so dass sich Dr. Jones von der Fortführung der Therapie eine weitere Stabilisierung erhoffte.

9.5 Zyklen der zunehmenden Integration mit kontrollierteren und begrenzteren Projektionsvorgängen

Es ist wichtig, dass der Therapeut sich ein klares Bild von der Stabilität bzw. Fragilität der psychischen Integriertheit machen kann, die Patienten nach und nach entwickeln. Diese Einschätzung hat auch Implikationen für die Entscheidung über den Zeitpunkt, zu dem die Beendigung der Therapie geplant werden kann. Aus Gründen, die noch nicht restlos geklärt sind, bleibt die Integration bei manchen Patienten lange Zeit brüchiger als bei anderen, so dass sie in höherem Maß dazu neigen, auf Projektionen zu regredieren. So verhielt es sich auch in Amys Fall.

Fallbeispiel

Amy

Amy kam zwar im Großen und Ganzen gut zurecht, doch die Fragilität ihrer inneren Integration war in folgenden Bereichen unverkennbar: Erstens in ihren Reaktionen auf ihre eigene Arbeit und zweitens in ihrer Sorge um die Sicherheit ihres Kindes. Festzuhalten ist, dass ihre Befürchtungen sich mehr und mehr mit ganz realistischen Bedenken überlappten; dennoch enthielten sie mitunter gewisse Übertreibungen und Verzerrungen, die auf nicht vollständig integrierten inneren Repräsentationen beruhten.

Eines der ersten Anzeichen für Amys Fortschritte war ihr Entschluss, sich erneut dem Komponieren zuzuwenden, ein Interesse, das sie lange vernachlässigt hatte. Wie in Kap. 8 erläutert, konzentrierte sich die Frühphase ihrer Therapie auf den abgespaltenen aggressiven Anteil ihrer inneren Welt, der ihrem selbstschädigenden Agieren zugrunde lag. Eine Manifestation dieses aggressiven Anteils war die strenge, kritische Stimme, die jeden Versuch Amys, aktiv zu werden, erbarmungslos heruntermachte (aber auch andere Menschen angriff). Dieses unintegrierte Segment der inneren Welt lähmte sie auch jedes Mal, wenn sie einen Song zu schreiben versuchte, und war einer der ursächlichen Faktoren ihrer depressiven Zustände. In ihrer Behandlung ging es zunächst darum, diesen aggressiven inneren Anteil (den »kritischen Richter«) anzuerkennen, um dann zu lernen, ihn bewusst zu mäßigen und zu kontrollieren. Die Akzeptanz dieses Selbstanteils und seine zunehmende Integration halfen Amy, ihre Identitätsdiffusion zu überwinden und einer Identitätskonsolidierung näher zu kommen. Die Mäßigung ihres inneren strengen »Richters« ermöglichte es ihr, Interessen zu pflegen, die sie in der Vergangenheit vernachlässigt und als wertlos abgetan hatte. Da sie ihre eigenen Leistungen nicht länger gnadenlos kritisierte, konnte sich ihre Kreativität entfalten. Dies geschah jedoch im Geheimen, ohne dass sie Dr. Jones ein Wort davon sagte. Dann tauchte ein neues Muster auf: Amy brach ihr Schweigen und erzählte dem Therapeuten von einem Song, den sie geschrieben hatte. In der nächsten Sitzung berichtete sie dann unweigerlich, ihr sei in dem Gespräch über den Song klar geworden, wie schlecht ihre Arbeit sei und dass ihr Komponieren nichts tauge.

Dank der Erforschung dieses Musters stellte sich heraus, dass Amy den strengen, kritischen Selbstanteil so lange abwehren konnte, bis sie einem anderen Menschen Einblick in ihre kreative Tätigkeit gewährte. An diesem Punkt war sie sich nicht sicher, ob die harten Urteile, die ihrer Ansicht nach über ihre Arbeit gefällt wurden, auf einen übertrieben kritischen inneren Anteil zurückgingen oder der äußeren Realität – der negativen Meinung anderer Menschen – entsprachen. Zwischen der inneren und äußeren Quelle eines Gedankens zu unterscheiden ist bisweilen hochkompliziert, weil es natürlich vorkommt, dass man in der Realität von anderen streng beurteilt wird. Diese Themen in der Übertragung zu untersuchen trägt zur Klärung bei. In Amys Fall lenkte Dr. Jones die Aufmerksamkeit auf das Muster der Patientin, die eigene Arbeit abzulehnen, nachdem sie mit ihm darüber gesprochen hatte. Amy sagte, dass Gespräch mit ihm habe sie von der Illusion befreit, gut komponieren zu können. Sie sei nun wieder in der »Realität« angekommen und wisse, dass sie kein Talent habe. Im weiteren Verlauf der Untersuchung räumte sie ein, dass tatsächlich nichts, was Dr. Jones gesagt oder getan hatte, auf eine negative Meinung über ihre Arbeit schließen ließ – trotzdem »wusste« sie, dass ihm der Song nicht gefiel. Nach und nach begriff sie, dass sie sich mit ihrer Überzeugung, Dr. Jones habe ihre Arbeit nicht gefallen, auf vertrautem und somit sicherem Terrain bewegte. Sie hatte einen Punkt erreicht, an dem sie ihre eigene aggressive Reaktion auf sich selbst kontrollieren konnte, solange kein anderer mitbeteiligt war. Kam jedoch eine zweite Person (in diesem Fall Dr. Jones) ins Spiel, bestand die Möglichkeit, dass die Aggression von ihr ausging – und genau davon war Amy aufgrund ihrer Projektion überzeugt. Die Möglichkeit, dass ein anderer Mensch wohlwollend oder gar positiv auf sie reagieren könnte, musste gründlich erforscht werden, bevor es ihr gelang, diesen Projektionsprozess zu kontrollieren, den aggressiven Selbstanteil weitergehend zu integrieren und ihr allgemeines Funktionsniveau zu verbessern.

Dieses Beispiel illustriert auch, wie wichtig die technische Neutralität ist. Dr. Jones bekundete zwar sein Interesse an Amys Urteil über ihre eigene Komposition, aber er nahm davon Abstand, ihre Bedenken augenblicklich zu beschwichtigen, als sie meinte, ihre Arbeit tauge nichts. Wahrscheinlich hätte sie solche Bemühungen ohnehin als herablassend und mitleidig empfunden, und selbst wenn sie sie beruhigt hätten, wäre der Effekt von kurzer Dauer gewesen. Nur dank der eingehenden Untersuchung ihrer Annahmen über die Reaktion ihres Therapeuten konnte Amy erkennen, dass ihren Zweifeln die Projektion eines Teils ihrer eigenen inneren Welt zugrunde lag und dass Dr. Jones ihr Werk möglicherweise durchaus positiv beurteilte.

Dr. Jones orientierte sich in seiner Handhabung der Therapie daran, dass Amy tatsächlich eine begabte Liedermacherin war. Freilich kommt es auch vor, dass Patienten sich auf einem Gebiet engagieren, auf dem ihnen niemals Aussicht auf Erfolg winken wird. In einem solchen Fall muss der Therapeut untersuchen, inwieweit der Patient seine eigenen Fähigkeiten realistisch einzuschätzen vermag. Es gilt zu klären, ob die Diskrepanz zwischen der Begabung des Patienten und seinen Ambitionen Ausdruck einer narzisstischen Grandiosität ist oder ob es sich um das Agieren einer selbstschädigenden Dynamik handelt. Weil ähnliche Verhaltensweisen auf einer ganz und gar unterschiedlichen Dynamik beruhen können, ist es schwierig, ein Manual zu verfassen, das dem Therapeuten für jede Situation exakt vorgibt, was zu tun ist.

9.6 Erweiterung des Fokus in der mittleren Behandlungsphase

In der mittleren Behandlungsphase muss der Therapeut die Fokussierung auf die Übertragung u. U. erweitern, um folgende Themenbereiche in die Arbeit einzubeziehen:

1. Die augenblickliche äußere Realität des Patienten;
2. die Entwicklung seiner Interaktionsmuster;
3. seine Lebensgeschichte und das nach und nach auftauchende Selbstnarrativ sowie
4. die Phantasien, die sich zunehmend von der Realitätswahrnehmung zu unterscheiden beginnen.

In der frühen Therapiephase steht die Identifizierung der wichtigsten inneren Dyaden im Zentrum der Arbeit. Das heißt, die Aufmerksamkeit richtet sich vorrangig auf die Übertragung, obwohl der Therapeut natürlich auch andere Bereiche untersucht, wenn der Patient sie mit starkem Affekt in die Sitzung einbringt. Mit

Beginn der mittleren Behandlungsphase hilft der Therapeut dem Patienten, die innere Dynamik zu erforschen, die zur Folge hat, dass bestimmte Dyaden dominieren und nicht in eine komplexere innere Welt integriert werden konnten. Einhergehend mit dieser Klärungsarbeit richtet sich das Augenmerk zunehmend darauf, die in der Therapie gewonnenen Einsichten für das Leben in der äußeren Realität nutzbar zu machen, das Verständnis der Persönlichkeit des Patienten zu vertiefen und es ihm zu ermöglichen, in den Bereichen Arbeit, Liebe, soziales Leben und kreative Aktivitäten größere Befriedigung zu finden. Das Auf und Ab der Weiterentwicklung zur Integration lässt sich an seinen sozialen Beziehungen ebenso wie an seiner Einstellung zur Arbeit beobachten. Viele Patienten haben zu Beginn ihrer Therapie aufgrund ihrer Unzuverlässigkeit und des Chaos in ihrem Leben und/oder infolge ihrer paranoiden Annahmen über andere Menschen kaum soziale Beziehungen. Im Laufe der Therapie mehren sich ihre interpersonalen Interaktionen, weil sie insgesamt aktiver werden und weil die verbesserte Integration der inneren Welt es ihnen ermöglicht, ihre Reaktionen auf andere Menschen sensibler abzustimmen. Wie fragil die Integration vorerst bleibt, zeigt sich in diesem interpersonalen Bereich daran, dass die Überwindung der vertrauten paranoiden Position dem Patienten auch Angst macht.

Ein Grundsatz lautet, dass der Therapeut die Arbeit, Freizeit und das Liebesleben des Patienten mit fortschreitender Therapie immer gründlicher kennenlernt. Er kann die subtileren Aspekte dieser Bereiche erforschen und gleichzeitig auch die Übertragung untersuchen. Der Patient beginnt, sich selbst und andere Menschen umfassender wahrzunehmen, und der Therapeut kann sich ein umfassenderes Bild vom Patienten machen. Dabei stellt sich u. a. heraus, inwieweit subtile Projektionen innerer, nicht vollständig integrierter Repräsentationen weiterhin aktiv bleiben, auch wenn der Patient das manifeste Agieren überwunden hat. Es ist wichtig, diese Projektionen aufmerksam zu beobachten, um dem Patienten zu helfen, den Übergang von einem Leben ohne Borderline-Symptome, aber mit erheblichen Hemmungen, zu einem Leben mit befriedigenden Beziehungen zu bewältigen. So verstanden, geht die Übertragungsfokussierte Psychotherapie weiter als Behandlungsverfahren, die sich ausschließlich auf die Auflösung der BPS-Symptome konzentrieren.

Fallbeispiel

Amy

Als Amys Sohn alt genug war, um den Kindergarten zu besuchen, entwickelte seine Mutter starke Ängste. In der neuen, ihr fremden Umgebung traf sie auf zahlreiche andere junge Mütter und ging augenblicklich davon aus, dass diese sie für dumm und unterlegen hielten. Es stellte sich heraus, dass bislang verborgene Reste ihres kritischen, verfolgenden Selbst aktiv waren. Es gab nicht nur keinerlei Anhaltspunkte dafür, dass die anderen Mütter tatsächlich auf sie herabschauten; vielmehr entwertete Amy diese Mütter insgeheim selbst, denn sie war der Ansicht, dass sie sich weniger hingebungsvoll und fürsorglich um ihre Kinder kümmerten als sie. Etwas ganz Ähnliches hatte sich abgespielt, als sie in der Frühphase ihrer Therapie den Collegekurs belegt hatte. Psychodynamisch betrachtet, unterstützte das explorative Gespräch über Amys Reaktion auf die anderen Mütter die Bemühungen der

Patientin, strenge innere Repräsentationen zu integrieren, die letztlich einer tief verankerten Grandiosität zuarbeiteten. Auf einer eher praktischen Ebene half die Untersuchung Amy, die negativen Affekte zu überwinden, die es ihr verwehrt hatten, befriedigende Beziehungen zu den übrigen Müttern zu entwickeln. Wenn sich die Therapie in diese Richtung entwickelt, die lärmenden Symptome verschwinden und die Entwicklungen im äußeren Leben des Patienten nach und nach ins Zentrum der Aufmerksamkeit rücken, wird die Akzeptanz des Behandlungsrahmens immer selbstverständlicher.

9.7 Ausgewogene Beachtung der Übertragung und des äußeren Lebens der Patientin in der Therapie

Die zentralen Übertragungsthemen brauchen oft Zeit, um sich zu entfalten. Derweil hört der Therapeut dem Material zu, das die Patientin in den Sitzungen schildert. Manche Patienten sprechen ihre Reaktionen auf den Therapeuten und die Gefühle, die sie ihm gegenüber empfinden, direkt und spontan gleich zu Beginn der Therapie an. Andere verlieren kein Wort über ihn und widmen sich fast ausschließlich anderen Themen. In diesem Fall kann der Therapeut die Initiative ergreifen und aktiv nachfragen, wie der Patient die therapeutische Beziehung erlebt, oder ihn auf ein Gefühl ansprechen, das ihm durch das nonverbale Verhalten vermittelt wird.

Neben der Bearbeitung der Übertragung hat der Therapeut aber auch die Aufgabe, sich regelmäßig nach dem Leben zu erkundigen, das der Patient außerhalb der Sitzungen führt. Dieses aktive Einholen von Informationen ist einer der Aspekte, in denen sich die TFP von der eher traditionellen psychoanalytischen Psychotherapie – und insbesondere von der kleinianischen Psychoanalyse (Joseph 1994 [1985]) – unterscheidet (Kernberg 2016). Das Vorgehen kann ungemein aufschlussreich sein, wenn sich z. B. herausstellt, dass ein Patient, der in den Sitzungen sehr kooperativ mitarbeitet, wichtige dynamische Konflikte außerhalb der Therapie agiert. Denkbar ist auch, dass Patienten in den Sitzungen zwar frei assoziieren, sich aber außerhalb der Stunden nicht an den Behandlungsvertrag halten und entgegen den Vereinbarungen weder einer Tätigkeit nachgehen noch an einem 12-Schritte-Programm teilnehmen. Wir haben den behandlungstechnischen Umgang mit solchen Schwierigkeiten in Kapitel 7 erläutert. Ein Therapeut, der sich über das Leben, das der Patient außerhalb der Sitzungen führt, nicht informiert, bleibt ahnungslos, was dieses Agieren betrifft. Wenn Patienten die Vereinbarungen über Aktivitäten und Engagements respektieren, lässt sich die Wiederholung pathologischer Interaktionen in neuen Settings beobachten und in den Sitzungen untersuchen. Die effektivste Möglichkeit, diese Interaktionen zu analysieren und zu klären, besteht darin, den Konflikt auf die Übertragung rückzubeziehen, weil das zu erforschende Material hier ganz unmittelbar vorliegt. Im folgenden Beispiel begegnen wir Betty wieder, einer Patientin mit höher strukturierter BPO, die wir in Kapitel 4 kennengelernt haben.

Fallbeispiel

Betty

Betty nahm eine gering bezahlte Tätigkeit an und war augenblicklich, ihrem Muster entsprechend, überzeugt, von allen Kolleginnen und Kollegen verachtet, verabscheut und gehasst zu werden. Nicht anders als in der Vergangenheit reagierte sie, indem sie ihren Mitarbeitern die Feindseligkeit angedeihen ließ, die sie ihnen unterstellte. Dieses Verhalten (das sie als Selbstschutz interpretierte) musste dringend untersucht werden, weil es über kurz oder lang den Verlust ihrer Tätigkeit zur Folge haben und den Kreislauf aus Zweifel, Selbsthass, Depression und Suizidalität erneut in Gang setzen würde. Wie üblich in solchen Fällen, erschien es wenig aussichtsreich, Bettys Wahrnehmung ihrer Mitarbeiter infrage zu stellen (»Sie haben es doch nie miterlebt! Wie können Sie behaupten, ich hätte etwas falsch verstanden? Ich *weiß*, dass die Sekretärin mich nicht begrüßt hat, weil sie mich nicht ausstehen kann!«). Es kann zwar hilfreich sein, wenn der Therapeut in solchen Situationen auf ein wiederkehrendes Muster verweist, doch das ergiebigste Forschungsfeld ist die Übertragung. Während der Therapeut sich dieses Material anhört, sollte er seine eigenen Erfahrungen mit der Patientin auf Beispiele für dieselbe Dyade hin untersuchen (das »verfolgte Opfer«, das sich vor den »sadistischen Tätern« fürchtet). Zumeist kann er das Gespräch dann auf die Interaktion im Behandlungszimmer lenken:

Dr. Em: Ich frage mich, ob es zwischen der Art und Weise, wie Sie sich auf der Arbeit fühlen, und Ihren Gefühlen in der Sitzung, in der wir über den Vertrag gesprochen haben, einen Zusammenhang gibt. Sie haben gesagt, der Vertrag habe lediglich die Funktion, mich vor Ihnen zu schützen. Sie hatten den Eindruck, dass ich Sie von Anfang an nicht mochte und deshalb Barrieren errichtete, um jeden Kontakt zwischen Ihnen und mir zu verhindern. Sie waren überzeugt, dass ich Sie strenger behandele als meine anderen Patienten und dass die Grenzen nur für Sie gelten. Und das alles hing mit Ihrer Vorstellung zusammen, dass ich Sie für minderwertig halte und der Meinung bin, Sie hätten meine Aufmerksamkeit nicht verdient.

Betty: Na ja, das glaube ich eigentlich nicht mehr. Ich habe dieses Buch gelesen, über die Therapie von Borderline-Patienten, und da heißt es ja, die Vereinbarung von Grenzen sei Teil der Behandlung.

Dr. Em: Hm, ohne diesen äußeren Beweis wären Sie also immer noch der Meinung, ich könne Sie nicht leiden?

Betty: Ich habe nicht gesagt, dass ich jetzt glaube, Sie *könnten* mich leiden. Sie sehen mich nur, weil ich Sie bezahle.

Dr. Em: Und das wäre das einzige Interesse, das ich an Ihnen habe?

Betty: Sie nehmen jeden in Behandlung, der zur Tür hereinkommt und Sie bezahlt. Sie sind eine Art Prostituierte, nur ohne Sex. Ha, das ist wirklich komisch. Bei einer Prostituierten gibt es wenigstens Sex.

Dr. Em: Das klingt ja so, als ob ich Sie ausnutze und Interesse heuchele, um Ihnen Ihr Geld abzuknöpfen.

Betty: Ich möchte nicht weiter darüber reden. Ich habe mich daran gewöhnt, herzukommen, und jetzt haben Sie dafür gesorgt, dass mir wieder Zweifel kommen.

Dieses Beispiel illustriert nicht nur die Verlagerung der Aufmerksamkeit vom äußeren Leben der Patientin auf die Übertragung, sondern auch die Taktik, die negative Übertragung ebenso wie die positive anzusprechen. Die Therapie war in eine oberflächliche positive Übertragung abgeglitten, die den negativen Anteil aussparte, bis der Therapeut zur Sprache brachte, wie die Patientin über ihn und die therapeutische Beziehung dachte.

Fallbeispiel

Betty

Dr. Em: Das ist der Grund, weshalb ich dieses Gespräch für so wichtig halte. Ihr Gefühl, einigermaßen gut mit mir auszukommen, scheint nicht sehr tief zu reichen. Wir sind an einem Punkt angelangt, an dem Ihre Zweifel zwar nicht mehr offen zutage treten, aber gleichwohl sehr real sind. Sie vergleichen mich mit einer Prostituierten. Das lässt vermuten, dass Sie mich für verlogen halten und mir mein Interesse an Ihnen nicht abnehmen. Ist das in irgendeiner Weise besser als die Situation an Ihrem Arbeitsplatz?
Betty: Wenn ich denen Geld gäbe, wären sie wahrscheinlich auch nett zu mir. Es ist überall dasselbe. Sie machen sich doch über mich lustig, sobald ich aus der Tür bin … Vielleicht machen Sie sich sogar gerade jetzt, in diesem Moment, über mich lustig, trotz Ihres ernsten Blicks. Das haben Sie wahrscheinlich in Ihrer Therapieschule gelernt – jemanden, den Sie für einen Trottel halten, mit ernster Miene anzublicken.
Dr. Em *(die Neutralität wahrend und den Konflikt in der Patientin belassend)*: Im Augenblick gibt es wohl nichts, womit ich Sie überzeugen könnte, dass ich Sie nicht für einen Trottel halte. Ich habe den Eindruck, das Gefühl sitzt sehr tief. Trotzdem können wir zusammen einen Blick auf das schreckliche Dilemma werfen, in dem Sie gerade jetzt stecken und in das Sie immer wieder geraten, auch aktuell an ihrem Arbeitsplatz. Sie wissen nicht genau, ob ich Sie für einen Trottel halte oder nicht oder ob andere Sie generell für einen Trottel halten. Aber Sie fühlen sich auf der sicheren Seite, wenn Sie davon ausgehen, dass es sich so verhält. Auf diese Weise können Sie nicht verletzt werden, indem Sie freundlich zu Leuten sind, die sich dann über Sie lustig machen oder Sie ablehnen. Deshalb verhalten Sie sich von vornherein entsprechend. Das Problem besteht darin, dass Sie sich nicht wirklich sicher sind, und wenn Sie sich täuschen, zerschlagen Sie womöglich jede Menge Geschirr, wo Sie eigentlich gute Beziehungen haben könnten. Mich z. B. haben Sie mit einer Prostituierten verglichen. In der Therapie können wir die Gefühle und Phantasien, die Sie damit verbinden, untersuchen. Wenn Sie die gleiche Aggression aber gegenüber einer Kollegin oder einem Kollegin an den Tag legen, lösen Sie womöglich genau die Reaktion aus, die Sie von Anfang an befürchtet haben.

Im weiteren Verlauf der Behandlung geht es darum, herauszuarbeiten, dass niemand sonst als die Patientin Urheberin der negativen und ablehnenden Gedanken über sich selbst und andere Menschen ist. Weil sie unter ihrer negativen Selbsteinschätzung leidet, projiziert sie dieses Urteil auf andere und ist überzeugt, dass es in diesen anderen seinen Ursprung hat. Folglich werden sie streng von ihr verurteilt, auch wenn sich die Situation in ihren Augen so darstellt, dass die anderen sie angreifen und sie deshalb negativ auf sie reagiert. Mit anderen Worten: An ihrer Arbeitsstelle wie auch in der Übertragung spielt sie die Dyade eines höhnischen Kritikers und seines verachteten Gegenübers aus, aber diese Dyade ist ganz und gar Teil ihrer inneren Welt. Darüber hinaus ist Betty mit beiden Seiten der Dyade identifiziert, obwohl sie sich auf der bewussten Ebene lediglich als das verspottete Opfer fühlt.

9.8 Innere Repräsentationen, Identifizierungen und Projektionen

Wie in Kapitel 3 erläutert, hat die 3. Strategie der TFP die Funktion, Verbindungen zwischen Objektbeziehungsdyaden, die einander gegenseitig abwehren, aufzudecken und zu deuten. In diesem Zusammenhang besteht ein Teil der Arbeit in der mittleren Behandlungsphase darin, die Manifestationen unintegrierter oder nur partiell integrierter Repräsentationen, so wie sie in unterschiedlichen Settings projiziert werden, aufmerksam zu beobachten. Damit einhergehend erläutert der Therapeut, wie die Wahrnehmungen, die auf diesen Projektionen beruhen, auch in der therapeutischen Beziehung zum Tragen kommen und wie das Verhalten, das sich an ihnen orientiert, die gefürchtete Situation Realität werden lässt. In der späteren mittleren Phase wird die Analyse der Repräsentationen mit der Untersuchung der *Identifizierung(en)* mit äußeren Objekten verknüpft, die der Patient in seiner frühen Entwicklung vorgenommen hat, denn diese frühen Identifizierungen waren an der Bildung seiner inneren Objektrepräsentationen beteiligt. Bei der Untersuchung dieses Materials darf der Therapeut nicht vergessen, dass jede partielle Identifizierung immer nur *einen Aspekt* eines äußeren Objekts betrifft, so dass sie gewöhnlich mit einer gewissen Entstellung der realen Person einhergeht. Er bringt die mit dieser Identifizierung assoziierten Kognitionen und Affekte mit der/den projizierten Repräsentation(en) in der Übertragung, im äußeren Leben des Patienten, in seiner Vergangenheit und in seinen Phantasien in Verbindung. Wichtig ist auch, dass die Identifizierung sowohl in der Selbstrepräsentation als auch in den Objektrepräsentationen zutage treten kann. Die spätere Deutungsarbeit kann auch genetisches Material miteinbeziehen, z. B. die Möglichkeit, dass der Patient, der aggressive Affekte projiziert, Schwierigkeiten hat, seine Identifizierung mit Angreifern aus der Vergangenheit oder auch Gegenwart anzuerkennen. Diese Interventionen sollen ihm helfen, zu klären, inwieweit seine Reaktion auf einen Menschen, den er ganz neu kennenlernt, womöglich auf der Aktivierung eines inneren Objekts beruht. Man kann solche Regressionen als einen Rückzug an einen sicheren, durch die Projektion definierten psychischen Ort betrachten. In der Ungewissheit und Mehrdeutigkeit einer neuen Situation ist die Abwehr vermutlich weniger unangenehm als eine für neue Erfahrungen offene Haltung.

Ebenso wie andere psychoanalytisch fundierte Therapieverfahren setzt sich auch die TFP zum Ziel, das Bewusstsein des Patienten zu erweitern und ihm die Anerkennung zuvor verbotener Gedanken und Gefühle zu ermöglichen. Unsere Beispiele haben gezeigt, dass das Aufdecken solcher tabuisierter innerer Vorgänge häufig auf der Analyse der mannigfaltigen Projektionen beruht. Wenn der Patient in der mittleren Behandlungsphase abgespaltene Selbstanteile integriert, kann das Aufdecken der Projektionen subtiler verlaufen. Die innere Welt des Patienten wird differenzierter und ist nicht länger in ausschließlich gute und ausschließlich böse Segmente aufgeteilt; damit einhergehend werden seine Situationsbeschreibungen, an denen weiterhin auch Projektionen beteiligt sein können, nuancenreicher und wirken weniger verzerrt. Innere Repräsentationen und äußere Realität stimmen weit eher überein, auch wenn sie vor allem in stressreichen Situationen nach wie vor Diskrepanzen aufweisen. Deshalb kann die explorative Arbeit auch in der fortgeschrittenen mittleren Behandlungsphase immer wieder eine gewisse Zeit in Anspruch nehmen, bis klar ist, ob die Schilderungen des Patienten projektiv verzerrt sind oder ob er eine Situation beschreibt, die tatsächlich besorgniserregend oder verstörend ist. Mit anderen Worten: Seine Realitätsprüfung hat sich zwar verbessert, doch gibt es nach wie vor Hinweise auf subtile Schwierigkeiten in diesem Bereich. Durch deren Bearbeitung trägt die TFP zur Klärung innerer Konflikte bei, die zuvor durch manifestes Agieren verborgen wurden, aber bewältigt werden müssen, damit der Patient ein realistisches Selbst- und Objektbild entwickeln und in Liebe, Freizeit und Arbeit Befriedigung finden kann.

Fallbeispiel

Amy

Als Amys Sohn dreieinhalb Jahre alt war, begann sie sich wegen des Kindermädchens Sorgen zu machen. Ihr gefiel die Art nicht, wie die Nanny ihren Sohn manchmal ansah. Ihrer Meinung nach brachte sie eine gewisse Sinnlichkeit in die Interaktion mit dem Kind ein, z. B. wenn sie den kleinen Jungen beim Kuchenbacken den Rührlöffel abschlecken ließ. Und beim Vorlesen schienen die beiden zu dicht beieinander zu sitzen. Amy wurde den Verdacht nicht mehr los, dass die Nanny ihrem Sohn gegenüber sexuelle Absichten hege, und überlegte, ob sie ihr kündigen sollte. Diese Situation war weniger eindeutig als die Erfahrungen, von denen Amy in früheren Therapiephasen berichtet hatte. Dr. Jones fiel es schwer, klar zu beurteilen, ob Amy die Situation zutreffend wahrnahm oder ob ihre Wahrnehmung durch eine Projektion beeinflusst wurde.
Um zu prüfen, inwieweit Amys Befürchtungen Ausdruck eines inneren Konflikts waren, formulierte Dr. Jones eine Frage, die gleichzeitig auf einen Bereich der Exploration verwies: »Es kann verwirrend und beunruhigend sein, über die Dinge, die Ihnen jetzt Sorge bereiten, nachzudenken. Zweifellos gibt es perverse Menschen auf der Welt, die Kinder missbrauchen. Eine Sache gibt mir aber zu denken: Je intensiver Sie sich wegen Jennifers Gefühlen gegenüber Billy sorgen, desto weniger hören wir hier über Ihre eigenen Gefühle. Mir ist schon klar, dass Billy seit seiner Geburt die größte Freude Ihres Lebens ist, aber er wird schnell groß, so ist das nun einmal. Er wird eigenwilliger, entwickelt seinen eigenen Charakter und seine eigenen Interessen. Und während er immer selbstständiger wird, verändern sich auch Ihre Gefühle ihm gegenüber. Sie werden komplexer. Das ist ganz normal. Vielleicht bedauern Sie es manchmal, dass er immer unabhängiger von Ihnen wird, vielleicht ärgert es Sie sogar. Und vermutlich bewundern Sie seinen heranwachsenden Körper. Über all diese Dinge nachzudenken ist nicht immer einfach – vielleicht glauben Sie, es sei falsch, so zu denken. Aber zu unserer Arbeit gehört auch, dass wir Ihre Gefühle aufdecken, weil sie in diesem Zusammenhang vielleicht relevant sind. Je besser Sie sie kennenlernen, desto besser können Sie damit umgehen.«
Amy gelang es, gründlicher über ihre emotionalen Reaktionen auf ihr Kind nachzudenken. Dass die vorangegangene Arbeit schon eine gewisse Integration ihrer libidinösen und aggressiven Affekte herbeigeführt hatte, ermöglichte es ihr, auch ihren Groll über Billys wachsende Unabhängigkeit sowie ein Element der sexuellen Bewunderung zuzulassen, das sich in ihre mütterliche Liebe und Hingabe mischte, ohne die Bindung zu gefährden. Sie vergewisserte sich auch, dass sie all diese unterschiedlichen Gefühle gegenüber ihrem

Sohn empfinden durfte, aber im Unterschied zu ihrer eigenen Mutter in der Lage war, sich weder zu Wutausbrüchen noch zu unangemessenen körperlichen Berührungen ihres Kindes hinreißen zu lassen.

Zusammenfassend können wir festhalten, dass ein Prinzip der therapeutischen Arbeit in der mittleren Behandlungsphase lautet, die in der Übertragung, in Beziehungen und anderen Settings außerhalb der Therapie sowie in den Phantasien auftauchenden Projektionen der abgespaltenen Repräsentationen des Patienten zu ergründen und konsequent davon auszugehen, dass sich die Dynamik ein ums andere Mal, wenngleich auf zunehmend subtile und kontrollierte Weise, wiederholen wird.

9.9 Fortschritte in der Therapie und die Reaktion des Patienten

Die strukturierte Behandlung verhilft vielen Borderline-Patienten zu Verbesserungen im Bereich der Arbeit und/oder der zwischenmenschlichen Beziehungen, Liebesbeziehungen inbegriffen. Manche Patienten sind von den Fortschritten überrascht und fühlen sich sogar versucht, sie zu verheimlichen. Infolgedessen können die Weiterentwicklung an sich und die Reaktion des Patienten darauf in der Behandlung zum Thema werden. Der Therapeut beobachtet den Fortschritt und ist auf den wiederkehrenden Impuls des Patienten, seine Verbesserung ungeschehen zu machen, gefasst. Ebendiesen Konflikt illustriert auch das folgende Beispiel aus Bettys Behandlung.

Fallbeispiel

Betty

Im zweiten Behandlungsjahr wechselte Betty von der Praktikumsstelle in einen bezahlten Job und begann, analphabetische Erwachsene im Lesen zu unterrichten. Um ihre berufliche Perspektive zu verbessern, beschloss sie nach weiteren sechs Monaten, den College-Abschluss nachzuholen. Den ersten Kurs absolvierte sie mit Bestnote. Als sie aber im zweiten Kurs eine Hausarbeit verfassen sollte, entwickelte sie eine Schreibhemmung, die jeden Fortschritt zunichte zu machen drohte. Bei der therapeutischen Untersuchung des Problems kristallisierten sich drei Themen heraus, deren sie sich nicht bewusst gewesen war. Erstens hatte sie Angst, durch ihre bisherigen Erfolge den Neid ihrer Kommilitonen zu erregen und sie gegen sich aufzubringen. Dies gab Anlass, die Rolle, die der Neid in ihrer eigenen inneren Welt spielte, gründlicher zu erforschen. Es war typisch, dass Betty intensiven Neid empfinden und ihn gleichzeitig per Projektion anderen zuschreiben und sich als deren Opfer wahrnehmen konnte.
Zweitens wurde Betty deutlicher bewusst, dass sie Weiterentwicklung und Wohlbefinden mit dem Verlust des Therapeuten assoziierte. Sie nahm an, dass sein Interesse sich darauf beschränkte, als Helfer einer »unbedeutenden« kranken Patientin zu agieren, denn in ihrer inneren Welt fehlte das Modell einer Autoritätsperson, die miterleben wollte, wie Betty sich zu einer gesunden, ebenbürtigen Frau entwickelte.

Das dritte Thema, das die Untersuchung herausschälte, betraf Bettys Bedürfnis, sowohl mit ihren Kommilitonen als auch mit dem Therapeuten zu rivalisieren. Dieses Bedürfnis war durch ihre Anfangserfolge geweckt worden. Da aber ihre inneren Dyaden vorwiegend aus einem unterlegenen und einem überlegenen Partner bestanden, setzte Betty Rivalität letztlich mit einer sadistischen Unterdrückung des einen durch den anderen Partner gleich. Sie musste diese extremen Phantasien zunächst gründlich erforschen, bevor sie die Fähigkeit entwickelte, aggressive Affekte zu sublimieren und sowohl im College als auch in anderen Zusammenhängen weniger spannungsreiche zwischenmenschliche Beziehungen aufzubauen.

Wenngleich Fortschritte immer auch Befürchtungen und Ängste wegen der bevorstehenden Beendigung der Beziehung zum Therapeuten wecken, werden Patienten mit diesen Gefühlen im Allgemeinen besser fertig, wenn die Erforschung der tiefsten pathologischen Angstebene sie erkennen lässt, dass es in ihrem eigenen Interesse ist, sich weiterzuentwickeln und voranzukommen, statt krank und abhängig zu bleiben. Freilich bedeutet dies, dass sie sich auch mit der Trauer der depressiven Position auseinandersetzen müssen, die wir im 10. Kapitel erörtern.

Klinische Schlüsselkonzepte

- Charakteristisch für die mittlere Behandlungsphase sind ein Rückgang des Agierens und die vermehrte Fokussierung auf die Interaktion zwischen Patientin und Therapeut.
- Die Entwicklung der dominanten Übertragung verläuft gewöhnlich von der antisozialen/narzisstischen/paranoiden zur depressiven Übertragung.
- Die Patienten entwickeln eine höhere Akzeptanz und Toleranz, was ihren negativen Affekt anlangt, regredieren aber im Allgemeinen regelmäßig auf die Projektion.
- Das Auftauchen libidinöser Wünsche ist erwartbar und geht mit Verzerrungen im Erleben und in der Äußerung von Sexualität und Verliebtheit einher, die untersucht werden müssen.
- Im weiteren Therapieverlauf erweitert sich der Fokus der Sitzungen und bezieht nach und nach neue Bereiche ein:
  - die inneren Repräsentationen der Patientin,
  - ihre augenblickliche äußere Realität,
  - ihre Lebensgeschichte und das sich entfaltende Lebensnarrativ mit besonderer Berücksichtigung der Identität sowie
  - das Phantasiematerial.
- Die therapeutische Arbeit führt zu einem differenzierteren Verständnis und einer subtileren Analyse problematischer Aspekte des Liebeslebens der Patientin, ihrer Arbeitsfähigkeit und ihrer Freizeit.

Ausgewählte Lektüre

Kernberg OF (2009 [2004]). Narzissmus, Aggression und Selbstzerstörung: Fortschritte in der Diagnose und Behandlung schwerer Persönlichkeitsstörungen. Stuttgart (Klett-Cotta).

Ogden, TH (1993). Between the paranoid-schizoid and the depressive positions. In: Matrix of the Mind: Object Relations and the Psychoanalytic Dialogue. Northvale, NJ (Jason Aronson), S. 101–129.

10 Fortgeschrittene Behandlungsphase und Beendigung

Die fortgeschrittene Phase der Übertragungsfokussierten Psychotherapie (TFP) beginnt, wenn die zuvor abgespaltenen Übertragungsentwicklungen hinreichend durchgearbeitet wurden. Die Patienten sind nun in der Lage, ein breiteres Spektrum an Affekten wahrzunehmen und auszuhalten, und sie können ihre auftauchenden Aspekte besser kontrollieren. Das Bewusstsein für den mit dem Therapeuten vollführten Rollentausch in der jeweils aktivierten inneren Objektbeziehungsdyade erleichtert es ihnen, die gewohnheitsmäßig abgespaltenen Selbstanteile zurückzunehmen. In der fortgeschrittenen Phase der Therapie schreitet die durch die Deutungsarbeit bewirkte Integration der voneinander abgespaltenen idealisierten und verfolgenden Erlebenssegmente voran; das Nachlassen der inneren Spaltungsvorgänge ist dem kognitiven Gewahrsein und einer besseren Affektkontrolle zuträglich, die wiederum der Fähigkeit des Patienten zugutekommt, über den Deutungsprozess nachzudenken und davon zu profitieren. Illustriert wurde diese Entwicklung in Kapitel 9 am Beispiel Amys. Der Übergang zur fortgeschrittenen Phase erfolgt nach und nach, sobald der Patient zu akzeptieren beginnt, dass seine Identität Anteile umfasst, die er zuvor unbewusst abgelehnt hat. Wie in Kapitel 9 erläutert, folgen auch in dieser Phase auf Fortschritte weiterhin regressive Entwicklungen, wenn die primitiven Abwehrmechanismen des Patienten im Auf und Ab schwieriger und stressreicher Lebenserfahrungen an Durchschlagskraft einbüßen oder sich neuerlich behaupten.

Wie lange es bis zum Erreichen der fortgeschrittenen Therapiephase dauert, ist individuell unterschiedlich. Bei manchen Patienten ist es schon nach einjähriger Behandlung soweit, bei anderen dauert es mehrere Jahre (Box 10-1). Patienten mit weniger stark ausgeprägten antisozialen, paranoiden oder narzisstischen Zügen erreichen die fortgeschrittene Phase zumeist rascher.

Box 10-1 Veränderungen in der fortgeschrittenen Behandlungsphase

- Die Patienten können Affekte aushalten und be-denken, die zuvor als überwältigend empfunden und infolgedessen agiert und/oder projiziert wurden.
- Sie können ihre spontanen, unmodulierten inneren Reaktionen auf Triggervorgänge von der Komplexität der äußeren Person und Situation unterscheiden.
- Sie können zwischen Phantasien und äußerer Realität unterscheiden.
- Sie sind in der Lage, auf selbstschädigende Verhaltensmuster auch außerhalb der Behandlung zu verzichten, und entwickeln in ihren persönlichen Beziehungen sowie bei ihrer Arbeit größere Beständigkeit und Produktivität.
- Sie können offener und unbefangener mit dem Therapeuten über die therapeutische Beziehung sprechen.
- Erste Anzeichen geben zu erkennen, dass sich ihr Bild vom Therapeuten, ihr Selbstbild und das Bild, das sie von der gemeinsamen Beziehung haben, verändern.
- Sie können die Deutungen des Therapeuten nicht nur annehmen, sondern sie unter Bezugnahme auf das Selbst und andere Menschen weiterentwickeln.

- Angst und depressive Affekte können oft in der Sitzung durch deutende Interventionen aufgelöst werden.
- An die Stelle der paranoiden Übertragung tritt nach und nach eine zunächst fragile, aber zunehmend abhängige Übertragung, während sich das Gewahrsein der Projektion aggressiver Selbstaspekte verbessert.
- In der Beziehung zum Therapeuten und zu anderen Menschen tauchen ein klareres Selbstbild und die wachsende Fähigkeit zur Selbstreflexion auf.
- Bei BPO-Patienten mit narzisstischer Persönlichkeitsstörung wird durch die allmähliche Abschwächung des pathologischen Größenselbst eine basale fragmentierte Identität zugänglich, deren Erforschung aufschlussreiche Einsichten gewährt.

Fallbeispiel

Greg, den wir in Kapitel 8 kennengelernt haben, verstand im Laufe der Zeit, dass seine Selbstkritik und seine paranoide Angst, dass seine Therapeutin, Mrs. Ot, und andere Menschen ihn unsympathisch fänden und nichts mit ihm zu tun haben wollten, nur die eine Seite der Medaille waren. Seine Kritik an Mrs. Ot und anderen, die sich während der Therapie zunächst noch verschärfte, war das Ergebnis seiner Identifizierung mit dem strengen Kritiker, den er gewöhnlich in der Außenwelt verortete. In solchen Situationen hielt er sich selbst für intellektuell überlegen, fand Mrs. Ots »repetitive« Erläuterungen langweilig und sprach in herablassendem Ton über einen möglichen Therapeutenwechsel. Als Greg gemeinsam mit Mrs. Ot diese beiden Seiten seiner inneren Welt erforschte, begriff er, dass er sich selbst genauso hart beurteilen, kritisieren und »heruntermachen« konnte, wie er es anderen unterstellte. Dadurch wurde ihm sein Oszillieren innerhalb dieser Dyade bewusst, und er erkannte, dass sie ganz und gar Teil seiner eigenen psychischen Welt war. Darüber hinaus wurde ihm klar, dass die von Aggression durchdrungene Beziehung, die er zwischen einem ablehnenden, arroganten Objekt und einem entwerteten Selbst wahrnahm, vollständig abgespalten war von seinem Wunsch, eine Abhängigkeitsbeziehung zu seiner Therapeutin als wohlwollender, gütiger Bezugsperson, aber auch zu anderen Menschen zu entwickeln. Dieser libidinöse Aspekt seiner inneren Welt fand Ausdruck in Phantasien, in denen Mrs. Ot bei anstrengenden Business-Meetings als Schutzengel über ihm wachte und dafür sorgte, dass ihm kein einziger Fehler unterlief. Seine scharfe Kritik an ihr brach sich aber wieder Bahn, sobald er das Gefühl bekam, dass sie ihm nicht richtig zuhörte oder ihn nicht richtig verstand. Die Art und Weise, wie er – bildlich gesprochen – in solchen Situation über sie herfiel, demonstrierte, welchen Schaden die idealisierte innere Repräsentation anrichten kann, wenn jemand ihren Standards nicht genügt. Diese Reaktionen untergruben die Möglichkeit einer abhängigen Beziehung zu Mrs. Ot, weil Patienten genuine Abhängigkeit nur dann empfinden können, wenn sie sich von der paranoid-schizoiden Organisation zur depressiven (integrierten) Position weiterentwickeln. Gleichwohl tauchte in diesen Sitzungen das Material auf, das es zu untersuchen und schließlich zu integrieren galt.
In der fortgeschrittenen Phase seiner Therapie war Greg sowohl mit dem idealisierten (abhängigen) als auch mit dem verfolgenden (arroganten und entwertenden) Segment seines Erlebens im Kontakt, ohne diese gegensätzlichen Anteile immer wieder voneinander abspalten und agieren zu müssen. So konnte Mrs. Ot seine Angst deuten, dass ein besser integriertes Bild der Therapeutin, d. h. ein Bild mit sowohl gütigen als auch potenziell frustrierenden Zügen, und ein realistischeres Selbstbild, das gravierende Konflikte im Zusammenhang mit Aggression, aber auch einen liebevollen Kern enthielt, für ihn entweder unerträglich sein würde, weil er sich eine perfekt fürsorgliche, ausschließlich gute Bezugsperson wünschte,

oder ihm das Gefühl vermitteln würde, eine befriedigende oder abhängige Beziehung aufgrund seiner wütenden und aggressiven Reaktionen nicht verdient zu haben. Einfacher formuliert: Greg begann, eine ambivalente Beziehung zur Therapeutin als gütiger, wenngleich nicht vollkommener Bezugsperson und als urteils- und kritikfähiger Autoritätsperson zu tolerieren; damit einhergehend erkannte er seine liebevollen Gefühle für Mrs. Ot an, aber auch die Frustration und Aggression, die er ihr gegenüber mitunter empfand. In der Vergangenheit hatte er diese Elemente aufgrund seiner Überzeugung, dass der strenge, kritische Aspekt ausschließlich in Mrs. Ot, nicht jedoch in ihm selbst vorhanden sei, nicht miteinander vereinbaren können. Dies hatte zur Folge gehabt, dass er der Therapeutin ihre vermeintliche ablehnende Haltung und Überlegenheit übelnahm; zudem agierte er immer wieder seine eigene Position, in der er sie als hilfreiche, wenn auch nicht vollkommene Figur zugunsten der ersehnten perfekten Phantasiefigur zurückwies. Die Integration von Liebe einerseits und Aggression und Hass andererseits unter der Vorherrschaft der Liebe signalisierte das zunächst flüchtige, dann aber immer deutlichere Auftauchen der fortgeschrittenen Behandlungsphase.

Der Integrationsprozess verläuft nicht geradlinig. Auch in der fortgeschrittenen Therapiephase sind Regressionen möglich, so dass sich die allerersten Sitzungen zu wiederholen scheinen – mit Spaltung, Projektionsmechanismen, omnipotenter Kontrolle und der Verleugnung aller Erfahrungen mit Ausnahme derer, die im Augenblick die Übertragung beherrschen. Diese regressiven Episoden dauern aber nicht mehr Tage oder gar Wochen an, sondern können direkt durchgearbeitet und mit dem abgespaltenen gegenteiligen Segment in Verbindung gebracht werden. Das Durcharbeiten nimmt zunächst einige wenige Sitzungen in Anspruch und kann schließlich in einer einzigen Stunde erfolgen, in der der Patient von Zuständen, in denen in der Übertragung oder in Bezug auf eine äußere Situation primitive, abgespaltene Partialobjektbeziehungen aktiviert sind, zu einer komplexeren, integrierten Objektbeziehung mit besser moduliertem Affekt übergeht. Der Therapeut kann das Voranschreiten von der Anerkennung der dominanten Objektbeziehung über das Bewusstwerden des Austausches zwischen Selbst- und Objektrepräsentationen bis zur Integration einander abwehrender, affektiv gegensätzlicher Dyaden auf wenige oder auf eine einzige Sitzung verdichten; damit einhergehend tauchen dann entsprechende Selbst- und Objektrepräsentationen mit komplexen Eigenschaften auf. Dieser Prozess wiederholt sich in den fortgeschrittenen Behandlungsstadien ein ums andere Mal, wobei die regressiven Tendenzen immer schwächer werden. Wenn die Therapie erfolgreich voranschreitet, weicht die Vorherrschaft primitiver, insbesondere paranoider Übertragungen den weiterentwickelten oder depressiven Übertragungen, die den Übertragungsentwicklungen bei Patienten mit neurotischer Persönlichkeitsorganisation ähneln und die Auflösung der Identitätsdiffusion signalisieren.

10.1 Klinische Merkmale der fortgeschrittenen Phase

10.1.1 Auflösung antisozialer/psychopathischer und paranoider Übertragungen

Im Verlauf einer erfolgreichen Behandlung erfolgt eine Veränderung von der vorwiegend paranoiden und der selteneren, aber schwierigeren psychopathischen Übertragung zu depressiven Übertragungsmustern (Kapitel 9). Die psychopathische Übertragung, die u. a. bewusste Täuschungen des Therapeuten und die entsprechende Erwartung beinhaltet, dass dieser kein anderes Ziel habe, als den Patienten zu täuschen und auszunutzen, muss zu einem Großteil überwunden sein, bevor eine ehrliche Kommunikation überhaupt möglich wird.

Ehrliche Kommunikation bedeutet nicht, dass der Patient keine Angst mehr hat, offen zu sprechen, oder dass er nicht hin und wieder Dinge für sich behält oder wichtiges Material aus Scham oder weil er sich schuldig fühlt verschweigt. Aufrichtig zu kommunizieren bedeutet aber im Allgemeinen, dass der Therapeut darauf bauen kann, dass solche vorübergehenden Ausfälle der Kommunikation im Laufe der psychotherapeutischen Arbeit repariert werden können. Bevor psychopathische Übertragungen nicht vollständig aufgelöst wurden, kann von einer fortgeschrittenen Behandlungsphase nicht die Rede sein; wir erinnern daran, dass diese Übertragungen die größte Herausforderung überhaupt und häufig behandlungsresistent sind, weil antisoziale Patienten oft nur auf äußeren Druck, nicht aber aus eigener Motivation an einer Therapie teilnehmen. Diese Übertragungen lösen sich auf, wenn der Patient in der Lage ist, seine Annahme, dass der Therapeut ein unempathischer Ausbeuter ist und alle Beziehungen grundsätzlich ausbeuterischer Natur sind, zu hinterfragen.

Paranoide Übertragungen können auch in der fortgeschrittenen Behandlungsphase hin und wieder auftauchen, lassen sich aber zumeist in einer einzigen Sitzung oder innerhalb weniger Tage durcharbeiten. Ein genügend starkes therapeutisches Bündnis (d. h. eine genügend starke Beziehung zwischen dem Therapeuten und dem beobachtenden Ich-Anteil des Patienten), das auch paranoiden Regressionen standhält, kommt dieser Arbeit natürlich zugute. Im Kontext dieser nach wie vor präsenten, aber nicht länger überwältigenden paranoiden Übertragungen kann der Therapeut Hinweise darauf entdecken, dass der Patient die Schuldgefühle, die er wegen seiner Aggression empfindet, zu ertragen und seine Ambivalenz und seine Wiedergutmachungsstrebungen in der Übertragung anzuerkennen vermag – ein Signal der Entwicklung in Richtung Integration.

10.1.2 Das Agieren außerhalb der Sitzungen lässt nach

Verläuft die Behandlung erfolgreich, sollte das schwere Agieren außerhalb der Sitzungen schon in den ersten drei bis sechs Therapiemonaten deutlich zurückgehen. In der fortgeschrittenen Phase hat sich das Leben des Patienten dann zumeist in hohem Maße normalisiert. Dem stehen intensive Übertragungsentwicklungen gegenüber, die in den Sitzungen bisweilen zu Affektstürmen führen. In den fortgeschrittenen Behandlungsstadien ist den Patienten im Allgemeinen klar, dass regressives Verhalten in den Sitzungen toleriert und untersucht wird, dass aber das Verhalten im Leben außerhalb unter Kontrolle zu halten ist und starke innere Reaktionen auf äußere Ereignisse in der Therapie besprochen werden müssen, statt außerhalb agiert zu werden. Deshalb sollten die Themen, die in den früheren Phasen höchste Interventionspriorität besaßen – Selbst- und Fremdgefährdung, Gefährdung der Fortführung der Behandlung sowie hochdestruktives oder selbstverletzendes Agieren außerhalb der Sitzungen –, an Dringlichkeit soweit verloren haben, dass der Therapeut sich zunehmend auf die Übertragung an sich konzentrieren kann. Viele Patienten spalten ihre äußere Realität in den ersten Monaten von den Sitzungen ab, doch in der fortgeschrittenen Phase sollte sich der Therapeut auf die Schilderungen des Patienten verlassen können, statt aktiv Erkundungen über dessen Leben einziehen zu müssen. Mit dem folgenden Beispiel kommen wir erneut auf Betty, die Patientin mit höher strukturierter Borderline-Persönlichkeitsstörung, zurück.

Fallbeispiel

Betty

Betty, die gleich zu Beginn ihrer Therapie berichtet hatte, im Bus von einer Frau angestarrt worden zu sein, freundete sich im zweiten Behandlungsjahr mit zwei Frauen an. Gemeinsam hatten sie einen Spaziergang im Park unternommen. Irgendwann im Laufe des Nachmittags hatte Betty sich darüber geärgert, dass die beiden ihr »nicht genügend Aufmerksamkeit schenkten«. In einem unbeobachteten Moment entfernte sie sich von ihnen und verließ den Park, ohne sich zu verabschieden. Obwohl dieses Agieren von geringerer Intensität war als ihr früheres Verhalten in entsprechenden Situationen, als sie Menschen, von denen sie sich nicht beachtet fühlte, anzubrüllen pflegte, verstand Dr. Em es als agierte Aggression, die Betty selbst nicht bewusst war (sie hatte ihre Freundinnen durch ihr Verhalten sehr beunruhigt).

Im folgenden Jahr war die Patientin in der Lage, Reaktionen dieser Art zu identifizieren, zu beherrschen und zu hinterfragen: »Ich hatte mich mit einigen Freunden in einem Restaurant verabredet, um meinen Geburtstag zu feiern. Als ich pünktlich eintraf, war noch niemand da. Früher hätte ich auf dem Absatz kehrgemacht und wäre wieder nach Hause gefahren. Wahrscheinlich hätte ich mich geschnitten. Doch diesmal habe ich überlegt: ›Es regnet … vielleicht gibt es verkehrstechnische Probleme. Wenn ich jetzt gehe und sie dann hier eintreffen, habe ich sie versetzt.‹ Es gab eine Seite in mir, die gehen wollte, um sie für ihre Verspätung zu bestrafen. Aber dann habe ich begriffen, dass ich mich nicht nur schlecht fühlte, weil sie noch nicht da waren, sondern weil ich davon ausging, dass ich ihnen nichts bedeutete. Es war nicht einfach für mich. Immer wieder habe ich mich gefragt, ob es sich womöglich tatsächlich so verhielt. Wie dem auch sei, schließlich kamen sie, und wir haben einen schönen Abend verbracht. Es ist gut, dass ich geblieben bin, denn andernfalls hätte ich wieder einen dieser alten Kreisläufe aus schlechten Gefühlen in Gang gesetzt.«

Stürmisch verlaufende Sitzungen können dem Therapeuten den Blick darauf verstellen, dass der Patient außerhalb der Stunden tatsächlich Fortschritte macht. Eine für eine erfolgreiche Therapie typische Entwicklung besteht darin, dass Patienten dem Therapeuten genügend vertrauen, um ihn mit negativen Reaktionen zu konfrontieren, die sie gegenüber Menschen in der äußeren Realität aus gutem Grund vermeiden. Dies gilt insbesondere dann, wenn die paranoide Übertragung noch nicht vollständig durchgearbeitet und die Patientin nicht sicher ist, ob sie an ihrem vertrauten, instinktiven Misstrauen festhalten oder sich der Möglichkeit, dass ihr Wunsch nach einer Beziehung erwidert werden könnte, öffnen sollte.

Fallbeispiel

Betty

Betty hatte zwar im Restaurant auf ihre Freunde gewartet, doch als Dr. Em ihr mitteilte, dass er für zwei Wochen verreisen müsse, warf sie ihm vor: »In dem Moment, in dem ich Ihnen zu vertrauen beginne, kommen Sie wieder mit dieser alten Geschichte! Sie wissen, dass meine Prüfungen vor der Tür stehen, und wenn ich durchfalle, muss ich das Semester wiederholen, wozu ich auf keinen Fall bereit bin! Ich werde meinen miesen Aushilfsjob wieder annehmen und irgendwann beschließen, dass das Leben sinnlos ist.« Solche Reaktionen konnte Betty in anderen Beziehungen für sich behalten, in der Therapie aber konnten sie erforscht werden. Die Patientin musste ihren Wunsch nach einem idealen Anderen, der immer für sie da sein würde, wenn sie es wollte, gründlicher untersuchen, bevor sie in der Lage war, auf eine Enttäuschung nicht länger so zu reagieren, als lehne ihr Gegenüber sie vollständig ab.

Im Falle einer negativen Übertragung können die Fortschritte außerhalb der Sitzungen so radikal von dem Material, das in den Stunden zur Sprache kommt, dissoziiert sein, dass der Therapeut die Veränderungen, die sich in wichtigen Bereichen der Beziehungen seines Patienten vollziehen, gar nicht wahrnehmen und ihnen folglich auch nicht Rechnung tragen kann. Ein Beispiel dafür ist ein Vorfall aus Bettys viertem Therapiejahr. Trotz aller Fortschritte regredierte die Patientin gelegentlich auf eine negative Übertragung. Das folgende Beispiel betrifft Fortschritte im Berufs- und im Beziehungsleben dieser Frau, die ihre Therapie nach mehrjähriger Beschäftigungslosigkeit, deren Ursache ihre Konflikte mit anderen Menschen waren, aufgenommen hatte.

Fallbeispiel

Betty

Zutiefst niedergeschlagen eröffnete Betty eine Sitzung mit den Worten: »Ich habe mich wieder mit meinem Freund gestritten. Ich kann mich ebenso gut umbringen.« Dr. Em reagierte besorgt, denn Betty hatte seit Monaten nicht mehr vom Suizid gesprochen. Sein Gesichtsausdruck spiegelte die Sorge vermutlich wider, und so fuhr Betty fort: »Aber immerhin komme ich zum ersten Mal überhaupt mit meinen Kollegen richtig gut aus, also sollte ich mir das mit dem Selbstmord vielleicht noch einmal überlegen.« Dr. Em hatte von dieser positiven Entwicklung, die sich offensichtlich seit geraumer Zeit vollzog, keine Kenntnis gehabt. Dies ist ein Beispiel für die Komplexität des Austausches in der fortgeschrittenen Therapiephase. Zu Beginn der Sitzung war Betty über sich selbst enttäuscht (»wieder mit meinem Freund gestritten«), versuchte aber, die Wut nicht gegen sich selbst zu richten, sondern gegen den Therapeuten (»Ich kann mich ebenso gut umbringen« = »Sie haben Ihre Arbeit nicht ordentlich erledigt und mir nicht geholfen«). Als ihr aber Dr. Ems Besorgnis auffiel, konnte sie dank ihrer verbesserten Integration Sorge um die gemeinsame Beziehung, die ihr mittlerweile wertvoll geworden war, empfinden und ihren Angriff auf den Therapeuten bedauern, statt ihn aus Enttäuschung, Wut und Neid weiter von sich fortzustoßen. Ihre Bemerkung über die gute Beziehung zu ihren Kollegen bewies, dass sie ihre Aggression zu kontrollieren vermochte, wenn diese eine Beziehung zu gefährden drohte, die ihren Wert trotz enttäuschender Momente nicht vollends einbüßte. Die Äußerung war ein Versuch, den durch ihren Angriff verursachten Schaden wiedergutzumachen, und gewährte Dr. Em Einblick in einen neuen positiven Lebensbereich, den Betty sich erschloss und den sie ihm bislang vorenthalten hatte. Gemeinsam konnten sie diese positive Entwicklung nun erforschen und untersuchen, weshalb sie bislang in ihrer Therapie nicht darüber gesprochen hatte.

10.1.3 Vertiefung der Beziehung zum Therapeuten bei Rückgang der Projektionen

Hinweise auf die Fähigkeit, den Therapeuten zu internalisieren, zeigen sich in Form eines verbesserten Reflektierens über die eigenen Affekte, Wahrnehmungen, Beweggründe und Handlungen. Darüber hinaus gewinnen auch andere Beziehungen in den Schilderungen des Patienten an Kontur, werden realistischer und lebendiger. Damit einhergehend treten subtilere Widersprüche in seinem Verhalten zutage, die bislang vom Patienten und vom Therapeuten ignoriert wurden. Der Therapeut erhält ganz neue Informationen, wenn der Patient z. B. beginnt, sorgsam gehütete Geheimnisse zu lüften. Die therapeutische Beziehung vertieft sich; der Patient weiß den Beitrag, den der Therapeut zur Behandlung leistet, besser einzuschätzen und lernt, ihn als einen Menschen, der zwar seine Grenzen hat, ihm aber gewogen ist, empathischer und realistischer wahrzunehmen. Seine Fähigkeit, sich die gemeinsame Beziehungsgeschichte in Erinnerung zu rufen, verbessert sich. Widersprüchliche Übertragungstendenzen tauchen auf, können aber in derselben Sitzung geklärt werden und gewinnen an emotionaler Tiefe und Komplexität. Die Patienten sind nun in der Lage, in den Behandlungsstunden auch eigenständig zu arbeiten. Die Aufgabe des Therapeuten besteht nicht länger in erster Linie in Klärung, Konfrontation und Deutung; vielmehr wird er nun auch zum Begleiter des Patienten, der über seine Schwierigkeiten selbst nachdenkt und in stressreichen, die Regression fördernden Situationen gelegentlich darauf angewiesen ist, an seine pathologischen Muster erinnert zu werden.

Fallbeispiel

Betty

Betty hatte ein zuvor unbekanntes berufliches Engagement entwickelt, als sie eines Tages ihre Sitzung mit den Worten eröffnete: »Ich habe unheimlich viel zu tun, vielleicht zu viel. Manchmal fehlt mir die Zeit, um Leute anzurufen, aber wenn andere sich mit einem Rückruf Zeit lassen, werde ich sofort unruhig.« Dr. Em antwortete: »Das ist ein vertrautes Thema, doch es scheint nicht mehr ganz so dringlich zu sein.« Betty erwiderte: »Richtig, es fällt mir noch immer schwer, anderen zu vertrauen. Trotzdem versuche ich, geduldig zu bleiben und nachzudenken, wenn jemand nicht sofort reagiert.«

Was Veränderungen der Deutungsarbeit und anderer Techniken in den fortgeschrittenen Behandlungsphasen betrifft, so kann der Therapeut nach und nach immer häufiger die aktuellen Übertragungsentwicklungen mit unbewussten, pathogenen Objektbeziehungen aus der Vergangenheit in Verbindung bringen. Mit anderen Worten: Er kann die Hier-und-jetzt-Deutungen, die in der frühen und mittleren Behandlungsphase überwiegen, um genetische, die Lebensgeschichte des Patienten einbeziehende Deutungen ergänzen. Diese Arbeit ist v. a. dann besonders effektiv, wenn der Patient die Verbindung selbst herzustellen vermag. Seine Fähigkeit, frei zu assoziieren und die Traumdeutung für sich zu nutzen, wächst, und der Therapeut kann seine Übertragungs- und anderen Deutungen immer öfter an den beobachtenden Teil des Ich des Patienten adressieren. Zwischen den Sitzungen und dem äußeren Leben findet keine scharfe Trennung mehr statt. Die Beziehung wird flexibler und natürlicher.

So sagte Gabby einmal zu Dr. Tam: »Es fällt mir schwer zu glauben, dass ich gegenüber meinem Ehemann und auch Ihnen gegenüber manchmal derart ausgerastet bin (z. B. hatte sie einmal Dr. Tams Aktentasche durch die Praxis geschleudert). Und ich dachte immer, ich sei im Recht! Heute weiß ich, wie tief ich andere Menschen verletzen kann. Ich habe immer geglaubt, ich sei die einzige, die verletzt wird.« Dass Gabby hier die Verbindung zwischen ihren Reaktionen auf ihren Ehemann und auf Dr. Tam zur Sprache bringt, demonstriert, dass ihre Weiterentwicklung von der paranoid-schizoiden Organisation zur depressiven Organisation Auswirkungen auf all ihre Beziehungen hat. Charakteristisch für diese Entwicklung ist die Reue, die mit der Anerkennung der Aggression einhergeht. An diesem Punkt konnte Dr. Tam Gabby erfolgreicher dabei helfen, ihre aggressiven Affekte zu integrieren, sie in Worte zu fassen und gezielt zu steuern und auf diese Weise unter Kontrolle halten.

Wenn Patienten die depressive Organisation erreichen, geht die Trauer um das ideale Objekt in den meisten Fällen der Reue über die eigene Aggression voran. Mit herannahender Beendigung der Therapie konzentriert sich die Analyse der Konflikte mehr und mehr auf diese fortgeschrittenen Trauerreaktionen, die für die depressive Position charakteristisch sind und die Bedürfnisse, Wünsche und aggressiven Affekte des Patienten zum Thema haben. Unter Umständen vollziehen sich im Kontext einer psychischen Neuorganisation der Vergangenheit Veränderungen in der Beziehung zu Eltern, Geschwistern und anderen Familienmitgliedern, und auch traumatische Ereignisse können besser verarbeitet werden.

In der fortgeschrittenen Behandlungsphase verändert sich die Atmosphäre der Sitzungen, weil die zuvor dominanten primitiven Abwehrmechanismen und die durch sie bewirkten Verzerrungen im Übertragungserleben deutlich in den Hintergrund treten. Die Behandlungsstunden ähneln nun eher den Sitzungen mit besser integrierten Patienten und der Bearbeitung neurotischer Konflikte. Die Patienten können zu Beginn der Sitzungen unbefangener sprechen; sie stellen die Grenzen der psychotherapeutischen Beziehung nicht länger infrage und haben ihre paranoiden Ängste, gedemütigt, zurückgewiesen oder verlassen zu werden, überwunden. Da sie einen besseren Zugang zum Phantasieleben haben und sich ihrer psychosozialen Realität deutlicher bewusst sind, können sie wichtige subjektive Erfahrungen nun ausführlicher schildern, so dass sich das Geschehen in den Sitzungen deutlich von der überwiegend nonverbalen Kommunikation der vorangegangenen Phasen und den durch dissoziierte Anteile des Patienten ausgelösten intensiven Gegenübertragungsreaktionen des Therapeuten unterscheidet. Die Art und Weise, wie die Patienten ihr eigenes Verhalten und das wichtiger Mitmenschen beurteilen und beschreiben, wirkt ausgewogener, weniger chaotisch, weniger verzerrt und weniger verkürzt.

Im Gespräch mit dem Therapeuten ahnt der Patient dessen Kommentare u. U. schon im Voraus und gibt dadurch zu erkennen, dass er Aspekte der Haltung, die der Therapeut ihm gegenüber einnimmt, internalisiert und dass sich seine eigenen Beobachtungs- und Reflexionsfähigkeit verbessert hat. Diese Stärkung des beobachtenden Ichs zeigt sich in den Reaktionen auf regressive Momente in der Übertragung und auf äußere Ereignisse, die eine Rückkehr zu einer unrealistisch idealisierenden oder persekutorischen Sicht der Realität auslösen könnten. So sagte Betty einmal: »Was Sie da sagen, regt mich auf. Ich denke dann wieder, dass Sie mich nicht ausstehen können und mich loswerden möchten. Andererseits weiß ich sehr wohl, dass das nicht stimmt.« Bemerkungen wie diese signalisieren eine »Bauchreaktion«, die Betty aber mittlerweile durch Reflexionsarbeit und Deutung kontrollieren kann. Eine ähnliche Affektregulation durch kognitive Bearbeitung fand statt, als sie sagte: »Mein Chef hat mir einige Vorschläge gemacht. Früher hätte ich sie als Kritik empfunden. Heute merke ich, dass seine Ideen wirklich interessant sind. Ich reagiere noch immer negativ, kann aber nun darüber nachdenken. Früher habe mich ständig angegriffen gefühlt. Ich wollte die Therapie abbrechen, weil ich das Gefühl hatte, dass Sie mir meine Wahrheit nehmen wollten, wenn Sie meine Sichtweise infrage stellten. Jetzt sieht die Wahrheit anders aus – aber diese positive Sicht ist realistischer! Ich glaube, eine absolute Wahrheit gibt es gar nicht.« Diese letzte Bemerkung beweist, welche tiefe Veränderung sich in Betty vollzogen hat. Ihr beobachtendes Ich weiß nun, dass man über jede Erfahrung und jedes Erleben nachdenken muss, bevor man es angemessen beurteilen kann.

Veränderungen dieser Art ermöglichen auch behandlungstechnische Modifizierungen. Der Therapeut kann sich im Gespräch unbefangener äußern und z. B. direkter über die Schwierigkeiten der Patientin sprechen, ohne dass diese seine Deutungen oder Beschreibungen einer schwierigen Realität als Angriff oder Entwertung empfindet. Er kann Deutungen weniger zurückhaltend formulieren, weil er auf die Fähigkeit der Patientin vertrauen kann, im Kontext der gemeinsamen Geschichte und der gemeinsamen Erforschung ihrer Probleme selbstständig darüber nachzudenken. Und schließlich muss er, einfach ausgedrückt, weniger tun, weil die Patientin ihre verzerrten Wahrnehmungen dank ihrer verbesserten Reflexionsfähigkeit selbst zu korrigieren vermag. In solchen Situationen besteht seine Funktion darin, ihre Einsichten zu validieren oder zu bestätigen.

Fallbeispiel

Betty

Betty: Das Gespräch mit meinem Freund war eine große Sache – wir leben jetzt wie ein richtiges Paar zusammen, ohne *ständig* Stress zu haben. Früher war ich überzeugt, dass meine Zukunft von ihm abhängig sei. Jetzt fühle ich mich unbelasteter.
Dr. Em: In der Vergangenheit bestand Ihre Methode, sich von Druck befreien, in Suizidgedanken und suizidalem Verhalten. Ich denke, Sie haben nun andere Möglichkeiten gefunden. Außerdem scheint es, als habe sich der Druck vor allem in Ihnen selbst aufgebaut, oder?
Betty: Ja, das stimmt. Zum Beispiel auf der Arbeit ... die Arbeit an sich stresst mich gar nicht, wohl aber meine eigenen Ansprüche. Ich komme nun auch mit meinen Freunden gut aus – ich sage mir einfach: »Nur die Ruhe, sie werden sich schon melden.«
Dr. Em: Früher haben Sie sich für eine Unberührbare gehalten.
Betty: Ja *(lacht)*, aber jetzt weiß ich, wie beschäftigt man manchmal sein kann – auch ich selbst habe oft viel zu tun! Was sich geändert hat: Ich bin nachsichtiger geworden, mit anderen, aber auch mit mir selbst!

Wenn der Therapeut der Patientin ihre Konflikte im Laufe der Behandlung konsequent widergespiegelt hat (die Technik der Konfrontation), ohne ihren unbewussten Bemühungen nachzugeben, ihn in ihre primitiven Abwehrmechanismen zu verstricken, und wenn die Patientin gelernt hat, dass die Ermutigung, über zuvor inakzeptable oder unerträgliche Aspekte ihrer Persönlichkeit nachzudenken, weder ein Angriff noch eine Entwertung darstellt, kann sie nun wesentlich aufmerksamer zuhören, hat weniger Angst vor ihrer negativen Übertragung und ist besser in der Lage, innere Anteile, die zuvor abgespalten waren und infolgedessen nicht der corticalen Kontrolle unterlagen, zu beobachten und zu regulieren. Der Rückgang primitiver Mechanismen bringt auch ein sensiblere Wahrnehmung innerer Widersprüche und Konflikte mit sich, eine bessere Fähigkeit, diese zu tolerieren, und eine Ich-Stärkung, die sich in einer effektivere Impulskontrolle und Angsttoleranz und in der Fähigkeit äußert, über innere Widersprüche nachzudenken. Unspezifische Manifestationen der Ich-Schwäche verlieren mit dem Erstarken weiterentwickelter Abwehroperationen an Intensität. Die Patientin beginnt, bestimmte Konfliktbereiche eigenständig zu bearbeiten, so dass der Therapeut mehr und mehr zum Zuhörer werden kann, der ihre autonome Arbeit in den Sitzungen aufmerksam begleitet und ihr dabei hilft, diese Fähigkeit weiterzuentwickeln.

Fallbeispiel

Betty

Betty hatte sich um einen sehr interessanten Job beworben und zynisch und niedergeschlagen reagiert, als sie wochenlang keine Antwort bekam.
Betty: Die Schulverwaltung hat mir geschrieben – ich habe die Stelle bekommen! Und ich habe mir fest vorgenommen, es künftig immer so zu halten wie unter Freunden – vertrauen statt misstrauen. Ich muss selbst aktiv werden, statt darauf zu warten, dass jemand auf mich zukommt. Aber manchmal fühle ich mich doch ein bisschen verloren ...

Dr. Em: Kein Wunder, Sie entwickeln eine Erwachsenidentität.
Betty: Und ich versuche, meine Art zu denken zu verändern. Ich habe begriffen, dass Menschen sich mir gegenüber auf eine bestimmte Weise verhalten können, weil in *ihrem* Leben gerade etwas passiert.
Dr. Em: *(lächelnd)* Es hat also nicht immer alles mit Ihnen zu tun?
Betty: Genau. Es ist eigentlich ziemlich ironisch: Ich war quasi narzisstisch mit umgekehrtem Vorzeichen – alles drehte sich um mich, aber im Negativen.
Dr. Em: Ich hätte mir durchaus vorstellen können, dass Sie auf das lange Schweigen der Schulverwaltung wütender reagieren.
Betty: Ich auch.
Dr. Em: Damit hätte Sie sich womöglich selbst um die Chance gebracht, die Sie jetzt haben, und alle Hoffnung verloren.
Betty: Ich habe an den Parkspaziergang mit meinen Freundinnen gedacht. Damals wusste ich einfach nicht, was ich sagen sollte, deshalb bin ich wütend geworden und einfach abgehauen. Ich konnte meine Wünsche oder Bedürfnisse nicht in Worte fassen. Ich hatte Angst, von anderen nicht gemocht zu werden. Und mir war überhaupt nicht klar, dass die Art, wie ich mich manchmal verhalten habe, alles andere als sympathisch war.
Dr. Em: Diese Angst, nicht gemocht zu werden, scheint mehr einem inneren Selbstbild zu entsprechen als dem Bild, das andere von Ihnen haben.

10.2 Anzeichen für strukturelle intrapsychische Veränderungen

Mehrere Anzeichen einer strukturellen Veränderung dienen als Marker der fortgeschrittenen Phase der Übertragungsfokussierten Psychotherapie.

10.2.1 Entwicklung in Richtung Selbstbeobachtung

Die Äußerungen der Patienten geben die Fähigkeit zu erkennen, »Bauchreaktionen«, die in der Vergangenheit das Denken überwältigt und alternative, realistischer nuancierte Sichtweisen unmöglich gemacht hätten, bewusst wahrzunehmen und zu be-denken. Illustriert wird diese Entwicklung durch das oben erläuterte Beispiel Bettys.

10.2.2 Erforschung der therapeutischen Interventionen

Die Patienten gehen auf die Äußerungen des Therapeuten ein, führen sie weiter aus oder untersuchen sie gründlich. Entscheidend ist nicht, ob sie einer Deutung zustimmen oder mit einem vorgeschlagenen Untersuchungsthema einverstanden sind; wichtig ist vielmehr, inwieweit der Patient sich selbst die Chance gibt, über das, was der Therapeut gesagt hat, nachzudenken, statt die Intervention reflexhaft von sich zu weisen, sie zu verleugnen, ihr auszuweichen oder zu widersprechen. Wir betonen auch, dass es nicht darum geht, ob die Übertragung positiv oder negativ ist, sondern ob sich der Patient an einer kooperativen Klärung des Geschehens in der Sitzung kooperativ beteiligen kann, statt sich einer solchen Untersuchung zu verweigern oder die Überlegungen des Therapeuten gedankenlos zu akzeptieren, sich ihnen zu unterwerfen oder Lippenbekenntnisse abzulegen. Von besonderer Bedeutung ist diese Fähigkeit, sich intensiv mit den therapeutischen Interventionen auseinanderzusetzen, in der Behandlung von Patienten mit schwerer narzisstischer Persönlichkeitsstörung.

10.2.3 Beherrschen und Tolerieren von Aggression und Liebe

Weil die Borderline-Persönlichkeitsorganisation aufs engste mit primitiver Aggression und deren Auswirkungen auf die Integration von positiven und negativen Affekten zusammenhängt, ist der vorherrschende unbewusste Affekt der Hass – und zwar unabhängig davon, ob die Intensität aggressiver Affekte auf genetische, konstitutionelle und temperamentsbedingte Faktoren zurückzuführen ist oder ob ihr Vernachlässigung, ein Trauma oder die Konfrontation mit einer Missbrauchserfahrung zugrunde liegt. Charakteristisch für die Psyche des Patienten ist eine in der Charakterstruktur gründende hasserfüllte Beziehung zwischen einem traumatisierten Selbst und einem als sadistisch wahrgenommenen Objekt, die von dem Drang begleitet wird, das Objekt zu zerstören, es leiden zu lassen oder es zu kontrollieren. Darüber hinaus ziehen Projektionsvorgänge entsprechende Ängste vor dem Hass des Objekts auf das Selbst nach sich. Dass libidinöse Gefühle, Wünsche nach Zugehörigkeit und liebevolle Affekte dadurch beeinträchtigt werden, liegt auf der Hand. Die Überwindung der inneren Spaltung und die Integration der aggressiven Hassgefühle setzt voraus, dass der Patient diese Affekte als Teil des menschlichen Erlebens anzuerkennen lernt, die es allerdings zu integrieren und zu kontrollieren gilt. Unter dieser Voraussetzung hindern sie niemanden daran, sich als redlichen, respektablen Menschen zu erleben und befriedigende Beziehungen aufzubauen. Aggressive und andere negative Affekte beherrschen zu können statt sie zu agieren, somatisierend zu verarbeiten oder die Kommunikation mit dem Therapeuten zu zerstören, ist ein Erkennungszeichen der fortgeschrittenen Behandlungsphase.

Wenn die direkten Äußerungen der Aggression insgesamt nachlassen, werden auch die Interventionen des Therapeuten nicht länger automatisch vehement abgelehnt. Sadomasochistische Übertragungen tauchen seltener auf. Negative therapeutische Reaktionen als Ausdruck des unbewussten Neides auf den Therapeuten (d. h. als Ausdruck des Bedürfnisses, die therapeutische Arbeit zunichte zu machen) verschwinden. Gleiches gilt für die im Charakter angelegten selbstschädigenden Manifestationen des Hasses, z. B. suizidale, parasuizidale und selbstverletzende Verhaltensweisen, Substanzmissbrauch, Essstörungen, gefährliches, selbstzerstörerisches Sexualverhalten und/oder grenzenlose Selbstverachtung.

In dieser Behandlungsphase sollten die destruktivsten Aspekte des Sexualverhaltens unter Kontrolle gebracht worden sein. Patienten mit zuvor gehemmter Sexualität wiederum können nun sexuelle Gefühle empfinden. Patienten, deren Sexualleben von hochaggressiven, gegen andere und/oder gegen das Selbst gerichteten Impulsen beherrscht wurde, waren in den frühen Therapiephasen unfähig, Liebesbeziehungen aufzubauen. Sie waren promiskuitiv, praktizierten ungeschützten Sex, sadomasochistischen Sex oder hatten – in einer subtileren Variante – eine

Affäre nach der anderen. Dieses Verhalten, dem die Suche nach dem idealen Objekt zugrunde lag, vereitelte jede Möglichkeit einer intensiven Beziehung. Wenn der Patient sich in den Sitzungen über sein Liebesleben und seine sexuellen Kontakte Gedanken zu machen beginnt, ist dies ein Zeichen dafür, dass die Sexualität nicht länger von Aggression beherrscht und libidinöse Bedürfnisse nicht länger von paranoiden Ängsten überschattet werden.

Ein potenzielles Problem der fortgeschrittenen Behandlungsphase besteht allerdings darin, dass sich eine schwere primäre Hemmung der Sexualität noch verstärken kann, wenn das allgemeine Funktionsniveau des Patienten sich verbessert und Verdrängungsmechanismen die primitiveren Dissoziations- oder Spaltungsvorgänge ersetzen. Diese Komplikation macht u. U. eine Modifizierung des psychotherapeutischen Ansatzes erforderlich. Sobald die schwere Hemmung des sexuellen Verlangens aufgelöst wurde und ihre unbewusste Dynamik hinreichend geklärt wurde, kann z. B. eine begleitende Sexualtherapie hilfreich sein.

10.2.4 Tolerieren von Phantasien

Die Fähigkeit, Phantasien zu ertragen, und die Verbesserung des symbolischen Denkens sowie des Containments von zuvor dissoziierten oder agierten Affektzuständen ermöglicht es dem Patienten, Emotionen bewusst wahrzunehmen, die ihm in der Vergangenheit so bedrohlich erschienen, das er sie aus dem Bewusstsein verbannte. Unter Umständen glaubte er auch, sie dem Therapeuten verheimlichen zu müssen. Nun wird es möglich, solche Gefühle zu empfinden und mit ihnen zu spielen. Relevant ist dies v. a. in der Behandlung von Borderline-Patienten mit narzisstischer Persönlichkeit. Ihnen fällt es besonders schwer, freie Assoziationen, die nicht ihrer Kontrolle unterliegen, auszusprechen, weil sie fürchten, dass der Therapeut schneller als sie selbst begreifen wird, was in ihnen vorgeht. Das Bedürfnis nach omnipotenter Kontrolle hemmt das freie Assoziieren und schränkt die Verfügbarkeit von Phantasiematerial ein.

10.2.5 Die Fähigkeit, Abwehrdeutungen zu nutzen

In den frühen Behandlungsphasen entfalten Deutungen ihre Wirkung häufig dadurch, dass sie Zweifel an festgefahrenen Positionen wecken, auch wenn der Patient sie zu verwerfen oder übereilt anzunehmen scheint. In der fortgeschrittenen Phase bewirken Deutungen zudem eine Vertiefung des Selbstgewahrseins und der Selbsterforschung. Die verbesserte Fähigkeit, Projektionen zurückzunehmen, ist ein typisches Merkmal der fortgeschrittenen Phase einer Übertragungsfokussierten Psychotherapie.

Fallbeispiel

In einer Sitzung mit einer Patientin, die ihre Therapeutin manchmal für freundlich hielt und in anderen Situationen das Bild einer sadistischen Stiefmutter auf sie projizierte, erläuterte die Therapeutin: »Hier stellt sich die Frage, ob ich tatsächlich aus zwei verschiedenen Personen bestehe oder ob Sie in mir etwas sehen, womit Sie in sich selbst kämpfen. Ein Teil dieser Person ist nett und freundlich, vertrauenswürdig. Der andere Teil ist feindselig und sadistisch und hat Spaß daran, andere zu provozieren, während er sich unschuldig gibt und für diesen Aspekt Ihrer Persönlichkeit vollständig blind ist.« Ironisch erwiderte die Patientin: »Klingt das nach jemandem, den wir kennen?« Auf die Frage, wen sie im Sinn habe, überlegte sie, ob es sich um sie selbst oder um ihre Stiefmutter handelte. Die Therapeutin warf ein, dass die Patientin nun offenbar bestimmte Aspekte, die ihre Stiefmutter repräsentierte, auch in sich selbst wahrnehme. Zuvor seien sie ihr nicht bewusst gewesen, doch das neue Gewahrsein werde es ihr erleichtern, diese Aspekte, die sich in der Vergangenheit unbeherrscht und destruktiv Bahn gebrochen hatten, unter Kontrolle zu bringen. Die Patientin griff diese Deutung später wieder auf und benutzte sie, um aggressive und kontrollierende Strebungen, die sie nun sensibler registrierte, zu beherrschen.

Das folgende Fallbeispiel stammt aus Amys Therapie:

Fallbeispiel

Amy

Nachdem Amys offenes Agieren aggressiver Affekte verschwunden war (Kap. 8), tauchte als neues Merkmal ihrer Interaktionen mit Dr. Jones eine schroffe, entwertende Einstellung auf. Sie starrte den Therapeuten mit stechendem Blick und gerümpfter Nase an, als nähme sie einen sehr unangenehmen Geruch wahr. Dr. Jones beobachtete dieses Verhalten eine Zeitlang, bevor er es zu erörtern beschloss.

Dr. Jones: Wir haben bislang noch nicht darüber gesprochen, aber es könnte wichtig sein, über die Gefühle nachzudenken, die Sie mir durch Ihren Blick und Ihre Mimik vermitteln. Die Art, wie Sie mich ansehen und dabei die Nase rümpfen, und ihr Tonfall wirken zurückweisend und herablassend.

Amy: Sie machen wohl Witze! Sie haben doch schon *immer* arrogant auf mich herabgesehen. Sie können gar nicht anders, deshalb habe ich es nie erwähnt. Diese Arroganz gehört zu Ihrer Persönlichkeit.

Dr. Jones: *(beschließt, den therapeuten-zentrierten Deutungsansatz weiterzuverfolgen)* Das war mir nicht bewusst. Können Sie es mir bitte näher erläutern?

In dieser und den nachfolgenden Sitzungen kam Dr. Jones' »herablassende« Haltung wiederholt zur Sprache, bis Amy eines Tages sagte: »Vielleicht haben wir beide Einiges gemeinsam. Ich glaube, wir sind beide ausgesprochen kritisch.« Dr. Jones verstand dies dahingehend, dass Amy Zeit gebraucht hatte, um ohne innere Widerstände über einen zur Kritik neigenden Persönlichkeitsanteil nachdenken zu können. Dass er den »ausgesprochen kritischen« Anteil, den sie ihm zuschrieb, be-denken konnte, ohne diese Zuschreibung anzunehmen oder von sich zu weisen, hatte Amy offenbar gezeigt, dass man sich über eine Eigenschaft Gedanken machen kann, statt von ihr überwältigt zu werden. Auf diese Weise lernte sie, schließlich auch über ihren eigenen kritischen Anteil nachzudenken.

10.2.6 Veränderung der vorherrschenden Übertragungsparadigmen

Die Verlagerung von einem dominanten Übertragungsmuster auf ein anderes vollzieht sich nicht linear. Vielmehr folgt auf jede progressive Entwicklung eine vorübergehende Regression zu dem früheren Muster, weil jede neuere und positivere Perspektive dem Patienten relativ fremd ist und ein gewisses Maß an Zweifel und Angst in ihm weckt. Dieser Indikator einer strukturellen Veränderung kann als Kardinalmerkmal der Weiterentwicklung betrachtet werden. In Kapitel 9 haben wir erläutert, dass in einer erfolgreichen Therapie paranoide Übertragungen an die Stelle der ursprünglichen antisozialen oder psychopathischen Übertragungen treten. Anders als Patienten mit antisozialer Übertragung wissen solche mit paranoider Übertragung zwar um die Möglichkeit, dass der Therapeut etwas anderes im Sinn haben könnte, als sie auszunutzen; dennoch bleibt ihre Übertragung von Grund auf negativ, weil sie auf der Projektion negativer Affekte und Motivationen beruht. Bei erfolgreichem Verlauf gewährt die Untersuchung der paranoiden Übertragung auch Zugang zu dem idealisierten Segment der gespaltenen inneren Welt; damit einhergehend kann die intrapsychische Quelle aggressiver Impulse, die zuvor projiziert wurden, anerkannt werden. Sobald Material dieser Art auftaucht, lässt sich auch die radikale Abtrennung dieser Aspekte von der Psyche des Patienten erfolgreicher erforschen.

Eine depressive Übertragung – charakterisiert durch die Trauer um den Verlust des idealen Objekts und durch Reue über die aggressiven Affekte, die nun wahrgenommen werden können – taucht im Zusammenhang mit der Überwindung der Spaltungsmanöver und der Entwicklung einer besser integrierten, normalen Ich-Identität auf. In der Praxis gibt sich diese Veränderung durch das Auftauchen neuer, komplexerer und differenzierterer Aspekte des Selbst und der Objekte zu erkennen; zudem können neue Beziehungen aufgebaut werden, die sich von den starren, stets wiederkehrenden früheren Beziehungsmustern deutlich unterscheiden. Die Entwicklung der depressiven Übertragung ist zwar ein bedeutsamer Fortschritt, bringt aber Konflikte infolge von Aggression, Schuldgefühlen und Verlusten mit sich, deren Bewältigung von der Fortsetzung der therapeutischen Arbeit profitiert.

Fallbeispiel

Amy

Amy hatte ihren Therapeuten, Dr. Jones, zunächst als gleichgültigen Roboter wahrgenommen. Danach trat sie in eine Phase ein, in der sie ihn abwechselnd als mächtige, sadistische Gestalt und als großherzige väterliche Figur, die Frieden und Harmonie versprach, erlebte. Auch diese Wahrnehmungen veränderten sich, als sie eine freundliche, aber starke und sexuell verführerische Vaterfigur in ihm zu sehen begann. Diese neue Konstellation tauchte auf, als die abgespaltenen primitiven Übertragungen sich nach und nach zu einem komplexeren Ganzen verbanden. In diesem Kontext traten neue Aspekte ihrer inneren Beziehung zu Vaterfiguren ans Licht, nämlich eine ausgeprägte Ödipalität, die sich deutlich von der früheren, prä-ödipalen Beziehung zu einem idealisierten, warmherzigen, von jeder Sexualität »gereinigten« Vater unterschied.

Auch der folgende Fall illustriert den Übergang zu einer eher depressiven Übertragung.

Fallbeispiel

Eine Patientin mit ausgeprägten antisozialen Zügen erlebte ihren Therapeuten lange Zeit als einen verfolgenden, sadistischen Moralapostel, vor dem sie sich nur durch Heimlichtuerei und Manipulation schützen konnte. Nach und nach konnte sie sich ihre Unaufrichtigkeit eingestehen und Schuldgefühle empfinden. Auch dass sie ihren Therapeuten, der die Beziehung trotz ihrer indirekten Angriffe stets zuverlässig aufrechterhielt, so schlecht behandelt hatte, bereitete ihr Schuldgefühle. Sie erlebte ihn nun als strenge, aber besorgte Vaterfigur, die so ganz anders war als der reale Vater ihrer Vergangenheit, dessen manipulatives und verlogenes Verhalten ihr nach und nach einsichtig wurde. Sie fühlte sich depressiv und war zutiefst überzeugt, die Liebe und Fürsorge des Therapeuten nicht verdient zu haben. Zudem empfand sie eine stille Verzweiflung darüber, wie schlecht sie frühere Freunde behandelt hatte, und bemühte sich, Beziehungen und Freundschaften aufs Neue zu beleben. Die Entwicklung eines integrierten, aber strengen Über-Ich und die damit einhergehende Äußerung von Schuldgefühlen gegenüber dem Therapeuten gingen bei dieser Patientin Hand in Hand mit einer tiefen Überzeugung, ihre Schuld nicht wiedergutmachen zu können. Damit war eine völlig neue Übertragungskonstellation entstanden, denn nun galt es, die Quelle der Überzeugung, keine Vergebung zu finden, zu erforschen.

Die dramatischste Veränderung der Übertragungsmuster in der fortgeschrittenen Behandlungsphase sind zweifellos der Zusammenbruch und das Durcharbeiten des pathologischen Größenselbst von Patienten mit narzisstischer Persönlichkeitsstörung, insbesondere solcher mit dem Syndrom des malignen Narzissmus (Diamond et al. 2011; Stern et al. 2013). In diesen Fällen weicht die durch das pathologische Größenselbst bewirkte Abwehr der inneren Fragmentierung, Aggression und Leere einer neu erworbenen Fähigkeit, diese innere Welt wahrzunehmen und zu untersuchen. Diese Entwicklung kann zur Folge haben, dass der Patient eher wie ein klassischer Borderline-Fall wirkt, während er sich von einer distanzierten, ablehnenden Übertragung zu einer stärker engagierten, besorgten Haltung entwickelt. Eine narzisstische Patientin, die ihren Therapeuten anfangs wie einen Angestellten behandelte (»Dies hier ist keine Beziehung – ich habe Sie lediglich engagiert und bezahle für Ihre Arbeit«), begann, hin und wieder starke Gefühle ihm gegenüber zu empfinden, die von Bedürftigkeit und der Überzeugung, zurückgewiesen zu werden (»Ich kann nicht glauben, dass Sie tatsächlich keine Zeit für eine zusätzliche Sitzung haben«), bis zu Wohlgefühl und Dankbarkeit (»Irgendwie gibt es in dieser Beziehung eine merkwürdige Art von Liebe«) reichten und es ermöglichten, die Fragmentierung der inneren Welt zu bearbeiten, die bislang von dem ablehnenden Größenselbst verdeckt worden war.

Die dramatische positive Entwicklung, die im Abbau des pathologischen Größenselbst Ausdruck findet, tritt indes nicht regelmäßig ein. Vor allem bei Patienten mit dem Syndrom des malignen Narzissmus geht die an all den erwähnten Indikatoren zu erkennende Erstarkung des Ich bedauerlicherweise mit einer Konsolidierung des pathologischen Größenselbst auf einem höheren, besser angepassten Funktionsniveau und seiner Verwendung zur Abwehr weiterer therapeutischer Veränderungen einher. In solchen Fällen zeigen sich außerhalb der Sitzungen signifikante Symptombesserungen und in den Sitzungen ein Rückgang der lärmenden Symptome.

Gleichwohl bleibt ein subtiler, aber hartnäckiger Widerstand gegen weitere Veränderungen bestehen, der den Therapeuten – v. a. wenn sich das Funktionsniveau des Patienten insgesamt auf eine oft beeindruckende Weise gebessert hat – zu der Schlussfolgerung veranlassen kann, dass die Möglichkeiten der Behandlung ausgeschöpft sind. Er fasst die Beendigung ins Auge, hält aber die Option einer späteren Rückkehr in die Therapie, eventuell sogar der Aufnahme einer Psychoanalyse, offen, falls sich zeigen sollte, dass die verbliebene narzisstische Persönlichkeitsstruktur es dem Patienten beträchtlich erschwert, verbindliche intime Beziehungen aufrechtzuerhalten.

10.3 Hindernisse und Komplikationen beim Übergang in die fortgeschrittene Behandlungsphase

Eine Komplikation in den fortgeschrittenen Phasen der Therapie kann mit der Verbesserung an sich zusammenhängen, mit der Entwicklung von einer paranoiden zu einer depressiven Übertragung, mit der Entwicklung unbewusster Schuldgefühle wegen der empfangenen Hilfe – v. a. im Fall der Reue über aggressive Strebungen (»Ich bin ein so schlechter Mensch, ich habe die Hilfe nicht verdient«) – und mit einer unbewussten Tendenz, jede weitere Besserung zu vermeiden, um auf diese Weise den Preis für die bereits erzielten Fortschritte zu entrichten.

> **Fallbeispiel**
>
> Einer Patientin mit schweren Selbstverletzungstendenzen, einer völligen Unfähigkeit, zu studieren oder zu arbeiten, und einer extremen sexuellen Hemmung, die jahrelang ihre Wohnung nicht hatte verlassen können bzw. in einer psychiatrischen Klinik behandelt worden war, gelang es schließlich, ihr Studium wiederaufzunehmen und einen Beruf zu ergreifen. Sie heiratete und bekam Kinder. Die schwere sexuelle Hemmung bestand nach wie vor, doch sie wollte ihr nicht weiter auf den Grund gehen. Diese Einstellung spiegelte ihr unbewusstes, auf Schuldgefühle zurückgehendes Bedürfnis wider, sich dafür zu bestrafen, dass sie ihre Geschwister überflügelt hatte.

Eine solche negative therapeutische Reaktion infolge unbewusster Schuldgefühle ist von der negativen therapeutischen Reaktion infolge unbewusster Neidgefühle zu unterscheiden, die sich auf den Therapeuten konzentrieren und für Patienten mit narzisstischer Pathologie in den frühen Phasen der psychotherapeutischen Behandlung typisch sind. Die Deutung, dass der Patient die Fähigkeit des Therapeuten, ihm zu helfen, als Beweis für dessen Überlegenheit wahrnimmt, vermag diese negative therapeutische Reaktion aufzulösen. In solchen Fällen ist es möglich, dass der Patient durch die Verschlechterung seines Zustands der von ihm antizipierten Demütigung auszuweichen versucht, die vermeintliche Überlegenheit des Therapeuten anerkennen oder sich ihr unterwerfen zu müssen.

Eine weitere Komplikation ist die in Kapitel 9 erläuterte intensive erotische Übertragung.

10.4 Das technische Vorgehen in der fortgeschrittenen Behandlungsphase

Die systematische Analyse der vorherrschenden Übertragungsentwicklungen – d. h. die durch Deutungen herbeigeführte allmähliche Integration abgespaltener Übertragungen in ihre integrierten Entsprechungen – bleibt auch in der fortgeschrittenen Phase eine der wichtigsten behandlungstechnischen Strategien. Der Therapeut muss folglich jede Situation nutzen, in der die einander wechselseitig abspaltenden idealisierten und paranoiden Übertragungen integriert werden können. Der Erfolg dieser Strategie zeigt sich an der Intensivierung der depressiven Übertragungen des Patienten und der sie begleitenden Vertiefung seiner affektiven Beziehung zum Therapeuten, an der Integration und Reifung der affektiven Reaktionen und an der Entwicklung von Kontinuität in der Beziehung. Auch die Vertiefung neuer Interessen und Engagements, die dem Patienten zuvor durch das Syndrom der Identitätsdiffusion verwehrt waren, kann nun umfassend erforscht werden. Weitere Themenbereiche, die in den Sitzungen immer mehr Aufmerksamkeit beanspruchen, sind neben der Beziehung des Patienten zu seinem breiteren sozialen und kulturellen Hintergrund auch seine beruflichen, kulturellen, religiösen, künstlerischen und intellektuellen Interessen und Beschäftigungen und insbesondere die komplexeren Freundschafts- und Liebesbeziehungen. Nach wie vor aber können diese Entwicklungen durch die noch nicht abgeschlossene Integration der projizierten negativen Elemente in die eigene innere Welt des Patienten beeinträchtigt werden.

Fallbeispiel

Betty

Betty begann im Laufe ihrer Behandlung, sich für eine Tätigkeit als Kunsttherapeutin zu interessieren, nahm die entsprechende Ausbildung in Angriff und trat eine Praktikumsstelle in einem psychiatrischen Behandlungszentrum an. Dieses Interesse, das z.T. auf einer Identifizierung mit positiven Eigenschaften beruhte, die sie Dr. Em zuschrieb, tauchte allerdings auf, noch bevor die Patientin idealisierte und verfolgende Repräsentationen vollständig integriert hatte. Unbewusst nahm es auch eine negative Bedeutung an, indem es nämlich das »geheuchelte« Interesse nachahmte, das Betty aufgrund ihrer residualen paranoiden Übertragung und einer idealisierenden Übertragung, der zufolge wahre Hingabe eine Aufopferung voraussetzte, die jedem »Heiligen« Ehre gemacht hätte, grundsätzlich allen Psychotherapeuten unterstellte. Da sie es an ihrer Arbeitsstelle an Verantwortungsbewusstsein fehlen ließ und sich im Umgang mit Patienten fahrlässig verhielt, verlor sie den Job. In der Therapie konnten die residuale paranoide und die idealisierende Übertragung erforscht werden. Als es um ihre Fahrlässigkeit gegenüber Patienten ging, sagte Betty: »Ich hatte das Gefühl, ihnen nicht genug geben zu können. Manche wollten, dass ich ihre Arbeiten mit nach Hause nahm, um sie zu beurteilen. Mir war rätselhaft, wie Sie diese Arbeit bewältigen, und so habe ich angenommen, dass Ihr Interesse nur geheuchelt ist. Wie sollten Sie anders überleben?«

Betty brach ihren Versuch, als ideal fürsorgliche Bezugsperson aufzutreten, ab und zog sich auf die Position zurück, die Authentizität ihrer eigenen guten Absichten ebenso infrage zu stellen wie die Güte und das Wohlwollen ihres Therapeuten. Nun half Dr. Em ihr zu erkennen, dass nicht ihr aufrichtiger Wunsch, anderen zu helfen, das unrealistische Element des Gesamtbildes war, sondern die Erwartung ihrer Patienten, dass sie ihnen unbegrenzt, mit unversiegbarer Kraft, zur Verfügung stehe. Durchaus humorvoll antwortete Betty: »Also bin ich nicht die einzige, die unrealistischen Vorstellungen anhängt?« Sie erkannte aber auch, dass sie sich mittlerweile, statt in Reaktion auf die fordernde Haltung ihrer Patienten »das Handtuch zu werfen«, auf ihr eigenes Urteil verlassen und einschätzen konnte, was man realistischerweise in einer Beziehung erwarten darf, denn ihr war nun klar, dass Dr. Ems Anteilnahme an ihrem Wohlergehen authentisch war, auch wenn es in seinem Leben noch weitere Menschen und Interessen gab, die ihm ebenfalls am Herzen lagen. Bettys Interesse an der Kunsttherapie verlagerte sich auf einen anderen Bereich, dem sie sich fortan mit vollem Einsatz widmete. Die Überwindung idealisierender Erwartungen und paranoider Projektionen zugunsten der Entwicklung eines ganz neuen Feldes, auf dem sie sich entfalten und spezialisieren konnte, bedeutete eine Erweiterung ihrer Identität. Ihre Anpassung an dieses neue Tätigkeitsfeld nahm einen wesentlichen Teil ihrer Therapiesitzungen in der fortgeschrittenen Behandlungsphase in Anspruch.

10.4.1 Das Risiko einer chronisch verengten Sicht auf den Patienten

Es ist wichtig, dass der Therapeut tatsächlich kontinuierlich überprüft, ob der ständige Kontakt zum Patienten womöglich zu einer Verengung seiner Sicht auf die Konflikte, die allgemeine Lebenssituation und das Potenzial dieses Menschen geführt hat. Anders formuliert: Es ist wichtig, sich vom Patienten und dessen Widerstand gegen Veränderungen nicht einlullen zu lassen und ihn nicht so, wie er ist, zu akzeptieren, die Behandlungsziele tiefer zu hängen und sein Potenzial, das Leben in seiner Fülle auszuschöpfen, eher pessimistisch zu beurteilen. Stattdessen muss der Therapeut das aktuelle und das potenzielle künftige Funktionsniveau des Patienten weiterhin ausloten. Dabei kommt der Verbindung zwischen dem Lernen in den Sitzungen und der Anwendung des Gelernten außerhalb der Sitzungen erhebliche Bedeutung zu. Für den Therapeuten ist eine eher ungeduldige (statt selbstzufriedene) Haltung in der einzelnen Sitzung wichtig, die indes mit großer Geduld beim langfristigen Durcharbeiten der vordringlichen Probleme einhergeht. Diese Ungeduld in der Sitzungen hält die Arbeit in Schwung und wirkt der auf subtile Weise erworbenen Fähigkeit des Patienten, das Gleichgewicht in den Sitzungen zu wahren, entgegen; sie beugt zudem der natürlichen Tendenz des Therapeuten vor, sich zu entspannen, weil alles zufriedenstellend zu laufen scheint.

10.4.2 Weiterentwicklung der Behandlungstechniken

Mit fortschreitender Therapie wird es möglich, Deutungen und andere Interventionen direkter und weniger vorsichtig zu formulieren. An einem gewissen Punkt können komplexere, weiterentwickelte neurotische Übertragungen auftauchen, beispielsweise typisch ödipale Ängste und Phantasien einschließlich des Rivalisierens mit anderen Patienten, Kollegen oder Menschen, denen die Patientin einen Platz im Leben des Therapeuten zuschreibt. In diesen Übertragungen findet die höher organisierte psychische Organisation Ausdruck. Der Therapeut darf indes nicht vergessen, dass die Aufmerksamkeit für solche fortgeschrittenen, neurotischen

Übertragungen hintangestellt werden muss, sobald Regressionen auf primitive Übertragungen auftauchen. Deren Bearbeitung hat in jedem Fall Vorrang. Der Grundsatz, paranoide Übertragungen vor den depressiven zu bearbeiten, gilt insbesondere in dieser fortgeschrittenen Phase der Behandlung.

Darüber hinaus können sich neue Aspekte des Materials als relativ wichtig herausstellen. Genetische Deutungen können die unbewusste Gegenwart mit der unbewussten Vergangenheit verbinden und einen Beitrag zur Integration der Lebensgeschichte des Patienten leisten, weil dieser nun besser in der Lage ist, über aktuelle und frühere Erfahrungen nachzudenken. Die Auffassung, dass die Psychotherapie Patienten ganz allgemein hilft, ein kohärentes Lebensnarrativ zu formulieren, ist unserer Ansicht nach heute so zutreffend wie ehedem. Die defensive Art und Weise, über die Vergangenheit sprechen, tritt zugunsten genuiner Neugier und der Thematisierung schmerzlicher, zuvor abgewehrter Affekte in den Hintergrund. Die verbesserte Reflexionsfähigkeit zeigt sich auch in einer zunehmend in die Tiefe gehenden Beurteilung anderer Menschen, v. a. im Kontext der Beziehungen zu Sexualpartnern, engen Freunden und Familienangehörigen.

Fallbeispiel

Betty

In der Anfangsphase ihrer Therapie hatte Betty von ihrem Vater, der ständig an ihr herummäkelte, wiederholt gesagt, er sei »schlimmer als Stalin« gewesen. In der Beendigungsphase ihrer Therapie gelangte sie zu einem ausgewogenen Urteil: »Vermutlich hat er für uns getan, was er konnte, aber seine Möglichkeiten waren sehr begrenzt. Er wurde mit seinen eigenen Gefühlen nicht fertig, deshalb ging es ihm immer nur um seine Arbeit – und um unsere [ihre eigene Arbeit und die ihrer Brüder].« Interessanterweise berichtete Betty in der Beendigungsphase auch ein wenig kleinlaut, sie habe sich über Stalin kundig gemacht: »Ich vermute, ich hatte durchaus etwas mit ihm gemeinsam – die Art und Weise, wie ich Leute zu ›eliminieren‹ pflegte, wenn sie mich meiner Meinung nach schief ansahen.« Diese Bemerkung ist in der Tat beeindruckend und zeugt von Bettys Fähigkeit, eine Aggression, die sie zuvor abgespalten und projiziert bzw. agiert hatte, als Selbstanteil anzuerkennen und zu integrieren.

In der Beendigungsphase kann auch die Traumdeutung in ihrer eher klassischen Form erfolgen. Das heißt, der Therapeut bittet die Patientin, zu Aspekten des manifesten Trauminhalts frei zu assoziieren, und bringt diese Assoziationen dann mit der Art und Weise, wie die Patientin den Traum erzählte, und mit der aktuell vorherrschenden Übertragung in Verbindung. Diese vollständige Traumanalyse unterscheidet sich von der früheren Einbeziehung einzelner ausgewählter Elemente des manifesten Traumes in die Übertragungsdeutungen (Konzentration auf die Frage: »Warum bringt die Patientin dieses Material zu diesem Zeitpunkt?«; Koenigsberg et al. 2000c).

Die Reaktionen der Patientin auf Trennungen vom Therapeuten – z. B. an den Wochenenden, während der Ferien, im Krankheitsfall oder wegen anderer, unerwarteter Behandlungsunterbrechungen – sind sehr gründlich zu untersuchen, weil auch sie zu erkennen geben, ob eine Weiterentwicklung in Richtung einer überwiegend depressiven Übertragungsreaktion stattfindet. In den früheren Phasen der Behandlung äußerten sich die Trennungsreaktionen oft in Form von schwerer Trennungsangst, Panik, Wut und regressivem Verhalten mit paranoider Tönung oder – im Falle einer narzisstischen Pathologie – als vollständige Verleugnung der Abhängigkeit vom Therapeuten und der Tendenz, sich gleichgültig zu geben. Patienten, deren innere Integration schon eingesetzt hat, zeigen eher depressiv gefärbte Trennungsreaktionen. Sie empfinden Traurigkeit, Trauer und Verlustgefühle, statt wie in der Vergangenheit in Panik zu geraten und sich im Stich gelassen und misshandelt zu fühlen. Die systematische Analyse dieser Trennungsreaktionen mit Blick auf die beteiligten Selbst- und Objektimagines trägt dazu bei, die sich herausbildenden inneren Repräsentationen der Patientin zu erforschen und die vereinfachten, negativ getönten durch komplexere, integrierte zu ersetzen.

Fallbeispiel

Amy

Schon frühzeitig berichtete Amy in ihrer Therapie: »Ich fühle mich jedes Mal, wenn Sie verreisen, ganz furchtbar. Ich stelle mir vor, wie Ihr Flugzeug gleich nach dem Start explodiert.« Dr. Jones half Amy, die Aggression zu verstehen, die in ihrem Verlusterleben enthalten war, und erläuterte deren Zusammenhang mit Amys Unfähigkeit, sich ein Gefühl der inneren Verbundenheit zu bewahren. Er erläuterte, dass möglicherweise ihre Wut darüber, dass er ihr nicht ständig zur Verfügung stehe, ihr inneres Bild von ihm angriff und zerstörte. In der Beendigungsphase reagierte sie auf Trennungen nicht länger aggressiv, sondern mit depressiven Ängsten, die erforscht werden konnten: »Ich weiß, dass Sie eine Pause brauchen – jeder muss mal ausspannen. Aber wahrscheinlich brauchen Sie vor allem eine Pause von mir.«

10.5 Beendigung

Die Frage, wann es an der Zeit ist, eine Übertragungsfokussierte Psychotherapie zu beenden, muss im Kontext des gesamten Behandlungsverlaufs beantwortet werden, denn die Art und Weise, wie Patienten auf den bevorstehenden Abschied reagieren, ist ein ungemein wichtiger Indikator des psychischen Strukturniveaus, das sie erreicht haben. Da die Beendigung mit der Trennungsdynamik zusammenhängt, bearbeiten wir die Psychologie des Behandlungsabschlusses im Grunde von Beginn an, indem wir die Reaktionen der Patienten auf sämtliche Unterbrechungen erforschen. Sie zeigen uns stets zuverlässig, wo der Patient, was den Schweregrad seiner Erkrankung betrifft, gerade steht. Grundsätzlich kann man zwischen normalen und pathologischen Trennungsreaktionen unterscheiden; sie spiegeln wider, in welchem Maße die innere Welt des Patienten integriert bzw. gespalten ist.

10.5.1 Theoretischer Kontext: normale und pathologische Trennung

Wenn jemand von einer bedeutsamen Beziehung Abschied nehmen muss, ist das Verlustgefühl eine normale Reaktion. Je endgültiger die Trennung, desto einschneidender ist die Verlusterfahrung. Eine normale Reaktion ist die Trauer

– prototypisch die Trauer um einen Menschen, den wir geliebt haben. Die bewussten und unbewussten Trauerprozesse wurden psychoanalytisch erforscht. So beschrieb Freud (1916–17 g) in »Trauer und Melancholie« den Unterschied zwischen normaler und pathologischer Trauer und zog den Schluss, dass für die normale Trauer eine Phase der Traurigkeit und Niedergeschlagenheit kennzeichnend sei. Der Objektverlust weckt aber keine Schuldgefühle. Wir sind traurig, wenn jemand stirbt, und durchlaufen sodann einen Prozess, in dem wir das verlorene Objekt verinnerlichen. Das heißt, wir lassen quasi all das, was wir geliebt haben und nun vermissen, in unserer eigenen Psyche wiederaufleben, so dass wir auf subtile Weise zu einem gewissen Grad selbst zu dem verlorenen Menschen werden oder dessen Eigenschaften annehmen. Begleitet wird dieser Prozess von einer gesunden narzisstischen Befriedigung darüber, am Leben zu sein, d. h., anders als der Verstorbene »da« zu sein. In Verbindung mit der narzisstischen Befriedigung über die eigene Lebendigkeit ermöglicht uns die Introjektion des verlorenen Objekts, den Trauerprozess zu durchlaufen und ihn nach etwa sechs bis zwölf Monaten abzuschließen.

Charakteristisch für die pathologische Trauer ist hingegen eine sehr schwere, langwierige und mit Schuldgefühlen einhergehende Depression. Diese Schuldgefühle hängen offenbar mit unbewusster Feindseligkeit und Ambivalenz gegenüber dem verstorbenen Menschen zusammen, mit einer Aggression, die sich schon vor dem Verlust (vielleicht unbewusst) gegen ihn richtete. Wenn der Trauernde nun versucht, sich mit diesem verlorenen Objekt zu identifizieren und es zu internalisieren, richtet sich die zuvor gegen das Objekt gerichtete Aggression gegen das Selbst. Sowohl die normale Trauerarbeit als auch die gesunde Identifizierung mit dem verlorenen Objekt werden auf diese Weise verhindert. Die Angriffe auf das verinnerlichte Objekt – das nun zu einem Selbstanteil geworden ist – vereiteln die normale narzisstische Befriedigung darüber, am Leben zu sein, und bringen nicht endendes Leid mit sich: die fortgesetzte Depression.

Melanie Klein (1996 [1940]) nahm Modifizierungen an Freuds Theorie vor, die für die Behandlung von Borderline-Patienten sowie für das Verständnis der Trennungsangst und der normalen und pathologischen Trauerreaktionen bei Beendigung der Therapie von Belang sind. Klein vertrat die Ansicht, dass die normale Trauer eine sehr frühe Entwicklungsphase wiederholt, in der die ursprüngliche Spaltung zwischen einer idealisierten und einer persekutorischen Beziehung zum Objekt überwunden wird, so dass die ausschließlich guten und die ausschließlich bösen Objekt- und Selbstrepräsentationen integriert werden können. Ebendies ist der Entwicklungsverlauf, den wir uns in der Therapie erhoffen. Primitive Abwehrmechanismen wie die Spaltung und damit zusammenhängende Manöver werden überwunden und weichen der Erkenntnis, dass man selbst weder ausschließlich gut noch ausschließlich böse ist, sondern gute und böse Erfahrungen und Eigenschaften in sich vereint. Wenn wir in der Lage sind, diese komplexe Natur unseres Selbst anzuerkennen, sehen wir auch, dass wichtige Objekte (z. B. Bezugspersonen) ähnlich komplex sind. Vor diesem Hintergrund verstehen wir dann, dass die Aggression, die wir gelegentlich aufgrund der vermeintlichen Angriffe des Anderen gezeigt haben, gegen ein Objekt gerichtet war, dass nicht durch und durch böse ist, sondern sowohl gute als auch böse Eigenschaften aufweist. Schuldgefühle tauchen auf, wenn uns die ehedem vermeintlich gerechtfertigte Aggression nun zweifelhaft erscheint. In diesem Kontext verlieren Projektionsmechanismen an Durchschlagskraft – man schreibt die Aggression nicht länger nur den anderen zu, sondern erkennt auch den eigenen Anteil.

An diesem Punkt entwickelt sich die Fähigkeit, Schuldgefühle zu empfinden, als ein normaler Affekt. Er geht aus der Integration guter und böser Anteile hervor, die zugleich den Verlust des idealisierten, »reinen« Selbst und des idealisierten Objekts bedeutet. Wenn sich die Einstellung zur eigenen Aggression von der Projektion zur Akzeptanz und Anerkennung verändert, wandelt sich auch die Einstellung zu Anforderungen und Verboten. Was scheinbar ausschließlich zum Objekt gehörte und als Angriff aus einer äußeren Quelle wahrgenommen wurde, kann nun als intrapsychische Anforderungen erlebt werden, denen man nachkommen muss. Auf diese Weise wird die erste, primitive Stufe des Über-Ich – der internalisierten Anforderungen und Verbote – konsolidiert; die Internalisierung der *fordernden* Objektanteile in Form eines primitiven Über-Ich wird dann zur Quelle dieser Schuldgefühle (Jacobson 1978 [1964]). Melanie Klein zufolge werden Schuldgefühle nicht, wie Freud behauptete, gegen das internalisierte Objekt gerichtet, sondern gegen das Selbst, denn weil es das Objekt als durch und durch böse wahrgenommen hat, obwohl es in Wirklichkeit auch gute – wahrscheinlich sogar mehr gute als verfolgende – Eigenschaften besitzt, hat es sich ihm gegenüber aggressiv verhalten.

Gleichzeitig mit diesen Entwicklungen wird ein inneres Objekt verankert, das weder ausschließlich gut noch ausschließlich böse ist, sondern Gutes und Böses in sich vereint und ambivalente, aber realistische Liebesgefühle weckt. Dies entspricht der stabilen Internalisierung des hinreichend guten, realistischer wahrgenommenen Anderen, der ambivalente Gefühle hervorruft. Weil aber die Liebe im Allgemeinen stärker ist als Wut oder Aggression, wird dieses Objekt nicht gefürchtet, zurückgewiesen oder angegriffen, sondern akzeptiert und verinnerlicht. Die Akzeptanz des äußeren Objekts als stabiles inneres Objekt lässt eine innere Objektwelt entstehen, die dem Selbst ein Gefühl der Sicherheit und Stabilität vermittelt. Der Verzicht auf das phantasierte ideale Objekt und die Anerkennung und Akzeptanz ambivalenter und aggressiver Affekte – Merkmale der depressiven Position – ermöglichen es, dass der Andere in der Außenwelt präsent bleibt und nicht verlorengeht, sondern anders wahrgenommen wird.

Die mit der Ambivalenz einhergehenden Schuldgefühle wecken das Bedürfnis, die Beziehung zum Anderen wiederherzustellen und Gutes zu tun. Melanie Klein (1996 [1940]) bezeichnete dies als ein Streben nach *Wiedergutmachung*, das ihrer Meinung zur Quelle sämtlicher Sublimierungsstrebungen wird. An diesem Punkt tritt die Dankbarkeit in den Vordergrund, und der Patient sehnt sich nach einer guten Beziehung zu einem äußeren Objekt.

Laut Klein (1996 [1940]) ist die pathologische Trauer nicht nur Merkmal einer pathologischen Reaktion auf einen realen Verlust. Sie kennzeichnet darüber hinaus die Dynamik einer bestimmten Form der depressiven Erkrankung. Die gegen ein verlorenes Objekt gerichtete Aggression ist, so Klein, dermaßen stark, dass die Internalisierung dieses Objekts als Repräsentation im Über-Ich sadistische Eigenschaften besitzt und zur Quelle eines sadistischen Angriffs auf das Selbst wird.

Anders formuliert: Pathologische Schuldgefühle nehmen phantasmatische, außergewöhnliche Züge an. Der Mensch, der in einem pathologischen Trauerprozess gefangen gehalten wird, empfindet sich als größten Sünder der Welt – eine Selbstwahrnehmung, die sich bis zum Wahn steigern kann. Sein Über-Ich ist grausam, verlangt nach Perfektion und weckt Hass auf alle natürlichen Regungen. Weil dieser Angriff mit der Überzeugung einhergeht, das gute, nährende Objekt zerstört zu haben, wird nicht nur das gute Selbstgefühl ausgelöscht, sondern auch die Wahrnehmung eines guten inneren Objekts. Es scheint, als habe man alles verloren. Das gute Objekt ist in der inneren Welt ebenso verschwunden wie in der Außenwelt – es wurde zum Opfer der aggressiven Reaktion des Selbst. Als Amy zu ihrem Therapeuten sagte: »Ich fühle mich jedes Mal, wenn Sie verreisen, ganz furchtbar. Ich stelle mir vor, wie Ihr Flugzeug gleich nach dem Start explodiert«, empfand sie ein Gefühl der Leere – eine phantasierte Zerstörung des inneren und des äußeren Objekts.

Im Falle der pathologischen Trauer wird das Schuldgefühl durch die Verlustgefühle und die innere Leere verstärkt, so dass sich ein Teufelskreis entwickelt: Das äußere Objekt ging verloren, das innere Objekt wird zerstört, und in der Folge kommt es zu weiteren Angriffen auf das Selbst. Als sekundäre Abwehr von Verzweiflung, Schuldgefühlen und innerer Leere findet u. U. eine Regression auf die paranoid-schizoide Position statt, so dass die primitiven Abwehrmechanismen der Spaltung, projektiven Identifizierung, omnipotenten Kontrolle und eine allgemeine Desorganisation des Selbst fortan das Bild bestimmen. Unter diesen Umständen können sich hypomanische Abwehrmanöver herausbilden, die durch übersteigerte Triumphgefühle, Verächtlichkeit, defensive Identifizierung mit einem idealisierten verlorenen Objekt, Omnipotenzgefühle und die Verleugnung jeder Trauer oder Bedürftigkeit charakterisiert sind. Eine Art zwanghafte Suche nach zahlreichen Beziehungen ist die Folge – eine hypomanische Haltung gegenüber der Realität, die jede genuine Verbundenheit mit anderen Menschen unmöglich macht. So sind laut Klein (1996 [1940]) Depression und Hypomanie die extremen Manifestationen der pathologischen Trauer.

10.5.2 Die Beendigung der Behandlung: normale, neurotische und Borderline-Persönlichkeitsorganisation

Wenn eine langjährige Therapie zufriedenstellend ausklingt, empfinden Menschen mit normaler Persönlichkeitsorganisation Traurigkeit, Verlustgefühle und Trauer, gleichzeitig aber auch ein Gefühl der Befreiung und Zufriedenheit. Das Verhalten hat große Ähnlichkeit mit der von Freud (1916–17g) beschriebenen normalen Trauer. Die Traurigkeit der Patienten nimmt nicht überhand, sie wissen zu schätzen, was sie vom Therapeuten bekommen haben, und sind zuversichtlich, künftig auf ihn verzichten zu können.

Menschen mit neurotischer Persönlichkeitsorganisation, extrem harschem Über-Ich und exzessiven Schuldgefühlen durchlaufen eine intensivere Trauer. Sie empfinden tiefe Traurigkeit und idealisieren den Therapeuten, haben das Gefühl, seine Liebe und alles andere, das er ihnen gegeben hat, nicht verdient zu haben, und versuchen, sich an die Beziehung zu klammern. Dies ist eine milde Form der pathologischen Trauer, wie Melanie Klein (1996 [1940]) sie beschrieben hat.

Patienten mit einer Borderline-Persönlichkeitsorganisation entwickeln schon anlässlich kürzerer Trennungen – z. B. wenn der Therapeut erkrankt oder Ferien macht – schwere Trennungsängste. Sie sind nicht traurig, sondern geraten in Panik und fühlen sich verlassen. Diese Patienten regredieren auf die paranoid-schizoide Position. Weil sie die normale Ambivalenz nicht ertragen, fällt es ihnen extrem schwer, sich ein positives inneres Bild des Therapeuten zu bewahren. Die Traurigkeit kann sich nicht entfalten, weil diesen Patienten die Integration fehlt, die für die depressive Position kennzeichnend ist und es ermöglicht, an einem positiven Bild auch des frustrierenden Objekts festzuhalten. Sie führen ihre Trennungsangst dann umstandslos auf die Frustration durch den Therapeuten zurück, weil sie diese Enttäuschung wie einen Angriff durch das verschwundene Objekt erleben, das durch seine Abwesenheit zum Verfolger wird. Innerhalb der Angreifer-Opfer-Dyade kann es zu einem Rollenwechsel kommen, wenn der Patient den Therapeuten, der sich entzieht, gnadenlos angreift; bewusst oder unbewusst aber fühlt sich der Patient einem Angriff des Therapeuten ausgesetzt und reagiert mit Wut auf das böse Objekt. Sie richtet sich nicht nur gegen das äußere Objekt, sondern auch gegen dessen innere Repräsentation. Das gute Bild des Therapeuten wird rachsüchtig zerstört, doch daraufhin bleibt dem Patienten nichts, woran er sich klammern könnte. Dies erklärt das verzweifelte Verlustgefühl und die innere Leere, die in der frühen Therapiephase mit Trennungen einhergehen. Der Patient fühlt sich angegriffen, hat Wut und fühlt sich leer, so als habe er den Therapeuten vollständig verlieren. Das Leeregefühl wird begleitet von der Angst, dass der Therapeut sich für die Wut, die der Patient auf ihn empfindet, rächen könnte. Auch diese Angst trägt zu dem Verlustgefühl bei. Der Patient entwickelt Phantasien, misshandelt zu werden, und fürchtet sich vor der Wut auf die Misshandlung; unter extremeren Bedingungen kann es zu einer Fragmentierung des emotionalen Erlebens kommen, die zu einer Art schizoider Leere und Gleichgültigkeit führt.

Noch heftiger reagieren Patienten mit narzisstischer Persönlichkeit auf Abwesenheiten des Therapeuten. Ihr pathologisches Größenselbst und die Abwehrmechanismen, die sie gegen Abhängigkeit in Stellung bringen, äußern sich in einer unverzüglichen, dem Selbstschutz dienenden Entwertung des Therapeuten. Vergleichbar ist dies mit einem charakterlichen Abkömmling der oben erwähnten hypomanischen Verlustreaktion. Die unverzügliche Entwertung des Therapeuten spiegelt sich z. B. in der Überzeugung des Patienten wider, es gehe ihm ausgezeichnet, in einer vollständigen Gefühlslosigkeit oder in der Überzeugung, den Therapeuten ohnehin nie wirklich gebraucht zu haben. Es hat den Anschein, als ob solche Patienten den Therapeuten während der Zeit seiner Abwesenheit quasi »im Schrank einschlössen«, um ihn am Ende der Unterbrechung wieder hervorzuholen. Eine Patientin, die auf die vierwöchige Abwesenheit ihres Therapeuten überhaupt nicht reagiert hatte, eröffnete die erste Sitzung nach der Pause mit den Worten: »Um an das anzuknüpfen, was ich in der letzten Stunde gesagt habe …« Und eine andere narzisstische Patientin erklärte: »Meine Freundinnen sagen, dass sie ihren Therapeuten vermissen. Ich habe Sie überhaupt nicht vermisst. Ich mag Sie. Sie sind ein netter

Mensch, aber wenn Sie morgen tot umfielen, würde ich mich darüber ärgern, dass ich all die Zeit verloren habe, nur um mir dann einen neuen Therapeuten suchen zu müssen. Ansonsten würde ich aber nichts Besonders empfinden.«

10.5.3 Behandlungstechnische Implikationen

Die Analyse der Reaktionen auf Behandlungsunterbrechungen

Wenn Patienten auf Trennungen pathologisch reagieren, muss der Therapeut diese Reaktionen während der gesamten Behandlung jedes Mal untersuchen und analysieren. Dies hilft ihnen, sich auf die Beendigung der Therapie vorzubereiten. Der Therapeut analysiert die Trennungsreaktion v. a. im Hinblick auf die unbewussten Objektbeziehungen, die den depressiven Gefühlen der Patientin, ihrer Angst, Wut oder Gleichgültigkeit zugrunde liegen. Bei Borderline-Patienten ergibt die Analyse der Trennungsangst oft, dass Trennungen in der Phantasie mit einem Angriff seitens des Therapeuten gleichgesetzt und als Beweis seiner Gleichgültigkeit und Verantwortungslosigkeit verstanden werden. Die Projektion von Wut auf den Therapeuten geht Hand in Hand mit dem Gefühl der Patientin, im Stich gelassen zu werden, und mit ihrer Überzeugung, dass der Therapeut sich nur für sein eigenes Wohlergehen interessiert und dass er die Behandlung unterbricht, um sich seine Wünsche zu erfüllen, während sie zurückbleiben muss. Unter Umständen empfindet die Patientin insgeheim Hass auf den Therapeuten und phantasiert unbewusst, ihm z. B. seinen Urlaub zu ruinieren oder dafür zu sorgen, dass er sich auf Schritt und Tritt schuldig fühlt, weil er sie alleingelassen hat. Jede Trennung, die unbewusste Wut weckt, weil sie als Angriff erlebt wird, und die zur Zerstörung des inneren Bildes vom guten Therapeuten führt – und infolgedessen ein Gefühl absoluter Leere hervorruft –, muss im Laufe der Behandlung erforscht und durchgearbeitet werden. Das bedeutet, dass die argwöhnischen Befürchtungen der Patientin, der Therapeut hege böse Absichten, genauso durchgearbeitet werden müssen wie ihr Groll und ihr Neid auf das gute Leben des Therapeuten, ihr Wunsch, es zu zerstören, und das Gefühl, das gute innere Bild vom Therapeuten durch den eigenen Hass ausgelöscht zu haben.

Bei Patienten mit einer neurotischen, depressiven Reaktion auf Trennungen (diese Ebene bzw. im Idealfall eine noch höhere sollten TFP-Patienten gegen Ende ihrer Behandlung erreicht haben) muss die Traurigkeit über Abwesenheiten des Therapeuten im Hinblick auf die unbewussten Schuldgefühle wegen der Überzeugung, zu dem durch die Trennung verursachten Verlust selbst beigetragen zu haben, durchgearbeitet werden. Der Therapeut wird nun nicht länger als gleichgültig und ablehnend erlebt, sondern als anteilnehmend, besorgt und hilfsbereit. Die Schuldgefühle der Patienten wurzeln u. U. in der Überzeugung, dass die Intensität ihrer Bedürfnisse und ihre hohen Anforderungen die Fähigkeit des Therapeuten überfordert und ihn erschöpft haben. Manchmal haben Patienten auch das Gefühl, aufgrund ihrer Bedürftigkeit nicht gut genug zu sein, um Hilfe verdient zu haben. Im Kontext einer jeden Trennung muss der Therapeut depressive Ängste analysieren, die u. U. große Ähnlichkeit mit der Angst aufweisen, die im Allgemeinen besonders intensiv gegen Ende der Behandlung auftritt. Hinter der Depression steckt die Phantasie, allzu viel zu verlangen und eines so guten Therapeuten nicht wert zu sein. Mitunter kommt es zu einem Oszillieren zwischen diesen Manifestationen der depressiven Position und einer partiellen Regression auf die paranoid-schizoide Position der Idealisierung und Entwertung in Form einer Idealisierung des Therapeuten und Entwertung des Selbst. Gegen Ende der Behandlung können Schuldgefühle die Patienten glauben machen, kein Anrecht auf Autonomie und Gesundheit zu haben. Diese Überzeugung hängt mit der Phantasie zusammen, dass der Therapeut die Behandlung beenden muss, weil der Patient ihn all seine Kraft gekostet hat. Er hat sich die Erholung von einem solchen Patienten, so die Phantasie, redlich verdient. Im Extremfall entwickeln Patienten die Phantasie, dass ihr Erwachsenwerden – ihr Selbständig-Werden – gegen Ende der Behandlung dem Therapeuten den Tod bringen wird, weil sie ihm alle Energien geraubt haben. Diese depressiven Phantasien stehen dann im Zentrum der Deutungsarbeit in der Beendigungsphase.

Die Analyse der Reaktion auf den Abschied

Viele Patienten empfinden eine Mischung aus paranoiden und depressiven Ängsten. Unsere Regel lautet, die paranoiden vor den depressiven Ängsten zu deuten. Werden zuerst die depressiven Ängste gedeutet, treten die paranoiden Reaktionen oft nicht mehr zutage, so dass sie nicht erkannt werden. Wenn der Therapeut hingegen systematisch zuerst die paranoiden Reaktionen analysiert, nehmen die depressiven an Intensität zu, weil das verlorene Objekt nun realistischer wahrgenommen und infolgedessen höher geschätzt wird. Sie sind unverkennbar und der Untersuchung zugänglich. Deshalb ist es bei jeder Trennung ungemein wichtig, die Phantasien der Patientin zu analysieren, dass der Therapeut sie verlässt, weil er sich für sie nicht interessiert, weil er gierig und herzlos ist oder sie insgeheim ablehnt. Im Anschluss daran kann dann ggf. die Phantasie untersucht werden, dass die Bedürftigkeit, Schlechtigkeit oder Aggression der Patientin den Therapeuten überfordert, ausgelaugt oder ruiniert hat und dies der Grund für die Trennung ist.

10.5.4 Die Realität der Beendigung

Es ist grundsätzlich wichtig, Patienten zu helfen, ihre ambivalenten Gefühle gegenüber dem Therapeuten zu tolerieren und die Anerkennung dieser Ambivalenz mit der Analyse der für Borderline-Patienten typischen, voneinander abgespaltenen Objektbeziehungen in Verbindung zu bringen. Die Patientin muss Trauerprozesse ertragen können, statt sie zu unterdrücken oder ihnen auszuweichen. Es ist wichtig, sich klar zu machen, dass die Trauer unvermeidlich und notwendig ist. Wir halten es nicht für wünschenswert, die Anzahl der wöchentlichen Sitzungen nach und nach zu reduzieren, um Patienten an die Trennung zu gewöhnen. Die ideale Technik besteht vielmehr darin, Trennungsangst und Trauer möglichst gründlich durchzuarbeiten, bevor die Behandlung endet, und keinen Zweifel daran zu lassen, dass die Patientin nach dem Abschluss eine Trauerphase durchlaufen wird. Je intensiver der Therapeut Trennungsangst und Trauerreaktionen vor Ende der Behandlung analysiert, desto besser gelingt es den Patienten, diese Reaktionen nach dem endgültigen Abschied selbstständig weiter durchzuarbeiten. Es ist wichtig, nicht zu vergessen, dass Trauerreaktionen Entwicklungsreaktionen sind. Sie wiederholen die Erfahrung, aufzuwachsen, das Elternhaus zu verlassen, ein Studium aufzunehmen usw., und jeder besitzt das Potenzial, solche Erfahrungen zu machen. Die Realität der Beendigung muss anerkannt werden, aber dennoch erkundigen sich Patienten oft nach der Möglichkeit, die Therapie irgendwann fortzusetzen. Wenn man uns diese Frage stellt, antworten wir, dass wir künftig für ein Beratungsgespräch zur Verfügung stehen werden und dass es, sollte die Situation dies erfordern, möglich sein wird, den Therapieprozess erneut aufzunehmen.

10.5.5 Die Gegenübertragung des Therapeuten

In der Beendigungsphase kann der Therapeut seiner Gegenübertragung häufig zuverlässige Hinweise auf die vorherrschenden Eigenschaften der Übertragung entnehmen. Wenn paranoide Reaktionen auf Trennung oder Beendigung dominieren, kann die Gegenübertragung sich als paranoide Reaktion auf die Patientin äußern. Der Therapeut bekommt dann u. U. das Gefühl, dass sie aus der Therapie flüchtet, die Behandlung entwertet oder dass sie verleugnet, wie krank sie tatsächlich ist, und den Abschied als einen Angriff auf den Therapeuten inszeniert. Im Falle einer überwiegend depressiven Übertragung kann auch die Gegenübertragung überwiegend depressiv sein, so dass der Therapeut den Eindruck bekommt, der Patientin nicht gerecht werden zu können. Unter Umständen hat er das Gefühl, dass sie etwas Besseres als das, was er ihr geben konnte, verdient hätte, oder dass er sie nun tatsächlich im Stich lässt, sie nicht genügend geliebt hat, sie früher und besser hätte verstehen müssen oder dass ihre Enttäuschung über ihn gerechtfertigt ist. Im Falle einer narzisstischen Entwertung der Behandlung durch die Patientin nimmt der Therapeut u. U. narzisstische Abwehrmechanismen in seiner Gegenübertragung wahr. Er hält die Patientin für einen hoffnungslosen Fall, kurz: Er beginnt, sie innerlich zu entwerten, und muss diese Gegenübertragungsgefühle nun in sein Verständnis ihrer inneren Welt miteinbeziehen.

10.5.6 Die zeitliche Planung der Beendigung

Eine wichtige Frage betrifft den Zeitpunkt der Beendigung. Im Idealfall erfolgt der Abschied nicht vor einem zufriedenstellenden Rückgang der Symptome und bedeutsamen Veränderungen der Persönlichkeit, die die strukturelle Integration der zuvor projizierten Selbstanteile zu erkennen geben. Auch sollten die Behandlungs- und Lebensziele erreicht worden sein, die zu Beginn der Therapie in den Bereichen Arbeit, Liebe, Freizeit- und kreativen Beschäftigungen anvisiert wurden. Im Grunde muss der Therapeut fortlaufend beurteilen, inwieweit optimale Behandlungsziele erreicht werden konnten.

Wenn der Therapeut den Eindruck gewinnt, dass es in der therapeutischen Arbeit möglicherweise nicht recht weitergeht, und sich nicht sicher ist, ob der Patient von der Behandlung maximal profitiert hat oder ob es zunächst einen Stillstand zu beheben gilt, kann u. U. eine gründliche Beurteilung der Übertragung und Gegenübertragung die Antwort liefern. Geht es tatsächlich über eine längere Phase nicht voran, empfehlen wir dem Therapeuten, keinesfalls auf eine Beendigung hinzuarbeiten, sondern sich eine Beratung zu suchen. Im Allgemeinen ist mit erheblichen Widerständen der Patienten gegen die Beendigung der Therapie zu rechnen, wenn der sekundäre Krankheitsgewinn nicht hinreichend analysiert wurde oder wenn die Behandlung zum Ersatz für das eigentliche Leben geworden ist. In solchen Fällen kommt der Analyse des sekundären Krankheitsgewinns oder der Rolle der Therapie als Lebensersatz für die weitere Arbeit eine zentrale Bedeutung als Voraussetzung für eine angemessene zeitliche Planung des Abschieds zu.

Aus praktischen Gründen ist es grundsätzlich wichtig, die Beendigung rechtzeitig vorzubereiten, so dass der Patient sich darauf einstellen kann, und ihm zu erklären, wo er in seiner Behandlung gerade steht. In jeder Langzeitpsychotherapie sollte die Entscheidung über die Beendigung mindestens drei Monate vor dem Abschied besprochen und im Idealfall von beiden Beteiligten gemeinsam beschlossen werden. Auch wenn der Therapeut den Patienten ein Jahr lang oder länger z. B. im Rahmen seiner Ausbildung psychotherapeutisch behandelt hat, sind für die Beendigung der Therapie drei Monate vorzusehen. Bei Behandlungen, die sich über mehrere Jahre erstrecken, ist eine Beendigungsphase von sechs Monaten wünschenswert. Wichtig ist, dass der Therapeut aufmerksam beobachtet, wie der Patient auf die Entscheidung über den Zeitpunkt der Beendigung reagiert.

Klinische Schlüsselkonzepte

- Die Integration vollzieht sich nicht in einem linearen Prozess, sondern schrittweise und mit Unterbrechungen durch gelegentliche Regressionen, die einen vorübergehenden Rückzug auf die vertrautere Position der Spaltung und Projektion zu erkennen geben. Je weiter die Therapie voranschreitet, desto rascher und erfolgreicher können diese Regressionen durchgearbeitet und bewältigt werden.
- Schwierigkeiten mit der Beendigung kündigen sich anlässlich jeder Trennung im Laufe der Therapie an.
- Ist die Beendigungsphase durch eine Mischung aus paranoiden Themen und depressiven Themen gekennzeichnet, so ist es wichtig, zuerst die paranoiden durchzuarbeiten.
- Die zum Zeitpunkt der Beendigung erreichte psychische Integration ermöglicht es dem Patienten, innere Reaktionen zu beurteilen und in einen breiteren Kontext einzuordnen.

Ausgewählte Lektüre

Freud S (1916–17 g). Trauer und Melancholie. GW Bd. 10, S 535–553.

Klein M (1996 [1940]). Die Trauer und ihre Beziehung zu manisch-depressiven Zuständen. Übers. von Vorspohl E. In: Gesammelte Schriften Bd. III. Hg. von Cycon R. Stuttgart (frommann-holzboog), S 159–199.

11 Veränderungsprozesse in der Übertragungsfokussierten Psychotherapie (TFP)

Persönlichkeitsveränderungen brauchen ihre Zeit. Menschen mit schweren Persönlichkeitsstörungen und damit zusammenhängenden gravierenden Beziehungsschwierigkeiten fassen nicht von heute auf morgen Vertrauen zum Therapeuten, um mit der Untersuchung ihrer Interaktionsmuster zu beginnen und sich die Affektregulierung und -kontextualisierung im täglichen Leben zunutze zu machen. Eine Kurzzeittherapie ist für diese Aufgaben ungeeignet. Dank Linehan (1996 [1993]) und ihrer bahnbrechenden Erforschung der Behandlung der Borderline-Persönlichkeitsstörung (BPS) wissen wir heute, dass Patienten mit BPS auf eine Langzeitpsychotherapie angewiesen sind.

Wir haben klinische und empirische Muster dieses Veränderungsprozesses im Hinblick auf ihren zeitlichen Verlauf und ihre Manifestationen in verschiedenen dysfunktionalen Bereichen identifiziert. Solche Veränderungsmuster zu erkennen ist für den TFP-Therapeuten wichtig, weil sie Aufschluss über die Weiterentwicklung des individuellen Patienten geben. Grundsätzlich gilt, dass sich die Kontrolle über selbstdestruktive Verhaltensweisen verbessert haben muss, bevor Patienten über ihre dominanten Selbst- und Objektrepräsentationen nachdenken können, die ihre emotionalen Reaktionen und ihr interpersonales Verhalten bestimmen. Die Interaktion zwischen dem TFP-Therapeuten und der Patientin gibt Gelegenheit, diese einflussreichen affektbesetzten inneren Repräsentationen zu erforschen – ein Heilungsprozess, der Zeit braucht, um sich entwickeln zu können. Im Laufe dieses Prozesses schafft die allmähliche Integration positiver und negativer Affektzustände im Kontext der entsprechenden Objektbeziehungsdyaden die Grundlage, auf der sich die heilende Wirkung entfalten kann.

In den Kapiteln 8 bis 10 haben wir die charakteristischen Themen und Besonderheiten der frühen, mittleren und fortgeschrittenen Phase der Übertragungsfokussierten Therapie erörtert. Wenn man das Ziel der allmählichen Persönlichkeitsveränderung ins Auge fasst und gleichzeitig bedenkt, dass Borderline-Patienten ihre Behandlung auf einer individuell je unterschiedlichen Entwicklungsstufe beginnen, wird klar, dass die Bereiche und der Grad der therapeutischen Veränderung von Patient zu Patient erheblich variieren.

Ein zentrales Thema unserer Forschungs- und klinischen Arbeit sind die Diversität der Borderline-Patientinnen und -Patienten (Lenzenweger 2010) und die Diversität der psychischen und neurobiologischen Prozesse, die ihre Anpassung im individuellen Fall beeinflussen. Wir haben in diesem Buch durchgängig das in der Objektbeziehungstheorie gründende Konzept der Borderline-Persönlichkeitsorganisation (BPO) und die Definition der Borderline-Persönlichkeitsstörung verwendet, die erstmals im DSM-III (American Psychiatric Association 1987) formuliert und in den späteren Auflagen des DSM modifiziert wurde. Patienten mit einer BPO-Diagnose und solche mit einer BPS-Diagnose weisen in mancherlei

Hinsicht Ähnlichkeiten, in anderer Hinsicht aber auch deutliche Unterschiede auf. Diese Diversität bewirkt, dass sich jeder Patient und jede Patientin in der Therapie auf je eigene, unverwechselbare Weise verändern wird.

Mehrere Faktoren tragen zur Diversität der durch die TFP herbeigeführten Veränderung bei:

1. Empirisch identifizierte Untergruppen von Borderline-Patienten;
2. Unterschiedliche Entwicklungsstufe und Anpassungsebene bei Therapiebeginn – ein Aspekt, dem unsere Konzepte der höher und niedrig strukturierten Borderline-Organisation Rechnung tragen;
3. die progressive Entwicklung der Übertragungsmuster im Laufe der TFP;
4. der Bindungsstil der Patienten und die Art und Weise, wie er sich in Bezug auf das Selbst und den Therapeuten verändert;
5. die Muster der Veränderungen, die in der Beziehung des Therapeuten zur Patientin stattfinden.

Im Folgenden erläutern wir diese fünf Faktoren der Reihe nach, weisen aber vorab darauf hin, dass man sie keineswegs sauber voneinander trennen kann, im Gegenteil: Gerade die Bereiche, in denen sie sich überschneiden, können besonders wichtig sein. Einer der empirisch gewonnenen Prädiktoren therapeutischer Veränderung ist der Grad der Identitätsdiffusion, ein Konzept, das für die Identifizierung der höher und niedrig strukturierten Borderline-Persönlichkeitsorganisation von zentraler Bedeutung ist (Kap. 11.5 Empirisch hergeleitete Veränderungsverläufe).

11.1 Empirisch hergeleitete Subtypen der Borderline-Patienten

Wenngleich die Faktoranalyse der diagnostischen Kriterien der BPS auffällige Dimensionen identifiziert, ist sie nicht die effektivste statistische Methode zur Identifizierung klinisch relevanter Untergruppen dieser Patienten. Zusammen mit unseren Kollegen (Lenzenweger et al. 2008) haben wir die Diversität von BPS-Patienten mithilfe einer modellgestützten Taxonomie (Kap. 2) in Kombination mit einer hochdifferenzierten statistischen Methode, nämlich einem *endlichen Mischungsmodell*, erforscht. Wir haben die Dimensionen Aggression, Paranoia und antisoziale Züge – spezifiziert im Objektbeziehungsmodell der Persönlichkeitspathologie – benutzt, um die höher und niedrig strukturierte BPO zu definieren und Patienten-Untergruppen statistisch zu generieren. Drei phänotypisch unterschiedliche Gruppen von Borderline-Patienten konnten innerhalb der übergreifenden BPS-Kategorie identifiziert werden. Zur Gruppe 1 zählten Personen mit relativ niedrigen Graden an paranoiden, antisozialen und aggressiven Eigenschaften. Gruppe 2 bestand aus Personen mit höheren Graden an paranoiden und vergleichsweise niedrigeren Graden an antisozialen und aggressiven Eigenschaften. Diese Individuen projizierten die Aggression, statt sie, wie die zur Gruppe 3 zählenden, direkt zu agieren. Die Personen der Gruppe 3 wiesen höhere Grade an antisozialen und aggressiven Eigenschaften und relativ schwache paranoide Züge auf. Wichtig ist, dass diese drei

Gruppen sich nicht allein im Schweregrad ihrer Symptomatik unterscheiden, sondern auch in Bezug auf ihre paranoiden, antisozialen und aggressiven Merkmale. Diese Beobachtung stimmt mit dem Objektbeziehungsmodell überein und spiegelt offensichtlich die Art und Weise wider, wie die Aggression abgewehrt und geäußert (innerlich erlebt oder nach außen gelenkt) wird.

Darüber hinaus haben wir weitere Eigenschaften der Mitglieder dieser drei Gruppen postuliert, die sich durch Beobachtungen bestätigt haben. Charakteristisch für die Personen der Gruppe 1 (relativ niedrige Grade an Aggression, antisozialen Eigenschaften und Paranoia) waren minder ausgeprägte negative Emotionen, seltenere Misshandlungserfahrungen in der Kindheit und ein höheres soziales und berufliches Funktionsniveau. Die Mitglieder der Gruppe 2, der paranoiden Gruppe, erzielten niedrigere Werte für soziale Nähe und hatten häufiger sexuellen Kindesmissbrauch erlebt. Charakteristisch für die Patienten der Gruppe 3, der Gruppe mit relativ hoher Aggressivität und antisozialen Eigenschaften, waren neben dem Zusammenbruch der Aggressionskontrolle eine ausgeprägte Impulsivität und hohe Identitätsdiffusion. Diese Ergebnisse konnten repliziert werden (Hallquist und Pilkonis 2012; Yun et al. 2013), so dass anzunehmen ist, dass diese Subtypen den weiteren Bemühungen, die zugrundeliegenden Endophänotypen und Genotypen zu verstehen, als wichtige Orientierungshilfe dienen können.

11.1.1 Behandlungsimplikationen

Die Identifizierung wichtiger Unterschiede zwischen Borderline-Patienten hat unmittelbare Konsequenzen für die Behandlung: Die Patienten müssen vor jeder Intervention einer sorgfältigen, detaillierten Beurteilung unterzogen werden, die auch mögliche Unterschiede des individuellen Veränderungsprozesses und der Behandlungsprognose miteinbezieht. Personen aus Gruppe 1 wirken anfangs u. U. depressiver. Mitglieder der Gruppe 2 empfinden größere Angst im Kontext der Bindung, die sich in der therapeutischen Beziehung entwickelt, und neigen aufgrund dieser Angst häufiger zu aggressiven Reaktionen in der Therapie oder zu Therapieabbrüchen; als Therapeuten müssen wir uns darauf einstellen, dass diese Angst auftauchen kann, und sie dann taktvoll thematisieren und deuten. Die Mitglieder der Gruppe 3, der am schwersten gestörten Gruppe, zeigen zahlreiche destruktive Verhaltensweisen und Aggression. Sie misstrauen anderen Menschen und erfüllen die Kriterien der niedrig strukturierten BPO. In der Phase der Vertragsvereinbarung verlangen sie dem Therapeuten u. U. ein besonderes Maß an Aufmerksamkeit ab.

11.2 Anpassung der Patienten zu Beginn der Behandlung

Die Diversität von Patienten auf Borderline-Organisationsniveau wurde in Kapitel 1 (Abschnitt »Ein objektbeziehungstheoretisches nosologisches Modell«) und in Kapitel 4 beschrieben. Die ersten Gespräche liefern dem Therapeuten Informationen über die Anpassungsstufe des Patienten zu Beginn der Behandlung.

11.2.1 Höher und niedrig strukturierte Borderline-Organisation

Wir arbeiten mit den Konzepten der höher und der niedrig strukturierten Borderline-Persönlichkeitsorganisation, um der Diversität der Patienten gerecht zu werden und ihre Unterschiedlichkeit systematisch zu erfassen. Patienten mit höher strukturierter BPO beginnen die Therapie mit einem gewissen Maß an innerem moralischem Orientierungssystem und mit Beziehungskonflikten, jedoch ohne überwältigende Aggression und exzessiv projizierte Aggression. Die Wahrscheinlichkeit, dass sie soziale Beziehungen pflegen, ist verhältnismäßig hoch, wenngleich ihre Beziehungen zumeist konfliktträchtig sind. Im Allgemeinen gehen die Patienten auch einer – u. U. eingeschränkten – Erwerbstätigkeit nach. In den Kapiteln 8 bis 10 haben wir eine prototypische Borderline-Patientin mit höher strukturiertem Funktionsniveau vorgestellt, um den Verlauf ihrer Persönlichkeitsveränderungen in der TFP zu illustrieren. Zu Beginn der Behandlung war Betty in wuterfüllte, äußerst konfliktträchtige Beziehungen zu Angehörigen ihrer erweiterten Familie verstrickt. Seit mehreren Monaten war sie weder berufstätig gewesen noch irgendeiner anderen Beschäftigung nachgegangen. Eine Woche, nachdem das Thema Arbeit im Zuge der Vertragsvereinbarung besprochen worden war, trat sie eine ehrenamtliche Halbtagsstelle an. Relativ rasch wurden in der Therapie unter der oberflächlichen Wut und Paranoia libidinöse Wünsche erkennbar. Wenngleich sich in Bettys Sitzungen oft sehr starke Affekte Bahn brachen, bestand nie das Risiko eines Therapieabbruchs. Im Laufe ihrer mehrjährigen Behandlung absolvierte sie eine anspruchsvolle Ausbildung. Sie ging eine feste Beziehung ein, erweiterte ihren Freundeskreis und entdeckte neue kulturelle Interessen.

Im Gegensatz dazu weisen Patienten mit niedrig strukturierter Borderline-Organisation nicht nur Beeinträchtigungen des moralischen Funktionsniveaus auf, sondern verhalten sich in ihren Beziehungen aggressiver und verorten den Ursprung der Aggression im Gegenüber. In den Kapiteln 8 bis 10 haben wir Amy beschrieben, eine prototypische Patientin mit niedrig strukturierter BPO. Ihre Aggression, die sich in schweren Selbstverletzungen äußerte, stand zu Beginn der Behandlung durchgängig im Fokus der Arbeit (Kap. 8). Als sie diese Aggression nach und nach wahrzunehmen, als Teil ihrer selbst anzuerkennen und besser zu tolerieren lernte, näherte sie sich einer höheren Anpassungsebene (jenseits der Borderline-Organisationsebene) an. Sie wandte sich erneut alten Interessen zu und erschloss sich neue Betätigungsfelder, wurde Mutter und absolvierte eine Weiterbildung (Kap. 9).

11.2.2 Umfang der Symptome und funktionalen Defizite vor Beginn der Behandlung

Wie in Kapitel 4 beschrieben beginnen Borderline-Patienten ihre Therapie auf je unterschiedlicher Anpassungs- und Entwicklungsstufe. Art und Umfang der Symptome variieren auch innerhalb der Kategorien der höher und der niedrig strukturierten Borderline-Persönlichkeitsorganisation. Diese Diversität hat für den Fokus und den Prozess der weiteren Behandlung ungemein bedeutsame Konsequenzen. Besonders offenkundig ist der Einfluss selbstdestruktiver Verhaltensweisen, die von Suizidversuchen mit tödlichem Ausgang bis zu relativ ungefährlichen, oberflächlichen Schnittverletzungen reichen. Die therapeutische Bearbeitung solcher Selbstverletzungen besitzt oberste Priorität. Vorrangig zu bearbeiten sind auch Substanzmissbrauch sowie die Gewalt gegenüber anderen Menschen, zu der es besonders häufig in intimen Beziehungen kommt. Patienten, die in der Phase der Vertragsvereinbarung und der frühen Therapiephase weder Suizidversuche unternehmen noch sich selbst verletzen, verfügen oft über eine bessere Verhaltenskontrolle und sind leichter für eine zur Selbstreflexion anhaltende Therapie zu gewinnen. Allerdings ist der Erwerb von Selbstreflexionsfähigkeiten für Patienten, die ihre Therapie mit einer narzisstischen, um ein pathologisches Größenselbst strukturierten Persönlichkeitsstörung beginnen, u. U. genauso schwierig wie für Patienten, die zu schwerem Agieren neigen.

11.2.3 Behandlungsimplikationen

Der Zustand, in dem sich Patienten zu Beginn der TFP befinden, ist für die weitere Behandlung von Belang. Patienten mit schwersten Defiziten der Verhaltenskontrolle – manifest in suizidalem Verhalten, Substanzmissbrauch, Impulsivität, körperlicher Aggression – sind darauf angewiesen, dass ihr Agieren durch einen aktiven TFP-Therapeuten, der den Vertrag und die Grenzen ins Zentrum der Aufmerksamkeit rückt und das Agieren anschließend deutend bearbeitet, therapeutisch gemanagt wird. Eine erfolgreiche Kontrolle des Agierens ist die unabdingbare Voraussetzung dafür, dass in der Therapie ein Verständnis der Zusammenhänge zwischen dem Verhalten des Patienten und der zugrundeliegenden psychischen Struktur, die in seinen Beziehungen zu anderen Menschen einschließlich des Therapeuten zum Tragen kommt, erarbeitet werden kann.

11.3 Vorherrschende Übertragungsthemen in der TFP

In Kapitel 9 haben wir betont, dass das bei den meisten Borderline-Patienten zunächst dominierende paranoide Übertragungsmuster in der mittleren Phase der TFP einem depressiven Muster weichen sollte. In den schwersten Fällen geht der paranoiden Übertragung allerdings eine antisoziale voran. Bei narzisstischer Persönlichkeitsstörung gilt es, die auf dem pathologischen Größenselbst beruhende narzisstische Übertragung zu bearbeiten und zugunsten einer zwar stärker desorganisierten, aber besser zugänglichen paranoiden Übertragung aufzulösen (zur Therapie der narzisstischen Persönlichkeitsstörung siehe Diamond, Yeomans und Stern, in Vorbereitung).

11.3.1 Behandlungsimplikationen

Wir haben in diesem Behandlungsmanual durchgängig betont, dass TFP-Therapeuten das in der Behandlung aktivierte dominante Übertragungsthema ständig im Blick behalten. Die therapeutischen Techniken variieren zu einem gewissen

Grad, je nachdem, ob die Patienten die Therapie mit einer vorwiegend antisozialen, narzisstischen oder paranoiden Übertragung beginnen. Die antisoziale Übertragung erfordert eine stärkere Betonung der Struktur, die narzisstische verlangt nach häufigeren therapeuten-zentrierten Deutungen, und für die paranoide sind die Standardtechniken der TFP geeignet.

11.4 Bindung

Objektbeziehungstheorie und Bindungstheorie weisen bemerkenswerte Ähnlichkeiten auf (Calabrese et al. 2005), was freilich kaum überrascht, da John Bowlby (2010 [1988]), der erste Bindungstheoretiker, die Bindungstheorie ausdrücklich als eine Variante der Objektbeziehungstheorie verstand. Beide Konstrukte fokussieren auf die Art und Weise, wie Menschen ihre zwischenmenschliche Bezogenheit symbolisieren, und beiden liegt die Annahme zugrunde, dass unsere Selbst-, Objekt- und Beziehungswahrnehmungen unsere Einstellungen stärker als alles andere prägen. Trotz bedeutsamer, auch in klinischer Hinsicht relevanter Unterschiede zwischen den beiden Theorien (Kernberg et al. 2008) erläutern wir hier, wie sie unsere eigene therapeutische Beurteilung und Konzeptualisierung beeinflusst haben.

Die bedeutsamsten Beiträge der Bindungstheorie sind die verlässliche Messung der Art der Bindung sowie der Nachweis, dass die Kategorie »unsichere Bindung« unterschiedliche, klar identifizierbare Muster enthält. In der TFP haben wir die Erfahrung gemacht, dass die Unterschiede der Bindungsstile oder des bindungsbezogenen mentalen Zustands Implikationen für die Behandlung besitzen. Wir haben im 2. Kapitel erläutert, dass Patienten mit Borderline-Persönlichkeitsstörung intensive negative und positive Affektzustände entwickeln, dass sie anderen Menschen böse Absichten unterstellen und ihnen misstrauen und dass sie sich sehr rasch auf sehr schmerzvolle Weise abgelehnt fühlen. Diese spezifische Kombination kann sich phänotypisch jedoch ganz unterschiedlich auswirken. Abhängig ist dies von Faktoren wie der Fähigkeit zur willkürlichen, gezielten Aufmerksamkeits- und Verhaltenskontrolle sowie von den individuellen, unverwechselbaren Erfahrungen, die Menschen im Laufe ihrer frühen Entwicklung mit Bezugspersonen machen.

Patienten mit BPS weisen eine unsichere Bindungsorganisation (Fonagy et al. 1996; Levy et al. 2006; Patrick et al. 1994) und eine beeinträchtigte Reflexionsfähigkeit auf. Das heißt, sie haben Schwierigkeiten, sich das eigene Verhalten und das Verhalten anderer mit mentalen Zuständen, Beweggründen usw. zu erklären. Diese Merkmale sind für die Behandlung der Patienten von Belang, weil die inneren Arbeitsmodelle der Bindung mehrere wichtige Aspekte des therapeutischen Prozesses beeinflussen, nämlich u. a.

1. das Ausmaß, in dem Symptome mitgeteilt werden;
2. die Fähigkeit, sich auf die Behandlungsbeziehung einzulassen und sie gewinnbringend zu nutzen;
3. die Qualität des therapeutischen Bündnisses und
4. das Behandlungsergebnis.

Patienten, deren Bindungsstil als »verstrickt« kategorisiert wird, beschreiben höhere Grade an Symptomatik als Patienten mit autonomer oder ablehnender Einstellung gegenüber anderen Menschen. Dass dies auch im Laufe der Behandlung Auswirkungen darauf hat, ob und wie Patienten über ihre Symptome sprechen, liegt auf der Hand. Sicher gebundene Personen lassen sich auf die Therapie intensiver ein als Menschen mit unbewältigten Traumata und ablehnendem Bindungsstil (Korfmacher et al. 1997). Der unsichere Bindungsstatus von Patienten mit Borderline-Persönlichkeitsstörung trägt erheblich zu den Anfangsschwierigkeiten in der Therapie bei.

Der Behandlungsprozess wird indes nicht allein durch die Art der Bindung des Patienten beeinflusst, sondern vermutlich auch durch den Bindungsstil des Therapeuten gegenüber dem spezifischen Patienten. Dozier et al. (1993) konnten zeigen, dass Kliniker mit sicherer Bindung und entsprechender psychischer Einstellung zum Patienten dessen Beziehungsstrategien mit höherer Wahrscheinlichkeit angemessen infrage stellen konnten.

Zusammen mit unseren Kollegen haben wir die Diversität von Borderline-Patienten im Hinblick auf den Bindungsstil untersucht, und zwar sowohl mit dem »Erwachsenen-Bindungsinterview« (»Adult Attachment Interview«, AAI; siehe Hesse 2010; George, Kaplan und Main, »The Berkeley Adult Attachment Interview«, unveröff. Manuskript), das auf die inneren Repräsentationen der Beziehungen zu Elternfiguren fokussiert, als auch anhand von Selbstberichten auf der Grundlage von Fragebögen, die die Interaktion mit Peers in intimen Beziehungen messen (Levy et al. 2006). Trotz des stets unsicheren Bindungsstils von Borderline-Patienten lassen sich wichtige individuelle Unterschiede beobachten. Personen mit *unsicher-ablehnendem* Bindungsmuster bagatellisieren die Bedeutsamkeit und den Einfluss von Bindungsbeziehungen. Ihre Schilderungen von Beziehungen sind vage, nicht schlüssig und in sich widersprüchlich. Personen mit *unsicher-verstrickter* Bindung beschreiben Beziehungen und damit zusammenhängende Gefühle sehr detailliert, oft weitschweifig und verwirrend; charakteristisch für ihre frühen Beziehungen sind neben dem Fehlen einer gesunden Distanz auch Konstellationen, die Schuldgefühle in ihnen weckten. Menschen, deren Bindungsstil als *unsicher-desorganisiert mit unbewältigtem Trauma* kategorisiert wird, haben Schwierigkeiten, kohärent und rational über ihre Verlust- und Missbrauchserfahrungen zu sprechen. In die Kategorie der *nicht klassifizierbaren* Bindung (»*cannot classify*«) fallen Patienten, deren Schilderungen auf widersprüchliche oder miteinander unvereinbare Bindungsmuster verweisen oder bei denen sich kein bestimmter Bindungstyp identifizieren lässt.

Die Instrumente, die entwickelt wurden, um bindungsbezogene Einstellungen, Bindungskategorien und die damit zusammenhängende Reflexionsfähigkeit zu messen, ermöglichen es, gezielt Fragen in Bezug auf die Borderline-Pathologie und die TFP stellen. Zusätzlich zu diesen Instrumenten haben wir aufgrund unseres besonderen Interesses an der Bindung zwischen Patient und Therapeut das »Patient-Therapist Adult Attachment Interview (PT-AAI)« entworfen, um diese Dimensionen zu messen. Zu den wichtigen Fragen, die berücksichtigt werden müssen, zählen folgende:

- Welche Bindungsmuster sind bei Borderline-Patienten dominant?
- Profitiert das Verständnis des Behandlungsprozesses und -ergebnisses von der Kenntnis des Bindungsstatus des Borderline-Patienten? Ziehen beispielsweise der unsicher-verstrickte und der unsicher-ablehnende Bindungsstatus unterschiedliche Behandlungsverläufe und –ergebnisse nach sich?
- Besteht zwischen dem Status der Bindung an frühe Bezugspersonen und den in der TFP dominanten Übertragungsthemen ein Zusammenhang?
- Besteht zwischen dem Status der Bindung an frühe Bezugspersonen und dem Status der Bindung an den Therapeuten ein Zusammenhang?
- Entwickeln TFP-Therapeuten in der Arbeit mit verschiedenen BPS-Patienten Bindungen unterschiedlicher Kategorien?

11.4.1 Veränderungen der Bindungsorganisation und der Reflexionsfähigkeit in der TFP

In einer randomisierten klinischen Studie, die die Übertragungsfokussierte Psychotherapie (TFP) mit der dialektisch-behavioralen Therapie (DBT) und einer psychodynamischen supportiven Therapie verglich (Clarkin et al. 2007), haben wir zusammen mit unseren Kollegen (Levy et al. 2006) Veränderungen der Bindungsorganisation und der Reflexionsfähigkeit als mutmaßliche Mechanismen der Veränderung untersucht. Auf der Grundlage der ein Jahr vor und ein Jahr nach der jeweiligen Therapie erhobenen AAI-Daten von 56 BPS-Patientinnen und -Patienten konnten wir sowohl den Bindungsstatus vor der Behandlung als auch die Veränderung nach einjähriger Behandlung untersuchen.

Mit einem Drei-Wege-Klassifizierungsschema (sicher, verstrickt und ablehnend) fanden wir auf der Basis der vor Behandlungsbeginn erhobenen AAI-Daten eine annähernd gleich große Zahl von Patienten in der Kategorie »unsicher-verstrickt« (50 %) und in der Kategorie unsicher-ablehnend (45 %). Im Laufe der einjährigen Psychotherapie vollzogen sich signifikante Veränderungen sowohl des Bindungsmusters als auch der Reflexionsfähigkeit. Der Anteil der Patienten, die nach Abschluss der TFP als sicher gebunden klassifiziert wurden, erhöhte sich signifikant; bei den Patienten in dialektischer Verhaltenstherapie und in supportiver Therapie fanden sich keine signifikanten Veränderungen. Darüber hinaus wiesen die TFP-Patienten nach Abschluss der Behandlung eine (im Vergleich zum Beginn der Therapie) erhöhte narrative Kohärenz auf. Dieser Effekt war bei den Patienten in den beiden anderen Therapieverfahren nicht zu beobachten.

Abschließend haben wir geprüft, inwieweit die drei Behandlungsinterventionen die Reflexionsfähigkeit – gemessen anhand der AAI-Daten – beeinflussen. Als Reflexionsfähigkeit bezeichnet man die Fähigkeit, das eigene und fremdes Verhalten unter Bezugnahme auf intentionale mentale Zustände, d. h. Gedanken, Gefühle und Überzeugungen, zu interpretieren und zu verstehen. Da die TFP die inneren Repräsentationen des Selbst und anderer ins Zentrum der Arbeit rückt, postulierten wir eine signifikante Verbesserung der Reflexionsfähigkeit von TFP-Patienten. Diese These hat sich bestätigt. Während die Patienten aus den beiden anderen Gruppen – DBT und psychodynamische supportive Therapie – nach einjähriger Behandlung keine Verbesserung ihrer Reflexionsfähigkeit zeigten, erzielten die TFP-Patienten deutlich höhere Werte.

11.4.2 Interaktion zwischen der Bindung des Patienten an den Therapeuten und der Bindung des Therapeuten an den Patienten

Wir möchten zwei repräsentative Fälle detailliert vorstellen, die insbesondere vor dem Hintergrund der oben erläuterten vergleichenden Studie über 56 BPS-Patienten (Levy et al. 2006) aufschlussreich sind. Um besser zu verstehen, wie der Bindungsstatus der Patientinnen und der TFP-Prozess miteinander zusammenhängen, haben wir mit unseren Kollegen (Diamond et al. 2003) fünf Borderline-Patientinnen und ihren Bindungsstatus kurz vor Beginn der TFP sowie nach einjähriger Behandlung untersucht. Wir haben den Bindungsstatus mit dem AAI gemessen und das PT-AAI benutzt, um die Bindung der Patientinnen gegenüber ihrem Therapeuten bzw. die Bindung der Therapeuten gegenüber ihrer Patientin zu messen. Unsere These lautete, dass die Beziehung, die sich in der individuellen Patient-Therapeut-Dyade entwickelt, einzigartig und für den Prozess und das Ergebnis von Belang ist. Mit dieser doppelten Fokussierung auf die Repräsentation der Bindung an frühe Bezugspersonen (AAI) und auf das Bindungsmodell, das die Patientin in der Beziehung zum TFP-Therapeuten entwickelt (PT-AAI), können wir die inneren Arbeitsmodelle von frühen Bezugspersonen und vom TFP-Therapeuten so, wie sie in der Behandlungsbeziehung zutage treten, untersuchen.

Um die Bindung und den therapeutischen Prozess möglichst differenziert darzustellen, vergleichen wir im Folgenden zwei Patientinnen miteinander. Das Bindungsmodell von Patientin A wurde vor Beginn der TFP als unsicher-verstrickt mit unbewältigtem Trauma und nach einjähriger Behandlung als sicher gebunden klassifiziert. Das Bindungsmodell von Patientin B, das vor der Behandlung als unsicher-ablehnend mit unbewältigtem Trauma klassifiziert wurde, wurde nach einjähriger Behandlung als »nicht klassifizierbar« kategorisiert. Beide Patientinnen waren beim selben Therapeuten in Behandlung.

Fallbeispiel

Patientin A

Patientin A war 23 Jahre alt, als sie zur TFP überwiesen wurde. Wir haben einige ihrer typischen Eigenschaften schon in den Kapiteln 8 bis 10 im Zusammenhang mit dem fiktiven Fall »Amy« kennengelernt. Die Patientin war zu Beginn der Therapie verheiratet und nicht berufstätig. Ihr schweres Agieren zog erhebliche Schwierigkeiten in ihren sozialen und engen persönlichen Beziehungen nach sich.

Vier Monate nach Beginn der Behandlung ergab sich auf der Grundlage des AAI die primäre Bindungsklassifizierung »unsicher mit unbewältigtem Trauma« und als sekundäre Klassifizierung »unsicher-verstrickt« mit spezifischen Subtypen, nämlich 1. »ängstlich verstrickt« mit traumatischen Ereignissen, an die sie sich nicht zu erinnern vermochte, und 2. »wütend/konflikthaft«. Im AAI versagten die Diskursstrategien der Patientin. Sie schilderte Erinnerungen an gewalttätiges Verhalten ihres Vaters. Typisch für ihre Wahl der Adjektive, mit denen

sie frühe Bindungspersonen beschrieb, war ein rasches Oszillieren zwischen positiven und negativen Bewertungen. So stand zu vermuten, dass diese extrem positiven bzw. negativen Einschätzungen auch die Übertragung in der TFP färben würde.
Nach einjähriger TFP wurde der Bindungsstatus von Patientin A im AAI als »sicher/autonom« mit der sekundären Klassifizierung des unbewältigten Traumas klassifiziert. Sie blieb auch in der Folgezeit in der Kategorie der sicheren Bindung, und zwar am »verstrickten« Pol des Spektrums, da sie ein gewisses Maß an Wut und Groll gegenüber Bindungspersonen zu erkennen gab. Sie konnte ihre Gedanken, Gefühle und Erinnerungen aber nun kohärent, kontrolliert und bisweilen humorvoll schildern.
Auch im Hinblick auf die AAI-Klassifizierung von Patientin A.s Modell ihrer Bindung an frühe Bezugspersonen ist es interessant, die Bindungsbeziehung zu ihrem Therapeuten genauer zu untersuchen. Nach einjähriger Behandlung wurde diese Bindung als »sicher« klassifiziert. Allerdings brachte die Patientin einen gewissen Groll und Konflikte bezüglich ihrer Therapie zum Ausdruck. Sie charakterisierte ihren Therapeuten als zuverlässig, würdevoll, wichtig, mäßig frustrierend und verwirrend. Sie war in der Lage, schlüssige Beispiele für jede dieser Eigenschaften zu schildern. Sie räumte ein, dass sie sich von ihm bisweilen abgelehnt fühlte und über ihn enttäuscht war, sah die Quelle dieser Gefühle aber in sich selbst und gab ihm keine Schuld daran. Sie konnte über Beziehungsaspekte sprechen, die ihrer Meinung nach negativ waren (z. B. empfand sie den Therapeuten als kalt und streng), baute aber im Laufe der Zeit eine vertrauensvolle Verbindung zum Therapeuten auf.
Der Therapeut wiederum nahm Patientin A nach einjähriger TFP als einen verantwortungsbewussten, stabilen, kreativen, interessanten und angenehmen Menschen wahr. Die positiven Aspekte der Beziehung zu ihr gingen mit einem Gefühl der Bedrohung durch die dramatischen selbstdestruktiven Verhaltensweisen in der frühen Therapiephase einher.
Der Therapeut wurde im PT-AAI als sicher/autonom in seiner Beziehung zur Patientin klassifiziert – ebenso wie die Patientin nach einjähriger Behandlung. Dieses Ergebnis legt die Vermutung nahe, dass beide Beteiligte ein klares Bild von den Schwierigkeiten in ihrer Beziehung hatten, aber auch einen rationalen, akzeptierenden und bisweilen sogar humorvollen Blick auf ihre Interaktion.

Fallbeispiel

Patientin B

Patientin B kam mit 29 Jahren in Therapie. Ihr Bindungsstatus unterschied sich eklatant von dem der Patientin A. Zur Übertragungsfokussierten Therapie wurde sie von einem anderen Therapeuten überwiesen, der ihre Behandlung nach einem beinahe tödlichen Suizidversuch der Patientin, der für ihn völlig unerwartet und »aus heiterem Himmel heraus« erfolgt war, abgebrochen hatte.
Im ersten AAI wurde der Bindungsstatus von Patientin B als »unsicher-ablehnend« mit dem Subtypus »entwertend« klassifiziert. Die Patientin hatte nur wenige Erinnerungen an ihre Kindheit und beschrieb ihre Eltern als distanziert und herablassend. Sie charakterisierte ihre Mutter als kühle, manchmal warmherzige, nicht sehr mütterliche, ruhige und unauffällige Frau. In dem zweiten AAI nach einjähriger TFP wurde ihr Bindungsmodell als »sicher« klassifiziert, allerdings am »ablehnenden« Pol des Spektrums. Ihr Interviewmaterial enthielt Hinweise darauf, dass sie enttäuschende frühe Beziehungen ganz bewusst hintangestellt und sich neuen Beziehungen zugewandt hatte.

Nach einjähriger TFP beschrieb Patientin B ihren Therapeuten im PT-AAI als professionell, kontrolliert, verständnisvoll, anteilnehmend und »nicht sonderlich persönlich«. Die Beispiele, anhand deren sie ihren Eindruck zu illustrieren versuchte, waren recht vage und nicht wirklich überzeugend. Ihr Bindungsstatus bezüglich des Therapeuten wurde als »ablehnend« klassifiziert, ganz ähnlich also wie die Klassifizierung im AAI vor der Therapie. Sie spielte die Verlustgefühle, die sie in Phasen der Trennung vom Therapeuten empfand, herunter. In vergleichbarer Weise bagatellisierte sie den Einfluss der therapeutischen Beziehung auf ihr Befinden. Sie hatte keine klare Vorstellung, weshalb der Therapeut sich in der Behandlung auf diese oder jene Weise verhielt, äußerte aber die Vermutung, dass die Therapie ihr helfe, sich selbst besser kennenzulernen, obwohl sie sich in den Sitzungen große Mühe gab, ihre Gefühle vor dem Therapeuten zu verbergen.
Der Bindungsstatus des Therapeuten in der Beziehung zur Patientin B wurde im PT-AAI als »sicher« klassifiziert. Er selbst bezeichnete die Beziehung während des ersten Behandlungsjahres als distanziert, steif, förmlich, kühl und oberflächlich. Er fühlte sich aus dem inneren Leben der Patientin ausgeschlossen und fand dies frustrierend. Außerhalb der Therapiesitzungen kam die Patientin in seinen Gedanken kaum vor.

11.4.3 Behandlungsimplikationen

Bei beiden Patientinnen war eine Borderline-Persönlichkeitsstörung diagnostiziert worden, beide aber unterschieden sich in der Repräsentation ihrer Bindung an frühe Bezugspersonen sehr deutlich voneinander. Wie in einem Mikrokosmos können wir ihre Bindungsmodelle und die Entwicklung ihrer Bindungsbeziehung zum Therapeuten in der TFP untersuchen. Bei Patientin A zeigten sich Symptombesserungen und beeindruckende Veränderungen in ihren persönlichen Beziehungen und im Berufsleben, wenngleich sich dieser letztlich positive Wandel nicht ohne Schwierigkeiten vollzog. Typisch für die ersten drei Monate ihrer TFP war ein gelegentliches Agieren. Zu den mannigfaltigen dominanten Objektbeziehungen, die in der therapeutischen Beziehung auftauchten, zählten folgende Dyaden:
1. Das vernachlässigte Kind und eine kalte, gleichgültige Mutter/Elternfigur;
2. eine sadistische Provokateurin und ihr Opfer;
3. eine umsorgtes Kind und eine besorgte Elternfigur sowie
4. eine kultivierte und verführerische Frau und das Objekt ihres Begehrens.

Das aggressive, selbstzerstörerische Verhalten – ihre Suizidversuche – von Patientin A fand innerhalb der ersten sechs Behandlungsmonate ein Ende. Sie spannte das Feld ihrer Lebenserfahrungen weiter, bekam ein Kind und strebte ihren College-Abschluss an. Das Misstrauen gegenüber anderen Menschen in ihrer Umgebung ließ nach, als sie ihre eigenen aggressiven Impulse, die sie nun deutlicher wahrzunehmen vermochte, zu tolerieren lernte und verstand, auf welche Weise ihre projizierte Aggression zu ihrer Angst vor anderen Menschen beigetragen hatte. In der Beziehung zum Therapeuten wichen das anfängliche Misstrauen und die persönliche Distanz einer Anerkennung der Behandlungsmethode und Wertschätzung der Sicherheit, die sie in der Beziehung fand.

Charakteristisch für Patientin B war die ablehnende Haltung, mit der sie über die Bindungsbeziehungen sowohl zu frühen Elternfiguren als auch zum Therapeuten sprach. Das erste Jahr ihrer TFP verlief weitgehend unspektakulär: kein suizidales Verhalten, ein relatives gutes berufliches Funktionsniveau und eine sich entwickelnde Liebesbeziehung zu einem neuen Freund. Ihre Symptome hatten sich gebessert. Die Patientin war leistungsfähig, doch an ihren inneren Repräsentationen des Selbst und anderer Menschen hatte sich nichts Wesentliches verändert. Sie blieben vage und dürftig, was sich in der Messung ihrer Reflexionsfähigkeit widerspiegelte.

Die Einstellung des Therapeuten zu den beiden Patientinnen miteinander zu vergleichen ist höchst aufschlussreich. In der Beziehung zur Patientin A war der Therapeut neugierig, innerlich sehr engagiert und gegenüber zahlreichen ihrer Eigenschaften positiv eingestellt – trotz ihrer schweren Pathologie. Er beschäftigte sich gedanklich intensiv mit dieser als »verstrickt« klassifizierten Patientin. In der Beziehung zur Patientin B, deren Bindungsstil als »ablehnend« klassifiziert worden war, empfand derselbe Therapeut hingegen eine innere Distanz. Man könnte die klinische Hypothesen formulieren, dass der Behandlungsrahmen und die Beständigkeit der Therapie sowie die Konzentration des Therapeuten auf das Verhalten und die inneren Selbst- und Objektrepräsentationen der Patientinnen einer Veränderung der Symptomatik und des Verhaltens in beiden Behandlungen zuträglich waren. Im Falle von Patientin A hatte es damit aber nicht sein Bewenden. Sie stellte ihr wuterfülltes, aggressives Agieren ein und begann, der Sicherheit der therapeutischen Beziehung mehr und mehr zu vertrauen. Ganz allmählich entwickelte sie auch Vertrauen zu den Menschen, mit denen sie tagtäglich Umgang hatte. Dies spiegelte sich in der Verbesserung ihrer zunächst stark beeinträchtigten Reflexionsfähigkeit wider. War die Patientin zu Beginn ihrer TFP kaum in der Lage gewesen, eigenes und fremdes Verhalten auf mentale Zustände zurückzuführen, vermochte sie die Gefühle, Gedanken und intentionalen Zustände ihrer selbst und anderer Menschen nach einjähriger Behandlung einfühlsam und differenziert zu interpretieren.

11.5 Empirisch hergeleitete Veränderungsverläufe

In der oben beschriebenen randomisierten und kontrollierten Studie über 56 Borderline-Patientinnen und -Patienten, die einem von drei Therapieverfahren (TFP, Dialektisch-Behaviorale Therapie, psychodynamische stützende Behandlung) zugeteilt wurden, haben wir gemeinsam mit unseren Kollegen die Funktionsbereiche und die Veränderungen, die sich innerhalb eines Behandlungsjahres in ihnen vollzogen, untersucht (Lenzenweger et al. 2012a). Weil sich zwischen den drei Interventionen nur wenige Unterschiede bezüglich der Verhaltens- und Symptomveränderungen fanden, haben wir die Patienten zum Zwecke dieser Analyse zusammengruppiert.

Eine Möglichkeit, therapeutische Veränderung – sei es im Laufe eines bestimmten Zeitraums oder in Bezug auf spezifische therapeutische Interventionen – zu erforschen, ist die Untersuchung bei Behandlungsende bzw. bei weiteren Follow-ups. Diese bivariaten Zusammenhänge erfassen nicht den dynamischen Veränderungsprozess, denn sie beruhen auf statischen Querschnittsmessungen, die zumeist vor Beginn der Therapie und nach ihrer Beendigung erfolgen. In unserer Studie (Lenzenweger et al. 2012a) haben wir psychische Baseline-Prädiktoren untersucht, die breite Funktionsbereiche betrafen – z. B. Suizidalität, Aggression, Impulsivität, Depression und soziale Anpassung – und diese Variablen bei jedem Patienten im Laufe eines Behandlungsjahres wiederholt gemessen.

Wir haben die potenziellen *Prädiktoren* der Veränderung auf der Grundlage zwei verschiedener Modelle der schweren Persönlichkeitspathologie ausgewählt, nämlich eines neuro-behavioralen Modells (u. a. mit den Dimensionen agentive Extravertiertheit, Affiliation, negative Emotion, Furcht, nicht-affektive Zurückhaltung/Kontrolle [nonaffective constraint]) (Depue und Lenzenweger 2005) sowie eines Objektbeziehungsmodells (u. a. mit den Dimensionen Identitätsdiffusion, Abwehrmechanismen, variable Realitätsprüfung) (Kernberg und Caligor 2005).

Eine Hauptkomponentenanalyse der Veränderungsrate von 11 verschiedenen dimensionalen Messungen der Veränderungsbereiche ergab drei Veränderungsfaktoren: Veränderung der fehlenden Aggressionskontrolle, Veränderungen der psychosozialen Anpassung (allgemeines Funktionsniveau und soziale Anpassung) und Veränderung der Konflikttoleranz (Angst/Depression und Impulsivität). Dieses Ergebnis zeigt an, dass unterschiedliche Bereiche des psychischen Funktionierens und der Symptomatik sich in je unterschiedlichem Grad verändern, bestimmte Gruppen von Variablen hingegen im selben Grad, d. h. als Bereich.

Wir haben nicht nur diese drei Veränderungsbereiche identifiziert, sondern darüber hinaus die Beziehungen zwischen den Baseline-Eigenschaften (Prädiktoren) und den in jedem der drei Veränderungsbereiche gemessenen Werten untersucht. Negative Affektivität und Aggression bei der ersten Untersuchung sagten Veränderung im Bereich der aggressiven Dyskontrolle voraus. Ein niedriger Grad an negativem Affekt und an Aggression vor der Behandlung hing mit einer rascheren klinischen Verbesserung in diesem Bereich zusammen. Die Baseline-Identitätsdiffusion erwies sich als Prädiktor für den Veränderungsbereich globale soziale Anpassung/Selbstakzeptanz. Höhere Grade an Identitätsdiffusion vor der Behandlung hingen mit einer rascheren klinischen Verbesserung im Bereich des allgemeinen Funktionsniveaus zusammen. Die vor Behandlungsbeginn gemessene soziale Potenz (Patientin tritt überzeugend auf, übt gern Einfluss auf andere aus, ist entscheidungsfreudig, ist zur Übernahme von Verantwortung bereit, wird gern beachtet) erwies sich als Prädiktor für den Veränderungsbereich Konflikttoleranz. Niedrigere Ausgangswerte der sozialen Potenz hingen mit einer rascheren Verbesserung von Angst/Depression und Impulsivität zusammen.

11.5.1 Behandlungsimplikationen

Die Daten aus der Studie von Lenzenweger et al. (2012a) lassen auf differenzierbare Veränderungsbereiche in der Behandlung von Patienten mit BPS schließen. Darüber hinaus wird Veränderung in jedem dieser Bereiche durch relativ unverwechselbare Persönlichkeits- und psychische Ausgangsvariablen vorhergesagt. Diese Prädiktoren – negativer Affekt und Aggression, Identitätsdiffusion und soziale Potenz – verweisen auf einen theoretischen Fokus, was die in der Therapie von Borderline-Patienten wirksamen Veränderungsmechanismen betrifft, und auf Schwerpunkte der klinischen Intervention.

11.6 Klinische Indikatoren der Veränderung

Der aufmerksame und sensible TFP-Therapeut wird sein Augenmerk konsequent auf die Symptom-, Struktur- und Verhaltensveränderungen richten, die sich am Patienten unmittelbar in der gemeinsamen Interaktion beobachten bzw. seinen Schilderungen entnehmen lassen. Er widmet seine Aufmerksamkeit sowohl dem Prozess der Patient-Therapeut-Beziehung als auch der aktuellen, sich wandelnden Anpassung des Patienten an seine Umwelt. Box 11-1 führt die klinischen Indikatoren der strukturellen Veränderung auf, die sich in progressiven Schritten vollzieht. So ist z. B. die Reduzierung des Agierens die Voraussetzung für die Erarbeitung eines Verständnisses der konflikthaften Selbst- und Objektrepräsentationen, die in der therapeutischen Beziehung zutage treten. Anhand der klinischen Beispiele von Amy und Betty haben wir in den Kapitel 4 sowie 8 bis 10 gezeigt, dass die aggressiven Affekte nach und nach anerkannt und schließlich integriert werden können, wenn sich die Selbst- und Fremdwahrnehmungen verändern; darüber hinaus können Beziehungen und Arbeit stärker besetzt werden, wenn die durch Projektionen hervorgerufenen Beeinträchtigungen der interpersonalen Interaktionen nachlassen. Die doppelte Fokussierung der TFP auf die inneren Repräsentationen des Selbst und anderer Menschen sowie auf die Schicksale der Beziehungs- und Arbeitsfähigkeit der Patienten ist die Voraussetzung dafür, dass in beiden Bereichen Veränderungen stattfinden können. Die progressive Entwicklung, die wir in den meisten Fällen beobachtet haben, waren eine Reduzierung problematischer Verhaltensweisen, eine Modifizierung der – v. a. in der Übertragung manifesten – Repräsentationen des Selbst und anderer Menschen, und ein zunehmendes produktives Engagement in den Bereichen Arbeit und Beziehungen. Die Fähigkeit, Liebesbeziehungen einzugehen, taucht häufig auf, wenn sich in allen übrigen Bereichen bereits Veränderungen vollzogen haben.

Box 11-1 Klinische Indikatoren struktureller Veränderung

- Reduzierung des Agierens und Somatisierens und wachsende Fähigkeit, innere Konflikte zu tolerieren und über sie nachzudenken
- Veränderung in Richtung einer Integration der voneinander abgespaltenen positiven und negativen Erfahrungen; wachsende Fähigkeit, sich die eigene Ambivalenz und komplizierte Affekt (z. B. Aggression, liebevolle Bindung) bewusst zu machen
- Veränderung von primitiven zu weiterentwickelten Abwehrmechanismen; Fähigkeit, von Abwehrdeutungen zu profitieren und erarbeitetes Verständnis zu verinnerlichen (Kap. 10, S. 327).
- Bei Patienten mit narzisstischen Eigenschaften Bewältigung von neidbedingten Konflikten und wachsende Fähigkeit, Dankbarkeit und Freude zu empfinden

- Verbesserte Triangulierung von Beziehungen (wachsende Fähigkeit, die Rolle eines objektiven Beobachters des Selbst in Beziehung zu anderen einzunehmen); vermehrte Dominanz ödipaler und sexueller Themen, während zuvor dyadische prä-ödipale Themen das Bild bestimmten
- Durcharbeiten der wesentlichen Symptombereiche und wachsendes produktives Engagement im beruflichen Leben und in Liebesbeziehungen

11.7 Zusammenfassung

Die erfolgreiche Behandlung von Borderline-Patientinnen und Patienten ist weitaus schwieriger, als die Forschungsliteratur vermuten lässt. Die Gruppe der Patienten mit Borderline-Diagnose ist ausgesprochen heterogen und weist beträchtliche individuelle Unterschiede auf, was die psychosoziale Fehlanpassung, den Bindungsstil – der wiederum die therapeutische Beziehung beeinflusst – und den Schweregrad der Symptomatik angeht. Die Behandlung erstreckt sich über einen langen Zeitraum, in dem die Beziehung zwischen Patientin und Therapeut ein Eigenleben mit charakteristischer Interaktion entwickelt. Das Behandlungsergebnis lässt sich nicht umstandslos als Erfolg bzw. Misserfolg deklarieren; zu berücksichtigen sind vielmehr verschiedene Bereiche des psychischen Funktionierens, und darüber hinaus ist es möglich, dass sich positive Veränderungen in einem dieser Bereiche vollziehen, in einem anderen jedoch nicht. Vor allem aber können Veränderungen des Verhaltens mit Veränderungen der zugrundeliegenden Identitätsorganisation und der moralischen Werte einhergehen, doch auch dies ist nicht zwangsläufig der Fall. Wir haben die Übertragungsfokussierte Psychotherapie mit dem Ziel organisiert, Veränderungen in sämtlichen Kategorien zu maximieren.

Wir haben eine detaillierte Untersuchung der Behandlung von Borderline-Patienten vorgestellt, von der sowohl das hochdifferenzierte therapeutische Vorgehen der Therapeuten als auch die Formulierung von Hypothesen für die künftige Forschung profitieren kann. In unserer klinischen Arbeit werden wir auch weiterhin behandlungstechnische Entwicklungen erforschen, um mithilfe der TFP grundlegende Veränderungen der Persönlichkeitsstruktur dieser Patientinnen und Patienten herbeizuführen. Unser Ziel ist nicht allein die Symptombesserung. Vielmehr möchten wir das globale Funktionieren beeinflussen und den Betroffenen helfen, sich im Berufsleben effizienter und zufriedener zu fühlen, reife Liebesbeziehungen, die Erotik, Zärtlichkeit und Anteilnahme vereinen, zu entwickeln und sich an einem erfüllten sozialen Leben zu erfreuen, in dem Freundschaften wachsen und Kreativität gedeihen können.

Klinische Schlüsselkonzepte

- Die Heterogenität der Patientinnen und Patienten, die die Kriterien der BPS-Diagnose erfüllen, bedingt eine Heterogenität der Veränderungsverläufe im psychotherapeutischen Prozess.
- Der Anpassungsgrad von Borderline-Patienten variiert zu Behandlungsbeginn erheblich.

- In der Patient-Therapeut-Bindung spiegelt sich die Individualität des Behandlungsprozesses wider.
- Der Behandler muss die Individualität seiner Patienten aufgrund der ausgeprägten Heterogenität der BPS-Patientinnen und -Patienten besonders berücksichtigen.
- Multiple Patienten-Faktoren (z. B. höher oder niedrig strukturierte BPO, Bindungsstil) führen in Kombination mit der Beschaffenheit der therapeutischen Beziehung zu unterschiedlichen Veränderungsverläufen.

Ausgewählte Lektüre

Lenzenweger MF, Clarkin JF, Levy KN et al. (2012). Predicting domains and rates of change in borderline personality disorder. Personal Disord 3: 185–195.

Literatur

Ahadi SA, Rothbart MK (1994). Temperament, development, and the Big Five. In: Halveson CF, Kohnstamm GA (Hrsg). The Developing Structure of Temperament and Personality From Infancy to Adulthood. Hillsdale, NJ: Erlbaum, 189–207.

American Psychiatric Association (1980). Diagnostic and Statistical Manual of Mental Disorders. 3rd ed. Washington, DC: American Psychiatric Association.

American Psychiatric Association (1987). Diagnostic and Statistical Manual of Mental Disorders. 3rd ed revised. Washington, DC: American Psychiatric Association.

American Psychiatric Association (1994). Diagnostic and Statistical Manual of Mental Disorders. 4th ed. Washington, DC: American Psychiatric Association. (1996) Diagnostisches und Statistisches Manual Psychischer Störungen DSM-IV. Deutsche Bearbeitung von Saß H, Wittchen HU, Zaudig M. Göttingen, Bern, Toronto, Seattle: Hogrefe.

American Psychiatric Association (2013). Diagnostic and Statistical Manual of Mental Disorders. 5th ed. Washington, DC: American Psychiatric Association. (2015) Diagnostisches und Statistisches Manual Psychischer Störungen DSM-5. Hg. von Falkai P und Wittchen H-U. Göttingen, Bern, Toronto, Seattle: Hogrefe.

Auchincloss EL, Samberg E (Hg.) (2012). Psychoanalytic Terms and Concepts. New haven, CT: Yale University Press.

Ayduk O, Mendoza-Denton R, Mischel W. et al. (2000). Regulating the interpersonal self: strategic self-regulation for coping with rejection sensitivity. J Per Soc Psychol 79: 776–792.

Ayduk O, Zayas V, Downey G et al. (2008). Rejection sensitivity and executive control: joint predictors of borderline personality features. J Res Pers 42: 151-168, 2008 18496604.

Baker L, Silk KR, Westen D et al. (1992). Malevolence, splitting, and parental ratings by borderlines. J Nerv Ment Dis 180: 258–264.

Barnicot K, Katsakou C, Marougka S et al. (2011). Treatment completion in psychotherapy for borderline personality disorder: a systematic review and meta-analysis. Acta Psychiatr Scand 123(5): 327–338.

Barone L (2003). Developmental protective and risk factors in borderline personality disorder: a study using the Adult Attachment Interview. Atch Hum Dev 5(1): 64–77.

Bartlett FC (1958). Thinking. An Experimental and Social Study. New York: Basic Books.

Bateman A, Fonagy P (1999). Effectiveness of partial hospitalization in the treatment of borderline personality disorder. A randomized controlled trial. Am J Psychiatry 156: 1563–1569.

Bateman A, Fonagy P (2004). Psychotherapy for Borderline Personality Disorder. Mentalization-Based Treatment. New York: Oxford University Press. (2008) Psychotherapie der Borderline-Persönlichkeitsstörung. Ein mentalisierungsgestütztes Behandlungskonzept. Übers. von Vorspohl E. Gießen: Psychosozial-Verlag.

Beck AT, Freeman A, Davis DD et al. (2004). Cognitive Therapy for Personality Disorders, 2nd ed. New York: Guilford.

Bender DS, Skodol AE (2007). Borderline personality as a self-other representational disturbance. J Pers Disord 21(5): 500–517.

Berenson KR, Gyurak A, Ayduk O et al. (2009). Rejection sensitivity and disruption of attention by social threat cues. J Res Pers 43: 1064–1072.

Berenson KR, Downey G, Rafaeli E et al. (2011). The rejection-rage contingency in borderline personality disorder. J Abnorm Psychol 120: 681–690.

Bion WR (1959). Attacks on linking. Int J Psan 40: 308–315. (2013) Angriffe auf Verbindungen. In: ders., Frühe Vorträge und Schriften mit einem kritischen Kommentar: »Second Thoughts«. Übers. von Vorspohl E. Frankfurt am Main: Brandes & Apsel, S. 105–124.

Bion WR (1962). Learning from Experience. New York: Basic Books. (1990) Lernen durch Erfahrung. Übers. von Krejci E. Frankfurt am Main: Suhrkamp.

Bion WR (1962). A theory of thinking. Int J Psychoanal; 43: 306–10. (2013) Eine Theorie des Denkens. In: ders., Frühe Vorträge und Schriften mit einem kritischen Kommentar: »Second Thoughts«. Übers. von Vorspohl E. Frankfurt am Main: Brandes & Apsel, S. 125–135.

Bion WR (1967a). Notes on memory and desire. Psychoanalytic Forum 2: 271–80. (2002) Anmerkungen zu Erinnerung und Wunsch. In: Melanie Klein Heute. Bd. 2. Hg. von Bott Spillius E. Übers. von Vorspohl E. Stuttgart: Klett-Cotta, S. 22–28.

Blum HP (1973). The concept of erotized transference. J Am Psychoanal Assoc 21: 61–76.

Bowlby J (1988). A Secure Base. Parent-Child Attachment and Healthy Human Development. New York: Basic Books. (2010) Bindung als sichere Basis. Übers. von Hillig A und Hanf H. München, Basel: Ernst Reinhardt Verlag.

Britton R (2004). Subjectivity, objectivity, and triangular space. Psychoanal Q 73(1): 47–61.(2001) Subjektivität, Objektivität und der trianguläre Raum. In: ders., Glaube, Phantasie und psychische Realität. Psychoanalytische Erkundungen Übers. von Vaihinger A. Stuttgart: Klett-Cotta, S. 61–82.

Calabrese JL, Farber BA, Westen D (2005). The relationship of adult attachment constructs to object relational patterns of representing self and others. J Am Acad Psychoanal Dyn Psychiatry 33(3): 513–530.

Caligor E, Clarkin JF (2010). An object relations model of personality and personality pathology. In: Psychodynamic Psychotherapy for Personality Disorders: A Clinical Handbook. Hg. von Clarkin JF, Fonagy P, Gabbard GO. Washington, DC: American Psychiatric Publishing, S. 3–36.

Caligor E, Kernberg OF, Clarkin JF (2007). Handbook of Dynamic Psychotherapy for Higher Level Personality Disorder. Washington, DC: American Psychiatric Publishing. (2010) Übertragungsfokussierte Psychotherapie bei neurotischer Persönlichkeitsstruktur. Übers. von Holler P. Stuttgart: Schattauer Verlag.

Caligor E., Diamond D, Yeomans FE et al. (2009). The interpretive process in the psychoanalytic psychotherapy of borderline personality pathology. J Am Psychoanal Assoc 57: 271–301.

Carlson EA, Egeland B, Sroufe LA (2009). A prospective investigation of the development of borderline syndroms. Dev Psychopathol 21: 1311–1334.

Carsky M, Yeomans FE (2012). Overwhelming patients and overwhelmed therapists. Psychodyn Psychiatry 40(1): 75–90.

Caspi A, Roberts BW, Shier R (2005). Personality development. Annu Rev Psychol 56: 453–484.

Cervone D (2005). Personality architecture: within-person structures and processes. Annu Rev Psychol 56: 423–452.

Chichetti D, Beeghly M, Carlson V, Toth S (1990). The emergence of the self in atypical populations. In: Chichetti D & Beeghly M (Hg.). Transition. Infancy to Childhood. Chicago: University Press, S. 309–44.

Clark LA (2007). Assessment and diagnosis of personality disorder: perennial issues and an emerging reconceptualization. Annu Rev Psychol 58: 227–257.

Clarkin JF, De Panfilis C (2013). Developing conceptualization of borderline personality disorder. J Nerv Ment Dis 201(2): 88–93.

Clarkin JF, Posner M (2005). Defining the mechanisms of borderline personality disorder. Psychopathology; 38: 56–63.

Clarkin JF, Widiger TA, Frances A et al. (1983). Prototypic typology and the borderline personality disorder. J Abnorm Psychol 92: 263–275.

Clarkin JF, Hull JW, Hurt SW (1993). Factor structure of borderline personality disorder criteria. J Pers Disord 7: 137–143.

Clarkin JF, Yeomans FE, Kernberg OF (1999). Psychotherapy for Borderline Personality. New York: Wiley.

Clarkin JF, Foelsch PA, Levy KN et al. (2001). The development of a psychodynamic treatment for patients with borderline personality disorder: a preliminary study of behavioral change. J Pers Disord 15(6): 487-495.

Clarkin JF, Yeomans FE, Kernberg OF (2006). Psychotherapy for Borderline Personality: Focusing on Object Relations. (2008) Psychotherapie der Borderline-Persönlichkeit. Manual zur psychodynamischen Therapie. Übers. von Holler P. Stuttgart, New York: Schattauer Verlag.

Clarkin JF, Levy KN, Lenzenweger MF, Kernberg OF (2007). Evaluating three treatments for borderline personality disorder: A multiwave study. Am J Psychiatry 164: 922–8.

Clarkin JF, Fonagy P, Levy KN et al. (2015). Borderline personality disorder. In: Handbook of Contemporary Psychodynamic Approaches to Psychopathology. Hg. von Luyten P, Mayes LC, Fonagy P et al. New York: Guilford Press.

Coifman KG, Berenson KR, Rafaeli R et al. (2012). From negative to positive and back again: polarized affective and relational experience in borderline personality disorder. J Abnorm Psychol 121: 668–679.

Critchfield KL, Levy KN, Clarkin JF (2004). The relationship between impulsivity, aggression, and impulsive-aggression in borderline personality disorder. An empirical analysis of self-report measures. J Personal Disorder; 18: 555–70.

Connolly MB, Crits-Christoph P, Shappell Sandis et al. (1999). The relation of transference interpretations to outcome in the early sessions of brief supportive-expressive psychotherapy. Psychotherapy Research 9(4): 485–495.

Crits-Christoph P, Gibbons M, Murkherjee D (2013). Psychotherapy process outcome research. In: Bergin and Garfield's handbook of Psychotherapy and Behavior Change. 6th ed. Hg. von Lambert JM. New York: Wiley, S. 298–340.

Depue RA, Lenzenweger MF (2001). A neurobehavioral dimensional model. In: Handbook of Personality Disorders. Hg. von Livesley WJ. New York: Guilford, S. 136–176.

Depue RA, Lenzenweger MF (2005). A neurobehavioral dimensional model of personality disturbance. In: Lenzenweger MF, Clarkin JF (Hg.). Major Theories of Personality Disorders. New York: Guilford; 391–454.

Diamond D, Clarkin JF, Stovall-McClough KC et al. (2003). Patient-therapist attachment: impact on therapeutic process and outcome. In: Attachment Theory and the Psychoanalytic Process. Hg. Von Cortina M, Marrone M. London: Whurr, S. 179–203.

Diamond D, Yeomans FE, Stern BL (in Vorber.). A Clinical Guide for Treating Narcissistic Pathology.

Diamond D, Yeomans FE, Levy K (2011). Psychodynamic psychotherapy for narcissistic personality disorder. In: The Handbook of Narcissism and Narcissistic Personality Disorder. Hg. Von Campbell K, Miller J. New York: Wiley, S. 423–433.

Distel MA, Willemsen G, Ligthart L et al. (2010). Genetic covariance structure of the four main features of borderline personality disorder. J Pers Disord 24(4): 427–444.

Dixon-Gordon KL, Chapman AL, Lovasz N et al. (2011). Too upset to think: the interplay of borderline personality features, negative emotions, and social problem solving in the laboratory. Personal Disord 2: 243–260.

Doering S, Hörz S, Rentrop M et al. (2010). Transference-focused psychotherapy v. treatment by community psychotherapists for borderline personality disorder: randomised controlled trial. Br J Psychiatry 196(5): 389–395.

Downey G, Feldman SI (1996). Implications of rejection sensitivity for intimate relationships. J Pers Soc Psychol 6: 1327–1343.

Dozier M, Cue K, Barnett L (2003). Clinicians as caregivers: role of attachment organization in treatment. J consult Clin Psychol 62: 793–800.

Dziobek I, Preißler S, Grozdanovic Z et al. (2011). Neuronal correlates of altered empathy and social cognition in borderline personality disorder. Neuroimage 57: 539–548.

Eisenberg N, Smith CL, Sadovsky A, Spinrad TL (2004). Effortful control. Relations with emotional regulation, adjustment, and socialization in childhood. In: Baumeister RF, Vohs KD (Hg.). Handbook of Self-Regulation. Research, Theory and Application. New York: Guilford, S. 259–82.

Eisenberg NI, Lieberman MD, Williams KD (2003). Does rejection hurt? An fMRI study of social exclusion. Science 302: 290–292.

Fairbairn WRD (1952). Psychoanalytic Studies of the Personality. London: Tavistock. (2000) Das Selbst und die inneren Objektbeziehungen. Übers. von Vorspohl E. Gießen: Psychosozial-Verlag.

Fairbairn RWD (1963). Synopsis of an object relations theory of the personality. Int J Psychoanal 44: 224–225. (2000) Eine Objektbeziehungstheorie der Persönlichkeit. In: ders., Das Selbst und die inneren Objektbeziehungen. Übers. von Vorspohl E. Gießen: Psychosozial-Verlag, S. 275–276.

Fertuck EA, Lenzenweger MF, Clarkin JF, Hoermann S, Stanley B (2006). Executive neurocognition, memory systems, and borderline personality disorder. Clin Psychol Rev 26: 346–75.

Fonagy P, Leigh T, Steele M et al. (1996). The relation of attachment status, psychiatric classification, and response to psychotherapy. J Consult Clin Psychol; 64: 22–31.

Fonagy P, Target M, Steele H, Steele M (1998). Reflective-Functioning Manual for Application to Adult Attachment Interviews (Version 5.0). London: University College.

Fonagy P, Gergely G, Target M. (2007). The parent-infant dyad and the construction of the subjective self. J Child Psychol Psychiatry 48(3-4): 288–328.

Freud S (1915a). Bemerkungen über die Übertragungsliebe. GW X;. Frankfurt am Main: Fischer, S. 306–321.

Freud S (1916-17g). Trauer und Melancholie. GW X; Frankfurt am Main: Fischer, S. 428–446.

Freud S (1920g). Jenseits des Lustprinzips. GW XIII; Frankfurt am Main: Fischer, S. 1–69.

Frith CD, Frith U (2012). Mechanisms of social cognition. Annu Rev Psychol 63: 287–313.

Gabbard GO (1991). Technical approaches to transference hate in the analysis of borderline patients. Int J Psychoanal 72(4): 625–637.

George C, Kaplan N, Main M (1996). Adult Attachment Interview Protocol. 3rd ed. University of California at Berkeley.

Gergely G, Watson JS (1996). The social biofeedback theory of parental affect-mirroring: the development of emotional self-awareness and self-control in infancy. Int J Psychoanal 77(6): 1181–1212. (2004) Die Theorie des sozialen Biofeedbacks durch mütterliche Affektspiegelung. Übers. von Vorspohl E. Selbstpsychologie 17/18: 143–194.

Giesen-Bloo J, van Dyck R, Spinhoven P et al. (2006). Outpatient psychotherapy for borderline personality disorder: randomized trial of schema-focused therapy vs transference-focused psychotherapy. Arch Gen Psychiatry 63: 649–658.

Gill M (1982). The connection of all transference to the actual analytic situation. In: ders., Analysis of Transference, Vol 1. New York: International Universities Press. (1996) Die Verbindung zwischen allgegenwärtiger Übertragung und realer analytischer Situation. In: Die Übertragungsanalyse. Theorie und Technik. Übers. von Vorspohl E. Frankfurt am Main: Fischer, S. 106–131.

Green A (1993). Le travail du négatif. Paris: Edition de Minuit.

Green A (2000). La Position phobique centrale. In: La Pensée clinique. Paris: Editions Odile Jacob. (2002) Die zentrale phobische Position. Übers. von Große B. Psyche 56: 409–441.

Grinker R, Werble B, Drye R (1968). The Borderline Syndrome. New York: Basic Books.

Gross JJ , John OP (2003). Individual differences in two emotion regulation processes. J Pers Soc Psychol 85: 348–362.

Gross JJ, Thompson RA (2007). Emotion regulation: conceptual foundations. In: Handbook of Emotion Regulation. Hg. von Gross JJ. New York: Guilford.

Gunderson JG , Kolb JE (1978). Discriminating features of borderline patients. Am J Psychiatry 135//): 792–796.

Gunderson JG, Links P (2013). Handbook of Good Psychiatric Management for Borderline Personality Disorder. Washington, DC: American Psychiatric Publishing.

Gunderson JG, Lyons-Ruth K (2008). BPD's interpersonal hypersensitivity phenotype. J Pers Disord 22: 22–41.

Hallquist MN, Pilkonis PA (2012). Refining the phenotype of borderline personality disorder: diagnostic criteria and beyond. Pers Disord 3(3): 228–246.

Hampson SE (2012). Personality processes: Mechanisms by which personality traits »get outside the skin«. Annu Rev Psychol 63: 315–339.

Harter S (1999). The Construction of the Self. A Developmental Perspective. New York: Guilford.

Heatherton TF, Wagner DD (2011). Cognitive neuroscience of self-regulation failure. Trends Cogn Sci 15(3): 132–139.

Herperz S (1995). Self-injurious behaviour: psychopathological and nosological characteristics in subtypes of self-injuries. Acta Psychiatr Scand 91: 57–68.

Hesse E (2010). Adult Attachment Interview: protocol, method of analysis, and empirical studies. In: Handbook of Attachment. Hg. von Cassidy J et al. New York: Guildford, S. 552–598.

Hill D (1994). Special place of the erotic transference in psychoanalysis. Psychoanalytic Inquiry 14: 483–98.

Høglend P, Boegwald KP, Amlo S et al. (2008). Transference interpretations in dynamic psychotherapy: do they really yield sustained effects? Am J Psychiatry 165(6): 763–771.

Hooker CI, Gyurak A, Verosky SC et al. (2010). Neural activity to a partner's facial expression predicts self-regulation after conflict. Biol Psychiatry 67: 406–413.

Horowitz LM (2004). Interpersonal Foundations of Psychopathology. Washington, DC: American Psychological Association.

Jacobson E (1954). Contribution to the metapsychology of psychotic identifications. J Am Psychoanal Asssoc 2: 239-262. (1977) Psychotische Identifizierungen (rev. Fassung). In: Dies., Depression. Übers. von Deserno H. Frankfurt am Main: Suhrkamp, S. 304–329.

Jacobson E (1957). Denial and repression. J Am Psychoanal Asssoc 5: 61-92. (1977) Verleugnung und Verdrängung. In: Dies., Depression. Übers. von Deserno H. Frankfurt am Main: Suhrkamp, S. 140–178.

Jacobson E (1964). The Self and the Object World. New York: Int. Univ. Press. (1978) Das Selbst und die Welt der Objekte. Übers. von Kennel K. Frankfurt am Main: Suhrkamp.

Jacobson E (1971). On the paranoid urge to betray. In: Depression: Comparative Studies of Normal, Neurotic, and Psychotic Conditions. New York: Int. Univ. Press. (1978) Über das Agieren und den Drang zu Verrat und Treubruch bei paranoiden Patienten. In: dies., Übers. von Deserno H. Frankfurt am Main: Suhrkamp, S. 377–398.

Johansen M, Karterud S, Pdersen G et al. (2004). An investigation of the prototype validity of the borderline DSM-IV construct. Acta Psychiatr Scand 109(4): 289–298.

Joseph B (1985). Transference: the total situation. Int J Psychoanal 66: 447–454. (1994) Übertragung – die Gesamtsituation. In: dies., Psychisches Gleichgewicht und psychische Veränderung. Übers. von Vorspohl E. Stuttgart: Klett-Cotta, S. 231–248.

Jovev M, Jackson HJ (2006). The relationship of borderline personality disorder, life events, and functioning in an Australian psychiatric sample. J Pers Disord 20: 205–217.

Kazdin A (2004). Psychotherapy for children and adolescents. In: Bergin and Garfield's handbook of Psychotherapy and Behavior Change. 6th ed. Hg. von Lambert JM. New York: Wiley, S. 543–589.

Kernberg OF (1975). Borderline Conditions and Pathological Narcissism. New York: Aronson. (1983) Borderline-Störungen und pathologischer Narzissmus. Übers. von Schultz H. Frankfurt am Main: Suhrkamp.

Kernberg OF (1980). Internal World and External Reality. New York: Jason Aronson. (1997) Innere Welt und äußere Realität. Übers. von Looser M. Stuttgart: Verlag Intern. Psychoanalyse.

Kernberg OF (1984). Severe Personality Disorders: Psychotherapeutic Strategies. New Haven, CT: Yale Univ. Press. (1988) Schwere Persönlichkeitsstörungen. Übers. von Steinmetz-Schünemann H. Stuttgart: Klett-Cotta.

Kernberg OF (1992). Aggression in Personality Disorders and Perversions. New Haven, CT: Yale Univ. Press. (1997). Wut und Haß. Über die Bedeutung von Aggression bei Persönlichkeitsstörungen und sexuellen Perversionen. Übers. von Trunk C. Stuttgart: Klett-Cotta.

Kernberg OF (1994). Aggression, trauma, and hatred in the treatment of borderline patients. In: Borderline Personality Disorder. The Psychiatric Clinics of North America. Hg. von Share I. Philadelphia: Saunders.

Kernberg OF (1995). Love Relations: Normality and Pathology. New Haven, CT: Yale Univ. Press. (1998) Liebesbeziehungen. Normalität und Pathologie. Übers. von Trunk C. Stuttgart: Klett-Cotta.

Kernberg OF (2004). Aggressivity, Narcissism, and Self-Destructiveness in the Psychotherapeutic Relationship. New Developments in the Psychopathology and Psychotherapy of Severe Personality Disorders. New Haven: Yale University Press. (2006) Narzissmus, Aggression und Selbstzerstörung. Übers. von Mehl S, Grommek K. Stuttgart: Klett-Cotta.

Kernberg OF (2016). New Developments in transference-focused psychotherapy. Int J Psychoanal 97: 385–407.

Kernberg OF, Caligor E (2005). A psychoanalytic theory of personality disorders. In: Lenzenweger MF, Clarkin JF (Hg.). Major Theories of Persoanlity Disorder. 2nd ed. New York: Guilford.

Kernberg OF, Diamond D, Yeomans FE et al. (2008). Mentalization and attachment in borderline patients in transference focused psychotherapy. In: Mind to Mind. Infant Research, Neuroscience, and Psychoanalysis. Hg. von Jurist EJ, Slade A, Bergner S. New York: Other Press, S. 167–201.

King-Casas B, Sharp C, Lomax-Bream L et al. (2008). The rupture and repair of cooperation in borderline personality disorder. Science 321(5890): 806–810.

Klein M (1940). Mourning and its relation to manic-depressive states. Int J Psychoanal 21: 125-153. (1996) Die Trauer und ihre Beziehungen zu manisch-depressiven Zuständen. Übers. von Vorspohl E. In: Gesammelte Schriften. Bd. I,2. Hg. von Cycon R. Stuttgart-Bad Cannstatt: frommann-holzboog, S. 159–200.

Klein M (1946). Notes on some schizoid mechanisms. Int J Psychoanal 27(3-4): 99–110. (2000). Bemerkungen über einige schizoide Mechanismen. Übers. von Vorspohl E. In: Gesammelte Schriften. Bd. III. Hg. von Cycon R. Stuttgart-Bad Cannstatt: frommann-holzboog, S. 1–42.

Klein M (1957). Envy and Gratitude. A Study of Unconscious Sources. London: Tavistock. (2000) Neid und Dankbarkeit. Eine Untersuchung unbewusster Quellen. Übers. von Vorspohl E. In: Gesammelte Schriften. Bd. III. Hg. von Cycon R. Stuttgart-Bad Cannstatt: frommann-holzboog, S. 279–368.

Knight RP (1954). Borderline states. In: Psychoanalytic Psychiatry and Psychology. Hg. von Knight RP, Friedman CR. New York: Int. Univ. Press, S. 97–109.

Kochanska G (2001). Emotional development in children with different attachment histories. The first three years. Child Dev 72(2): 474–90.

Kochanska G, Knaack A (2003). Effortful control as a personality characteristic of young children. Antecendents, correlates, and consequences. J Personality 71: 1087–112.

Koenigsberg H, Kernberg OF, Stone MH et al. (Hg.) (2000a). Borderline Patients: Extending the Limits of Treatability. New York: Basic Books.

Koenigsberg H, Kernberg OF, Stone MH et al. (2000b). Transference-focused psychotherapy in sequence with other modalities. In: Borderline Patients: Extending the Limits of Treatbility. New York: Basic Books, S. 247–266.

Koenigsberg H, Kernberg OF, Stone MH et al. (2000c). Using dream material. In: Borderline Patients: Extending the Limits of Treatbility. New York: Basic Books, S. 207–228.

Koenigsberg HW, Fan J, Ochsner KN et al. (2009a). Neural correlates of the use of psychological distancing to regulate responses to negative social cues: a study of patients with borderline personality disorder. Biol Psychiatry 66(9): 854–863.

Koenigsberg HW, Siever LJ, Lee H et al. (2009b). Neural correlates of emotion processing in borderline personality disorder. Psychiatry Res 172(3): 192–199.

Korfine L, Hooley JM (2000). Directed forgetting of emotional stimuli in borderline personality disorder. J Abnorm Psychol; 109: 214–21.

Korfmacher J, Adam E, Ogawa J et al. (1997). Adult attachment: implications for the therapeutic process in a home visitation intervention. Appl Dev Sci 1: 43–52.

Krueger F, Mccabe K, Moll J et al. (2007). Neural correlates of trust. Proc Natl Acad Sci 104: 20084-20089.

Lenzenweger MF (2010). Current status of the scientific study of the personality disorders: an overview of epidemiological, longitudinal, experimental psychopathology, and neurobehavioral perspectives. J Am Psychoanal Assoc 58(4): 741–778.

Lenzenweger MF, Cicchetti D (2005). Toward a developmental psychopathology approach to borderline personality disorder. Dev Psychopathol 17(4): 893–898.

Lenzenweger MF, Clarkin JF (Hg.) (2005). Major Theories of Personality Disorder. 2nd ed. New York: Guilford.

Lenzenweger MF, Clarkin JF, Kernberg OF et al. (2001). The Inventory of Personality Disorganization: Psychometric properties, factorial composition, and criterion relations with affect, aggressive dyscontrol, psychosis proneness, and self-domains in a nonclinical sample. Psychol Assess 13: 577–591.

Lenzenweger MF, Johnson MD, Willett JB (2004). Individual growth curve analysis illuminates stability and change in personality disorder features: the longitudinal study of personality disorders. Arch Gen Psychiatry 61(10): 1015–1024.

Lenzenweger MF, Clarkin JF, Yeomans FE et al. (2008). Refining the borderline personality disorder phenotypie through finite mixture modelling: implications for classification. J Pers Disord 22(4): 313–331.

Lenzenweger MF, Clarkin JF, Levy KN et al. (2012a). Predicting domains and rates of change in borderline personality disorder. J Pers Disord 3(2): 185–195.

Lenzenweger MF, McClough JF, Clarkin JF et al. (2012b). Exploring the interface of neurobehaviorally linked personality dimensions and personality organization in borderline personality disorder: the Multidimensional Personality Questionnaire and Inventory of Personality Organization. J Pers Disord 26(6): 902–918.

Levy KN, Meehan KB, Kelly KM et al. (2006). Change in attachment patterns and reflective function in a randomized control trial of transference-focused psychotherapy for borderline personality disorder. J Consult Clin Psychol 74(6): 1027–1040.

Levy KN, Meehan KB, Beeney JE et al. (2011). Mechanisms of change in the psychodynamic treatment of borderline personality disorder: findings from experimental psychopathology and psychotherapy process and outcome. Vortrag, Annual Meeting of the Society for Psychotherapy Research. Bern, Juni.

Levy KN, Meehan KB, Yeomans FE (2012). An update and overview of the empirical evidence for transference-focused psychotherapy and other psychotherapies for borderline personality disorder. In: Psychodynamic Psychotherapy Research. Hg. von Levy RA, Ablon JS, Kächele H. New York: Springer, S. 139–167.

Lieberman MD (2007). Social cognitive neuroscience : a review of core processes. Annu Rev Psychol 58 : 259–289.

Linehan MM (1993). Cognitive-Behavioral Treatment of Borderline Personality Disorder. New York: Guilford. (1996) Dialektisch-behaviorale Therapie der Borderline-Persönlichkeitsstörung / Marsha Linehan. Übers. von Shaw R. München: CIP Medien.

Linehan MM, Armstrong HE, Suarez A et al. (1991). Cognitive-behavioral treatment of chronically parasuicidal borderline patients. Arch Gen Psychiatry 48: 1060–4.

Livesley WJ (2001). Conceputal and taxonomic issues. In: Handbook of Personality Disorders. Hg. von Livesley WJ. New York: Guilford, S. 3–38.

Mahler MS (1971). A study of the separation-individuation process and its possible application to borderline phenomena in the psychoanalytic situation. Psychoanal Study Child 26: 403–24. (1992) Die Bedeutung des Loslösungs- und Individuationsprozesses für die Beurteilung von Borderline-Phänomenen. In: dies., Studien über die drei ersten Lebensjahre. Übers. von Weller H. Frankfurt am Main: Fischer, S. 347–366.

McMain SF, Guimond T, Streiner DL et al. (2012). Dialectical behavior therapy compared with general psychiatric management for borderline personality disorder: clinical outcomes and functioning over a 2-year follow-up. Am J Psychiatry 169(6): 650–661.

Meyer B, Pilkonis PA (2005). An attachment model of personality disorders. In: Lenzenweger MF, Clarkin JF (Hg.). Major Theories of Personality Disorders. New York: Guilford, S. 231–281.

Miano A, Fertuck EA, Arntz A et al. (2013). Rejection sensitivity is a mediator between borderline personality features and facial trust appraisal. J Pers Disord 27(4): 442–456.

Mischel W, Shoda Y (2008). Toward a unified theory of personality: integrating dispositions and processing dynamics within the cognitive-affective processing system. In: Handbook of Personality: Theory and Research. 3rd ed. Hg. von John OP et al. New York: Guilford, S. 208–241.

Mitchell S, Aron L (Hg.) (1999). Relational Psychoanalysis. The Emergence of a Tradition. Relational Perspectives Book Series, Vol 14. Hillsdale, NJ: Analytic Press.

Nelson K, Fivush R (2004). The emergence of autobiographical memory. A social cultural developmental theory. Psychol Rev; 111: 486–511.

Ochsner KN, Gross JJ (2008). Cognitive emotion regulation: insights from social cognitive and affective neuroscience. Curr Dir Psychol Sci 17: 153–158.

Paris J (1994). Borderline Personality Disorder. A Mulitdimensional Approach. Washington, DC: American Psychiatric Press.

Patrick M, Hobson RP, Castle D, Howard R, Maughan B (1994). Personality disorder and the mental representation of early social experience. Dev Psychopathol 6: 375–88.

Perry JC, Herman JL (1993). Trauma and defense in the etiology of borderline personality disorder. In: Paris J (Hg.). Borderline Personality Disorder. Etiology and Treatment. Washington, DC: American Psychiatric Press, S. 123–39.

Pincus AL (2005). A contemporary integrative interpersonal theory of personality disorders. In: Lenzenweger MF, Clarkin JF (Hg.). Major Theories of Personality Disorders. New York: Guilford, S. 282–331.

Piper WE, Duncan SC (1999). Object relations theory and short-term dynamic psychotherapy. Findings from the quality of object relations scale. Clin Psychol Rev 19: 669–85.

Piper WE, Azim HFA, Joyce AS et al. (1991). Transference interpretations, therapeutic alliance and outcome in short-term individual psychotherapy. Arch Gen Psychiatry 48: 946–53.

Posner MI, Rothbart MK (2000). Developing mechanisms of self-regulation. Dev Psychopath 12: 427–41.

Posner MI, Rothbart MK, Vizueta N et al. (2002). Attentional mechanisms of borderline personality disorder. Proc Natl Acad Sci USA 99: 16366–70.

Racker H (1957). The meaning and uses of countertransferences. Psychoanal Q 26: 303–57. (1978) Bedeutungen und Verwendungsmöglichkeiten der Gegenübertragung. In: ders., Übertragung und Gegenübertragung. Studien zur psychoanalytischen Technik. Übers. von G. Krichhauff. München: Ernst Reinhard, S. 124–149.

Reich W (1933). Charakteranalyse. Technik und Grundlagen für Studierende und Analytiker. Köln: Anaconda 2010.

Renneberg B, Herm K, Hahn A et al. (2012). Perception of social participation in borderline personality disorder. Clin Psychol Psychother 19(6): 473–480.

Rockland LH (1992). Supportive Therapy for Borderline Patients. A Psychodynamic Approach. New York: Guilford.

Rothbart MK, Bates JE (1998). Temperament. In: Damon W, Eisenberg N (Hg.). Handbook of Child Psychology, Vol 3. 5th ed New York: Wiley, S. 140–76.

Russell JJ, Moskowitz DS, Zuroff DC et al. (2007). Stability and variability of affective experience and interpersonal behaviour in borderline personality disorder. J Abnorm Psychol 116(3): 578-588.

Sadikaj G, Russell JJ, Moskowitz DS et al. (2010). Affect dysregulation in individuals with borderline personality disorder: persistence and interpersonal triggers. J Pers Assess 92(6): 490–500.

Sanderson C, Clarkin JF (2013). Further use of the NEO-PI-R personality dimensions in differential treatment planning. In: Personality Disorders and the Five-Factor Model of Personality. 3rd ed. Hg. von Widiger TA et al. Washington, DC: American Psychological Association, S. 325–348.

Sanislow CA, Grilo CM, McGlashan TH (2000). Factor analysis of the DSM-III-R borderline personality disorder criteria in psychiatric inpatients. Am J Psychiatry 157(10): 1629–1633.

Selby EA, Ward AC, Joiner TE Jr. (2010). Dysregulated eating beviors in borderline personality disorder: are rejection sensitivity and emotion dysregulation linking mechanisms? Int J Eat Disord 43(7): 667–670.

Shea M., Stout R, Gunderson J et al. (2002). Short-term diagnostic stability of schizotypal, borderline, avoidant, and obsessive-compulsive personality disorders. Am J Psychiatray 159: 2036–2041.

Shedler J, Westen D (2010): The Shedler-Westen assessment procedure: making personality diagnosis clinically meaningful. In: Psychodynamic Psychotherapy for Personality Disorders: A Clinical Handbook. Hg. von Clarkin JF et al. Washington, DC: American Psychiatric Publishing, S. 126–161.

Silberszweig D., Clarkin JF, Goldstein M et al. (2007). Fairlure of frontolimbic inhibitory function in the context of negative emotion in borderline personality disorder. Am J Psychiatry 164(12): 1832-1841.

Silk KR, Friedel RO (2015). Psychopharmacological considerations in integrated treatment. In: Livesley WJ, DiMaggio G, Clarkin JF (Hg.). Integrated Treatment for Personality Disorder. A Modular Approach. New York (Guilford).

Skodol AE, Pagano ME, Bender DS et al. (2005). Stability of functional impairment in patients with schizotypal, borderloine, avoidant, or obsessive-compulsive personality disorder over two years. Psychol Med 35: 443–51.

Staebler K., Helbing E, Rosenbach C et al. (2011a). Rejection sensitivity and borderline personality disorder. Clin Psychol Psychother 18(4): 275–283.

Staebler K, Renneberg B, Stopsack M et al. (2011b). Facial emotional expression in reaction to social exclusion in borderline personality disorder. Psychol Med 41(9): 1929–1938.

Steiner J (1993). Psychic Retreats: Pathological Organization of the Personality in Psychotic, Neurotic and Borderline-Patients. London: Routledge. (1998) Orte des seelischen Rückzugs. Pathologische Organisationen bei psychotischen, neurotischen und Borderline-Patienten. Übers. von Weiss H. Stuttgart: Klett-Cotta.

Stepp SD, Pilkonis PA, Yaggi KE et al. (2009). Interpersonal and emotional experiences of social interactions in borderline personality disorder. J Nerv Ment Dis 197(7): 484–491.

Stern BL, Yeomans FE, Diamond D et al. (2013). Transference-focused psychotherapy for narcissistic personality disorder. In: Understanding and Treating Pathological Narcissism. Hg. Von Ogrodniczuk J. Washington, DC: American Psychological Association.

Stiglmayr CE, Ebner-Priemer UW, Bretz J et al. (2008). Dissociative symptoms are positively related to stress in borderline personality disorder. Acta Psychiatr Scand 117: 139–147.

Stoffers J, Völlm BA, Rücker G et al. (2010). Pharmacological interventions for borderline personality disorder. Cochrane Database Syst Rev (6):CDOO5653.

Stone MH (2006). Personality Disordered Patients. Treatable and Untreatable. Washington, DC: American Psychiatric Publishing.

Trull TJ, Ebner-Priemer UW (2009). Using experience sampling methods/ecological momentary assessment (ESM/EMA) in clinical assessment and clinical research: introduction to the special section. Psychol Assess 21(4): 457–462.

Westen D (1993). The impact of sexual abuse on self structure. In: Cicchetti D, Toth SL (Hg.). Disorders and Dysfunctions of the Self. (5th Rochester Symposium on Developmental Psychopathology 1991). New York: University of Rochester Press.

Widiger TA, Simonsen E (2006). Alternative dimensional models of personality disorder: finding a common ground. In: Dimensional Models of Personality Disorders: Refining the Research Agends for DSM-V. Hg. von Widiger TA et al. Washington, DC: American Psychiatric Association, S. 1–21.

Winnicott, DW (1949). Hate in the counter-transference. Int J Psychoanal 30: 69–74. (1983) Hass in der Gegenübertragung. Übers. von G. Theusner-Stampa. In: Von der Kinderheilkunde zur Psychoanalyse. Frankfurt am Main (Fischer), S. 77–90.

Wnuk S, McMain S, Links PS et al. (2013). Factors related to dropout from treatment in two outpatient treatments for borderline personality disorder. J Pers Disord 27(&): 716–726.

Yeomans FE, Selzer MA, Clarkin JF (1992). Treating the Borderline Patient. A Contract-based Approach. New York: Basic Books.

Yeomans FE, Gutfreund J, Selzer MA et al. (1994). Factors related to drop-outs by borderline patients. J Psychother Pract Res 3: 16–24.

Yeomans FE, Clarkin JF, Kernberg OF (2002). A Primer of Transference-Focused Psychotherapy for the Borderline Patient. Northvale, NJ: Jason Aronson.

Yun RJ, Stern BL, Lenzenweger MF et al. (2013). Refining personality disorder subtypes and classification using finite mixture modelling. Pers Disord 4(2): 121–128.

Zanarini MC, Williams AA, Lewis RE et al. (1997). Reported pathological childhood experiences associated with the development of borderline personality disorder. Am J Psychiatry 154: 1101–6.

Zanarini MC, Frankenburg FR, Hennen J et al. (2003). The longitudinal course of borderline psychopathology: 6-year prospective follow-up of the phenomenology of borderline personality disorder. Am J Psychiatry 160: 274–283.

Zanarini MC, Frankenburg FR, Reich DB et al. (2012). Attainment and stability of sustained symptomatic remission and recovery among patients with borderline personality disorder and axis II comparison subjects: a 16-year prospective follow-up study. Am J Psychiatry 169(5): 476–483.

Sachverzeichnis

A

B

S

V

W

Z